"十二五"职业教育国家规划教材
经全国职业教育教材审定委员会审定

国家卫生和计划生育委员会"十二五"规划教材
全国中等卫生职业教育教材

供护理、助产专业用   第3版

外 科 护 理

主 编 李 勇 俞宝明

副主编 卢玉彬 杨 环 肖静蓉

编 者（以姓氏笔画为序）

马文宝（潍坊护理职业学院）   辛长海（河南省焦作卫生医药学校）

王 宁（西安市卫生学校）   俞宝明（江西省赣州卫生学校）

王海平（阳泉市卫生学校）   贾 欣（郑州市卫生学校）

卢玉彬（甘肃卫生职业学院）   凌志杰（江西省赣州卫生学校）

李 勇（成都铁路卫生学校）   康 萍（福建省龙岩卫生学校）

杨 环（新疆昌吉职业技术学院护理分院）   彭晓艳（成都铁路卫生学校）（兼秘书）

肖 凯（成都铁路卫生学校附属医院）   曾 芍（娄底市卫生学校）

肖静蓉（四川省人民医院）   黎玉辉（呼伦贝尔市卫生学校）

余宜龙（阜阳职业技术学院）

人民卫生出版社

图书在版编目（CIP）数据

外科护理/李勇,俞宝明主编. —3 版. —北京:人民卫生出版社,2014

ISBN 978-7-117-19913-1

Ⅰ.①外… Ⅱ.①李…②俞… Ⅲ.①外科学-护理学-中等专业学校-教材 Ⅳ.①R473.6

中国版本图书馆 CIP 数据核字（2014）第 262359 号

| 人卫社官网 | www.pmph.com | 出版物查询,在线购书 |
| 人卫医学网 | www.ipmph.com | 医学考试辅导,医学数据库服务,医学教育资源,大众健康资讯 |

外 科 护 理

第 3 版

主　　编:李　勇　俞宝明
出版发行:人民卫生出版社(中继线 010-59780011)
地　　址:北京市朝阳区潘家园南里 19 号
邮　　编:100021
E - mail:pmph @ pmph.com
购书热线:010-59787592　010-59787584　010-65264830
印　　刷:人卫印务（北京）有限公司
经　　销:新华书店
开　　本:787×1092　1/16　印张:23
字　　数:574 千字
版　　次:1999 年 9 月第 1 版　　2015 年 1 月第 3 版
　　　　　2021 年 5 月第 3 版第 11 次印刷(总第 47 次印刷)
标准书号:ISBN 978-7-117-19913-1/R·19914
定　　价:45.00 元

打击盗版举报电话:010-59787491　E-mail:WQ @ pmph.com
(凡属印装质量问题请与本社市场营销中心联系退换)

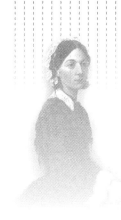

出 版 说 明

为全面贯彻党的十八大和十八届三中、四中全会精神,依据《国务院关于加快发展现代职业教育的决定》要求,更好地服务于现代卫生职业教育快速发展的需要,适应卫生事业改革发展对医药卫生职业人才的需求,贯彻《医药卫生中长期人才发展规划(2011—2020年)》《现代职业教育体系建设规划(2014—2020年)》文件精神,人民卫生出版社在教育部、国家卫生和计划生育委员会的领导和支持下,按照教育部颁布的《中等职业学校专业教学标准(试行)》医药卫生类(第一辑)(简称《标准》),由全国卫生职业教育教学指导委员会(简称卫生行指委)直接指导,经过广泛的调研论证,启动了全国中等卫生职业教育第三轮规划教材修订工作。

本轮规划教材修订的原则:①明确人才培养目标。按照《标准》要求,本轮规划教材坚持立德树人,培养职业素养与专业知识、专业技能并重,德智体美全面发展的技能型卫生专门人才。②强化教材体系建设。紧扣《标准》,各专业设置公共基础课(含公共选修课)、专业技能课(含专业核心课、专业方向课、专业选修课);同时,结合专业岗位与执业资格考试需要,充实完善课程与教材体系,使之更加符合现代职业教育体系发展的需要。在此基础上,组织制订了各专业课程教学大纲并附于教材中,方便教学参考。③贯彻现代职教理念。体现"以就业为导向,以能力为本位,以发展技能为核心"的职教理念。理论知识强调"必需、够用";突出技能培养,提倡"做中学、学中做"的理实一体化思想,在教材中编入实训(实践)指导。④重视传统融合创新。人民卫生出版社医药卫生规划教材经过长时间的实践与积累,其中的优良传统在本轮修订中得到了很好的传承。在广泛调研的基础上,修订教材与新编教材在整体上实现了高度融合与衔接。在教材编写中,产教融合、校企合作理念得到了充分贯彻。⑤突出行业规划特性。本轮修订紧紧依靠卫生行指委,充分发挥行业机构与专家对教材的宏观规划与评审把关作用,体现了国家规划教材一贯的标准性、权威性、规范性。⑥提升服务教学能力。本轮教材修订,在主教材中设置了一系列服务教学的拓展模块;此外,教材立体化建设水平进一步提高,根据专业需要开发了配套教材、网络增值服务等,大量与课程相关的内容围绕教材形成便捷的在线数字化教学资源包,为教师提供教学素材支撑,为学生提供学习资源服务,教材的教学服务能力明显增强。

人民卫生出版社作为国家规划教材出版基地,获得了教育部中等职业教育专业技能课教材选题立项24个专业的立项选题资格。本轮首批启动了护理、助产、农村医学、药剂、制药技术专业教材修订,其他中职相关专业教材也将根据《标准》颁布情况陆续启动修订。

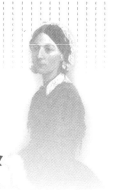

全国卫生职业教育教学指导委员会

全国中等卫生职业教育"十二五"规划教材目录

护理、助产专业

序号	教材名称	版次	主编		课程类别	所供专业	配套教材
1	解剖学基础*	3	任 晖	袁耀华	专业核心课	护理、助产	√
2	生理学基础*	3	朱艳平	卢爱青	专业核心课	护理、助产	
3	药物学基础*	3	姚 宏	黄 刚	专业核心课	护理、助产	√
4	护理学基础*	3	李 玲	蒙雅萍	专业核心课	护理、助产	√
5	健康评估*	2	张淑爱	李学松	专业核心课	护理、助产	√
6	内科护理*	3	林梅英	朱启华	专业核心课	护理、助产	√
7	外科护理*	3	李 勇	俞宝明	专业核心课	护理、助产	√
8	妇产科护理*	3	刘文娜	闫瑞霞	专业核心课	护理、助产	√
9	儿科护理*	3	高 凤	张宝琴	专业核心课	护理、助产	√
10	老年护理*	3	张小燕	王春先	老年护理方向	护理、助产	√
11	老年保健	1	刘 伟		老年护理方向	护理、助产	
12	急救护理技术	3	王为民	来和平	急救护理方向	护理、助产	√
13	重症监护技术	2	刘旭平		急救护理方向	护理、助产	
14	社区护理	3	姜瑞涛	徐国辉	社区护理方向	护理、助产	√
15	健康教育	1	靳 平		社区护理方向	护理、助产	
16	解剖学基础*	3	代加平	安月勇	专业核心课	助产、护理	√
17	生理学基础*	3	张正红	杨汎雯	专业核心课	助产、护理	√
18	药物学基础*	3	张 庆	田卫东	专业核心课	助产、护理	√
19	基础护理*	3	贾丽萍	宫春梓	专业核心课	助产、护理	√
20	健康评估*	2	张 展	迟玉香	专业核心课	助产、护理	√
21	母婴护理*	1	郭玉兰	谭奕华	专业核心课	助产、护理	√

续表

序号	教材名称	版次	主编		课程类别	所供专业	配套教材
22	儿童护理*	1	董春兰	刘 俐	专业核心课	助产、护理	√
23	成人护理（上册）—内外科护理*	1	李俊华	曹文元	专业核心课	助产、护理	√
24	成人护理（下册）—妇科护理*	1	林 珊	郭艳春	专业核心课	助产、护理	√
25	产科学基础*	3	翟向红	吴晓琴	专业核心课	助产	√
26	助产技术*	1	闫金凤	韦秀宜	专业核心课	助产	√
27	母婴保健	3	颜丽青		母婴保健方向	助产	√
28	遗传与优生	3	邓鼎森	于全勇	母婴保健方向	助产	
29	病理学基础	3	张军荣	杨怀宝	专业技能课	护理、助产	√
30	病原生物与免疫学基础	3	吕瑞芳	张晓红	专业技能课	护理、助产	√
31	生物化学基础	3	艾旭光	王春梅	专业技能课	护理、助产	
32	心理与精神护理	3	沈丽华		专业技能课	护理、助产	
33	护理技术综合实训	2	黄惠清	高晓梅	专业技能课	护理、助产	√
34	护理礼仪	3	耿 洁	吴 彬	专业技能课	护理、助产	
35	人际沟通	3	张志钢	刘冬梅	专业技能课	护理、助产	
36	中医护理	3	封银曼	马秋平	专业技能课	护理、助产	
37	五官科护理	3	张秀梅	王增源	专业技能课	护理、助产	√
38	营养与膳食	3	王忠福		专业技能课	护理、助产	
39	护士人文修养	1	王 燕		专业技能课	护理、助产	
40	护理伦理	1	钟会亮		专业技能课	护理、助产	
41	卫生法律法规	3	许练光		专业技能课	护理、助产	
42	护理管理基础	1	朱爱军		专业技能课	护理、助产	

农村医学专业

序号	教材名称	版次	主编	课程类别	配套教材
1	解剖学基础 *	1	王怀生　李一忠	专业核心课	
2	生理学基础 *	1	黄莉军　郭明广	专业核心课	
3	药理学基础 *	1	符秀华　覃隶莲	专业核心课	
4	诊断学基础 *	1	夏惠丽　朱建宁	专业核心课	
5	内科疾病防治 *	1	傅一明　闫立安	专业核心课	
6	外科疾病防治 *	1	刘庆国　周雅清	专业核心课	
7	妇产科疾病防治 *	1	黎　梅　周惠珍	专业核心课	
8	儿科疾病防治 *	1	黄力毅　李　卓	专业核心课	
9	公共卫生学基础 *	1	戚　林　王永军	专业核心课	
10	急救医学基础 *	1	魏　蕊　魏　瑛	专业核心课	
11	康复医学基础 *	1	盛幼珍　张　瑾	专业核心课	
12	病原生物与免疫学基础	1	钟禹霖　胡国平	专业技能课	
13	病理学基础	1	贺平则　黄光明	专业技能课	
14	中医药学基础	1	孙治安　李　兵	专业技能课	
15	针灸推拿技术	1	伍利民	专业技能课	
16	常用护理技术	1	马树平　陈清波	专业技能课	
17	农村常用医疗实践技能实训	1	王景舟	专业技能课	
18	精神病学基础	1	汪永君	专业技能课	
19	实用卫生法规	1	菅辉勇　李利斯	专业技能课	
20	五官科疾病防治	1	王增源	专业技能课	
21	医学心理学基础	1	白　杨　田仁礼	专业技能课	
22	生物化学基础	1	张文利	专业技能课	
23	医学伦理学基础	1	刘伟玲　斯钦巴图	专业技能课	
24	传染病防治	1	杨　霖　曹文元	专业技能课	

药剂、制药技术专业

序号	教材名称	版次	主编	课程类别	配套教材
1	基础化学 *	1	石宝珏　宋守正	专业核心课	
2	微生物基础 *	1	熊群英　张晓红	专业核心课	
3	实用医学基础 *	1	曲永松	专业核心课	
4	药事法规 *	1	王 蕾	专业核心课	
5	药物分析技术 *	1	戴君武　王 军	专业核心课	
6	药物制剂技术 *	1	解玉岭	专业技能课	
7	药物化学 *	1	谢癸亮	专业技能课	
8	会计基础	1	赖玉玲	专业技能课	
9	临床医学概要	1	孟月丽　曹文元	专业技能课	
10	人体解剖生理学基础	1	黄莉军　张 楚	专业技能课	
11	天然药物学基础	1	郑小吉	专业技能课	
12	天然药物化学基础	1	刘诗泱　欧绍淑	专业技能课	
13	药品储存与养护技术	1	宫淑秋	专业技能课	
14	中医药基础	1	谭 红　李培富	专业核心课	
15	药店零售与服务技术	1	石少婷	专业技能课	
16	医药市场营销技术	1	王顺庆	专业技能课	
17	药品调剂技术	1	区门秀	专业技能课	
18	医院药学概要	1	刘素兰	专业技能课	
19	医药商品基础	1	詹晓如	专业核心课	
20	药理学	1	张 庆　陈达林	专业技能课	

注：1. * 为"十二五"职业教育国家规划教材。
　　2. 全套教材配有网络增值服务。

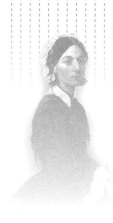

护理专业编写说明

　　根据教育部的统一部署,全国卫生职业教育教学指导委员会组织全国百余所中等卫生职业教育相关院校,进行了全面、深入、细致的护理专业岗位、教育调查研究工作,制订了护理专业教学标准。标准颁布后,全国卫生行指委全力支持人民卫生出版社规划并出版助产专业国家级规划教材。

　　本轮教材的特点是:①体现以学生为主体、"三基五性"的教材建设与服务理念:注重融传授知识、培养能力、提高素质为一体,重视培养学生的创新、获取信息及终身学习的能力,注重对学生人文素质的培养,突出教材的启发性。②满足中等卫生职业教育护理专业的培养目标要求:坚持立德树人,面向医疗、卫生、康复和保健机构等,培养从事临床护理、社区护理和健康保健等工作,德智体美全面发展的技能型卫生专业人才。③有机衔接高职高专护理专业教材:在深入研究人卫版三年制高职高专护理专业规划教材的基础上确定了本轮教材的内容及结构,为建立中高职衔接的立交桥奠定基础。④凸显护理专业的特色:体现对"人"的整体护理观、"以病人为中心"的优质护理指导思想;护理内容按照护理程序进行组织,教材内容与工作岗位需求紧密衔接。⑤把握修订与新编的区别:本轮教材是在"十一五"规划教材基础上的完善,因此继承了上版教材的体系和优点,同时注入了新的教材编写理念、创新教材编写结构、更新陈旧的教材内容。⑥整体优化:本套教材注重不同层次之间,不同教材之间的衔接;同时明确整体规划,要求各教材每章或节设"学习目标""工作情景与任务"模块,章末设"思考题或护考模拟"模块,全书末附该课程的实践指导、教学大纲、参考文献等必要的辅助内容。⑦凸显课程个性:各教材根据课程特点选择性地设置"病案分析""知识窗""课堂讨论""边学边练"等模块,50学时以上课程编写特色鲜明的配套学习辅导教材。⑧立体化建设:全套教材创新性地编制了网络增值服务内容,每本教材可凭封底的唯一识别码进入人卫网教育频道(edu.ipmph.com)得到与该课程相关的大量的图片、教学课件、视频、同步练习、推荐阅读等资源,为学生学习和教师教学提供强有力的支撑。⑨与护士执业资格考试紧密接轨:教材内容涵盖所有执业护士考点,且通过章末护考模拟或配套教材的大量习题帮助学生掌握执业护士考试的考点,提高学习效率和效果。

　　全套教材共29种,供护理、助产专业共用。全套教材将由人民卫生出版社于2015年7月前分两批出版,供全国各中等卫生职业院校使用。

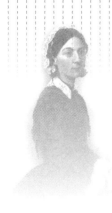

前　言

　　全国中等卫生职业教育规划教材《外科护理》(第3版)在继承前两版教材精华的基础上,结合我国护理中等职业教育和实践的现状,强调以人的健康为中心、体现对"人"的整体护理观,体现"以病人为中心"的优质护理指导思想。在强调外科护理基本理论、基本知识和基本技能(三基)的基础上,注重人文素质和综合能力的培养。

　　本次编写在结构、内容和形式上都做了相应的调整和修订,有如下特点:

　　1. 结构　保留了每章前的学习目标,帮助学习者从识记、理解和运用3个层面了解整章的重点内容,注重技能训练和人文素质培养。根据学习内容和中职学生的特点,每个章节创设了贴近外科护理岗位的工作情景和核心工作任务,引起学习者的情感体验,激发思维,引导其自主探究学习。为了拓宽学习者的知识面,更广泛、深入地了解外科护理的相关知识,在每章都插入了一些文本框(box),介绍相关领域的知识窗、临床应用、案例分析等。在每章后给出了若干个案例分析形式的思考题,帮助学习者梳理和总结章节内容,复习和巩固已学的知识,达到温故而知新的目的。

　　2. 内容　在编写内容的选择上,体现中等卫生职业教育和临床护理发展,紧扣执业准入和岗位就业需求,准确领会教育部新颁《中等职业学校专业教学标准(试用)》精神,体现"三基"、"五性(思想性、科学性、先进性、启发性、适用性)",以"必须、够用"为度。在理论知识的深度和广度、技能培养的要求和时间安排上,突出中职护理、助产专业外科护理教育的特点,既与护士执业资格考试紧密接轨,又避免与其他教材的交叉重复。同时,力求与高职高专的《外科护理学》教材有区别、有联系、有衔接。基于上述原因,本书删减了目前发病率低,或以内科治疗为主的泌尿系、骨与关节结核疾病、先天性畸形患儿疾病等内容;增加手部急性化脓性感染、蛇犬咬伤、颅内肿瘤及血管畸形、单纯性甲状腺肿、脊柱骨折、脊髓损伤、骨质疏松等护考大纲涉及内容。

　　3. 护理部分内容编排　为了节约篇幅,避免不必要的内容重复,在同一章中,只选择1～2种疾病按照护理评估、常见护理诊断/问题、护理目标、护理措施和护理评价5个部分进行详细阐述,其余疾病只介绍护理评估、常见护理诊断/问题和护理措施。

　　4. 实践　为了培养学生的操作技能和综合应用能力,达到学以致用,每章均采用"边学边练"的形式设计了实训指导,全书统一放在教材正文后。

　　5. 立体化教材建设　为帮助学习者进一步学习和掌握外科护理的知识和技能,在本教材的基础上,编者们还围绕学习目标、遵循教学大纲和护考大纲的要求,依据主教材的内容编写了配套教材《外科护理学习指导》,其内容包括各章节的学习目标、重点、难点解析、护考考点知识总结、仿真模拟习题、参考答案及部分习题解析，以期帮助学习者自主学习或课后复习。为了解放容量限制，提高使用率，拓宽视野，满足个性化学习需求，不再制作 DVD 光盘，而制作网络增值服务，其内容包括 PPT 电子教案、多媒体资源、同步练习、扩展阅读等内容，满足移动阅读、在线学习，内容随时更新、时效性强。

　　本书在编写过程中，得到了成都铁路卫生学校及其附属医院、四川省人民医院和甘肃卫生职业学院各级领导的关心和大力支持，得到了编者所在院校、医院领导的支持，同时还得到了外科医、护教师和专家的无私帮助；书中部分医疗、护理内容及插图参考了国内各种版本的《外科学》、《外科护理学》、《外科护理》、《皮肤性病学》等教材，谨在此一并表示诚挚的谢意！

　　本教材的 17 位编写者来自全国 15 所卫生职业院校或综合性临床医院，他们中有长期从事外科护理教学的一线教师，有外科医疗和护理的临床专家，也有高职高专的外科护理学教育专家。为了保证教材内容的"新、精、准"，使学习与工作"零距离"，主编和编者们尽最大努力，进行反复斟酌和修改，但由于时间和水平所限，教材中不足之处在所难免，在此恳请广大师生们予以批评和指正。

李　勇　俞宝明

2014 年 10 月

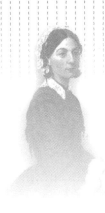

目 录

第一章　绪论 …………………………………………………………………… 1

　第一节　外科护理的内容与外科护理课程的性质 ………………………… 1

　　一、外科护理的内容 ……………………………………………………… 1

　　二、外科护理课程的性质 ………………………………………………… 2

　第二节　外科护理的发展 …………………………………………………… 2

　第三节　外科护士应具备的素质 …………………………………………… 3

　第四节　外科护理的学习目标和方法 ……………………………………… 3

　　一、明确学习目标 ………………………………………………………… 3

　　二、理解外科护理课程的理念 …………………………………………… 3

　　三、注重理论联系实际 …………………………………………………… 4

　　四、重视综合职业能力的培养 …………………………………………… 4

第二章　外科体液代谢失衡病人的护理 ……………………………………… 5

　第一节　体液的正常代谢 …………………………………………………… 5

　　一、体液组成及分布 ……………………………………………………… 5

　　二、体液平衡及调节 ……………………………………………………… 6

　第二节　水、电解质代谢失衡病人的护理 ………………………………… 7

　　一、水、钠代谢失衡病人的护理 ………………………………………… 7

　　二、钾代谢失衡病人的护理 ……………………………………………… 11

　　三、其他电解质代谢失衡 ………………………………………………… 14

　第三节　酸碱代谢失衡病人的护理 ………………………………………… 15

　　一、代谢性酸中毒 ………………………………………………………… 15

　　二、代谢性碱中毒 ………………………………………………………… 17

　　三、呼吸性酸中毒 ………………………………………………………… 18

　　四、呼吸性碱中毒 ………………………………………………………… 18

第三章　外科病人营养代谢支持的护理 ……………………………………… 20

　第一节　概述 ………………………………………………………………… 20

一、外科病人的代谢特点 ……………………………………………… 21

二、外科病人的营养需求 ……………………………………………… 21

三、营养支持途径 …………………………………………………… 22

第二节　营养代谢支持的护理 ………………………………………… 22

第四章　外科休克病人的护理 ………………………………………… 27

第五章　麻醉病人的护理 ……………………………………………… 33

第一节　概述 ………………………………………………………… 33

第二节　麻醉前护理 ………………………………………………… 35

第三节　麻醉后的监测与护理 ………………………………………… 37

第六章　围术期护理 …………………………………………………… 41

第一节　手术前病人的护理 …………………………………………… 42

第二节　手术室护理工作 ……………………………………………… 46

一、手术室设施与设备 ……………………………………………… 47

二、手术室管理 ……………………………………………………… 48

三、手术室常用手术器械与物品 ……………………………………… 49

四、病人及手术人员的准备 …………………………………………… 51

五、手术室护士主要岗位与配合 ……………………………………… 58

第三节　手术后病人的护理 …………………………………………… 60

第七章　外科感染病人的护理 ………………………………………… 67

第一节　概述 ………………………………………………………… 67

第二节　浅部组织细菌性感染病人的护理 …………………………… 69

第三节　手部急性化脓性感染病人的护理 …………………………… 72

一、甲沟炎和脓性指头炎 …………………………………………… 72

二、急性化脓性腱鞘炎、滑囊炎和手掌深部间隙感染 ……………… 74

第四节　全身性外科感染病人的护理 ………………………………… 75

第五节　特异性感染病人的护理 ……………………………………… 76

一、破伤风 …………………………………………………………… 77

二、气性坏疽 ………………………………………………………… 79

第八章　损伤病人的护理 ……………………………………………… 81

第一节　概述 ………………………………………………………… 81

第二节　创伤病人的护理 …………………………………………… 82

第三节　烧伤病人的护理 …………………………………………… 86

*第四节　冻伤病人的护理 …………………………………………… 94

*第五节　咬伤病人的护理 ………………………………………………………………… 95
　　一、犬咬伤 ……………………………………………………………………………… 95
　　二、毒蛇咬伤 …………………………………………………………………………… 97

第九章　肿瘤病人的护理 …………………………………………………………………… 101

第十章　颅脑疾病病人的护理 ……………………………………………………………… 109
　第一节　颅内压增高病人的护理 ………………………………………………………… 109
　第二节　颅脑损伤病人的护理 …………………………………………………………… 114
　　一、头皮损伤 …………………………………………………………………………… 114
　　二、颅骨骨折 …………………………………………………………………………… 115
　　三、脑损伤 ……………………………………………………………………………… 116
　第三节　颅内肿瘤病人的护理 …………………………………………………………… 120

第十一章　颈部疾病病人的护理 …………………………………………………………… 122
　第一节　甲状腺功能亢进外科治疗病人的护理 ………………………………………… 122
　第二节　单纯性甲状腺肿病人的护理 …………………………………………………… 126
*第三节　甲状腺肿瘤病人的护理 ………………………………………………………… 127
*第四节　常见颈部肿块病人的护理 ……………………………………………………… 130

第十二章　乳房疾病病人的护理 …………………………………………………………… 132
　第一节　急性乳腺炎病人的护理 ………………………………………………………… 132
　第二节　乳腺癌病人的护理 ……………………………………………………………… 136
　第三节　乳房良性肿瘤病人的护理 ……………………………………………………… 140
　　一、乳房纤维腺瘤 ……………………………………………………………………… 140
　　二、乳管内乳头状瘤 …………………………………………………………………… 140

第十三章　胸部疾病病人的护理 …………………………………………………………… 142
　第一节　胸部损伤病人的护理 …………………………………………………………… 142
　　一、肋骨骨折 …………………………………………………………………………… 143
　　二、气胸 ………………………………………………………………………………… 145
　　三、血胸 ………………………………………………………………………………… 147
　第二节　脓胸病人的护理 ………………………………………………………………… 150
　第三节　肺癌病人的护理 ………………………………………………………………… 152
　第四节　食管癌病人的护理 ……………………………………………………………… 155

第十四章　急性化脓性腹膜炎与腹部损伤病人的护理 …………………………………… 158
　第一节　急性化脓性腹膜炎病人的护理 ………………………………………………… 158

第二节　腹部损伤病人的护理 …………………………………………………… 163

第十五章　胃肠疾病病人的护理 ………………………………………………… 167
第一节　腹外疝病人的护理 ……………………………………………………… 167
第二节　胃十二指肠溃疡外科治疗病人的护理 ………………………………… 172
第三节　胃癌病人的护理 ………………………………………………………… 177
第四节　急性阑尾炎病人的护理 ………………………………………………… 180
第五节　肠梗阻病人的护理 ……………………………………………………… 183
第六节　直肠肛管良性疾病病人的护理 ………………………………………… 188
第七节　结、直肠癌病人的护理 ………………………………………………… 194

第十六章　肝胆胰疾病病人的护理 ……………………………………………… 201
第一节　门静脉高压症病人的护理 ……………………………………………… 201
第二节　原发性肝癌病人的护理 ………………………………………………… 205
第三节　胆道疾病病人的护理 …………………………………………………… 208
第四节　胰腺癌病人的护理 ……………………………………………………… 214
*第五节　肝脓肿病人的护理 ……………………………………………………… 216
一、细菌性肝脓肿 ……………………………………………………………… 216
二、阿米巴性肝脓肿 …………………………………………………………… 217

第十七章　外科急腹症病人的护理 ……………………………………………… 219

第十八章　周围血管疾病病人的护理 …………………………………………… 225
第一节　原发性下肢静脉曲张病人的护理 ……………………………………… 225
第二节　血栓闭塞性脉管炎病人的护理 ………………………………………… 229

第十九章　泌尿及男性生殖系统疾病病人的护理 ……………………………… 232
第一节　常见症状及诊疗操作的护理 …………………………………………… 232
一、常见症状 …………………………………………………………………… 232
二、诊疗操作的护理 …………………………………………………………… 233
第二节　泌尿系统损伤病人的护理 ……………………………………………… 235
第三节　尿石症病人的护理 ……………………………………………………… 242
第四节　良性前列腺增生病人的护理 …………………………………………… 246
第五节　泌尿系统肿瘤病人的护理 ……………………………………………… 250

第二十章　运动系统疾病病人的护理 …………………………………………… 254
第一节　骨折病人的护理 ………………………………………………………… 255
一、概述 ………………………………………………………………………… 255

　　二、常见骨折 ·· 261
　第二节　脊柱骨折及脊髓损伤病人的护理 ·············· 263
　　一、脊柱骨折 ·· 263
　　二、脊髓损伤 ·· 264
　第三节　关节脱位病人的护理 ································· 266
　　一、概述 ··· 266
　　二、常见关节脱位 ·· 268
　第四节　化脓性骨髓炎病人的护理 ·························· 269
　第五节　颈肩痛与腰腿痛病人的护理 ······················ 271
　　一、颈椎病病人的护理 ·· 271
　　二、腰椎间盘突出症病人的护理 ································ 274
　第六节　骨肿瘤病人的护理 ···································· 276
　*第七节　产伤骨折与产瘫患儿的护理 ····················· 279

第二十一章　皮肤病与性传播疾病病人的护理 ··········· 282
　第一节　概述 ·· 282
　　一、皮肤的结构和功能 ·· 282
　　二、皮肤病的病因与分类 ··· 284
　　三、皮肤病病人的护理 ·· 284
　第二节　变态反应性皮肤病病人的护理 ··················· 288
　第三节　感染性皮肤病病人的护理 ·························· 292
　第四节　其他皮肤病病人的护理 ····························· 295
　第五节　常见性传播疾病病人的护理 ······················ 297

实训指导 ··· 302
　实训一　外科体液代谢失衡病人的护理 ··················· 302
　实训二　外科休克病人的护理 ································· 303
　实训三　麻醉病人的护理 ······································· 303
　*实训四　手术区皮肤准备 ······································ 304
　实训五　常用手术器械、物品识别和应用 ················· 306
　实训六　手术人员的无菌准备 ································· 310
　实训七　常用手术体位的安置、手术区皮肤消毒及铺巾、器械台管理和手术配合 ··· 312
　实训八　外科感染病人的护理 ································· 314
　实训九　换药术 ·· 315
　*实训十　肿瘤病人的护理 ······································ 317
　实训十一　颅脑损伤病人的护理 ······························ 318
　实训十二　甲状腺功能亢进外科治疗病人的护理 ········· 318
　实训十三　乳房自我检查 ·· 319

实训十四　乳腺癌病人术后功能锻炼 …………………………………………………… 321

实训十五　胸腔闭式引流病人的护理 …………………………………………………… 322

实训十六　胃肠减压病人的护理 ………………………………………………………… 324

实训十七　结肠造口病人的护理 ………………………………………………………… 325

实训十八　T管引流病人的护理 ………………………………………………………… 326

实训十九　腹腔穿刺病人的护理 ………………………………………………………… 328

实训二十　下肢静脉曲张病人的护理 …………………………………………………… 330

实训二十一　膀胱冲洗病人的护理 ……………………………………………………… 331

实训二十二　骨折病人的固定与搬运 …………………………………………………… 332

实训二十三　皮肤病外用药的使用方法及护理 ………………………………………… 334

实训二十四　常见性传播疾病病人的护理 ……………………………………………… 335

教学大纲 ………………………………………………………………………………… 337

中英文名词对照索引 …………………………………………………………………… 347

参考文献 ………………………………………………………………………………… 350

注:凡标"＊"章节为选学内容。

第一章 绪 论

学习目标

1. 具有良好的职业道德、法律意识和医疗安全意识;具有良好的人文素养,珍视生命,尊重、关爱病人;具有较好的护患交流和医护团队合作能力。
2. 熟悉外科护士应具备的基本素质。
3. 了解外科护理的内容和发展史。

 工作情景与任务

导入情景:

护士小玉第一天到外科病区实习,严护士长带她巡查病房。小玉发现,这里的病人有患急性阑尾炎的小姑娘,有被小轿车撞断了肋骨的退休大爷,有从脚手架上跌落摔断了双腿的建筑工人……对准备接受手术治疗的病人,护士正在有条不紊地做着术前准备;对已经做了手术的病人,护士们进行着精心的术后护理;病愈准备出院的病人,护士在为他们提供健康指导,介绍家庭护理知识。

工作任务:
1. 能描述外科护理工作的主要内容。
2. 领会外科护士的基本素质。

第一节 外科护理的内容与外科护理课程的性质

一、外科护理的内容

外科护理是以外科疾病病人和有潜在外科疾病的人为主要服务对象,学习诊断和处理其对现存的和潜在的健康问题的反应的一门专业技能课程。对于尚未生病和健康状况良好的人,护理的任务是促进其更加健康或保持健康;对尚未生病或尚未有健康问题,但处在危险因素中有可能出现健康问题的人,护理的任务是预防疾病发生;对已经患病或出现健康问题的人,护理的任务是协助其康复;而对于病情危重或生命垂危的人,护理的任务是尽量减轻痛苦或使之平静、安宁和有尊严地离去。

外科护理与外科学的发展是紧密联系、相辅相成的。"三分治疗，七分护理"，护理工作起了极为重要的作用。外科学的发展对护理工作不断提出新的要求，从而引导外科护理的发展；而外科护理理论与专科技术的发展，又有助于外科学临床实践的进展，为外科学开辟新领域提供必要的技术支持与配合。外科疾病的范畴是随着外科学发展而改变的，我国古代外科疾病主要指一些体表性的损伤或感染，现代外科疾病泛指以手术、手法处理为主要治疗手段的疾病。现代外科疾病一般分为创伤、感染、肿瘤、畸形和功能障碍五大类，这五大类疾病护理知识和技术问题成了外科护理的内容，其中核心内容是手术前后护理。

二、外科护理课程的性质

外科护理作为中等职业教育护理、助产专业技能课程，有其严谨的系统性、科学性，还有其职业性和社会性。外科护理课程，定位于一般护理岗位的基本需求，遵循护理岗位系统化工作过程，针对外科常见疾病病人的护理问题，对护理对象实施整体护理，以减轻病痛、促进康复、保持身心健康。

外科护理是基于医学基础课程、护理学基础与健康评估等课程之上的专业技能课程，是护理课程体系中一门重要的专业核心课程。学生通过必要的学习与实践过程，掌握外科护理工作必需的专业知识与技能，为职业生涯的发展奠定基础，为服务于人类健康事业打好专业根底。

第二节 外科护理的发展

自有人类以来就有护理，护理是人们谋求生存的本能和需要。远古人在与自然的搏斗中，经受了猛兽的伤害和恶劣自然环境的摧残，自我护理成为第一需要，如损伤后局部止血、肢体休息、使用热沙外敷疮面消除疼痛等。母系氏族时代，由于内部分工不同，妇女负责管理氏族内部事务，照顾老、幼、病、残者，家庭的雏形由此产生。护理象征着母爱，初始的家庭护理意识成为抚育生命成长的摇篮，它伴随着人类的存在和人类对自然的认识而发展。

南丁格尔(Florence Nightingale,1820—1910 年)为护理做出了重大贡献。克里米亚之战期间(1854—1856 年)，南丁格尔在前线医院看护伤病员的过程中成功应用清洁、消毒、换药、包扎伤口、改善营养膳食、安慰伤病员等护理手段，注重伤病员的心理调节、营养补充，使伤员的死亡率由原来的 42% 降至 2.2%，证实了护理工作在外科疾病病人治疗过程中的地位和意义，由此创建了护理学，并延伸出外科护理学。

外科护理学是护理学的一大分支，其发展与外科学的发展密不可分。尽管外科护理学作为一门学科在我国起步较晚，但在抗日战争、解放战争等战争史上，外科护理对战争伤病员的救护作用，以及我国 1958 年、1963 年在大面积烧伤和断肢再植方面的临床诊治成功，充分说明了我国外科护理工作者对外科护理学所作出的贡献。

新中国成立后，外科护理随着外科学的巨大发展而获得了突飞猛进的发展，如显微外科、器官移植、微创外科、体外循环等，大大提高了外科疾病的临床诊治和康复质量，同时也促进了外科护理和护理理念的发展。20 世纪末，基于疾病谱和健康观的改变，WHO 提出"2000 年人人享有卫生保健"的战略目标，极大地推动了护理事业的发展。以人的健康为中心的护理理念，使护理对象从病人扩展到对健康人群的预防保健，工作场所从医院延伸至家庭和社区,整体护理的内容使护士的职能丰富而全面。

第三节 外科护士应具备的素质

随着医学的发展,科学技术的进步,护理理念与模式的更新,各学科间的相互渗透和交叉,使外科护理学的内涵得到更广阔的延伸和发展。外科疾病复杂多变、突发性强、急诊和抢救较多。外科护理工作的特点对外科护士的综合素质提出了更高的要求,每个外科护士必须明确自身必备素质的内容,并在实践中不断提高、完善,努力使自己成为一名素质优良的外科专业护士,更好地为人类健康服务。

具备高尚的道德素质。生命是宝贵的,作为外科护士应该充分认识到护理的重要性,树立爱岗敬业的精神,尊重生命,尊重护理对象,用崇高的职业道德和高度的责任心完成护士的神圣职责。

具备良好的身心素质。外科疾病病情急、危、重、突发性强。外科护理工作急诊和抢救较多,工作节奏快、任务重。要保证及时、有效地参与抢救和开展护理工作,满足护理对象的心理需求,外科护士必须具有健康的体质、开朗的性格、饱满的精神、良好的心理素质和社会适应能力。外科护士可通过自我锻炼、情景模拟训练,培养良好的身心素质,以适应外科护理工作的需要。

具备扎实的业务素质。外科护士必须具备护理工作所必需的基本知识、基本理论和基本技能。同时须掌握外科护理专业知识,如外科常见疾病的病因、临床表现、治疗要点和护理常规,并能熟练地运用护理程序对护理对象进行整体护理。护士的科研能力也是业务素质的重要内容,外科护理学的发展依赖于外科护理工作者不断总结经验、开拓创新,这就要求外科护士认真钻研业务,积极投身于外科护理学的科研活动。

具备良好的人文素质。现代护理的主题是"以人为本、人文关怀"。要全面提高护理质量,就要求护士具有良好的人文精神,尊重、关爱、理解护理对象,让他们感受到人文关怀。因此,要求外科护士在护理工作中仪表文雅大方,举止端庄稳重,关注护理对象生理、心理及社会等各方面对健康问题的反应和对护理的需求。

第四节 外科护理的学习目标和方法

一、明确学习目标

学习外科护理的基本目标是为了掌握外科基本知识与护理技术,并将其用于实践,努力提高自身为人民服务的本领,更好地为人类健康做出贡献。当一个人学习目的的明确同时知道所学的知识为人所需、为人所用时,才会心甘情愿地付出精力学好外科护理。

二、理解外科护理课程的理念

(一)遵循整体护理的理论

整体护理可以概括为"以人的健康为中心的全面护理"。其内涵包括:对人的生理、心理和社会方面的需求进行全面的照顾;兼顾服务对象健康及疾病不同状态时的护理,不仅帮助病人减轻痛苦、恢复健康,而且指导健康人保持健康和促进健康;兼顾医院病人护理、家庭护

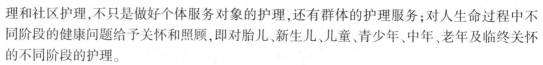

理和社区护理,不只是做好个体服务对象的护理,还有群体的护理服务;对人生命过程中不同阶段的健康问题给予关怀和照顾,即对胎儿、新生儿、儿童、青少年、中年、老年及临终关怀的不同阶段的护理。

(二)运用科学的护理程序

护理程序是有计划地、系统地开展整体护理的工作程序。其实质是临床护理的一种先进的、科学的思维方法和工作方法,其反映了完整的、科学的临床护理工作过程。具体包括5个步骤:评估病人的健康状况、提出现存或潜在的护理诊断或问题、制订护理计划、实施护理计划、评价预期结果是否达成。外科护理是一门综合性、应用性、实践性课程,学习者要学会运用护理程序,对外科病人实施整体护理。运用护理程序实施整体护理的能力是护士应该具备的核心能力。

(三)重视人群的健康维护

外科范畴的许多疾病是可以有效预防的。为了体现社区护理日益发展的需求,促使护理理念的更新,外科护理的学习和工作中应始终贯彻预防原则。外科护理课程内容以医院工作场景为主体,同时必须重视对健康和亚健康人群的护理,实现对服务对象的整体护理,体现护理工作的连续性、整体性、延伸性与主动性。

(四)重视学习者人文意识培养

外科护理课程中强调以护理对象的健康为中心的整体护理观,从护理评估到护理措施、护理评价都渗透了人文关怀与照护,体现了身心合一的整体服务理念。因此,外科护理学习与实践的过程是强化整体护理理念的过程,也是学习者自身职业理想与情感培养、巩固的过程。课程实施的评价中,不仅要重视知识与技能的理解和掌握,还应关注学习者个人的职业情感、态度与价值观的形成与发展。不断强化护理关怀中以人为本的服务理念,自觉地将人文意识的培养和职业情感素质的养成教育渗透于外科护理的专业学习之中。

三、注重理论联系实际

外科护理课程是一门实践性很强的综合性课程,强调能力本位,学习过程要避免脱离护理实际的死记硬背。应该体现现代职业教育的要求,更多地立足于护理岗位场景、学校实训场景,充分利用各种教学资源,多实践、勤思考。要重视外科护理工作的过程知识,知道"做什么"、"怎么做",自觉接受与综合职业能力有关的显性与隐性教育。积极配合教师进行自我学习评价和学习小组成员间评价,重视学习过程中"形成性评价",不断反思、总结,保持学习的能动性、有效性,促进自身综合实践能力的提高。

四、重视综合职业能力的培养

护理职业活动仅具备一般意义的专业能力是不够的,还应该掌握一定的方法能力和社会能力。这种对职业活动的顺利进行发挥着至关重要作用的能力,称为"关键能力"。关键能力与单纯的专业技术和知识没有直接的联系,但与完成职业任务密切相关。关键能力包括方法能力和社会能力。其中,方法能力又包含了独立思考能力、分析判断与决策能力、获取与利用信息的能力、学习掌握新技术的能力、革新创造能力和独立制订计划的能力等。社会能力则包含了组织协调能力、交往合作能力、适应转换能力、批评与自我批评能力、口头与书面表达能力、心理承受能力和社会责任感等。这些对未来护理工作的开展具有特别重要的意义。

（李　勇）

第二章 外科体液代谢失衡病人的护理

学习目标

1. 具有高度的责任心,关爱病人,维护病人健康。
2. 掌握水、钠代谢失衡及钾代谢失衡病人的护理评估和护理措施。
3. 熟悉体液的正常代谢及水、钠代谢失衡、钾代谢失衡病人常见护理诊断/问题以及代谢性酸中毒、碱中毒病人的护理。
4. 了解呼吸性酸中毒、碱中毒病人的护理。
5. 学会对外科体液代谢失衡病人进行护理评估,熟练掌握补液疗法。

第一节 体液的正常代谢

  工作情景与任务

导入情景:

　　王女士,体重50kg,性格活泼开朗,喜欢社交,周末和朋友一起聚餐后,出现呕吐和急性腹泻,6小时后,被家人送至医院。入院见王女士表情淡漠、乏力、口渴、皮肤黏膜干燥、弹性差、尿少,血清钠140mmol/L。医嘱:平衡盐液500ml静脉滴注,立即。

工作任务:

1. 正确对王女士进行护理评估和护理诊断。
2. 正确对王女士进行液体疗法。

一、体液组成及分布

　　体液是人体的主要组成部分,具有一定的容量、分布和浓度。体液的动态平衡是保证人体内环境稳定最基本的条件。人体内体液总量因性别、年龄和胖瘦而异,成年男性体液总量约占体重的60%,女性因脂肪组织较多,体液约占体重的55%,婴幼儿占70%~80%。体液可分为细胞内液和细胞外液,细胞内液大部分位于骨骼肌内,约占男性体重的40%(女性35%);而男、女性细胞外液均为体重的20%。细胞外液又可分为组织间液和血管内液,前者约占体重的15%,后者为血浆,占5%。

二、体液平衡及调节

(一)水的平衡

人体每日水的出入量保持动态平衡(表2-1),可因生活习惯、季节因素、活动情况及体型特点而有所不同。肾脏是调节人体水分最主要的器官,每天至少排尿500ml才能排出全部代谢废物。另外,呼吸和皮肤蒸发为不显性失水,即使在机体缺水、不进水、不活动的情况下也会发生失水。

表2-1 正常成人每日水分出入量

每日摄入量(ml)		每日排出量(ml)	
饮水	1000~1500	尿	1000~1500
食物含水	700	粪	200
内生水(代谢水)	300	呼吸蒸发	300
		皮肤蒸发	500
总入量	2000~2500	总出量	2000~2500

(二)电解质的平衡

水和电解质是体液的主要成分,电解质在体液中解离为离子,分布于细胞内外。细胞外液中最主要的阳离子是 Na^+,主要阴离子是 Cl^-、HCO_3^-;细胞内液中主要阳离子是 K^+、Mg^{2+},主要阴离子是 HPO_4^{2-} 和蛋白阴离子。

1. 钠的平衡 钠主要来自食物中的食盐,主要经尿液排出,少部分由汗液丢失。正常血清钠的浓度为 135~145mmol/L。正常成人每日需氯化钠 4~5g。钠的主要生理功能是维持细胞外液的渗透压及神经、肌肉兴奋性。钠的代谢规律是多进多排、少进少排、不进几乎不排。

2. 钾的平衡 钾主要由饮食中摄取,主要经尿液排出。每日氯化钾需要量 3~4g。钾的主要生理功能是维持细胞的正常代谢,维持细胞内液的渗透压和酸碱平衡,维持神经、肌肉应激性及心肌收缩功能。钾的代谢规律是多进多排、少进少排、不进也排。

(三)酸碱平衡

人体在代谢过程中,不断产生酸性物质和碱性物质,但机体能通过血液的缓冲系统、肺的呼吸和肾的调节作用使血液的 pH 保持在 7.35~7.45 范围内。

1. 血液的缓冲系统 以 HCO_3^-/H_2CO_3 最为重要。HCO_3^- 的正常值平均为 24mmol/L,H_2CO_3 的正常值为 1.2mmol/L,两者相比值 $HCO_3^-/H_2CO_3 = 24/1.2 = 20:1$,只要 HCO_3^-/H_2CO_3 的比值保持为 20:1,血浆的 pH 就能保持在正常范围。血液的缓冲系统作用快,能应付急需,但最终还需肺和肾将酸性物质排出体外。

2. 肺的呼吸作用 肺的呼吸对酸碱平衡的调节作用主要是通过肺将 CO_2 排出,使血中 $PaCO_2$ 下降,亦即调节了血中的 H_2CO_3。肺是排出体内挥发性酸(H_2CO_3)的主要器官。

3. 肾的调节 肾在酸碱平衡调节系统中起最重要的作用,通过改变排出固定酸及保留碱性物质的量,亦即通过肾小管上皮细胞排 H^+ 和 NH_4^+,回收 Na^+ 和 HCO_3^- 来维持 HCO_3^- 的浓度,从而维持血浆 pH。

此外,细胞本身在酸碱平衡调节中也起一定的缓冲作用。细胞内每进入 1 个 H^+ 和 2 个

Na^+,可替换出 3 个 K^+。当细胞外液 H^+ 增多(酸中毒)时,H^+ 进入细胞内,使 K^+ 排出,故酸中毒时伴有高钾血症;相反,当细胞外液 H^+ 减少(碱中毒)时,细胞内 H^+ 排出,与细胞外 K^+ 进行交换,故碱中毒时伴有低钾血症。

知识窗

水、电解质及酸碱平衡在外科的重要性

　　许多外科急、危、重病,例如大面积烧伤、消化道瘘、肠梗阻和严重腹膜炎,都可直接导致脱水、血容量减少、低钾血症及酸中毒等严重内环境紊乱现象。从外科手术角度,病人的内环境相对稳定是手术成功的基本保障。术后,如果忽视对机体内环境的维持,最终会导致治疗的失败。因此,及时识别、积极纠正并维持水、电解质及酸碱平衡在外科临床是非常重要的。

第二节　水、电解质代谢失衡病人的护理

一、水、钠代谢失衡病人的护理

　　水、钠关系非常密切,失水与失钠往往同时发生,按水和钠丢失的比例不同,可分为三种类型。

(一)高渗性缺水

　　失水多于失钠,血清钠 >150mmol/L,细胞外液渗透压增高,即为高渗性缺水(hypertonic dehydration)。绝大多数是因为原发病直接引起,故又称原发性缺水。

　　1. 病因　①摄入水量不足:如食管癌晚期病人进水受限、禁食、危重病人给水不足等。②水分丧失过多:如大量出汗、大面积烧伤后暴露疗法等。

　　2. 病理生理　由于细胞外液的渗透压高于细胞内液,水分由细胞内向细胞外转移,导致细胞内、外液量都有减少,以细胞内液减少更明显。病人出现口渴,因抗利尿激素分泌增加,尿量减少。

(二)低渗性缺水

　　失钠多于失水,血清钠 <135mmol/L,细胞外液渗透压降低,即为低渗性缺水(hypotonic dehydration)。绝大多数病人是因失水后补液不当间接引起,故又称继发性缺水或慢性缺水。

　　1. 病因　①胃肠道消化液持续丢失:如反复呕吐、长期胃肠减压等。②大创面的慢性渗液。③应用排钠利尿剂,未补充适当的钠盐。④等渗性缺水治疗时只注意补充水分,未及时补充钠。

　　2. 病理生理　细胞外液低渗致细胞外液水分进入细胞内,细胞外液减少,机体抗利尿激素分泌减少,肾小管重吸收水分减少,故早期尿量正常或增多,后期抗利尿激素分泌增多,水重吸收增加,尿量减少。

(三)等渗性缺水

　　水和钠成比例地丧失,血清钠 135～145mmol/L,细胞外液渗透压保持正常,即为等渗性缺水(isotonic dehydration)。等渗性缺水是病人短时间内大量失水所致,故又称急性缺水,是外科临床中最常见的缺水类型。

1. **病因** ①消化液的急性丧失:如大量呕吐、急性肠梗阻、剧烈腹泻等。②体液的急性丧失:如严重腹腔感染、大面积烧伤早期等。

2. **病理生理** 由于细胞外液容量迅速减少致血容量不足,远曲小管对钠和水的重吸收增加,以纠正血容量不足。由于丧失的是等渗液体,细胞外液渗透压基本保持正常。但若体液丧失时间较久,细胞内液可外移,随同细胞外液一起丧失。

【护理评估】

（一）健康史

评估水、钠缺失的原因,了解病人是否存在水、钠摄入不足或排出过多的病史,以及失水失钠后处理是否合理。了解病人目前的胃肠功能,能否正常摄水、摄钠;评估病人心、肺等重要器官有无功能障碍,能否承受常规的补液治疗。

（二）身体状况

1. **高渗性缺水** 随着缺水程度的不同,病人临床表现各异（表2-2）。

表2-2 高渗性缺水的评估

缺水程度	临床表现	失水量（占体重%）
轻度	口渴、尿少	2～4
中度	极度口渴、尿少、尿比重高;口舌干燥、皮肤黏膜干燥、皮肤弹性差、眼窝凹陷、小儿前囟凹陷等组织缺水征	4～6
重度	上述表现加重,并有躁狂、幻觉、谵妄、高热、甚至昏迷等脑功能障碍表现;脉搏细速、血压下降甚至休克等循环系统功能异常表现	>6

2. **低渗性缺水** 病人一般无口渴。根据缺钠程度,症状分为轻、中、重度（表2-3）。

表2-3 低渗性缺水的评估

缺钠程度	血清钠浓度（mmol/L）	临床表现	失NaCl量（g/kg）
轻度	130～135	头晕、疲乏、恶心、手足麻木;尿量正常或增多、尿比重低、尿Na^+和Cl^-含量下降	0.5
中度	120～130	除上述表现外,有恶心、呕吐;脉搏细速、血压不稳或下降、直立性晕倒、视觉模糊;尿量减少,尿比重低	0.5～0.75
重度	<120	常发生休克。病人神志不清、木僵;昏迷、肌肉抽搐、腱反射减弱或消失	0.75～1.25

3. **等渗性缺水** 既有口渴、尿少等缺水症状,又有恶心、乏力等缺钠症状。若短期内体液丧失达体重的5%,可出现明显缺水征和血容量不足征象,再进一步发展可出现休克。

（三）心理-社会状况

体液失衡大多起病急骤,容易引起病人及其家属的焦虑、恐惧。体液失衡常以疾病的并发症出现,因此,常有原发疾病所致的心理与社会反应。

（四）辅助检查

不同缺水类型血、尿液检查结果各有特点（表2-4）。

表2-4 三种类型缺水血、尿液检查

检查内容	高渗性缺水	低渗性缺水	等渗性缺水	临床意义
红细胞计数、血红蛋白量、血细胞比容	增高	增高	增高	提示血液浓缩
血清钠	>150mmol/L	<135mmol/L	135～145mmol/L	判断缺水性质
血尿素氮	可升高	可升高	可升高	见于肾不能排出维持排泄废物所需要的尿量时
尿钠、氯含量	增高	明显减少	正常或稍增高	反映肾有效调节
尿比重	增高	尿比重<1.010	增高	反映尿液浓缩和尿钠、氯排出状况

（五）处理原则

任何类型缺水应积极治疗原发病，并合理补液。

1. 高渗性缺水 轻度缺水病人饮水即可，不能饮水或中度以上病人应首先静脉输注5%葡萄糖溶液。为防止继发低渗性缺水，高渗状态缓解后应及时适量补给生理盐水。一般葡萄糖溶液与生理盐水用量比例约为2:1。

2. 低渗性缺水 轻中度缺钠者，一般补充5%葡萄糖盐溶液。重度缺钠者，先输晶体溶液，如等渗盐水；后输胶体溶液，如羟乙基淀粉、右旋糖酐溶液和血浆等，以补充血容量。然后再滴注高渗盐水，如3%～5%氯化钠溶液，以进一步恢复细胞外液渗透压。

3. 等渗性缺水 轻度缺水病人饮含盐饮料，不能饮水或中度病人首先静脉补给等渗盐水或平衡盐溶液。机体有调节能力，并不要求输入全量等渗液，可先盐后糖，两者交替，一般生理盐水与葡萄糖溶液各半量(1:1)即可。

【常见护理诊断/问题】

1. 体液不足 与水分摄入不足或丢失过多有关。

2. 焦虑 与担心体液失衡的预后有关。

3. 潜在并发症：低血容量性休克、脑水肿、肺水肿等。

【护理目标】

1. 病人能够恢复正常体液容量，尿量恢复正常。

2. 病人能说出产生焦虑的原因，焦虑减轻，对预后有信心。

3. 病人不发生并发症或并发症能够及时被发现和处理。

【护理措施】

（一）一般护理

根据原发病情况，注意指导病人休息和活动，避免意外受伤；对禁食者加强口腔护理，能进食者加强营养。

（二）液体疗法护理

液体疗法是通过补液来防治体液失衡的方法。一般应注意补多少（补液总量）、补什么

(液体种类)、怎么补(输液方法)、补得如何(疗效观察)4方面的问题。

1. 补液总量　原则上按"缺多少、补多少"补给。

(1)补液总量的组成:包括三个部分,即生理需要量、已经损失量和继续损失量。

1)生理需要量:指每日需要量,简称日需量。成人每日可补水分约2000～2500ml,氯化钠4～5g,氯化钾3～4g,葡萄糖需100～150g以上。

2)已经损失量:指从发病到就诊时累计已损失的体液总量,又称累积失衡量。

知识窗

已经损失量的计算

可按缺水程度、缺钠程度估计。如60kg体重的中度高渗性缺水病人失水量约为60kg×5%=3kg(3000ml水);60kg体重的中度低渗性缺水病人失盐量为60kg×0.6g/kg=36g,相当于生理盐水4000ml。

3)继续损失量:指治疗过程中非生理性的体液丢失量,即额外损失量。如发热病人,体温每升高1℃,每日每千克体重皮肤蒸发水分增加3～5ml;如果出汗,则失水更多,大汗湿透一身内衣裤,约丢失低渗液体1000ml。成人气管切开病人每日从呼吸道蒸发的水分约为800～1200ml。

(2)补液总量的计算:①第1日补液总量=生理需要量+1/2已经损失量。②第2日补液总量=生理需要量+1/2已经损失量(酌情减免)+前1日继续损失量。③第3日补液总量=生理需要量+前1日继续损失量。

首日补液是治疗的关键,通常可大体纠正体液失衡或使病情好转。机体有一定的代偿调节能力和个体差异,因此在补液过程中避免机械地执行计算值,应边观察边调整。

2. 液体种类　原则是"缺什么、补什么"。

(1)生理需要量:按机体每日对盐、糖基础需要量配制。一般成人可予生理盐水或5%葡萄糖盐水500～1000ml,5%～10%葡萄糖溶液1500ml,酌情补给10%氯化钾溶液20～30ml。

(2)已经损失量:按缺水性质配制,见"处理原则"。

(3)继续损失量:遵循"同质原则",按实际丢失液体的成分配制。如气管切开病人每日要增加水分丢失800～1200ml,主要以5%葡萄糖溶液补充;消化液丢失者一般可用林格溶液或平衡盐溶液补给。

3. 补液原则及方法　通常的补液原则为:①先盐后糖,但高渗性缺水例外。②先晶后胶,先输入晶体液以改善血液浓缩与微循环。③先快后慢,迅速改善缺水缺钠状态后,应减慢滴速,防心肺负担加剧。④液种交替,避免长时间输注单一液体造成新的失衡。⑤尿畅补钾,一般要求尿量达到40ml/h以上方可补钾。

(三)病情观察

1. 记录液体出入量　准确记录24小时出入量,供调整输液方案时参考。

2. 观察输液情况　保持输液通畅,按要求控制滴注速度,输入高渗液时减慢输液速度,注意观察有无输液反应。

3. 监测心、肺功能　快速或大量输液时,要加强心、肺监测。年老体弱、心功能不良的病人往往需要中心静脉置管,在中心静脉压监测的指导下输液。

4. 疗效的观察　主要包括:①尿量:为主要观察指标,尿量在30ml/h以上,说明血容量基本得到补充,尿量宜维持在 50ml/h 左右。②生命体征是否平稳。③精神状态有无好转,如烦躁者是否趋向安静,精神是否好转。④缺水征象是否改善。⑤中心静脉压(CVP)是否正常。⑥血、尿液等有关检查结果是否恢复正常。

（四）心理护理

护士应对病人出现的焦虑、恐惧等各种情绪表示理解,帮助病人缓解压力,减轻其恐惧、焦虑心理,增强病人战胜疾病的信心。

（五）健康指导

1. 急性胃肠炎频繁呕吐与腹泻者应尽早诊治,防止体液失衡。

2. 高温环境中劳动者或进行高强度体育活动者,出汗较多,要及时补充水分,以含盐饮料为好。

3. 提倡平衡膳食,防止电解质缺乏。

【护理评价】

1. 病人是否恢复正常体液容量,尿量是否恢复正常。

2. 病人是否减轻焦虑,是否对预后有信心。

3. 病人是否出现并发症,若出现是否被及时发现和处理。

二、钾代谢失衡病人的护理

体内钾总量的 98% 存在于细胞内,是细胞内最主要的电解质。细胞外液中钾含量仅是总量的 2% 。钾的代谢失衡包括低钾血症和高钾血症,临床上以前者多见。

（一）低钾血症

血清钾浓度低于 3.5mmol/L,即为低钾血症(hypokalemia)。

【护理评估】

1. 健康史　了解病人有无引起低钾血症的病因。低钾血症的常见病因有以下三种:

(1)钾摄入不足:长期禁食而未补钾或补钾不足。

(2)钾排出过多:①肾外途径丢失:严重呕吐、腹泻、胃肠减压、肠瘘等可导致消化液中钾离子的大量损失。②肾性排钾增多:长期使用排钾利尿剂(如呋塞米)利尿、糖皮质激素等药物可加快钾的损失。

(3)体内转移:①大量输注葡萄糖溶液,尤其与胰岛素合用时,可促使钾向细胞内转移。②碱中毒时可促使钾向细胞内转移。

2. 身体状况

(1)肌无力:是最早出现的症状,一般先是四肢软弱无力,继而延及躯干及呼吸肌。严重者可致软瘫、腱反射减弱或消失。

(2)胃肠道平滑肌抑制:胃肠蠕动减慢、有恶心、呕吐、腹胀、肠鸣音减弱,严重时可出现麻痹性肠梗阻。

(3)中枢神经系统功能抑制:病人淡漠、倦怠、嗜睡,严重者神志不清。

(4)心功能异常:主要为传导阻滞和节律异常。

(5)继发碱中毒:血清钾过低时,细胞内 K^+ 外移,与细胞外液 Na^+、H^+ 交换增加,细胞外液 H^+ 浓度降低,而发生碱中毒。但因远曲小管 Na^+、K^+ 交换减少,Na^+、H^+ 交换增多,故病人尿液反而呈现酸性,称为反常性酸性尿。

3. 心理-社会状况　低钾血症者乏力、翻身困难、甚至软瘫常引起病人及其家属的担忧、恐惧。静脉补钾每日总量和滴速的限制,需要病人及家属较长时间的配合。

4. 辅助检查

(1)实验室检查:血 K^+ 测定提示低于正常范围,伴随继发性碱中毒者血气分析可以异常。

(2)心电图检查:低钾血症病人,T 波低平或倒置、S-T 段降低、Q-T 间期延长、U 波出现(图 2-1)。

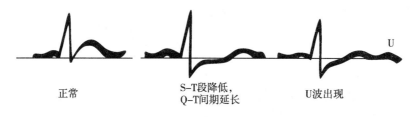

正常　　　　　S-T段降低,　　　　U波出现
　　　　　　　Q-T间期延长

图 2-1　低钾血症心电图表现

5. 处理原则　积极治疗原发病;低钾病人能口服者尽量口服,不能口服者静脉补钾并加强监测。

【常见护理诊断/问题】

1. 活动无耐力　与低钾血症致肌无力有关。

2. 有便秘的危险　与平滑肌无力及肠蠕动变慢有关。

3. 潜在并发症:心律失常。

【护理措施】

1. 一般护理　病人卧床休息,鼓励进食含钾高的食物,如新鲜水果、蔬菜、蛋、奶、肉类等,同时增加营养。

2. 病情观察　严密观察病人精神状态、生命体征、原发病情状况、尿量,监测血钾水平及心电图的改变。

3. 治疗配合

(1)病因治疗:积极治疗原发病,尽快恢复病人的饮食,同时防止继续失钾。

(2)遵医嘱补钾:以口服最为安全,常用 10% 氯化钾溶液 10~20ml,每日 3 次。不能口服者可经静脉补钾。静脉补钾时,常用 10% 氯化钾溶液经 5% 葡萄糖溶液或生理盐水稀释后静脉滴注,并应遵循四项原则:①尿少不补钾:尿量超过 40ml/h 或 500ml/日以上时,补钾较为安全。②浓度不过高:静脉滴注氯化钾的安全浓度不超过 0.3% 。③滴速不过快:一般不宜超过 60 滴/分。④总量不过大:定时监测血钾浓度,及时调整每日补钾总量,一般每日补氯化钾约 3~6g。严禁直接静脉推注。

4. 心理护理　加强护患沟通,鼓励病人说出内心感受,对焦虑或恐惧者积极疏导,增强病人的治疗信心。

5. 健康指导

(1)长期禁食者、长期控制饮食摄入者或近期有呕吐、腹泻、胃肠道引流者,应及时补钾,以防发生低钾血症。

(2)长期使用排钾利尿药者应监测血钾浓度。

(3)静脉补钾时告知病人及其家属不能自行调快滴速。

（二）高钾血症

血清钾浓度高于 5.5mmol/L,即为高钾血症(hyperkalemia)。

【护理评估】

1. 健康史 了解病人有无引起高钾血症的病因。高钾血症的常见病因有以下三种。

（1）钾摄入过多:常见于静脉补钾过量、过快或浓度过高,或大量输入库存较久的血液等情况。

（2）钾排出减少:常见于急、慢性肾衰竭的少尿或无尿期,或应用保钾利尿剂(如螺内酯、氨苯蝶啶等)等情况。

（3）体内转移:重症溶血、大面积烧伤、严重挤压伤等大量红细胞、肌细胞等破坏,钾自细胞内逸出;严重酸中毒时也可继发高钾血症。

2. 身体状况 轻度高钾血症早期无特异性表现,如进一步发展,则神经肌肉兴奋性降低,病人出现典型高钾血症的表现。

（1）神经、肌肉功能异常:病人可有感觉异常、肢体软弱无力,严重者出现软瘫、吞咽和呼吸困难、腱反射消失。中枢神经系统可表现为烦躁不安、神志淡漠、晕厥及昏迷。

（2）心功能异常:血钾对心肌有抑制作用,可出现心搏徐缓、心律不齐,甚至心脏骤停于舒张期。

（3）继发酸中毒:高钾血症病人细胞外钾内移,细胞内 H^+ 外移,导致酸中毒。

（4）其他:病人可有腹胀、腹泻;皮肤苍白、湿冷、血压下降等。

3. 心理-社会状况 高钾血症常起病快,威胁着病人的生命,容易引起病人及其家属的焦虑或恐惧等情绪反应。

4. 辅助检查 实验室检查,血 K^+ 测定提示超出正常范围。心电图检查:高钾血症病人,T 波高尖、Q-T 间期延长、QRS 波群增宽、P-R 间期延长。

5. 处理原则 除病因治疗外,高血钾病人应停止钾的摄入,并促进钾的排出或向细胞内转移,必要时使用钙剂拮抗高血钾对心肌的抑制作用。

【常见护理诊断/问题】

1. 疲乏 与高钾血症导致的肌肉无力、软瘫有关。

2. 有受伤害的危险 与高钾血症病人骨骼肌活动抑制有关。

3. 潜在并发症:心律失常、心搏骤停。

【护理措施】

1. 一般护理 病情稳定者可采取半卧位,协助病人定时翻身,防止压疮形成。下床活动时应循序渐进,加强陪护,避免意外损伤。

2. 病情观察 重点观察病人精神状态、生命体征、原发病情变化、尿量,监测血钾水平及心电图的改变。

3. 治疗配合

（1）停止摄入钾盐:禁食一切含钾食物和药物、禁输库存血液。

（2）防治心律失常:遵医嘱缓慢静注 10% 葡萄糖酸钙溶液 20ml,必要时重复,拮抗钾对心肌的抑制作用。

（3）遵医嘱降低血清钾浓度

1）促使钾转入细胞内:①静脉输注 5% 碳酸氢钠液以碱化细胞外液,促进 K^+ 向细胞内转移和肾脏排钾。②静脉滴注高渗葡萄糖及胰岛素溶液,常用 25% 葡萄糖溶液 100 ～

200ml,每 5g 糖加入胰岛素 1U,静脉滴注。

2)加速钾的排出:①应用阳离子交换树脂,可口服,每次 15g,每日 4 次,促使钾从消化道排出;不能口服者可保留灌肠排钾。②透析疗法。

4. 心理护理 加强护患沟通,缓解病人心理压力,减轻其焦虑情绪,增强病人的治疗信心。

5. 健康指导 肾功能减退和长期使用保钾利尿药者,应限制含钾食物和药物的摄入,定期复诊、监测血钾浓度,防止高钾血症。

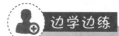

边学边练

实训一 外科体液代谢失衡病人的护理

三、其他电解质代谢失衡

(一)低钙血症

机体内钙绝大部分(99%)储存在骨骼中,细胞外液中钙含量很少。血清钙浓度为 2.25 ~ 2.75mmol/L。其中 50% 钙以离子形式存在。离子化和非离子化钙的比例受到 pH 值的影响。pH 值降低可使离子化钙增加,pH 值升高可使离子化钙减少。血清钙浓度低于 2.25mmol/L,称为低钙血症,临床多见。

常见于急性重症胰腺炎、坏死性筋膜炎、肾衰竭、消化道瘘、甲状旁腺功能受损、维生素 D 缺乏等病人。病人表现为易激动、口周和指(趾)尖麻木及针刺感、肌肉抽动、手足抽搐、腱反射亢进及 Chvostek 征阳性。

处理原发病,补充钙剂。可给予 10% 葡萄糖酸钙 10 ~ 20ml 或 5% 氯化钙 10ml 静脉注射。需要长期治疗者可口服钙剂和维生素 D,以逐步减少静脉补钙量。此外,纠正同时存在的碱中毒有利于提高血清离子钙浓度。

严重的低血钙会累及呼吸肌,应加强呼吸频率和节律的观察,做好气管切开的准备。静脉输注钙剂速度宜慢,以免引起血压过低或心律不齐;避免局部渗漏。口服补钙病人指导其正确补充钙剂和维生素 D。

(二)高钙血症

血清钙浓度高于 2.75mmol/L。常见于甲状旁腺功能亢进,其次是骨转移癌,此外还有服用维生素 D 过量等。主要表现为便秘和多尿。初期病人可出现疲乏、食欲减退、恶心、呕吐、体重下降等。血钙浓度进一步升高可出现头痛、背部和四肢疼痛、口渴、多尿等。

处理原发病,促进钙排泄。补液、应用乙二胺四乙酸(EDTA)、类固醇和硫酸钠等措施降低血清钙浓度。甲状旁腺功能亢进者须接受手术治疗,切除腺瘤或增生的腺组织即可治愈。

指导病人低钙饮食、多饮水降低血清钙水平。鼓励病人多食粗纤维食物,以利排便。

(三)低镁血症

体内的镁一半以上存在于骨骼中,其余几乎都在细胞内,细胞外液中镁不超过总量的 1%。正常血清镁浓度为 0.7 ~ 1.1mmol/L。镁在控制神经活动、传递神经肌肉的兴奋性、维持肌肉收缩及心脏激动性等方面均有重要作用。血清镁浓度低于 0.7mmol/L,称为低镁血症。

常见于长期禁食、摄入不足、吸收障碍、慢性腹泻、肠瘘等。镁缺乏常伴有钾和钙的缺乏。表现为神经系统及肌肉功能亢进,与低钙血症相似。病人精神紧张、易激动、烦躁不安、眼球震颤、手足抽搐及 Chvostek 征阳性,可伴高血压、心动过速、记忆力减退、精神错乱和定向障碍等。由于血清镁浓度与镁缺乏症状并非成平行关系,故在排除或纠正钙缺乏后,对症状未改善者应注意是否存在镁缺乏。

症状轻者口服镁剂,严重者经静脉输注含硫酸镁的溶液,但避免过量和过速,以防急性镁中毒和心搏骤停。完全纠正镁缺乏需要较长时间,故症状消失后应继续补充镁剂 1～3 周。治疗低镁血症应兼顾补钾和补钙。

监测血清镁动态变化。遵医嘱补镁,肌内注射时应作深部注射,并经常更换注射部位,以防局部形成硬结而影响疗效。补镁过程中密切观察有无呼吸抑制、血压下降、腱反射减弱等镁中毒征象。

(四)高镁血症

血清镁浓度高于 1.25mmol/L。常见于肾功能不全。此外,烧伤、广泛性外伤或外科应激反应、严重细胞外液量不足和严重酸中毒也可致血清镁增高。主要表现为中枢和周围神经传导障碍。病人感疲乏、肌软弱无力、腱反射消失、血压下降等。严重者可发生呼吸肌麻痹、昏迷,甚至心搏骤停。

应立即停用镁剂,静脉缓慢推注葡萄糖酸钙或氯化钙,同时纠正酸中毒、补充血容量。必要时行透析治疗。

监测血清镁动态变化。遵医嘱静脉缓慢推注钙剂,以对抗镁对心脏和心肌的抑制作用;必要时行透析治疗。

第三节 酸碱代谢失衡病人的护理

在某种疾病因素影响下,病人体内酸、碱物质超过负荷或机体调节功能发生障碍时,则可发生酸碱代谢失衡,分为代谢性酸中毒、代谢性碱中毒、呼吸性酸中毒和呼吸性碱中毒四种基本类型。pH <7.35 称为酸中毒,pH >7.45 称为碱中毒。凡是 $[HCO_3^-]$ 为原发性改变者则属于代谢性酸碱失衡;反之,如果 $[H_2CO_3]$ 为原发性改变者则属于呼吸性酸碱失衡。但临床也可见两种或两种以上同时存在的失衡,称混合性酸碱失衡。

一、代谢性酸中毒

代谢性酸中毒(metabolic acidosis)是外科临床最常见的酸碱平衡失调,指体内酸性物质积聚、产生过多或 HCO_3^- 丢失过多。

【护理评估】

(一)健康史

评估病人有无引起代谢性酸中毒的病因。常见致病因素如下:

1. 酸性物质产生过多 任何原因引起的缺氧或组织低灌注使细胞内无氧酵解增加而引起乳酸增加,可产生乳酸性酸中毒,如严重损伤、腹膜炎、休克、高热等。此外,也见于糖尿病或长期不能进食者,体内脂肪分解过多引起酮症酸中毒等。

2. H^+ 排出减少 肾功能不全致酸性物质排泄障碍。

3. 碱性物质丢失过多 如严重腹泻、肠瘘、胆瘘、胰瘘等引起消化液的丢失,造成 HCO_3^- 丢失过多。

4. 其他 高钾血症时,细胞内液中 H^+ 向细胞外转移,以致酸中毒。过多的输入酸性药物也可引起酸中毒。

（二）身体状况

轻者可无症状,重症病人可出现如下表现:

1. 呼吸代偿 呼吸加深、加快(如 Kussmaul 呼吸)是最突出的表现,目的是加速排出 CO_2,从而引起 H_2CO_3 浓度继发性下降;有时呼出气体有酮味。

2. 心肌抑制、血管扩张 表现为心率快、心音弱、血压偏低、颜面潮红、口唇樱桃红色,但休克病人发生代谢性酸中毒者皮肤可因缺氧而发绀。

3. 中枢抑制 酸中毒抑制脑细胞代谢活动,病人可有头痛、头晕、嗜睡,甚至昏迷。

（三）心理-社会状况

代谢性酸中毒常随原发疾病产生,对呼吸、循环等产生明显影响,病人及其家属可倍感焦虑或恐惧。

（四）辅助检查

1. 血气分析 血 pH 下降,HCO_3^- 明显下降,$PaCO_2$ 正常或下降。

2. 血清电解质 可伴血 K^+ 升高。

（五）处理原则

1. 控制原发病 积极治疗原发疾病。

2. 促进机体调节 轻度代谢性酸中毒(血浆[HCO_3^-]16~18mmol/L)可适当补液纠正缺水,酸中毒往往可随之纠正,不必补充碱性药。

3. 必要时补碱 重度代谢性酸中毒需补充碱性液,对于血浆[HCO_3^-] <15mmol/L 的重症病人在补液的同时补给碱性液,首选 5% $NaHCO_3$ 溶液 100~250ml 不等,以后再根据实验室检查结果,调节用量。

【常见护理诊断/问题】

1. 口腔黏膜受损 与代谢性酸中毒致呼吸深快有关。

2. 有受伤害的危险 与代谢性酸中毒所致意识障碍有关。

3. 潜在并发症:意识障碍、高钾血症。

【护理措施】

（一）一般护理

1. 休息与活动 病人卧床休息,做好皮肤护理,防止发生压疮;病情允许下床者,应得到陪护,移去环境中的危险品,减少意外伤害的可能。

2. 饮食 应注意酸性食品与碱性食品相搭配,避免造成酸性物质的积累。

（二）病情观察

加强病情的动态观察,重视病人的主观感受,观察病人意识、生命体征及原发疾病体征的变化,了解血清电解质、血气分析等动态检测的结果。纠正酸中毒后,应关注血清 K^+、Ca^{2+} 浓度是否降低。

（三）治疗配合

1. 积极配合治疗原发病。

2. 及时补液 代谢性酸中毒病人常有脱水表现,应及时补液。

3. 遵医嘱用药 重症病人遵医嘱静脉滴注 5% $NaHCO_3$ 溶液。补液时应注意:①5% $NaHCO_3$ 溶液宜单独缓慢滴入,首次用量宜在 2~4 小时滴完。②酸中毒时血清钾离子增多,血清中解离的钙离子也增多,故常掩盖低钾血症和低钙血症。因此,在补充碳酸氢钠后应注意观察有无缺钾、缺钙症状的发生,必要时遵医嘱及时实施补钾、补钙治疗。

（四）心理护理

加强与病人心理沟通,减轻其思想顾虑,增强病人对代谢性酸中毒及其原发疾病治疗的信心。

（五）健康指导

高热、腹膜炎、腹泻、肠梗阻、肠瘘等病人应尽早治疗,避免发生代谢性酸中毒等并发症。糖尿病者注意控制好血糖,均衡饮食,预防酮症酸中毒。

二、代谢性碱中毒

体内 H^+ 丢失或 HCO_3^- 增多,可引起代谢性碱中毒(metabolic alkalosis)。

【护理评估】

（一）健康史

评估病人有无导致代谢性碱中毒的因素。常见致病因素如下:

1. 胃液丧失过多 如长期胃肠减压、瘢痕性幽门梗阻后严重呕吐等,使胃液大量丢失。丢失大量的 H^+、Cl^- 及 Na^+,形成低氯性碱中毒。

2. 碱性物质摄入过多 如长期服用碱性药物等。

3. 低钾血症 钾缺乏时,细胞内 K^+ 与细胞外液中 H^+ 的互换转移以及肾的 H^+-Na^+ 交换加强。

（二）身体状况

1. 呼吸浅慢 以减少 CO^2 的排出,从而引起 H_2CO_3 浓度继发性升高。

2. 组织缺氧 碱中毒时血红蛋白氧离曲线左移,氧与血红蛋白的结合不易分离可致组织缺氧,脑组织因供氧不足而头昏、嗜睡、精神错乱及昏迷。

3. 电解质紊乱 细胞内 H^+ 的外移可继发低钾血症;碱中毒时血清中游离 Ca^{2+} 减少,常致低钙血症,病人可出现手足麻木、抽搐等症状。

（三）心理-社会状况

疾病严重时,可影响病人的意识状态,常见焦虑、恐惧。

（四）辅助检查

1. 血气分析 血 pH 值和 HCO_3^- 升高,$PaCO_2$ 正常或升高。

2. 血清电解质 可伴血清钾、氯降低。

（五）处理原则

1. 治疗原发病。

2. 纠正碱中毒,减少 HCO_3^- 轻度只需补充等渗盐水或葡萄糖盐水和适量氯化钾,从而恢复细胞外液量并补充 Cl^-,以纠正低氯性碱中毒。严重者可用稀释的盐酸溶液或盐酸精氨酸溶液,以尽快排出过多的 HCO_3^-。

【常见护理诊断/问题】

1. 有受伤害的危险 与代谢性碱中毒意识障碍有关。

2. 潜在并发症:低钾血症。

【护理措施】

（一）一般护理

鼓励病人进食含钾和含钙丰富的食物,同时加强呼吸道的护理。

（二）病情观察

病人意识和抽搐情况。监测血气分析及血清电解质,尤其是血清钾和血清钙。

（三）治疗配合

1. 去除病因　积极配合医生处理原发病。

2. 遵医嘱应用纠正碱中毒的药物　盐酸溶液经中心静脉滴入,应注意滴数,以免造成溶血等不良反应。

3. 对症处理　有抽搐者可给 10% 葡萄糖酸钙溶液 20ml,缓慢静脉推注。

三、呼吸性酸中毒

呼吸性酸中毒(respiratory acidosis)是因肺部通气或换气功能减弱,致使体内产生的 CO_2 不能充分排出,以致 $PaCO_2$ 增高而引起高碳酸血症。

（一）病因

凡可引起肺泡通气不足的疾病均可导致呼吸性酸中毒。常见于:①呼吸中枢抑制:如全身麻醉过深、镇静剂过量、颅脑外伤、高位脊髓损伤等。②胸部活动受限:如严重胸壁损伤、胸腔积液、严重气胸等。③呼吸道梗阻或肺部胸部疾患:如支气管异物、支气管或喉痉挛、慢性阻塞性肺部疾病、肺炎、肺水肿等。④呼吸机管理不当。

（二）身体状况

病人出现胸闷、气促、呼吸困难、发绀、头痛等。随着酸中毒加重,可出现血压下降、谵妄甚至昏迷等。

（三）辅助检查

血气分析显示血浆 pH 值降低,$PaCO_2$ 升高,血浆 HCO_3^- 可正常。

（四）护理要点

及时配合治疗消除病因,改善呼吸道通气并给氧,必要时进行气管插管或气管切开辅助呼吸。如因呼吸机使用不当致呼吸性酸中毒,应调整呼吸机参数。

四、呼吸性碱中毒

呼吸性碱中毒(respiratory alkalosis)指肺泡通气过度,体内生成的 CO_2 排出过多,以致 $PaCO_2$ 减低而引起低碳酸血症。

（一）病因

凡引起过度通气的因素均可导致呼吸性碱中毒。常见原因有癔症、高热、中枢神经系统疾病、疼痛、严重创伤或感染、呼吸机辅助通气过度等。

（二）身体状况

呼吸由深而快转为快而浅或短促。病人可有眩晕、手足和口周麻木、肌震颤、抽搐等。

（三）辅助检查

血气分析显示血浆 pH 值升高,$PaCO_2$ 下降,血浆 HCO_3^- 下降或正常。

（四）护理要点

积极配合医生处理原发病。同时对症处理,如用长纸筒、纸袋罩住口鼻呼吸,增加呼吸道无效腔,减少 CO_2 直接呼出,或吸入含有 5% CO_2 的氧气,从而提高 $PaCO_2$。此外,呼吸机管理不当致过度通气者,应调整呼吸机参数。

（康　萍）

思考题

1. 李先生,46 岁。因四肢乏力 4 小时就诊。急查血生化示:血清钾 2.45mmol/L。四肢肌力 2 级。立即给予心电监护,静脉补钾 6g,口服补钾 5g,经过积极治疗,病人肌力恢复至 4 级,复查血清钾 4.33mmol/L。

请问:

(1)静脉补钾应遵循哪些原则?

(2)静脉补钾时将 10% 氯化钾 30ml 稀释于 5% 葡萄糖液中,至少需要多少毫升葡萄糖溶液?

(3)目前最主要的护理诊断是什么?

2. 王大爷,65 岁,体重 60kg。因食管癌进食困难 1 个月余,感乏力、严重口渴、尿少色深。查体:血压、体温均正常,眼窝凹陷、唇、舌干燥、皮肤弹性差。

请问:

(1)该病人属于何种类型和程度的缺水?

(2)遵医嘱对病人进行补液,补液的疗效如何观察?

第三章 外科病人营养代谢支持的护理

学习目标

1. 具有良好的护患沟通及团队协作能力,尊重、关爱病人,减轻病人痛苦,维护健康。
2. 掌握营养代谢支持的概念、外科病人营养代谢支持的护理评估和护理措施。
3. 熟悉营养代谢支持的原则、给予途径及并发症。
4. 了解外科病人的代谢特点及营养需求。

工作情景与任务

导入情景:

　　张大爷,74 岁。近 1 个月来,因脑卒中导致吞咽功能障碍,严重影响进食,老人持续消瘦,卧床不起。入院后医嘱:鼻饲饮食。护士遵医嘱为病人留置鼻胃管,并将牛奶、果汁、米汤等流质饮食按时经胃管灌注胃内。病人精神状态较前有了明显改善,但主诉常感到腹部不适,并出现腹泻现象,考虑到病人有消化功能衰退现象,在调整鼻饲饮食结构的同时,经锁骨下静脉穿刺置管输入营养液。

工作任务:

1. 对张大爷进行护理评估,作出正确的护理诊断。
2. 正确对张大爷实施肠内、肠外营养代谢支持的护理。
3. 对张大爷进行正确的营养健康教育。

第一节 概　　述

　　营养支持(nutritional support,NS)是指在饮食摄入不足或不能进食时,通过肠内或肠外途径补充或提供人体所需营养的一种技术。外科病人常因疾病、创伤或大手术,机体代谢发生了明显变化,并使神经、内分泌系统功能紊乱,以致发生营养障碍,甚至导致器官功能衰竭。因此,应根据外科病人的病情及不同营养状况,给予恰当的肠内、外营养代谢支持,达到有效改善病人的营养代谢状况,提高手术耐受力,减少并发症,促进创伤愈合,使病人早日康复的目的。从 20 世纪 60 年代开始,营养支持的基础理论、营养制剂及应用技术不断发展,已广泛应用于临床,外科护士应了解病人的代谢特点及营养需求,按护理程序,做好营养代谢支持病人的护理工作。

 知识窗

营养支持的进展

外科营养支持疗法诞生于 20 世纪 60 年代,是 20 世纪的重大医学进展之一。热极一时的"静脉高营养"(intravenous hyperalimentation)疗法,实现了对肠道功能障碍病人有效的肠外营养支持。10 余年后,对各类病人代谢改变有了更深入的理解,认识到过高营养会加重器官负担而导致代谢紊乱引起严重后果。1987 年,Cerra 提出了代谢支持的概念。认为应激、创伤时体内代谢发生了明显变化,此时的营养支持则必须适应这种变化,才能既达到支持目的,又避免不良反应。随着营养支持基础理论研究的不断深入,人们进一步认识到肠内营养与肠外营养同样重要。如今,配方肠内营养制剂已广泛应用于临床。多数学者认为肠内营养是外科营养支持的首选途径,只要病人肠道还保留一定的功能,就应尽量应用肠内营养。展望未来,外科营养支持的临床应用必将越来越合理化、规范化,为人类健康做出更多贡献。

一、外科病人的代谢特点

在饥饿或禁食状态下,机体所需的外源性能量及营养物质缺乏,机体内分泌随之发生一系列适应性变化,体内的糖原、蛋白质、脂肪不断分解和动员,以维持其生存。而长期重度饥饿,蛋白质、脂肪的不断消耗使体内酶、激素和其他重要蛋白质合成不足,从而导致各系统组织和器官重量减轻、功能下降,严重者可致病人死亡。严重创伤或感染时,机体通过神经-内分泌系统发生一系列应激反应,表现为交感神经兴奋性增强,胰高血糖素、肾上腺素、去甲肾上腺素、促肾上腺皮质激素及抗利尿激素等分泌增多,胰岛素分泌减少。这些神经内分泌改变使体内营养素处于分解代谢增强而合成代谢降低的状态。

外科病人机体代谢变化的特征包括:①高血糖伴胰岛素抵抗。创伤后糖异生活跃,葡萄糖生成明显增加;胰岛素分泌受抑制,机体对胰岛素反应降低,出现胰岛素抵抗。②蛋白质分解加速,尿氮排出增加,出现负氮平衡。③脂肪分解明显增加。④水、电解质及酸碱平衡失调。⑤微量元素、维生素代谢紊乱。

二、外科病人的营养需求

机体所必需的营养素有糖、蛋白质、脂肪、维生素、水和无机盐六大类,其中糖、蛋白质、脂肪是生命活动的重要能量物质。

1. 蛋白质 应选用乳类、蛋类、肉类、豆类等含优质蛋白的食物。每日不宜低于 12g。蛋白质不仅构成机体组织、维持血浆胶体渗透压、维持血容量和组织液的平衡,还与抗体和血细胞的生成、激素及脂肪的运输、酶的合成等有密切的关系,所以蛋白质摄入不足将给病人带来不良后果,如伤口不愈合、低血容量性休克、水肿、肝功能障碍,以及病人对麻醉和手术耐受力减弱、抗感染力和免疫功能减退等。

2. 热量 热量摄入每日不宜低于 8360kJ(2000kcal)。在创伤、感染时,需要量明显增加,以成人 60kg 体重为例,应为 10 032 ~ 17 556kJ(2400 ~4200kcal),体重每增加 10%,热量摄入也需相应增加 10%。碳水化合物是供应热量的主要来源,应尽量选用多糖类食物代替精糖。足够的碳水化合物的摄取,可以节约蛋白质的消耗,同时有利于保护肝脏功能。需要注意的是,机体利用葡萄糖的能力是有限的,以体重估计在 5mg/(kg·min) 左右,在应激状态下还会下降,如过快过多地补糖可能导致高血糖、肝损害、高渗性非酮症昏迷等并发症。对长期应用全胃肠外营养和要素膳的病人还要重视脂肪的供给。一般认为正常成人每日摄入 50g 脂肪即能满足要求,但在疾病等应激状态下,脂肪成为主要能量供应物质,还需适当增加。

3. 维生素 外科病人对维生素的需要量比正常要高。有轻度营养不良的病人,维生素的供应量为正常人的 1~2 倍,严重者可为正常人的 5~10 倍,甚至更高,如维生素 C,每日供应 1g,即 15~20 倍于正常需要量。维生素 C 参与胶原蛋白的合成,为伤口愈合所必需;B 族维生素与糖代谢密切相关;维生素 K 参与肝脏合成凝血酶原;维生素 A 维持上皮细胞的健康;维生素 D 促进钙、磷的吸收等。

4. 无机盐 由于体液和渗出物的丢失等原因,可引起水、电解质代谢紊乱。凡长期不能进食或进食甚少者,需补充微量元素,如钠、钾、氯、镁、锌等无机盐。

5. 液体 出汗、呕吐、腹泻、大量的渗出及引流,可引起机体水的丧失,严重时可导致脱水,每日液体量应根据生理需要量和水的丢失量来确定,一般不宜低于 2~3L。除由静脉输液供应外,还应争取早日由饮水补入。

总之,外科病人的营养需要应是高热量、高蛋白质、高维生素,同时还要注意无机盐及微量元素的补充。具体的营养护理方案的实施,还要根据病情予以调整确定。

三、营养支持途径

营养支持的途径分为肠内营养与肠外营养两大类。肠内营养(enteral nutrition, EN)是用口服或经胃肠道途径管饲供给病人营养素的方法。其优点是有利于维护消化系统生理功能,预防黏膜萎缩,保护屏障功能,无严重代谢并发症,安全、经济。肠内营养支持也称要素饮食,是根据人体需要,用多种分子物质配成的预消化营养制剂,不需消化或稍经消化即可吸收利用,对胃肠刺激小,不引起消化道分泌增加,无渣,粪少,有利于肠道休息,最适合管饲。如果病人所需的各种营养素完全由胃肠道途径供给,就称为全肠内营养(TEN)。肠外营养(parenteral nutrition, PN)是指经静脉输入等胃肠外途径供给病人营养素的方法。如果病人所需的各种营养素完全由胃肠外途径供给,就称为全肠外营养(TPN)。营养支持的具体方法有:

1. 经口 这是补充营养最重要的途径。凡病人具备摄食条件的,皆应采用经口饮食,因为其最符合生理要求。

2. 管饲或造瘘 对昏迷、吞咽困难、食管闭锁,头、颈部肿瘤等不能经口摄食而消化功能良好的病人,可采用鼻饲、胃造瘘或空肠造瘘的方法。

3. 静脉 外周静脉输液是临床常用的方法。如需长期肠外营养则采用静脉导管留置技术,如经锁骨下静脉或颈内静脉、外周中心静脉(PICC)营养管留置输注。

第二节 营养代谢支持的护理

【护理评估】

(一)健康史

询问病人近期饮食情况,如饮食习惯和食欲有无改变,饮食种类和进食量,是否因检查

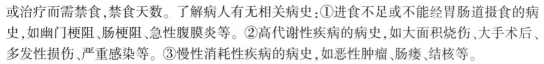

或治疗而需禁食,禁食天数。了解病人有无相关病史:①进食不足或不能经胃肠道摄食的病史,如幽门梗阻、肠梗阻、急性腹膜炎等。②高代谢性疾病的病史,如大面积烧伤、大手术后、多发性损伤、严重感染等。③慢性消耗性疾病的病史,如恶性肿瘤、肠瘘、结核等。

（二）身体状况

1. **体重** 我国成年人理想的体重(kg)=身高(cm)－105,低于理想体重15%即提示有营养不良。体重变化可直接反映营养状态,但应排除缺水或水钠潴留引起的体液平衡失调等因素的影响。

2. **肱三头肌皮褶厚度** 可间接反映机体脂肪储存情况。正常参考值:男性11.3~13.7mm,女性14.9~18.1mm。肱三头肌皮褶厚度小于参考值的10%以上为营养不良,大于参考值的10%为肥胖或营养过剩。

3. **上臂肌肉周径** 可用于判断机体肌体积的变化。上臂肌肉周径(cm)=上臂中点周径(cm)－肱三头肌皮褶厚度(cm)×3.14。正常参考值:男性为22.8~27.8cm,女性为20.9~25.5cm。轻度营养不良为参考值的90%,中度营养不良为参考值的60%~90%,严重营养不良小于参考值的60%。

4. **其他** 长期营养不良可导致贫血、脱水与水肿征象,其严重程度也反映了机体的营养状况。

（三）心理-社会状况

了解病人及家属对营养支持重要性和必要性的认知程度,对营养支持的接受程度和对营养支持费用的承受能力。

（四）辅助检查

1. **血浆蛋白质测定** 血浆蛋白质是营养评价的重要指标,包括血浆清蛋白、转铁蛋白和前清蛋白。营养不良时,出现不同程度的下降(表3-1)。

表3-1 血浆蛋白正常值及营养不良指标

项目	半衰期	正常值	营养不良		
			轻	中	重
清蛋白(g/L)	20日	>35	28~34	21~27	<21
转铁蛋白(g/L)	8日	2.0~2.5	1.8~2.0	1.6~1.8	<1.6
前清蛋白(g/L)	2日	0.18~0.45	0.14~0.18	0.10~0.14	<0.10

2. **免疫功能测定** 周围血液总淋巴细胞计数可反映机体免疫状态,计数<1.5×10^9/L则提示营养不良;延迟型皮肤过敏试验基本能反映人体细胞免疫功能,营养不良时可见皮肤反应低下。

3. **氮平衡测定** 氮平衡(g/d)=24小时摄入氮量(g/d)－24小时排出氮量(g/d)。营养不良时呈负氮平衡。

（五）处理原则

1. **营养支持的适应证** ①无法正常进食者,如消化道瘘、严重胃肠道反应等。②病情不允许进食者,如胃肠道需要休息、消化吸收不良、长期腹泻、溃疡性结肠炎等。③处于高代谢状态,胃肠道的供给量不能满足需要者,如大面积烧伤、严重感染等。④明确的营养不良者,如体重明显低于正常或血浆蛋白过低。⑤具有营养不良风险或可能发生手术并发症的高危病人。

2. 营养支持的禁忌证 对伴有严重腹泻、消化道活动性出血及肠梗阻病人应禁用肠内营养。伴有严重酸碱平衡失调、凝血功能异常者禁用肠外营养。

3. 营养支持的实施

（1）肠内营养：肠内营养制剂所含的营养素齐全，包括碳水化合物、蛋白质、脂肪或其分解产物，也可含生理需要量的电解质、维生素和微量元素等，能基本满足病人的生理需要。给予的方式有：①经喂养管按时分次缓慢注入，每次 100~300ml，在 10~20 分钟内完成。②经输注管与喂养管相连，缓慢间隙重力滴注，每次入量在 2~3 小时内完成，间隔 2~3 小时。③采用肠内营养输注泵连续输注，可保持恒定滴速，尤其适用于病情危重、胃肠道功能和耐受性较差的病人。

（2）肠外营养：葡萄糖、脂肪乳剂是肠外营养制剂的主要能源物质，复方氨基酸的营养价值在于供给机体合成蛋白质及其他生物活性物质的氮源。同时还应补充电解质、维生素及微量元素。输注的方式有：①全营养混合液（TNA），将各营养素配制于 3L 袋中（全合一营养液）静脉输入。②在不具备 TNA 输注条件时，可采用单瓶输注。但由于各营养液非同步输入，不利于所供营养素的有效利用。

4. 营养支持主要并发症

（1）肠内营养：鼻胃管移位和胃内容物潴留所致的误吸是较严重的并发症。常见于年老体弱、昏迷或存在胃潴留病人，当通过鼻胃管输入营养液时，可因呃逆后误吸导致吸入性肺炎；营养液浓度及渗透压过高或输入速度过快，容易产生腹胀、腹泻。

（2）肠外营养：由于病情丢失电解质（如胃肠减压、肠瘘）过多而补充不足，导致体液失衡，低钾血症及低磷血症在临床上很常见；葡萄糖溶液输注太快或机体糖利用率下降（如糖尿病、严重创伤及感染），容易出现高血糖，严重者可导致高渗性非酮症昏迷；感染性并发症主要是导管性脓毒症，与置管技术、导管使用和护理有密切关系。

【常见护理诊断/问题】

1. 营养失调：低于机体需要量 与营养物质摄入不足或过度消耗等因素有关。

2. 知识缺乏：缺乏外科营养代谢的相关知识。

3. 潜在并发症：误吸、感染、体液失衡、糖代谢紊乱等。

【护理目标】

1. 病人营养状况改善，机体抵抗力或手术耐受力增强。

2. 病人了解外科疾病营养代谢的有关知识并配合营养支持。

3. 病人治疗期间不发生并发症或发生后能得到及时处理。

【护理措施】

（一）肠内营养支持病人的护理

1. 营养液的配制和管理 选择合适的营养制剂，配制营养液时应严格无菌操作，现用现配，暂不用时置于 4℃ 冰箱保存，24 小时内用完，以防细菌繁殖，引起腹泻及肠道感染。

2. 预防误吸 妥善固定喂养管，防止压迫、扭曲、拉脱，输注前确定导管的位置是否恰当。有意识障碍、胃排空迟缓者或经鼻胃管、胃造瘘管输注营养液的病人喂养时取 30°~45° 半卧位，喂养后 1 小时内尽量不搬动病人（经十二指肠营养管或肠造瘘管滴注者可取自由体位）。输注营养液前及连续输注过程中（每隔 4 小时）抽吸并评估胃内残余量，若超过 100~150ml，应减慢或暂停输注，以防引起反流和误吸。

3. 提高胃肠道耐受性 营养液应由小剂量、低浓度、低速度开始输入,使病人在 3~4 日内逐渐适应。营养液用量由 800ml/d 可渐增至 2500~3000ml/d;浓度由 12% 渐增至 25%;速度由 40ml/h 渐增至 120ml/h。采用分次输注时,每次量不超过 200ml,于 10~20 分钟完成,两次间隔不少于 2 小时。营养液输入时温度应保持恒定(38~40℃)。

4. 保持管道清洁 每日更换输注管或泵管,管饲输注前后应冲洗管道,保持通畅。加强口腔、鼻腔或胃肠造口处的护理。

5. 加强观察 做好营养监测和并发症观察,准确记录 24 小时出入量,及时评估病人全身情况,观察和判断有无并发症发生。出现胃肠道症状如恶心、呕吐、腹痛、腹胀、腹泻等,应减慢输入速度、降低营养液浓度,严重者可暂停管饲 12~24 小时,不良反应一般可以缓解。病人如有异常情况出现,及时与医生联系,配合处理。

（二）肠外营养支持病人的护理

1. 规范配制全营养混合液 在层流环境中,按规定程序严格无菌技术操作,遵医嘱将各种营养素均匀混合,现用现配,不得加入抗生素、激素、升压药等。

2. 静脉导管的护理 TPN 导管必须专用,严禁进行营养支持外的任何其他用途,以免导管堵塞或污染。妥善固定静脉导管,防止导管移位,注意查看体外导管长度,确保输注装置、接头紧密连接。每日在无菌操作下更换输液管及输液袋,每周 2 次消毒置管口皮肤,更换无菌透明敷贴,局部有异常时及时消毒和更换敷贴。采用正压封管技术,防止回血凝固导致导管堵塞,保持管腔通畅。

3. 合理输注 按医嘱及病人耐受情况调整输入速度。输入速度由慢到快,营养液浓度由低至高,均匀、连续、在 24 小时内输完。

4. 加强观察 做好肠外营养监测,密切观察并发症的发生。观察穿刺部位有无红、肿、热、痛等感染征象,病人若出现不明原因的高热、寒战、烦躁或反应淡漠,要高度怀疑导管感染,应作营养液细菌培养及血培养,必要时拔除静脉导管;若在输入葡萄糖过程中,病人出现口渴、尿量急剧增多、烦躁或反应迟钝,甚至昏迷,应警惕高糖性非酮症酸中毒。一旦发生应及时报告医师,并配合处理。

（三）健康指导

1. 相关知识 告知病人及家属营养支持的意义及配合要点。肠外营养时合理输注营养液及控制输注速度的重要性,不能自行调节速度,告知保护喂养管及静脉导管的方法,避免翻身、活动、更衣时导管移位或脱出。

2. 尽早经口进食或肠内营养 当病人胃肠道功能恢复或允许进食情况下,鼓励病人经口进食或行肠内营养,以降低和预防肠外营养相关并发症的发生。

3. 出院指导 指导均衡营养饮食的摄入,定期到医院复查。

【护理评价】

1. 病人体重是否增加并保持在一定的水平,营养状况是否改善。

2. 病人是否了解营养支持的相关知识并给予配合。

3. 病人是否有与肠内、外营养相关的并发症发生,并是否得到有效防治。

（卢玉彬）

思考题

1. 郝先生,62岁,1周前因车祸导致"弥漫性轴索损伤"。经救治,目前生命体征平稳,神志昏迷。医嘱:经鼻胃管输注肠内营养液 200ml。

请问:

(1)将为该病人实施的营养支持为何种途径? 有何优点?

(2)如何为该病人进行营养支持的护理?

2. 张女士,56岁,因患"溃疡性结肠炎"并发肠瘘,不能经口进食。经外周中心静脉(PICC)置管行肠外营养支持。

请问:

(1)肠外营养支持病人可能发生的并发症有哪些?

(2)肠外营养支持病人的护理要点是什么?

第四章　外科休克病人的护理

学习目标

1. 具有良好的职业道德和法律意识、较好的团队协作能力；具有健康的体质、健全的人格和良好的心理素质，珍视生命，关爱病人。
2. 掌握休克的概念、不同时期休克病人的身体状况和护理措施。
3. 熟悉休克的处理原则、常用的监测指标及意义。
4. 了解休克的病理生理。
5. 学会对休克病人进行护理评估，熟练掌握扩容疗法的护理。

工作情景与任务

导入情景：

　　出租车司机王先生，因避让行人撞上公路中央隔离墩致腹部受伤20分钟，诉腹痛，120救护车接入院。入院时查体：T 37℃，P 110次/分，R 24次/分，BP 70/55mmHg，神志清楚，面色苍白、四肢冰冷。病人神情焦虑，烦躁，自述口渴。医嘱：平衡盐溶液500ml静脉滴入，立即。

工作任务：

1. 正确对休克病人进行护理评估。
2. 及时作出正确的护理诊断/问题。
3. 配合治疗，对休克病人进行扩容护理。

　　休克（shock）是机体受到强烈的致病因素侵袭后，导致有效循环血量锐减，组织灌注不足、细胞代谢紊乱和功能受损为特点的一种危急临床综合征。有效循环血量是指单位时间内通过心血管系统进行循环的血量，占全身血容量的80%～90%，其依赖充足的血容量、有效的心搏出量和适宜的周围血管张力三个因素维持。休克的分类方法很多，本章按病因分为低血容量性休克、心源性休克、神经源性休克、过敏性休克和感染性休克五类，外科以低血容量性休克和感染性休克最为常见。大量失血失液、严重创伤导致的休克属于低血容量性休克。

【病理生理】

　　有效循环血量锐减和组织灌注不足，以及产生炎症介质是各类休克的共同病理生理基础，其微循环的变化分为三个过程。

　　1. 微循环收缩期　又称为缺血缺氧期。因为有效循环血量锐减，动脉血压下降，机体通过一系列代偿机制调节和矫正所发生的病理变化。交感-肾上腺轴兴奋,引起心跳加快、心排血量增加以维持循环相对稳定。皮肤等非生命器官的毛细血管前括约肌收缩,后括约肌相对开放、动静脉间短路开放,微循环处于"只出不进"的低灌注状态,有助于组织液回吸收和血容量得到一定补偿,暂时保障心、脑等生命器官血液供应。故此期称为休克代偿期,若能在此时去除病因,休克容易得到纠正。

2. 微循环扩张期 又称为淤血缺氧期。若休克继续发展,细胞因长时间缺血缺氧而无氧代谢,大量酸性产物蓄积,使毛细血管前括约肌舒张;而后括约肌对缺氧耐受力强,处于相对收缩状态。微循环处于"只进不出"的再灌注状态,血液滞留,毛细血管网内静脉压升高致血浆外渗,进一步降低了回心血量,心搏出量继续减少、血压下降,心、脑器官灌注不足,休克加重而进入抑制期。临床上病人表现为血压进行性下降、意识模糊、发绀和酸中毒。

3. 微循环衰竭期 又称为弥散性血管内凝血期。随着病情继续发展,滞留在毛细血管内的血液浓缩并且在酸性环境下处于高凝状态,以致容易形成微血栓,甚至引起弥散性血管内凝血(DIC)。微循环处于"不进不出"的停滞状态,组织器官缺氧更加严重。同时,凝血因子大量消耗和继发纤维蛋白溶解系统激活,容易导致内脏或全身广泛出血,细胞因严重缺氧和能量缺乏而坏死,最终导致大片组织坏死、器官功能受损,甚至多器官功能受损。多系统器官功能障碍或衰竭,是休克病人死亡的主要原因。

【护理评估】

(一)健康史

了解病人有无外伤大出血病史;有无肠梗阻、严重腹泻、大面积烧伤渗液等大量失液史;是否存在严重的局部感染或脓毒症。发病以来是否进行补液等治疗干预。

(二)身体状况

按照休克的发病过程,将休克分为休克代偿期、休克抑制期,又称休克早期或休克期(表4-1)。主要表现在神志、生命体征、皮肤黏膜、尿量等方面的改变;晚期病人可出现皮肤瘀斑、呕血、便血等广泛出血及多器官功能障碍综合征(MODS)等表现。

表4-1 休克的身体状况评估要点及程度

| 分期 | 程度 | 神志 | 皮肤黏膜(体表) | | | 脉搏 | 血压 | 尿量 | 估计失血量 |
			色泽	温度	血管				
休克代偿期	轻度	清楚,精神紧张,躁动不安	开始苍白	正常或发冷	正常	100次/分以下,尚有力	舒张压升高,收缩压正常或稍高,脉压缩小<30mmHg	正常或稍少	<20%(<800ml)
休克抑制期	中度	尚清楚,表情淡漠,反应迟钝	苍白或发绀	发冷	表浅静脉塌陷,毛细血管充盈迟缓	100次/分以上,较弱	收缩压下降为70~90mmHg,脉压更小<20mmHg	减少	20%~40%(800~1600ml)
	重度	意识模糊,嗜睡,甚至昏迷	显著苍白、青紫或花斑状、瘀斑	厥冷(肢端尤其明显)	毛细血管充盈更迟缓,表浅静脉塌陷	很弱或摸不清	收缩压在70mmHg以下或测不到	极少或无尿	>40%(>1600ml)

（三）心理-社会状况

因病情危重、并发症多，病人及家属对治疗和预后的认知程度，可出现焦虑或恐惧等情绪反应，护士应了解引起不良情绪反应的原因。

（四）辅助检查

1. 血、尿和粪常规 ①红细胞计数、血红蛋白值和血细胞比容测定，可了解血液稀释或浓缩程度，降低提示有失血，升高则提示有失液。②血白细胞计数增多和中性粒细胞比例增高提示有感染存在。③尿比重增高常提示血容量不足。④黑便或粪便隐血试验阳性表明消化道有出血。

2. 动脉血气分析 反映呼吸功能和酸碱平衡动态。休克病人因组织细胞缺氧，血 pH 和 PaO_2 降低。$PaCO_2$ 因肺换气不足而升高，也可因过度换气或代谢性酸中毒代偿而降低。

3. 中心静脉压（CVP） 可反映相对血容量和右心功能，正常值为 5~10cmH₂O。CVP 常和动脉压结合起来作为调整输液速度及补液量的指标，见表4-2。

4. 肺毛细血管楔压（PCWP） 可反映肺静脉、左心房和左心室的功能状态。PCWP 正常值为 6~15mmHg，降低反映血容量不足（较 CVP 敏感），增高则反映左心房压力增大。

其他检查，如血电解质、肝肾功能等检查，可了解病人体液丢失的类型和肝、肾等器官功能情况。

（五）处理原则

针对导致休克的原因和不同发展阶段特点采取相应的措施：尽快恢复有效循环血量；积极处理原发疾病；纠正微循环障碍；保护重要器官功能，预防 MODS。

【常见护理诊断/问题】

1. 体液不足 与大量失血、失液有关。
2. 气体交换障碍 与微循环障碍、缺氧和呼吸型态改变有关。
3. 恐惧 与病情危重、担心预后等因素有关。
4. 潜在并发症：感染、受伤、压疮、MODS 等。

【护理措施】

（一）急救护理

1. 保持呼吸道通畅 解开领扣，解除气道压迫；使头部仰伸，清除呼吸道分泌物或异物。通过鼻导管或面罩给氧，必要时行气管插管或气管切开，给予呼吸机辅助呼吸。

2. 补充血容量 是纠正组织低灌注和缺氧的关键。应迅速建立静脉通道，根据监测指标估算输液量及判断补液效果。

3. 处理原发伤 对创伤的病人，应做包扎、固定、制动、止血。常用的止血方法为局部压迫法和结扎带结扎止血法等，必要时可使用抗休克裤止血（图4-1），在控制腹部和下肢出血的同时，可促使血液回流，改善重要脏器的血供。

4. 其他措施 如镇静止痛、保暖。

（二）一般护理

1. 体位 平卧位或抗休克体位：急救病人可取去枕平卧位，或临时安置病人头和躯干抬高20°~30°，下肢抬高15°~20°卧位，以暂时增加回心血量。

2. 呼吸道管理 昏迷病人使头偏向一侧，或置入通气管，避免舌后坠、误吸等导致窒息，及时清除呼吸道分泌物。常规给氧，氧浓度40%~50%，氧流量为 6~8L/min。严重呼吸困难者，协助医生行气管插管或气管切开，并尽早使用呼吸机辅助呼吸。

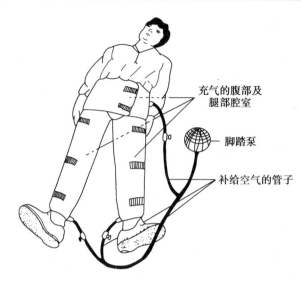

充气的腹部及腿部腔室

脚踏泵

补给空气的管子

图4-1 抗休克裤示意图

3. 维持正常体温 注意保暖,若病人出现畏寒、体温下降,可提高室温、加盖棉被等。禁用热水袋、电热毯等体表局部加温方法,以免皮肤血管扩张致休克加重和耗氧量增加,同时也避免烫伤病人。及时更换被汗液浸湿的衣、被等。做好病人的皮肤护理。

4. 预防损伤 对烦躁不安或神志不清的病人,应加床边护栏,夹板固定输液肢体,必要时四肢以约束带约束,避免坠床等意外损伤。

（三）病情观察

1. 意识和精神 是脑组织血液灌注和全身循环状况的反映。若神志清醒,说明循环血量已基本满足;如果表情淡漠、烦躁不安、谵妄、嗜睡或昏迷,则说明缺血缺氧已致脑功能障碍。

2. 生命体征 病人脉搏细速、呼吸急促、收缩压 < 90mmHg、脉压 < 20mmHg,表明休克存在;休克者血压回升、脉压增大,表明休克好转。呼吸大于 30 次/分或小于 8 次/分表示病情危重。多数休克病人体温偏低,但感染性休克病人常有高热。若体温突升至 40℃ 以上或骤降至 36℃ 以下,均提示病情危重。常用脉率/收缩压（mmHg）计算休克指数,帮助判断休克及程度。休克指数正常值为 0.5 左右;≥1.0 提示有休克;>2.0 提示严重休克。

3. 皮肤色泽和温度 是体表灌流情况的标志。大多休克病人皮肤和口唇黏膜苍白、发绀或呈花斑状,甚至有瘀斑,四肢湿冷;如果肢体皮肤干燥、红润,四肢转暖,说明末梢循环恢复。

4. 尿量 可反映肾血流灌注情况,是观察休克变化简便而有效的指标。若尿量少于 25ml/h,表明血容量不足;尿量小于 17ml/h,尿比重低而固定者,表明已发生急性肾功能衰竭;尿量大于 30ml/h 时,表明休克在改善。

5. 辅助动态监测 定时监测血、尿、粪便常规、血电解质、肝肾功能、血气分析、CVP 及 PCWP 等检查,了解休克状态和治疗效果。

（四）治疗配合

1. 扩容的护理 扩容是运用输液、输血等方法使病人有效循环血量迅速得到恢复,是治疗休克最基本也是最有效的措施。

（1）建立静脉通道：尽快建立两条以上静脉输液通道，大量快速补液（心源性休克除外）。若周围血管穿刺困难，应立即行中心静脉穿刺插管，同时监测 CVP。

（2）合理补液：根据用药目的，正确执行医嘱，合理安排输液顺序。根据病人心、肺功能，失血、失液量，血压及 CVP 值调整输液量和速度（表 4-2）。

表 4-2　中心静脉压及血压与补液的关系

中心静脉压	血压	原因	处理原则
低	低	血容量严重不足	充分补液
低	正常	血容量不足	适当补液
高	低	心功能不全或血容量相对过多	给强心药，纠正酸中毒，舒张血管
高	正常	容量血管过度收缩	舒张血管
正常	低	心功能不全或血容量不足	补液试验*

* 补液试验：取等渗盐水 250ml，于 5～10 分钟内经静脉滴入，若血压升高而 CVP 不变，提示血容量不足；若血压不变而 CVP 升高 3～5cmH$_2$O，则提示心功能不全

2. 应用血管活性药物的护理　休克病人常用血管活性药物缓解周围血管舒缩功能的紊乱，改善组织灌注，维持重要器官如心、脑、肺、肾的血供。护士应遵照医嘱给药并注意：①使用血管活性药物要从小剂量、低浓度开始，遵医嘱控制输入速度；②血管扩张药物必须在补足血容量的基础上使用，否则会导致血压急剧下降；③避免血管收缩剂漏到皮下造成组织坏死。如果注射部位红、肿、痛，应立即更换滴注部位，患处给予普鲁卡因等局部封闭解除血管痉挛。

3. 配合处理原发病　针对休克病史，积极配合医生采取相应措施处理原发疾病。如对失血性休克需要手术止血者做好急症手术前的准备；感染性休克者需遵医嘱使用抗生素并配合处理原发病灶。

4. 纠正代谢紊乱的护理　①休克病人大多伴随酸中毒，一般病人经补液扩容即可缓解，严重者应遵医嘱补充碱性溶液，常用药物为 5% 碳酸氢钠。首次可于 1 小时内静脉滴入 100～200ml，以后根据动脉血气分析结果，决定是否继续应用。②为了调节休克病人应激反应，常需要遵医嘱使用糖皮质激素，多采用大剂量短程突击疗法，可选用氢化可的松 200～500mg/d，疗程 1～3 日为宜。③改善细胞代谢，常用三磷酸腺苷-氯化镁（ATP- MgCl$_2$）、辅酶 A、细胞色素 C 等药物，可增加细胞内能量供应、恢复细胞功能，有利于保护重要脏器功能。

5. 维护重要器官功能的护理　保持呼吸道通畅，给予氧气吸入，维护肺功能。如吸氧状态下 PaO$_2$ 仍低于 60mmHg（8kPa），则提示呼吸衰竭或 ARDS，应立即报告医生，积极做好抢救准备并协助抢救。对休克合并心力衰竭、急性肺水肿者，可遵医嘱用药以增强心肌收缩功能。对于休克伴尿少的病人，遵医嘱在积极扩容的基础上使用利尿剂，预防急性肾衰竭。

6. 防治感染　由于外伤或休克时机体免疫功能下降，容易继发感染，应注意预防。在进行各项护理时要严格遵循无菌操作技术原则，避免医源性感染；对有外伤或创面的病人，应及时换药，保持伤口或创面清洁干燥；加强口腔和呼吸道护理，预防肺部感染；加强留置导尿管的护理，预防泌尿道感染；遵医

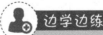

边学边练

实训二　外科休克病人的护理

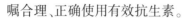

嘱合理、正确使用有效抗生素。

（五）心理护理

关心、安慰病人和家属，多进行沟通、心理疏导，稳定其情绪。适当向病人或家属说明病情变化以及有关治疗方法、护理措施的意义，正确认识疾病及其变化过程，使他们能够很好地配合治疗与护理。

（六）健康指导

加强自我保护，避免损伤和其他意外伤害。意外损伤后见有活动性出血者应争取就地包扎止血；搬动病人时保持体位平稳，不使身体变动过大和移动过快，防止机体继续损伤。发生感染或高热时应及时就医。

（李　勇　肖静蓉）

 思考题

1. 张女士，46 岁，因重物砸伤双大腿后疼痛 30 分钟急诊入院。体格检查：T 37℃，P 120 次/分，BP 70/50mmHg。烦躁不安，面色苍白，双大腿中段明显肿胀、畸形、活动障碍。医生初步诊断为"双股骨骨折"。

请问：

（1）该病人属于何种类型的休克？处于休克的哪一期？

（2）最主要的护理诊断/问题是什么？

（3）目前该病人的主要护理措施有哪些？

2. 王先生，40 岁，因"急性弥漫性腹膜炎"急诊入院。出现寒战、高热，查体：T 40℃，P 120 次/分，BP 70/50mmHg。意识模糊，皮肤黏膜出现瘀点、瘀斑，全腹均有压痛、反跳痛和肌紧张，肠鸣音消失。

请问：

（1）针对病人的病情应配合医生采取哪些急救护理措施？

（2）在治疗过程中，如何判断病人休克是否改善？

第五章 麻醉病人的护理

学习目标

1. 具有良好的职业道德,重视护理伦理,保护病人隐私。
2. 掌握麻醉前及麻醉后的护理措施。
3. 熟悉麻醉前及麻醉后的护理评估及常见护理诊断。
4. 了解麻醉的概念及麻醉的分类与方法。
5. 学会对麻醉病人实施护理。

工作情景与任务

导入情景:

幼儿园张老师下班回家后给老公削苹果,不慎被刀划伤左手掌后流血不止,急到医院就诊。王医生和护士小马准备为其行清创缝合,用1%普鲁卡因30ml行局部浸润麻醉后,张老师出现恶心、头晕头痛、肌肉震颤。查体:心率100次/分,呼吸24次/分,血压150/90mmHg。

工作任务:

1. 正确对张女士进行麻醉药物中毒的护理。
2. 正确对张女士进行护理评估和护理诊断。
3. 正确对张女士进行病情监测。

第一节 概 述

【麻醉的概念】

麻醉是指应用药物或其他方法,使病人的整体或局部暂时失去感觉,以达到无痛的目的,为手术治疗或其他医疗检查提供条件。理想的麻醉不仅能达到无痛,而且还能在确保生命安全的前提下达到精神安定和适度肌肉松弛。但麻醉在消除疼痛的同时,也对机体的生理功能有不同程度的干扰,甚至还会发生意外。因此要认真做好麻醉前准备、麻醉中配合和麻醉后护理,从而提高麻醉的安全性。

【麻醉的分类和方法】

根据麻醉作用部位和所用药物的不同,临床麻醉可分为局部麻醉、椎管内麻醉、全身麻醉三大类。

（一）局部麻醉

用局部麻醉药暂时阻断某些周围神经的冲动传导,使这些神经所支配的区域产生麻醉作用,称为局部麻醉,简称局麻。局麻是一种简便易行、并发症较少的麻醉方法,并可保持病人意识清醒,但往往去痛不完全、肌肉松弛作用不明显,因此,适用于局部表浅小手术。

1. **常用局麻药物** 按照化学结构不同,局部麻醉药可分为两大类:①酯类,如普鲁卡因、丁卡因等;②酰胺类,如利多卡因、丁哌卡因等。酯类麻醉药可发生药物过敏,使用前应常规进行药物过敏试验,明确阴性者方可使用。

2. **常用局部麻醉方法** 根据药物作用部位不同,局部麻醉方法分为以下四种:

(1)表面麻醉:将穿透力强的局麻药应用于黏膜表面,使其透过黏膜而阻滞黏膜下的神经末梢,产生麻醉作用的方法。常用于眼、鼻、咽喉、气管、尿道等浅表手术或内镜检查。

(2)局部浸润麻醉:将局麻药注入手术区组织内,阻滞神经末梢而达到麻醉作用。一般用于较小范围的手术。常用药物有普鲁卡因和利多卡因。

(3)区域阻滞麻醉:在手术区周围及底部注入麻醉药,阻滞通入手术区的神经纤维达到麻醉作用。适用于局部肿块切除,常用药物同局部浸润麻醉。

(4)神经阻滞麻醉:将局麻药注入神经干、丛、节周围,阻滞其冲动传导,使所支配的区域产生麻醉作用。临床常用肋间、指(趾)神经干阻滞和颈丛、臂丛神经阻滞。

表面麻醉常用药物有丁卡因和利多卡因,局部浸润麻醉、区域阻滞麻醉、神经阻滞麻醉常用药物有普鲁卡因和利多卡因。

（二）椎管内麻醉

将局部麻醉药注入椎管内蛛网膜下隙或者硬脊膜外隙,使部分脊神经传导功能暂时性阻滞而产生的麻醉作用。椎管内麻醉时病人意识清醒、镇痛效果确切、肌肉松弛良好,但对循环功能,甚至呼吸功能影响明显;对内脏牵拉反应抑制作用较弱,病人易发生恶心、呕吐反应。

1. **蛛网膜下隙阻滞麻醉** 将局麻药注入蛛网膜下隙,导致一定的节段平面(即麻醉平面)以下所有脊神经阻滞而产生麻醉作用。为了避免注药穿刺时伤及脊髓,成人进针点必须在 L_2 椎体以下,一般经腰部 $L_3 \sim L_4$ 或 $L_4 \sim L_5$ 间隙穿刺给药,故简称腰麻;由于在相应的感觉平面以下均产生麻醉效果,故又称半身麻醉。由于腰麻平面以下大量血管扩张,因此对循环功能干扰显著,病人术中血压多有下降。腰麻适用于 $2 \sim 3$ 小时以内的下腹部、盆腔、肛门会阴部及下肢手术。因生理干扰大,已逐渐为硬脊膜外隙阻滞麻醉所取代。

2. **硬脊膜外隙阻滞麻醉** 简称硬膜外麻醉。将局麻药注入硬脊膜外隙,阻滞部分脊神经的传导功能,使其所支配区域的感觉和(或)运动功能消失的麻醉方法。由于受抑制的脊神经较腰麻少,因此生理干扰程度较轻。同时由于安全注射的部位并不局限于 L_2 以下,故临床应用范围较广,常用于横膈以下的各种腹部、腰部和下肢手术。如果一次性注药,势必用药量大,可控性小,因此常经导引针留置塑料导管,分次注药,实现连续性硬脊膜外隙阻滞麻醉。硬脊膜外隙紧靠蛛网膜下隙,如果误将局麻药注入蛛网膜下隙,会导致一种严重的并发症——全脊髓麻醉,病人循环和呼吸功能将相继发生严重障碍,甚至危及生命。

（三）全身麻醉

麻醉药物作用于中枢神经系统而产生抑制效应导致病人意识和全身痛觉暂时消失的麻醉方法,称为全身麻醉。全身麻醉适合身体各部位的手术,是目前临床应用最广泛的麻醉方

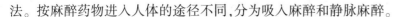

法。按麻醉药物进入人体的途径不同,分为吸入麻醉和静脉麻醉。

1. 吸入麻醉 将气体或挥发性液体麻醉药经呼吸道吸入而进入血液循环,到达中枢神经系统,从而产生全身麻醉作用的方法。其麻醉深浅程度的可控性较其他麻醉方法容易,因此在临床上应用最为广泛。常用吸入麻醉药有氧化亚氮气体以及异氟烷、恩氟烷等挥发性液体。

2. 静脉麻醉 将麻醉药物经静脉注入血液循环,作用于中枢神经系统而产生全身麻醉的方法。此法具有操作简便、见效快、作用平稳而持久等优点,但其麻醉深度的可控性不如吸入麻醉。如与吸入麻醉复合使用,则效果稳定,麻醉后苏醒快,适用范围广。

凡两种及以上药物(如麻醉药、镇静药、镇痛药及肌松药合用)或麻醉方法复合使用的麻醉称为复合麻醉。复合麻醉有利于减轻单一药物或方法的不良影响,提高麻醉效果。

(王海平)

第二节 麻醉前护理

为提高病人对麻醉和手术的耐受力,减少麻醉期间和麻醉后的并发症,保障病人安全,应认真做好麻醉前护理。

【护理评估】

(一)健康史

了解病人麻醉史、手术史;有无药物过敏史;有无高血压、心脏病、哮喘、糖尿病、皮肤病以及肝、肾、肾上腺疾病史;是否经常使用糖皮质激素、催眠、镇痛等药物;有无烟酒嗜好。

(二)身体状况

1. 评估病人神志、精神状态以及发育营养情况。

2. 了解心、肺、肝、肾、脑等器官功能状况。

3. 有无发热、贫血、凝血功能障碍和体液失衡等情况。

4. 有无牙齿松动、缺损或义齿。

5. 拟行椎管内麻醉者穿刺部位有无皮肤感染、脊柱畸形。

(三)心理-社会状况

一般病人对手术和麻醉都有顾虑,常常产生紧张、畏惧的情绪。

(四)辅助检查

1. 实验室检查 常规进行血、尿、粪便检查、出凝血时间测定、肝肾功能检查;必要时进行血气分析、血清电解质测定。

2. 心电图和胸部 X 线检查 了解心、胸有无异常。

(五)麻醉方法选择

根据病情综合评价病人麻醉耐受力。再根据病人身体情况、手术部位、范围等情况选择麻醉方法。为做好病人的健康教育,护士应了解麻醉选择的一般原则(表5-1)。

【常见护理诊断/问题】

1. 焦虑 与担心麻醉和手术预后有关。

2. 知识缺乏:缺乏麻醉前需要注意和配合的知识。

3. 潜在并发症:呼吸或循环功能异常、麻醉药过敏等。

表 5-1 麻醉选择的一般原则

手术部位、范围	选择麻醉类别
一般小手术	局部浸润、区域阻滞麻醉
上肢手术	臂丛神经阻滞麻醉
颈部手术	颈丛神经阻滞麻醉
腹部手术 下肢较大手术	硬膜外麻醉
脐以下手术	硬膜外麻醉、腰麻
会阴、肛门部手术	骶麻(特殊硬膜外麻醉) 鞍麻(特殊腰麻)
颅内手术	全麻
胸内手术	气管内麻醉或复合麻醉
心脏直视手术	全麻且复合人工低温和体外循环

【护理措施】

（一）一般护理

1. 休息与营养 病人应注意休息,保障睡眠;麻醉禁食前,能进食者,应指导病人加强营养;必要时遵医嘱补液、输新鲜血,纠正病人体液失衡、营养不良及贫血,提高麻醉耐受力。

2. 改善呼吸功能 吸烟者应劝其停止吸烟至少 2 周,并行深呼吸锻炼;痰液黏稠不易咳出时,应做雾化吸入并协助病人体位排痰。

3. 胃肠道准备 成人麻醉前应常规禁食 8~12 小时,禁饮 4 小时,保证胃排空,避免术中、术后呕吐物误吸导致窒息和吸入性肺炎。小儿术前禁食(奶)4~8 小时,禁水 2~3 小时。局部麻醉,除门诊小手术外,也应术前禁食,以便于局麻效果不佳时中转全身麻醉。急症手术,如病情、时间容许可催吐或插入胃管排空胃内容物;饱胃而需立刻全麻者,可协助麻醉医生选择清醒状态下气管插管。

（二）病情观察

1. 生命体征 应观察病人体温、脉搏、呼吸、血压情况。

2. 原有病情 病情是否平稳,能否按计划进行手术。高血压、糖尿病病人血压、血糖是否控制在适度范围。

3. 其他 手术日早晨了解女病人是否月经来临;有无牙齿松动,义齿是否取出。

（三）麻醉配合

1. 控制伴随疾病 合并心脏病者,遵医嘱做好有关护理;合并高血压、糖尿病者,应有效控制血压、血糖。

2. 局麻药过敏试验 普鲁卡因、丁卡因使用前需作皮肤过敏试验,皮试阳性或有过敏史者,宜改用利多卡因或其他麻醉方法。

3. 麻醉前用药护理 用药目的:①镇静和催眠:消除病人紧张、焦虑及恐惧心理,使其情绪稳定,配合麻醉;②镇痛:缓解或消除麻醉操作可能引起的疼痛和不适,增强麻醉效果;③抑制腺体分泌:减少呼吸道腺体和唾液腺的分泌,维持呼吸道通畅;④抑制不良反应:消除

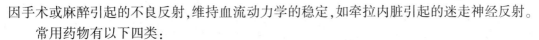

因手术或麻醉引起的不良反射,维持血流动力学的稳定,如牵拉内脏引起的迷走神经反射。

常用药物有以下四类:

(1)安定镇静药:具有安定镇静、催眠、抗焦虑及抗惊厥作用。常用药物有:①地西泮,成人剂量为2.5~5mg口服。②咪达唑仑,成人剂量为0.04~0.08mg/kg肌内注射。

(2)催眠药:具有镇静、催眠、抗惊厥作用。常用苯巴比妥,成人剂量为0.1~0.2g肌内注射。

(3)镇痛药:具有镇静及镇痛作用。常用药物有:①吗啡,成人剂量为0.1mg/kg肌内注射;②哌替啶,成人剂量为1mg/kg肌内注射。

(4)抗胆碱药:具有抑制腺体分泌,解除平滑肌痉挛及迷走神经兴奋作用。常用药物有:①阿托品,成人剂量为0.01~0.02mg/kg肌内注射。②东莨菪碱,成人剂量为0.2~0.6mg肌内注射。

(四)心理护理

了解病人的心理状态,引导病人说出自己的担忧、困惑,并针对其实际情况进行解释、说服和安慰。向病人及其家属介绍麻醉方法、手术中需要注意的问题。对于过度紧张而难以自控者,应告知医生,必要时遵医嘱给予镇静药。

(五)健康指导

教育病人配合好麻醉前的各项护理工作,如麻醉前按时禁食禁饮,减少麻醉中、麻醉后呕吐的可能性;如果发生恶心、呕吐,头部应偏向一侧防止误吸,同时放松情绪、深呼吸,配合护士清理口腔内呕吐物。

(肖 凯)

第三节 麻醉后的监测与护理

麻醉结束后,术中用药对机体的影响仍将持续一定时间,随时可出现循环、呼吸、代谢等方面的异常;术中出现的并发症仍可能再现。因此,必须认识各种麻醉后主要的异常或并发症,以便更好地实施麻醉后护理。

【护理评估】

(一)了解手术过程

应了解术中麻醉情况,如实际采用的麻醉方式、麻醉药种类和用量;术中失血量、输血量和补液量;术中有无排尿及尿量的多少;术中有无呕吐及呼吸、循环等麻醉意外。

(二)身体状况

注意术后病人原有疾病的改善状况,评估麻醉、手术对机体的影响。尤其是要重点关注不同的麻醉方法可能导致的并发症。

1. 局部麻醉后并发症

(1)过敏反应:常见于酯类局麻药。可出现荨麻疹、喉头水肿、支气管痉挛、低血压等,严重者可危及生命。

(2)毒性反应:局麻药吸收入血,当血药浓度达到一定阈值时即可出现全身毒性反应。以兴奋型症状较多见,主要见于普鲁卡因中毒,其主要表现为①一般表现:恶心呕吐,舌或唇麻木,头痛头晕,耳鸣,视力模糊等。②中枢神经兴奋表现:烦躁不安,严重者有谵妄、狂躁、肌肉抽搐,甚至意识丧失、惊厥。③交感神经兴奋表现:出冷汗,呼吸急促,血压升高,心率增快,甚至心律失常。抑制型毒性反应较少见,主要见于丁卡因中毒,其主要表现为嗜睡,呼吸浅慢,脉搏徐缓,血压下降;严重者可出现昏迷,心律失常,甚至休克和呼吸心跳停止。

导致毒性反应的主要原因有:①药液浓度过高、用量过大,超过病人耐受力。②误将药液注入血管。③局部组织血运丰富,局麻药吸收过快。④病人体质差,肝肾功能不良,对正常用量的局麻药耐受力降低。⑤药物间相互影响导致毒性增高。

2. 椎管内麻醉并发症

(1)循环功能异常:血压下降、心率减慢或心动过缓,甚至心脏停搏。

(2)呼吸功能异常:胸闷气短、咳嗽无力、发绀等,甚至呼吸骤停。

(3)消化功能异常:恶心、呕吐。

(4)泌尿功能异常:尿潴留,术后早期常见。

(5)头痛:特点为坐起加剧。主要因腰麻后颅内压降低,颅内血管扩张所致。

3. 全身麻醉的并发症

(1)呼吸道梗阻:呛咳、呼吸困难,甚至窒息。常由呕吐与误吸、舌后坠、呼吸道分泌物增多、喉痉挛等引起。

(2)呼吸抑制:呼吸减弱,甚至呼吸停止。

(3)肺炎及肺不张:是因误吸、痰稠致呼吸道阻塞。

(4)血压下降:是因失血失液、麻醉及手术刺激对心血管活动的抑制所致。

(5)心律失常:是由于手术刺激、缺氧、体温过低所致。

(6)苏醒延迟或不醒:与麻药种类、麻醉程度、有无呼吸和循环系统并发症等有关。

(三)心理-社会状况

了解病人对麻醉后不适的认识及情绪反应。多数病人麻醉结束后早期精神抑制、表情淡漠,可无明显的心理反应;当出现麻醉并发症时,病人可表现出焦虑,甚至恐惧。

(四)监测

常规监测生命体征、血氧饱和度、血常规、尿常规,进行血电解质检查、血气分析,评估重要器官功能有无异常改变等。

【常见护理诊断/问题】

1. 有受伤害的危险 与全麻后未清醒、各种麻醉后感觉与运动未完全恢复有关。

2. 低效性呼吸型态 与呼吸道一定程度的阻塞等因素有关。

3. 潜在并发症:呕吐、窒息、低血压、心律失常等。

【护理措施】

(一)一般护理

1. 体位 全麻和椎管内麻醉病人,一般术后平卧6小时,其中全麻未清醒病人,取平卧位,头偏向一侧;腰麻病人去枕平卧6~8小时。病人生命体征平稳且病情无特殊体位要求者,可考虑改为半卧位。

2. 维护体温正常 多数全麻、大手术等病人体温偏低,应注意保暖;少数病人,尤其是小儿,全麻后偶有高热、甚至惊厥,应予物理降温。

3. 防止意外损伤 全麻清醒前,应有专人守护;小儿及躁动不安者需使用护栏,必要时适当约束。

4. 饮食 全麻、椎管内麻醉者术后早期禁食、禁饮;6小时后,根据病情恢复情况可以考虑饮食。

5. 吸氧　全麻、大手术及年老体弱者术后常规予低流量吸氧,待病人全身情况稳定可考虑停止吸氧。

6. 其他　局麻对机体影响小,一般不需特殊护理。门诊手术后,留观 30 分钟,无异常反应方可离去。

（二）病情观察

1. 意识、精神　病人是否清醒,有无麻醉药所致的幻觉及异常行为。

2. 生命体征　根据病人情况,在麻醉后早期每 15～30 分钟测定血压、脉搏、呼吸频率各 1 次。

3. 液体出入　观察并记录各种补液量、尿量、引流管引流液性质与量。

4. 肢体感觉、运动　观察评估病人肢体感觉,运动有无异常。

5. 其他情况　病人有无恶心、呕吐、头痛、尿潴留等异常。

（三）治疗配合

1. 维持呼吸功能

（1）保持呼吸通畅:全麻未醒者,除平卧位、头偏向一侧外,应及时清理呼吸道分泌物;对舌后坠者应托其下颌、头部后仰,必要时置入口咽、鼻咽通气管;咽喉部有痰鸣音者,及时清除分泌物或异物,解除梗阻;对轻度喉头水肿者,遵医嘱静脉注射糖皮质激素或雾化吸入肾上腺素,严重者配合医生气管切开。

（2）协助呼吸:呼吸减弱或呼吸困难者,应持续吸氧,必要时继续维护或协助气管插管与机械人工呼吸等。

2. 维持循环功能　维护心功能和保持血压正常。除心电监护外,必要时监测中心静脉压,指导补液。若血压下降、脉搏增快、中心静脉压低,应大量快速输液,扩充血容量。若血压下降、心动徐缓,则应在加速输液的同时静脉注射麻黄碱 15mg 或阿托品 0.5mg。发现异常(如血压下降,心律失常等)及时告知医生,并遵医嘱作相应处理,如调整输血输液速度,使用升压药或抗心律失常药物等。尿量是循环监测的最简便方法,麻醉后应保持每小时尿量在 30ml 以上。

3. 防治腰麻后头痛　腰麻后头痛多在术后 1～2 日内开始,第 3 日最剧烈,多数 7 日内症状消失,个别病人可长达 6 个月以上。头痛部位不定,但枕部最多,顶部和额部次之。头痛的特点是坐起时加剧,平卧后减轻,偶有持续头痛者。术后常规去枕平卧 6 小时,可预防头痛的发生。已发生头痛的病人,应卧床休息,足量补液防缺水,遵医嘱给予镇静止痛药或针刺止痛等处理;严重者硬脊膜外腔注入生理盐水、5% 的葡萄糖或中分子右旋糖酐 15～30ml。

4. 配合防治局麻药中毒

（1）急救处理:毒性反应一旦出现,应立即停用局麻药、积极对症处理,维持生命体征平稳。保持呼吸道通畅、吸氧;遵医嘱轻者肌内注射苯巴比妥钠或地西泮(安定),以预防和控制抽搐的发生;有抽搐或惊厥时应立即静脉注射硫喷妥钠;反复惊厥者静脉注射氯琥珀胆碱并行机械人工呼吸;低血压者,静脉输液扩容的同时加适当血管收缩剂(如麻黄碱、间羟胺)以维持循环功能;心率慢者,缓慢静脉注射阿托品;如发生心跳呼吸停止,应立即进行心肺复苏。

（2）预防毒性反应:护士配合医生做好预防工作是十分重要的。其主要措施有:①麻醉前使用苯巴比妥钠、地西泮、抗组胺药物,可预防或减轻毒性反应;②正确掌握局麻药的剂量及浓度,总量限制,普鲁卡因一次不超过 1g,利多卡因一次不超过 0.4g,丁卡因一次不超过

0.1g；③注药前应先回抽，以防注入血管；④在每100ml局麻药中加入肾上腺素0.1mg，可减慢局麻药的吸收、延长麻醉时间；但指（趾）、阴茎等接受末梢动脉供血的部位局麻时忌用，避免缺血坏死；高血压、心脏病、老年病人也不宜使用。

5. 缓解疼痛　随着麻醉作用消失，病人手术部位都可出现程度不等的疼痛，影响病人的休息睡眠、早期活动和饮食。传统方法是当病人难以忍受而临近睡眠时予以解热镇痛药（小手术）或阿片类镇痛药（中、大手术），但其镇痛效果不确切，多数病人仍体验到不同程度的疼痛。目前多采用"病人自控镇痛（PCA）"方法。护士应告知病人使用方法，避免翻身、活动时扭曲、折叠导管或发生导管脱出。

6. 对症处理　恶心呕吐者，积极预防误吸，查明原因，对症处理；尿潴留者按手术前后护理原则处理；椎管穿刺部位血肿或感染者，配合医生积极给予止血、抗感染治疗，必要时切开椎板减压、排脓。

（四）心理护理

鼓励病人表达心理感受，帮助病人分析术后焦虑等情绪反应的原因，有针对性地解释和安慰，引导病人调整好心态，促进病人康复。

（五）健康指导

麻醉后不适或并发症，一般具有时间性，随着麻药作用消失，可不留任何后遗症；少数腰麻后头痛者出院时仍未缓解，不必忧虑，注意休息和营养，均能自愈。

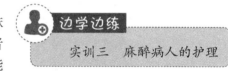

边学边练

实训三　麻醉病人的护理

（王海平）

思考题

王先生，36岁，在局部浸润麻醉下行背部脂肪瘤切除术，局部注射0.5%利多卡因40ml。注药后5分钟，病人出现烦躁不安、寒战、四肢抽搐，继而出现嗜睡、心率减慢、血压下降。

请问：

（1）该病人目前的护理诊断是什么？

（2）如何对该病人进行急救护理，如何预防该并发症？

第六章　围术期护理

学习目标

1. 具有良好的职业道德、严谨细致的工作作风;具有健康的体质、健全的人格、良好的心理素质和较好的团队合作能力;重视护理伦理,尊重病人,保护病人隐私。
2. 掌握手术前、手术后病人的护理措施;手术中的配合和管理。
3. 熟悉手术后并发症的预防和病情观察要点。
4. 了解围术期护理的目的及意义。
5. 学会手术前准备的各项技术及手术中的配合,并能正确对病人实施有关手术的健康指导。

工作情景与任务

导入情景:

何女士,40 岁,务农。2 年前常感饭后上腹隐痛,厌油腻、恶心。在当地医院就诊,B 超提示,胆囊多发性结石,未予治疗。近期感右上腹疼痛,阵发性加剧,同时右肩背部也出现疼痛,并伴有恶心、呕吐。门诊以"慢性结石性胆囊炎急性发作"收住院。拟定于两天后行手术治疗。护理查体:T 38.5℃,P 102 次/分,R 25 次/分,BP 130/80mmHg,尿少,护士发现何女士在得知需接受手术治疗后,情绪紧张不安,拳头紧握,常常哭泣,不能入眠。

工作任务:

1. 正确对何女士进行手术前后的护理评估和护理诊断/问题。
2. 正确对何女士进行手术前心理、生理准备及手术后护理。
3. 正确配合完成何女士的手术。

围术期(perioperative)是指从确定手术治疗时起,至与这次手术有关的治疗基本结束为止的一段时间。包括手术前期(从病人确定手术到将病人送至手术台)、手术期(从病人送至手术台到病人手术结束后被送入复苏室或外科病房)、手术后期(从病人送入复苏室或外科病房至病人出院或继续随访)三个阶段。围术期护理是指在这三个阶段中有针对性地为病人提供全程、整体护理。目的是增强病人对手术的耐受性,提高手术安全性,防止术后并发症,促进病人早日康复。

手术是利用器械或仪器在活体上所完成的各种操作,是外科治疗的重要手段。按照手

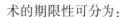

术的期限性可分为：

1. 急症手术　病情危急，需要在最短时间内进行必要的准备后迅速实施手术，以抢救病人生命。例如肝、脾破裂、肠破裂、胸腹腔大出血等。

2. 限期手术　手术时间可以选择，但有一定限度，不宜过久以免延误手术时机，应在限定的时间内做好术前准备。例如各种恶性肿瘤根治术等。

3. 择期手术　手术时间没有期限的限制，可在充分的术前准备后进行手术。例如消化性溃疡无严重并发症的胃大部切除术、一般良性肿瘤切除术及腹股沟疝修补术等。

第一节　手术前病人的护理

手术前护理的重点在于做好病人身心两方面的准备，给予有关手术的健康教育，以便病人更安全地耐受手术。

【护理评估】

（一）健康史

1. 一般情况　了解病人的年龄、性别、民族、职业、文化程度、宗教信仰等。

2. 现病史　了解病人本次疾病发病原因、诱因、入院时间、入院方式、临床表现及疾病对机体各系统功能的影响。

3. 既往史　详细询问病人有无心脏病、高血压、糖尿病、哮喘、慢性支气管炎、结核、肝炎、肝硬化、肾炎、贫血等病史及既往对疾病的治疗、用药等。注意是否有手术史、药物过敏史、家族遗传史及传染病史。

（二）身体状况

1. 年龄及性别　儿童、中青年人对手术耐受力较好。老年人因全身各系统退行性变、营养不良、慢性疾病等原因，对手术耐受力较差。另外，还应考虑到男女体质不同以及一些疾病的发病存在性别上的差异，对女性病人还应了解月经情况，询问有无月经来潮，如月经来潮应适当推迟手术。

2. 营养状态　病人的营养状况与其对手术的耐受性直接相关。护士应注意病人有无贫血、水肿等症状，可对病人的身高、体重、三头肌皮褶厚度、上臂肌围、血浆蛋白含量及氮平衡等检测综合分析，以判断病人是否有营养不良或肥胖，以及这些情况对手术的影响。

3. 重要器官功能状况　手术前进行全面体格检查，了解病人心血管功能、呼吸功能、消化功能及血液功能。

4. 手术耐受性　病人对手术的耐受性是考量能否手术的重要指标。依据病人的整体状态将手术耐受性归纳为两类，即耐受性良好和耐受性不良。

（1）耐受性良好：全身情况较好，疾病对其全身影响较小，重要脏器无器质性病变或功能处于代偿阶段，只需要一般性的准备即可实施手术。

（2）耐受性不良：全身状态不佳，疾病对全身造成较大影响，或重要脏器有器质性病变，功能濒临或已经失代偿，需要经过积极的基础治疗，全面而细致的术前特殊准备方可进行手术。

（三）心理-社会状况

手术病人因为担心手术结果，惧怕麻醉、疼痛、术后并发症，以及经济负担、家庭角色变化等，常有明显的心理及情绪状态的改变。这些心理反应会随着手术日期的临近而逐渐加重，故手术前应全面评估病人及家属对疾病与手术的认知程度、心理状态以及承受能力。病人及家属是否得到有关手术的健康指导。

（四）辅助检查

1. 三大常规检查 血常规有助于了解感染、贫血、血小板异常等现象;尿常规应注意尿液颜色、比重,尿中有无红、白细胞。尿常规的异常常提示有肾脏疾患或水电解质的不平衡等;粪常规应注意观察其颜色、性状、有无寄生虫虫卵、有无出血或隐血。粪常规异常常提示有消化系统的伴随疾患。

2. 凝血功能检查 包括出凝血时间、血小板计数、凝血酶原时间等。凝血功能异常可导致病人术中或术后出血。

3. 血液生化 包括肝功能检查、肾功能检查、电解质检查、血糖检测。

4. 肺功能检查 伴有肺部疾患,如肺气肿、支气管扩张者,可因气体交换障碍而增加手术危险性。

5. 心功能检查 心脏疾患病人对手术和麻醉的耐受性下降,容易诱发心力衰竭,术前应积极给予药物控制。

6. 影像学检查 胸部 X 线片检查可了解肺部有无占位性及渗出性病变;B 超、CT、MRI等检查可明确病变部位、大小、范围甚至性质,有助于临床诊断。

【常见护理诊断/问题】

1. 焦虑与恐惧 与缺乏手术和麻醉的相关知识、担忧疾病预后、术后并发症、家庭及经济负担等有关。

2. 营养失调:低于机体需要量 与原发疾病造成营养物质摄入不足及消耗过多有关。

3. 知识缺乏:缺乏术前准备、手术治疗等相关知识。

4. 潜在并发症:体液不足、感染、休克等。

【护理目标】

1. 病人的焦虑减轻或消失。

2. 病人营养改善,满足了机体的需要。

3. 病人和家属能够了解有关疾病、治疗、术前配合的有关知识。

4. 病人对手术的耐受性提高,发生并发症的危险降低。

【护理措施】

（一）心理护理

1. 建立良好的护患关系 通过适当的沟通技巧,取得病人的信任,鼓励病人表达感受,耐心倾听,使其感受到被关心和重视。

2. 心理支持 根据病人性别、年龄、职业、受教育程度、宗教信仰等,用通俗易懂的语言,解释疾病及手术治疗的必要性及重要性,介绍医院技术水平,增强治疗信心。

3. 指导病人了解手术的相关知识 解释术前准备、术中配合和术后注意事项。手术室护士在术前探视病人,讲解手术室环境及手术大致过程,对术中病人关心的问题给予耐心解释,缓解病人紧张情绪,提高认知和应对能力,积极配合治疗和护理。

（二）饮食护理

1. 了解病人饮食习惯,协助营养师帮助能进食的病人制订饮食计划。包括饮食种类、性状、烹调方法、量及进食次数、时间等。急腹症病人需禁饮食,给予静脉输入营养物质。

2. 合理营养 向病人讲解营养不良对术后康复的影响,鼓励病人进食或配合静脉输入营养物质。

（三）一般准备与护理

1. **呼吸道准备** 术后病人常常因为伤口疼痛,不愿配合做深呼吸或有效咳嗽排痰,同时因为麻醉的影响,容易发生肺不张、肺炎。因此,应根据病人手术部位的不同,术前进行积极的呼吸道准备,胸部手术者应训练腹式呼吸,腹部手术者应训练胸式呼吸。吸烟者,术前1~2周开始戒烟,已有肺部感染者,术前3~5日起应用抗生素,痰液黏稠者,可用抗生素加糜蛋白酶雾化吸入。

2. **胃肠道准备** 胃肠道手术病人,入院后即给予低渣饮食,术前1~2日给予流质饮食。成人择期手术前禁食8~12小时,禁饮4小时,以防麻醉或手术过程中呕吐引起窒息或吸入性肺炎。消化道手术病人术前应放置胃管。幽门梗阻病人术前3日每晚以温盐水洗胃,以减少胃黏膜充血水肿。术前1日晚行灌肠或口服导泻剂,使术中肠腔处于空虚状态以减少感染机会。

3. **手术区皮肤准备**

(1)洗浴:术前1日下午或晚上,清洗皮肤。细菌栖居密度较高的部位(如手、足)或不能接受强刺激消毒液的部位(如面部、会阴部),术前可用氯己定反复清洗。腹部及腹腔镜手术的病人应注意脐部清洁。若皮肤上有油脂或胶布粘贴的残迹,用松节油或75%乙醇擦净。

(2)备皮:重点是充分清洁手术野皮肤和剃(剪)除毛发。手术区域若毛发细小、短少,可不必剃毛。备皮范围包括切口周围至少15cm的区域,不同手术部位的备皮范围可见表6-1和图6-1。

表6-1 常见手术部位皮肤准备的范围

手术部位	备皮范围
头部手术(颅脑手术)	整个头部、前额及后颈部,保留眉毛
颈部手术	上至下唇,下至乳头水平线,两侧至斜方肌前缘
乳房及前胸手术	上至锁骨上部,下至脐水平,前至健侧锁骨中线,后至腋后线,包括同侧上臂上1/3和腋窝
胸部手术	上至锁骨上及肩上,下至肋缘下,前后过正中线
腹部手术	上至乳头水平线,下至耻骨联合,两侧至腋后线,包括脐部清洁
腹股沟区及阴囊部手术	上至脐水平线,下至大腿上1/3内侧,两侧至腋后线,包括会阴部,剔除阴毛
肾脏手术	上至乳头水平线,下至耻骨联合,前后均过正中线
会阴部及肛门手术	上至髂前上棘,下至大腿上1/3,包括会阴及臀,剔除阴毛
四肢手术	以切口为中心上下方20cm以上,一般为全周整个肢体备皮或上下各超过一个关节,修剪指甲

(3)特殊部位的皮肤准备要求:①颅脑手术:术前3日剪短发,每日洗头(急症除外),术前2小时剃尽头发,并清洁头皮。②口腔手术:入院后保持口腔清洁,手术前用复方硼酸溶液漱口。③骨、关节、肌腱手术:应于术前3日即开始皮肤准备,最好使用含氯己定的沐浴液进行沐浴,术晨备皮更换清洁衣裤。④颜面手术:尽量保留眉毛,不予剃除。⑤阴囊、阴茎部手术:入院后每日温水浸

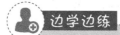

边学边练

实训四 手术区皮肤准备

泡,用皂液或含氯己定沐浴液洗净,于术前1日备皮,范围同会阴部手术。

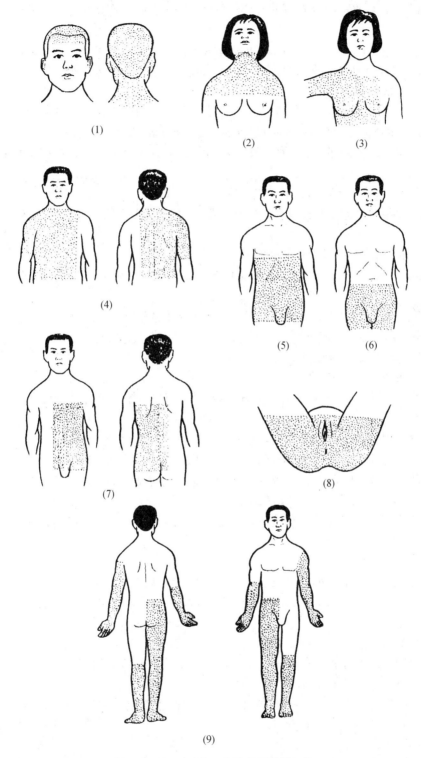

图6-1 手术区皮肤准备范围
(1)头部手术 (2)颈部手术 (3)乳房及前胸手术 (4)胸部手术 (5)腹部手术
(6)腹股沟及阴囊部手术 (7)肾区手术 (8)会阴及肛门手术 (9)四肢手术

4. 适应性训练 术前指导病人练习在床上使用便盆的方法,以适应术后床上排尿、排便;教会病人自行调整卧位和翻身的方法;指导病人练习术中特殊体位,如颈部过伸位、气管推移等。

5. 其他准备 拟行大手术前,做好血型鉴定和交叉配血试验;充足的休息对病人的康复起着不容忽视的作用,手术前晚,为保证病人充分的睡眠可给予镇静剂。

6. 手术日晨护理

(1)测量并记录生命体征,检查手术野皮肤准备是否符合要求。若发现病人有体温、血压升高或女性病人月经来潮时,及时报告医生,必要时延期手术。

(2)排空小便,下腹部、盆腔手术及手术时间在 4 小时以上的均应安置导尿管并妥善固定。

(3)胃肠道手术及上腹部大手术应安置胃管。

(4)取下病人的义齿、发夹、首饰、手表、眼镜等,将其贵重物品及钱物交家属或护士长保管。

(5)遵医嘱术前半小时给术前药物。

(6)准备手术室中需要的物品,如病历、X 线片、CT 及 MRI 片、引流瓶、药品等带往手术室。

(7)与手术室接诊人员仔细核对病人、手术部位及名称等,做好交接。

(8)根据手术类型及麻醉方式准备麻醉床,备好床旁用物,如负压吸引装置、心电监护仪、供氧装置、输液架、抢救车等。

(四)急症病人术前护理

根据病情进行必要的急救处理,尽快做好术前准备,争取在最短的时间内接受手术治疗。

1. 心理护理 病人病情变化快且危重,紧张、焦虑等心理反应明显。在迅速抢救的同时,及时给予心理疏导,稳定病人情绪,帮助病人积极配合治疗及护理。

2. 术前准备及“四禁” 按常规备皮、配血、做药物过敏试验及麻醉前准备。立即禁食、禁水,急腹症者禁服泻药及灌肠,未明确诊断前禁用止痛剂。

3. 密切观察病情变化 有休克者尽快建立静脉通道,遵医嘱积极纠正体液失衡,做好急救护理,注意病人安全。

(五)健康指导

向病人及家属介绍疾病及手术的相关知识,如术前用药、准备、麻醉及术后恢复的相关知识;指导病人进行深呼吸锻炼、床上排便练习以及床上活动等,以减少术后并发症的发生,促进机体尽快恢复。

【护理评价】

1. 病人的焦虑是否减轻或消失。

2. 病人体重是否稳定或增加。

3. 病人和家属是否能够了解有关疾病、治疗、手术配合的有关知识。

4. 病人是否能够耐受手术。

第二节 手术室护理工作

手术室是为病人实施手术治疗的重要场所。因此,手术室布局应合理,设备要齐全,管理需严格,以保证外科手术的高效率和高质量。手术室护理工作的重点是确保病人安全、保证手术的顺利进行。

一、手术室设施与设备

（一）手术室布局要求

手术室一般安排在低层建筑的较高层或高层建筑的中部,尽可能远离污染源,以保持空气洁净。与外科病房、检验科室、血库等相邻近,最好有直接通道和通讯联系设备,方便病人接送及其他联系。手术室设计强调合理、顺畅,分别设有病人出入口、工作人员出入口、无菌物品出入口及污物出口,以充分发挥手术室的功能,尽可能降低交叉感染风险,全过程控制感染因素。

（二）手术室区域划分

手术室按照洁净程度分为三个区域:

1. 限制区(无菌区/洁净区)　洁净要求严格,设在内侧,包括手术间、洗手间、手术间内走廊、无菌物品间、储药室、麻醉准备室等。

2. 半限制区(清洁区/准洁净区)　设在中间,包括通向限制区的走廊、物品准备室、麻醉恢复室、洗涤室、石膏室等。

3. 非限制区(污染区/非洁净区)　设在最外侧,包括接收病人区、办公室、会议室、标本室、污物室、资料室、电视教学室、值班室、更衣室、医护人员休息室、手术病人家属等候室等。

（三）手术间设置及常用设备

1. 设置　手术间的数量与手术科室床位之比一般为1:20～25。按照手术类别设无菌手术间、相对无菌手术间及有菌手术间。无菌手术间供无菌手术使用,相对无菌手术间供可能污染手术如胃肠道等手术使用;有菌手术间供感染手术使用;手术间的面积根据手术不同而不同。普通手术间以每间30～40m²为宜;心血管直视手术等的手术间因辅助仪器设备较多,需60m²左右;小手术间仅需20～30m²。地面及墙壁应坚硬、平整、无缝、易清洗、防火、耐消毒液。墙角应呈弧形,不易蓄积灰尘。门窗结构密闭性要强,一般为封闭式无窗手术间,以免尘埃或飞虫进入;门宽不小于1.4m,便于平车出入,最好采用电动感应门,具有移动轻、隔音、坚固、密闭、耐用等特点,并可维护室内的正压。门上宜开玻璃小窗,有利于观察和采光。手术间设前、后门,前门通向内走廊,后门通向外走廊,不设边门。手术间内应设有隔音装置;光线要均匀柔和,接近自然光,手术灯光应为无影、可调、聚光、低温。室内温度应恒定在20～24℃,相对湿度为50%～60%。应有双相供电,总电源线、中央吸引及氧气管道装置都应设在墙内。

2. 常用设备　手术间的基本配备有手术台、器械台、无影灯、供氧装置、麻醉机、吸引器、输液架、垫脚凳及各种扶托、固定病人的物品、药品及敷料柜、读片灯、污物桶、挂钟等。大型手术时还应设置中心供气系统、中心负压系统、中心压缩空气、各种监护仪、X线摄影、显微外科、电视教学系统、背景音乐系统等装置。

（四）附属工作间

辅助工作间包括器械刷洗间、敷料准备间、灭菌间、器械间、洗手间、麻醉准备间、麻醉恢复间等,应分别安置在合理的位置上,以辅助手术顺利进行、防止物品污染及交叉感染等。

（五）洁净手术室

洁净手术室是指采用空气净化技术,使手术室内微生物控制在一定范围、空气洁净度达

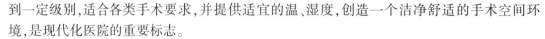

到一定级别,适合各类手术要求,并提供适宜的温、湿度,创造一个洁净舒适的手术空间环境,是现代化医院的重要标志。

1. 空气净化技术　所谓净化是指将室外空气经过初、中、高效 3 级过滤器过滤,使空气达到一定级别的净化,由通风机送入手术间,并采用层流超净装置,控制气流的流通方向,使气流从洁净度高的手术区域流向洁净度低的区域,并带走和排出气流中的尘埃颗粒(尘粒)和细菌的过程。净化气流的方向主要分为垂直层流式和水平层流式两种,一般多采用垂直层流式效果较好。

2. 手术室空气净化级别　空气洁净程度是以含尘浓度来衡量的。含尘浓度越高则洁净度越低,反之则越高。根据每立方米中粒径大于或等于 0.5um 空气灰尘离子数的多少,将洁净手术室分为 4 种:

100 级(Ⅰ级特别洁净):适用于心脏手术,器官移植,人工关节置换术等无菌要求高的手术。

1000 级(Ⅱ级标准洁净):适用于骨科,整形外科,普外科的Ⅰ类手术。

10 000 级(Ⅲ级一般洁净):适用于胸外科,妇产科,泌尿外科,胃肠道手术。

100 000 级(Ⅳ级一般洁净):适用于感染手术,门诊手术,急诊手术。

二、手术室管理

(一)手术室规章制度

手术室应认真执行各项消毒隔离制度,除手术室人员及参加手术人员外,无关人员不得擅自进入;患有急性感染性疾病,尤其是上呼吸道感染者不得进入手术室;进入手术室人员必须按规定更换衣、裤、鞋、帽、口罩等,手术开始后,应尽量减少开门次数、减少走动,不得大声喊叫、咳嗽;手术安排应将无菌手术及有菌手术严格分开;若接台手术,应先安排无菌手术,后做污染或感染手术;手术室无菌物品应定期消毒,及时准备好手术用品及器械,急救物品应齐备。

(二)手术室分区管理

为保持环境洁净,必须严格区分或隔离手术室的三个区域。凡进入手术室的人员必须按规定更衣,戴专用帽子、口罩方可进入半限制区;进入半限制区的人员不可大声谈笑及高声喊叫;进入限制区内的一切人员及其活动都须严格遵守无菌原则。一切人员及物品进出手术室都必须受到严格控制,一般需要采用双通道方案:无菌通道是医务人员、手术前病人、洁净物品的行走路线;污物通道是手术后器械、敷料、污物的运输路线。

(三)手术间的清洁消毒管理

为保证手术的无菌环境,要建立严格的清洁消毒制度。包括:①每日手术前一小时开启净化空调系统,术中持续净化运行,至当日手术结束后净化空调系统继续运行,直至恢复该手术间的洁净级别。②每台手术结束后应及时对手术间进行清洁及消毒。清除污物,用消毒液、清水各擦拭 1 次地面、设备及物品。③每日做好回风口的清洁处理,每周清洗一次过滤网,每周一次彻底大扫除,每月做一次空气洁净度和生物微粒监测。④特殊感染手术时建议使用一次性物品,手术后按有关规定及方法进行消毒处理。

手术室的发展历史

第一代手术室：自然环境下进行手术，没有采用防止空气污染和接触污染的措施，手术感染率高。

第二代手术室：专门建造、非封闭建筑的手术室，有供暖、通风措施，使用消毒灭菌技术，手术感染率明显下降。

第三代手术室：具有建筑分区保护、密闭的、空调手术室，手术环境改善，术后感染率稳定降低。

第四代手术室：建立在现代科学技术基础之上的洁净手术室。

三、手术室常用手术器械与物品

（一）布类

1. 手术衣　手术衣分大、中、小三号，用于遮盖手术人员身体，起隔离作用。手术衣前襟及腰部为双层，袖口为松紧口。折叠时衣身反面向外，领子在最外侧。

2. 手术单　手术单包括大单、中单、手术巾、各种部位手术单、洞巾等，均有各自的尺寸及折叠方法。

3. 包布　为双层，用以包裹手术用品及敷料。

布类物品应选择质地细柔厚实的棉布，采用高压蒸汽灭菌，保存时间为 7 ~ 14 日，过期应重新灭菌。目前应用一次性无纺布制作并经灭菌处理的手术衣帽、布单可直接使用，但仍不能完全代替布类物品。

（二）敷料类

敷料类包括纱布类和棉花类，用于术中止血、拭血、压迫及包扎等。纱布类敷料包括不同大小的纱布垫、纱布块、纱布球（"花生米"）及纱布条。常用的棉花类敷料包括棉垫、带线棉片、棉球及棉签。敷料类物品应采用吸水性强的脱脂纱布、脱脂棉花制作，高压蒸汽灭菌。感染性手术用过的敷料需按规定送指定地点焚烧处理。

（三）器械类

1. 基本器械　①切割及解剖器械，包括手术刀（图 6-2）、手术剪（图 6-3）、剥离器、骨凿、骨剪等，用于手术切割。②夹持及钳制器械，包括止血钳（图 6-4）、钳子及镊子（图 6-5）、持针器（图 6-6）等，用于止血、分离组织、把持缝针等。③牵拉器械，包括各种拉钩、胸腹牵开器（图 6-7），用以暴露手术野，方便手术操作。④探查及扩张器械，包括各种探条、探子、探针等，用于探查及扩大腔隙等。⑤吸引器头（图 6-8），用于吸除积液积脓，清理手术野。术后用多酶溶液浸泡刷洗、流水冲洗、干燥、水溶性润滑剂保护，分类打包后高压蒸汽灭菌。

2. 特殊器械　①内镜类，如膀胱镜、腹腔镜、胸腔镜、纤维支气管镜及关节镜等。②吻合器，如食管、胃肠道、血管吻合器。③其他精密及专科仪器，如高频电刀、激光刀、电钻、手术显微镜、神经导航仪器等。可根据制作材料选用不同的灭菌方法，较好的方法是环氧乙烷灭菌。各种器械均应专人保管、定位放置、定期检查、保养、维修。

（四）缝针及缝线

缝针有弯直两种，粗细各异，根据用途及外形可分为圆针和三角针两类。圆针用于缝合

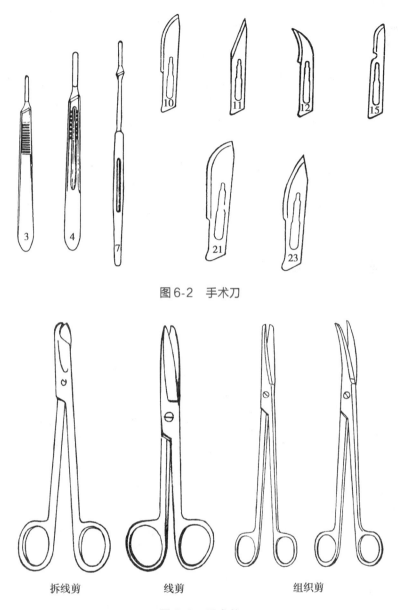

图6-2 手术刀

拆线剪　　　　　线剪　　　　　组织剪

图6-3 手术剪

血管、神经、脏器、肌肉等软组织;三角针用于缝合皮肤或韧带等坚韧组织。缝线用于缝合各类组织及脏器,粗细各异,用号码表明,常用1～10号线,号码越大,线越粗;细线用0表明,0越多,线越细。缝线可分为不可吸收和可吸收两类。不可吸收缝线包括丝线、金属线、尼龙线等;可吸收线包括天然和合成两类。天然可吸收线如肠线、胶原线,常用于胃肠、胆管、膀胱等黏膜和肌层的吻合;合成缝线如聚乳酸羟基乙酸线、聚二氯杂环己酮线等,比肠线更易吸收、组织反应轻,但价格较高。

（五）引流物

常用的有管状引流、"烟卷"引流、纱布条引流、橡皮片引流等。可根据手术部位、创腔深浅、引流液的量和性质等选择适合的引流物。

边学边练

实训五　常用手术器械、物品识别和应用

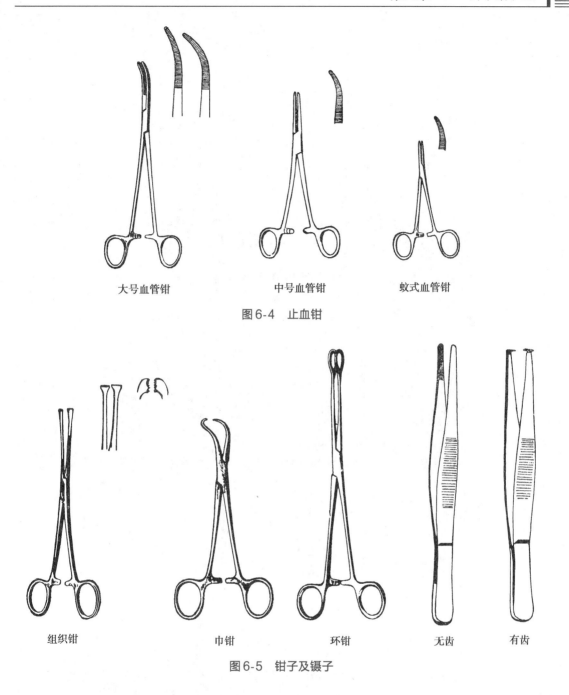

大号血管钳　　　　中号血管钳　　　　蚊式血管钳

图6-4　止血钳

组织钳　　　　巾钳　　　　环钳　　　　无齿　　　　有齿

图6-5　钳子及镊子

四、病人及手术人员的准备

（一）病人准备

1. 一般准备　病人进入手术室,护士按护理常规仔细核对病人信息,确认手术部位,认真清点查收病人携带的手术必需物品及药品。同时,应重视对病人的心理护理,减轻病人的焦虑或恐惧情绪。

2. 体位安置　巡回护士根据病人的手术部位,调整手术床或利用体位垫、体位架、固定带等物品安置合适的手术体位,应注意做到:①尽量保证病人的安全与舒适。②按手术要求

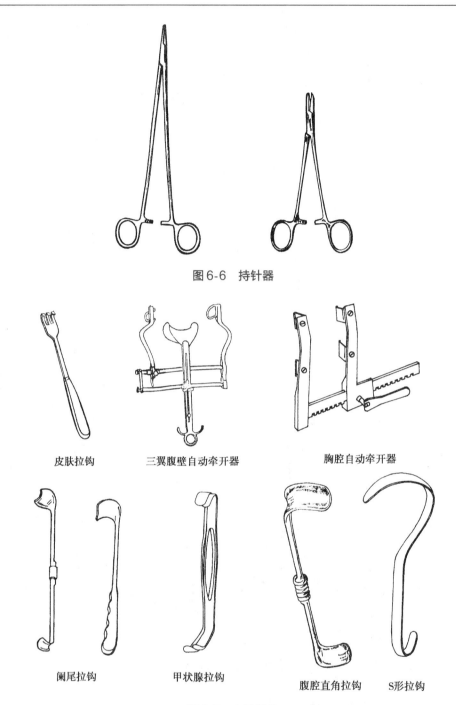

图6-6 持针器

皮肤拉钩　　三翼腹壁自动牵开器　　　胸腔自动牵开器

阑尾拉钩　　甲状腺拉钩　　腹腔直角拉钩　　S形拉钩

图6-7 各种拉钩

充分暴露手术区域。③不影响呼吸及循环功能。④肢体及关节不能悬空,应支托稳妥。⑤妥善固定,避免血管及神经受压、肌肉损伤、压疮等并发症。⑥便于麻醉及监测。⑦重视病人的隐私与尊严,不过分暴露病人的身体。常用的手术体位有以下几种(图6-9)。

(1)仰卧位:适用于腹部、颅面部、颈部、骨盆及下肢手术等,为最常见的体位。

(2)侧卧位:适用于胸、腰部及肾手术。

(3)俯卧位:适用于脊柱及腰背部手术。

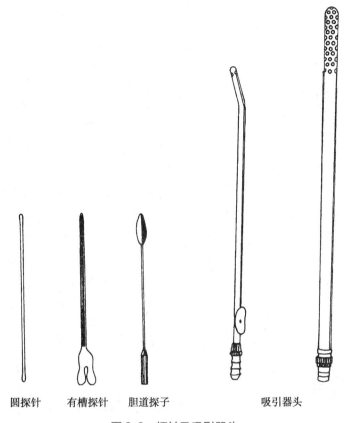

| 圆探针 | 有槽探针 | 胆道探子 | 吸引器头 |

图6-8 探针及吸引器头

(4)截石位:适用于会阴部和腹-会阴联合手术。

(5)半坐卧位:适用于鼻、咽部手术。

3. 手术区皮肤消毒 安置好手术体位后,由第一助手对手术区域皮肤进行消毒,消毒范围包括手术切口周围15~20cm的区域。若可能延长手术切口时,应适当扩大消毒范围。

4. 手术区铺单 皮肤消毒后由器械护士及手术第一助手铺盖无菌手术布单,以遮盖身体除手术野外的其他部位。铺单时至少要有四层无菌布单。如腹部手术时,先用4块皮肤巾(切口巾)遮盖切口周围;再将两块无菌中单分别铺于切口的上下方;最后将手术洞单正对切口,短端向头,长端向下肢展开。手术巾单应自然下垂,距手术台面至少30cm。

(二)手术人员准备

1. 一般准备 手术人员进入手术室,应先在非限制区更换手术室专用鞋,穿洗手衣裤,将上衣扎入裤中,自身衣物不可外露。戴专用手术帽及口罩,遮盖头发、口鼻。剪短指甲,检查手臂皮肤有无感染及破损。

2. 外科手消毒 是指手术人员通过刷洗和化学消毒方法祛除并杀灭双手和手臂皮肤上的暂存菌及部分常驻菌,达到消毒的目的,预防病人感染。传统的外科洗手方法包括肥皂水刷手、碘伏刷手和灭菌王(双氯苯双胍乙烷)刷手等。随着各种手部高效消毒剂的产生和推广,简便而有效的手臂消毒方法在临床上也随之产生。

(1)肥皂水刷手法(图6-10):①将双手及前臂用洗手液或肥皂按"七步洗手法"洗净。②用无菌手刷蘸取适量消毒皂液,左、右交替刷洗从指尖到肘上10cm的手臂区域。刷洗时

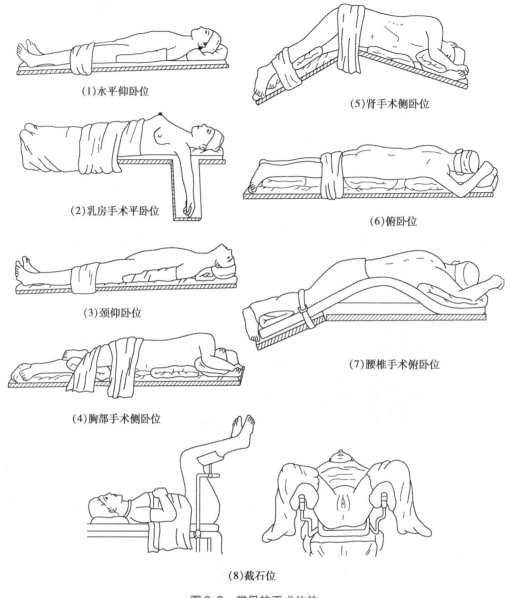

(1)水平仰卧位

(5)肾手术侧卧位

(2)乳房手术平卧位

(6)俯卧位

(3)颈仰卧位

(7)腰椎手术俯卧位

(4)胸部手术侧卧位

(8)截石位

图6-9 常见的手术体位

把每侧分成从指尖到手腕、从手腕至肘及肘上10cm三个部分。③指尖向上流水冲净,换无菌手刷,同法刷洗3遍,约10分钟。④取无菌巾由手至肘上10cm移动擦干。⑤取适量外科手消毒液,同刷手顺序,搓揉或涂搽双手至肘上6cm两遍。保持拱手姿势,待药液自行挥发至干燥。

(2)碘伏刷手法:①按传统肥皂水刷手法刷洗双手、前臂至肘上10cm,约3分钟,用清水冲净,无菌巾擦干。②用浸透0.5%碘伏的纱布,从一侧手指尖向上涂擦直至肘上6cm处,同法涂擦另一侧手臂。更换纱布后再擦一遍,保持拱手姿势,自然干燥。

(3)灭菌王刷手法:①按普通洗手法用肥皂清洗双手、前臂至肘上10cm,用清水冲净。②用消毒毛刷蘸灭菌王3~5ml刷手、前臂至肘上10cm,约3分钟,流水冲净后用无菌纱布擦干。③用浸透灭菌王的纱布从手指尖涂擦到肘上6cm处,自然干燥。

注意事项:①刷洗原则:先指后掌、先掌面后背侧,并注意指尖、指蹼、甲缘、甲沟的刷洗。②冲洗原则:先手部后前臂再上臂,指尖始终处于最高位,肘部处于最低位,避免水逆流向手部。刷洗时动作规范,用力恰当;洗手刷应灭菌;洗手时应控制水流,以防水溅到洗手服上,若有潮湿,及时更换。

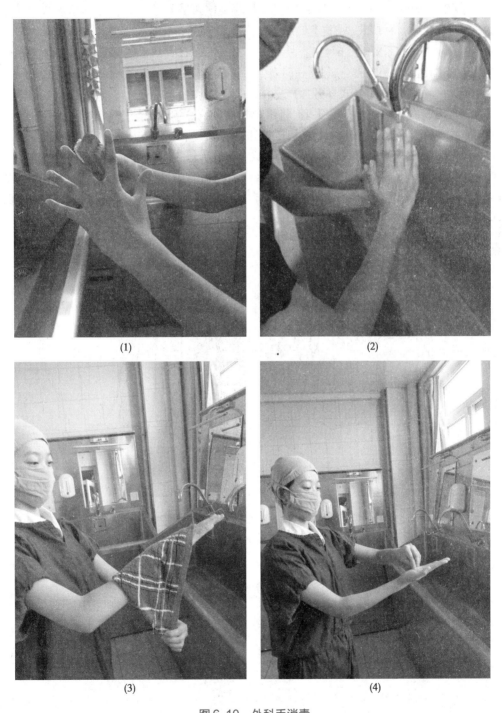

(1)   (2)

(3)   (4)

图6-10 外科手消毒

(1)无菌手刷交替刷洗   (2)流水冲洗   (3)无菌巾擦拭   (4)消毒液涂擦

3. 穿无菌手术衣　手臂刷洗消毒后,自器械台上拿取无菌手术衣,选择较宽敞处,两手提住衣领两角展开手术衣,使其内侧面朝向自己;将手术衣向上轻轻抛起,双手顺势插入袖中,两臂前伸,不可高举过肩,也不可向两侧展开,以免触碰污染。穿对开式手术衣,由巡回护士在穿衣者背后抓住衣领内面,协助拉袖口,并系好衣领后带;穿衣者双手交叉,身体略向前倾,用手指夹起腰带递向后方;巡回护士在背后接住腰带并系好。若穿全遮盖式手术衣则应戴好无菌手套后,将腰带一端提起,由巡回护士用无菌持物钳夹持腰带,绕穿衣者一周后交穿衣者自行将腰前系好(图6-11)。穿好手术衣后,穿衣者双手需保持在肩以下、腰以上、胸前,视线范围内。

4. 戴无菌手套　分闭合式和开放式戴法(图6-12)。

(1)闭合式:右手隔衣袖取左手套,将手套指端朝向手臂,拇指相对,放于左手衣袖上,两手拇指隔衣袖插入手套反折部并将之翻转于袖口;同法戴右手套。

(2)开放式:掀开手套袋,捏住手套口的翻折部(手套的内面),取出手套,分清左、右侧;显露右侧手套口,将右手插入手套内,戴好手套。注意未戴手套的手不可触及手套的外面(无菌面);用已戴上手套的右手指插入左手手套口反折部的内面(即手套的外面),帮助左

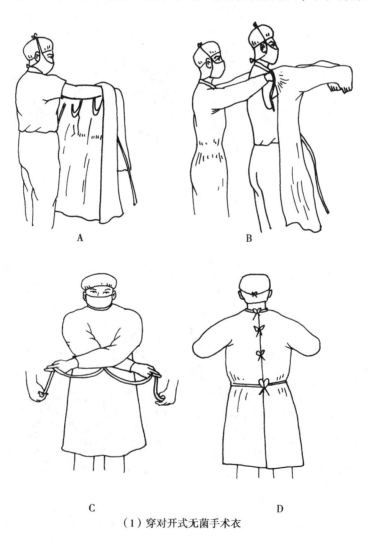

A

B

C

D

（1）穿对开式无菌手术衣

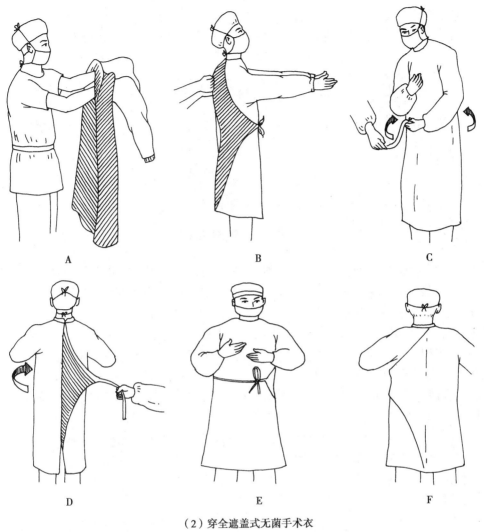

A

B

C

D

E

F

（2）穿全遮盖式无菌手术衣

图6-11 穿无菌手术衣

手插入手套并戴好；分别将左、右手套的反折部翻回，盖住手术衣的袖口。翻盖时注意已戴手套的手只能接触手套外面（无菌面）；用无菌盐水冲净手套外面的滑石粉。

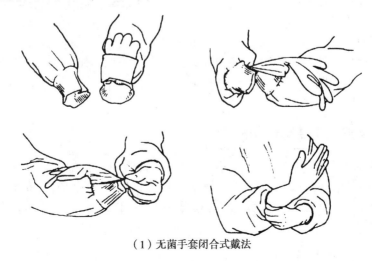

（1）无菌手套闭合式戴法

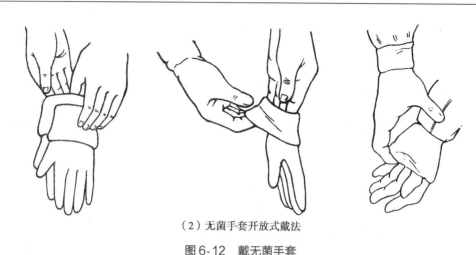

（2）无菌手套开放式戴法

图6-12　戴无菌手套

（3）协助他人戴手套：被戴者的手自然下垂；由巡回护士用双手撑开一手套，拇指对准被戴者，协助其将手伸入手套并包裹于袖口上，同样方法戴另一只手套。

注意事项：穿无菌手术衣时应在拟建立的无菌区内，以免被污染；手术衣大小长短合适，要求无污染、潮湿、破损；拿取手术衣时只可触碰手术衣内面；穿戴好手术衣、手套后，双手置胸前，不可将双手置于腋下或上举过肩，下垂过腰，不得离开手术间，不触摸非无菌物品；手术衣如有血液及体液污染应及时更换；已戴手套之手不可触及手套的内面，未戴手套之手不可触及手套的外面；参加手术前，应用无菌生理盐水冲净手套上的滑石粉；协助他人戴手套时，洗手护士应戴好手套，避免触及术者皮肤。

5. 连台手术更换手术衣　手术完毕，若需进行另一台手术时，必须更换手术衣及手套。通常情况下手术完毕，手套未破，连续施行另一手术时，可不用重新刷手，脱手套后，用高效消毒液搓揉双手至上臂下1/3两遍。同法穿无菌手术衣和戴无菌手套。若前台为污染手术，又需连续施行手术，应重新刷手。

6. 脱手术衣及手套　由巡回护士解开腰带及领口带，先脱手术衣，后脱手套。

（1）脱手术衣法：①他人帮助脱手术衣法：自己双手抱肘，由巡回护士将手术衣肩部向肘部翻转，然后再向手的方向扯脱，手套的腕部则随之翻转于手上。②个人脱手术衣法：左手抓住手术衣右肩，自上拉下，使衣袖翻向外。同法拉下手术衣左肩。脱下全部手术衣，使衣里外翻，以免手臂及刷手衣裤被手术衣外面污染。

（2）脱手套法：手套对手套脱下第一只手套：用戴手套的手抓取另一手的手套外面，翻转脱下，不可触及皮肤；皮肤对皮肤脱下另一只手套：用已脱手套的拇指伸入另一手套的里面，翻转脱下。注意手不被手套外面所污染。

边学边练

实训六　手术人员的无菌准备

五、手术室护士主要岗位与配合

手术过程中需要医护人员的密切配合，包括直接配合及间接配合。直接配合的护士称为器械护士或洗手护士，直接参与手术，管理器械台，默契配合手术操作；间接配合的护士不直接参与手术，而是在固定的手术间内配合器械护士、手术医生、麻醉师做台下巡视的护理工作，称为巡回护士。

（一）器械护士和巡回护士的工作职责

1. 器械护士　于术前1日访视病人,了解病人身心状况,向病人及家属介绍手术的相关知识。准备手术所需物品,如器械、敷料等。术前15~20分钟洗手穿无菌手术衣,戴无菌手套,整理、准备无菌器械台,与巡回护士一起清点器械、敷料等,并协助医生做好皮肤消毒、铺巾。术中与手术者默契配合,传递用物,做到及时、准确、平稳、防止损伤;随时整理用物,保持无菌区的整齐、干燥、无菌;关注手术进展,积极配合抢救;同时妥善保存术中切取的标本。关闭体腔前与巡回护士再次清点、核对物品,防止将物品遗留于病人体腔内。手术后协助医生包扎伤口,固定引流物;处理手术器械,并协助整理手术间。

2. 巡回护士　巡回护士是手术间的负责护士,术前应检查手术间的清洁与消毒是否合格,设备是否安全有效,用物是否备齐,创造最佳手术环境及条件;热情接待并检查病人,做好输血准备,建立静脉通路;协助麻醉师进行麻醉;安置病人体位,协助器械护士及手术者穿无菌手术衣;配合皮肤消毒;协助器械护士清点用物并记录。术中关注手术进展,供应术中用物、随时调整灯光;保持手术间清洁、安静,随时补充用物;保证输血、输液通畅;监督手术人员遵守无菌原则;并负责外部联络。关闭体腔前再次与巡回护士清点、核对物品,并记录签名;术后协助医生包扎切口、固定引流管,与护送病人的人员仔细交接;整理手术间并清洁消毒。

（二）器械台的护理工作

1. 器械台要求　手术器械台用于手术中放置各种无菌物品及器械。分为大、小两种,大号器械桌长宽高分别为110cm×60cm×90cm,小号器械桌为80cm×40cm×90cm。应根据手术的性质、范围进行选择。

2. 铺无菌台　由巡回护士将手术包置于器械台上,并用手打开包布的外层,再用无菌钳先远后近地打开第二层包布。器械护士刷手后用手打开第三层包布,注意无菌单下垂至少30cm;穿无菌手术衣并戴无菌手套后将器械分类、有序地摆放于器械台上。上刀片,穿好2根针线,与巡回护士共同清点器械及敷料数目。

3. 器械托盘　为可调高低的长方形托盘,盘面48cm×33cm,横置于病人适当部位,用于手术时放置刀剪钳等常用器械和物品。手术区铺单时用双层手术单包裹,并在其上再铺手术巾。病人消毒皮肤铺巾后将切开皮层的用物移放在手术台托盘上。

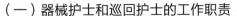

边学边练

实训七　常用手术体位的安置、手术区消毒及铺巾、器械台管理和手术配合

（三）手术中的无菌原则

在手术室的所有人员都应严格执行无菌操作原则,以预防术后切口感染,保证病人的安全。

1. 明确无菌范围　手术人员消毒后的手臂不准接触未经消毒的物品。穿无菌手术衣及戴好无菌手套后,背部、腰部以下和肩部以上都应视为有菌区。无菌桌仅桌缘平面以上为无菌区,手术台边缘及以下的布单不可接触,凡下坠超过手术台边缘以下的物品一概不可再拾回使用。任何无菌包及容器的边缘均视为有菌,取用无菌物品时不可触及。手术过程中手术人员须面向无菌区,并在规定区域内活动。

2. 保持无菌物品的无菌状态　无菌区内所有物品都必须为无菌,若无菌包破损、潮湿、可疑污染时均应视为有菌。手术中若手套破损或接触到有菌物品,应立即更换。前臂或肘部若污染应立即更换手术衣或加套无菌袖套。无菌区的布单若湿透应加盖或更换干的无菌

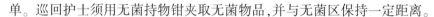

单。巡回护士须用无菌持物钳夹取无菌物品，并与无菌区保持一定距离。

3. 减少空气污染 手术时应关闭门窗，减少人员走动，室内空调机风口不能吹向手术台。参观手术人员不宜超过2人/间，不可在室内频繁走动，也不可过于靠近手术者或站得过高。手术过程中勿高声谈笑，避免不必要的谈话，尽量避免咳嗽、打喷嚏，不得已时注意不要面对无菌区。口罩潮湿应更换。请他人擦汗时，头应转向一侧。

4. 保护皮肤切口 切开皮肤前先用无菌聚乙烯薄膜覆盖，再经薄膜切开皮肤。切开皮肤和皮下脂肪层后，应以大纱布垫或手术巾遮盖边缘并固定。凡与皮肤接触的刀片和器械不应再用。延长切口或缝合前，皮肤再用75%乙醇消毒一次。暂停手术时，切口应用无菌巾覆盖。

5. 正确传递物品及调换位置 手术中传递器械及用物时，应由器械台正面方向递给，不可由手术人员背后或头顶方向传递。若手术人员需调换位置，应先退后一步，转过身背对背地转至另一位置。

6. 污染手术的隔离技术 在进行胃肠道、呼吸道、宫颈等部位的污染手术中，切开空腔脏器前先用纱布垫保护周围组织，并随时吸净外流的内容物。被污染的器械和物品应放在专用放污染器械的盘内，避免与其他器械接触。污染的缝针及持针器应在等渗盐水中刷洗。手术人员应及时更换无菌手套或用无菌溶液冲洗，尽量减少污染的可能。

第三节 手术后病人的护理

手术损伤可导致病人防御能力下降，术后切口疼痛、禁食及应激反应等均可加重病人的生理、心理负担。护理重点是密切观察病情变化，防止并发症，帮助病人减少痛苦与不适，给予适当的健康指导，促进病人全面康复。

【护理评估】

（一）术中情况

了解手术方式和麻醉类型，手术过程是否顺利，术中出血、输血、输液的情况，手术中病情变化，引流管放置情况。病人是否苏醒，其意识、感觉、运动情况如何。

（二）身体评估

1. 生命体征 手术后需监测体温、脉搏、呼吸、血压是否正常。同时应注意观察意识、瞳孔的变化等，并做好记录。

（1）体温：术后由于机体对手术后组织损伤后分解产物、渗血渗液的吸收，病人的体温可略升高，一般在38.0℃左右，于术后2~3日逐渐恢复正常，属于正常现象，临床上称为外科手术热（吸收热），不需要特殊处理。若体温升高幅度过大、时间超过3日、恢复后又再次升高应注意监测体温并寻找原因。

（2）脉搏：正常情况下，术后脉搏稍快于正常。若脉搏过慢可由于麻醉或心血管疾病引起；脉搏过快可由于高热、失血或心、肺疾病引起。

（3）呼吸：通常术后呼吸较深慢。若频率快，呼吸困难，可能有缺氧、休克发生；呼吸浅慢，可能有呼吸抑制；呼吸道不通畅，可能由于舌后坠、痰液黏稠等原因引起。

（4）血压：术后病人血压应该恢复正常。若病人的收缩压<80mmHg或连续测量血压时，病人的血压持续下降5~10mmHg时，表示有异常情况。可能的原因有失血、麻醉过深、肌松剂药效、末梢血供不畅、体位改变过快等。

2. 切口情况　应注意观察切口有无出血、渗血、渗液、感染、敷料脱落及切口愈合等情况。切口的愈合可分为三级,分别用"甲、乙、丙"表示:甲级愈合:切口愈合优良,无不良反应。乙级愈合:切口处有炎症反应,但未化脓。丙级愈合:切口化脓,需要切开引流。

3. 引流情况　观察并记录引流液的性状、量、色;注意引流管是否通畅,有无扭曲、折叠、脱落等。

4. 营养状况　注意营养的摄入是否能够满足病人机体的需要,同时应注意病人是否出现水、电解质平衡失调。

5. 常见不适　注意观察病人是否出现切口疼痛、发热、恶心、呕吐、呃逆、腹胀、尿潴留等术后常见不适,程度如何。

6. 并发症　注意评估有无出血、切口感染、切口裂开、肺不张及肺部感染、泌尿系统感染、深静脉血栓形成等术后并发症,及其危险因素。

（三）心理-社会状况

随着原发病的解除和安全度过麻醉及手术,病人心理上会有一定程度的解脱感,但随着切口疼痛的减轻、生命体征的恢复,病人会出现新的心理变化。应注意了解病人术后的心理感受,评估有无引起术后不良心理变化的原因,突出表现在:①担心手术效果,对手术效果预期较高。②手术致正常生理结构和功能改变,担忧手术对今后生活、工作及社交带来不利影响。③术后的不适或并发症的发生。④担忧住院费用昂贵,经济能力难以维持后续治疗。

（四）辅助检查

了解血、尿常规,生化检查,血气分析等结果,尤其注意尿比重、血清电解质水平、血清蛋白的变化。

【常见护理诊断/问题】

1. 急性疼痛　与手术创伤有关。

2. 有体液不足的危险　与失血、体液丢失、禁食禁饮、液体量补充不足有关。

3. 低效性呼吸型态　与术后特殊体位、活动量少、切口疼痛、呼吸运动受限等有关。

4. 营养失调:低于机体需要量　与术后禁食、创伤后机体代谢率增高有关。

5. 活动无耐力　与手术创伤、机体负氮平衡有关。

6. 潜在并发症:出血、感染、切口裂开、深静脉血栓形成等。

【护理措施】

（一）一般护理

1. 安置病人　病人术后返回病房后,应妥善安置:①与手术室人员做好床旁交接。②移动病人至病床时动作平稳,注意保护头部、手术部位及各种引流管和输液管道。③正确连接各引流装置。④检查输液是否通畅,滴速是否适合。⑤遵医嘱给氧。⑥注意保暖。

2. 体位　根据麻醉情况、术式、疾病性质等安置病人体位:①麻醉未清醒者采取去枕平卧位,头偏一侧,防止口腔分泌物或呕吐物误吸。②蛛网膜下腔麻醉者应去枕平卧 6～8 小时,以防止脑脊液外漏,避免头痛。③硬膜外麻醉者应平卧 4～6 小时,以防血压波动。④麻醉反应过后,病人血压平稳,可根据手术部位及病情需要调整体位:颅脑手术后如无休克或昏迷,可取 15°～30°头高足低斜坡卧位,以利于血液循环,预防脑水肿,降低颅内压;颈胸部手术后多取高坡半坐卧位,有利于呼吸及引流,增加肺通气量;腹部手术后多取低坡半坐卧位或斜坡卧位,以利于引流,防止发生膈下脓肿,并降低腹壁张力,减轻疼痛;脊柱或臀部手术后可取俯卧或仰卧位。

3. 病情观察 根据手术的大小及麻醉类型监测生命体征。全麻或大手术病人术后每15～30分钟测量1次脉搏、呼吸、血压及瞳孔、神志，病情平稳后可改为每小时1次或遵医嘱定时测量，并做好记录；中、小型手术后每小时测量并记录1次血压、脉搏、呼吸，至生命体征平稳。有条件者可使用床旁心电监护仪连续监测。中等及较大手术，术后还需根据病情或医嘱详细记录24小时出入量，必要时留置尿管观察并准确记录尿量。

4. 饮食护理 手术后开始进食的时间与麻醉方式、手术范围及是否涉及胃肠道有关。禁食期间应注意由静脉补充足够的水、电解质及营养，以保持其平衡状态。同时应注意病人的口腔卫生。能进食者应鼓励摄入高蛋白、高热量、高维生素饮食。

（1）非腹部手术：局麻下行小手术的病人术后即可进饮食或依据病人的要求。蛛网膜下隙和硬脊膜外隙麻醉者术后3～6小时可根据病情给予适当饮食。全身麻醉者应待病人麻醉清醒，恶心呕吐消失后可给予流质饮食，以后逐渐给半流质或普食。大手术者可在术后2～3日由流质饮食逐渐过渡到正常饮食。

（2）腹部手术：一般在术后禁饮食24～48小时，待肠道功能恢复、肛门排气后开始进食少量流质饮食，逐步递增至全量流质饮食，第5～6日进食半流质饮食，第7～9日可进软食逐步过渡到普食。留置空肠营养管者，可在术后第二日自营养管滴入营养液。开始进食早期应避免食用牛奶、豆类等胀气食物。

5. 切口护理 应注意保持术后敷料的清洁干燥，若敷料被渗湿、脱落或被大小便污染应及时更换；若切口疼痛明显且有感染迹象应及时通知医生，尽早处理。切口缝线拆除时间依据病人年龄、切口部位、局部血液供应情况决定。一般头、面、颈部4～5日拆线；下腹部及会阴部6～7日；胸部、上腹部、背部、臀部7～9日；四肢10～12日，近关节处可适当延长；减张缝线14日。

6. 引流护理 有效的引流是防止术后发生感染的重要环节。应注意妥善固定，防止松脱；保持引流通畅，避免引流管扭曲、受压、阻塞；观察并记录引流液的颜色、性质及量，及时发现异常情况；更换引流袋或引流瓶时应注意无菌操作。待引流量减少后，可拔除引流管，具体时间为：较浅表部位的乳胶引流片一般于术后1～2日拔除；单腔或双腔引流管多用于渗液脓液较多的病人，多于术后2～3日拔除；胃肠减压管一般在肠道功能恢复，肛门排气后拔除；导尿管可留置1～2日。

7. 活动与休息 术后早期活动可增加肺活量，有利于肺的扩张和分泌物的排出，预防肺部并发症；可促进血液循环，利于伤口愈合，预防压疮和下肢静脉血栓形成；可促进胃肠道蠕动，防止腹胀及肠粘连；可促进膀胱功能恢复，防止尿潴留。病情稳定后鼓励病人早期床上活动，争取在短期内下床活动。活动方法为：手术当日麻醉作用消失后即鼓励病人在床上活动，包括深呼吸、活动四肢及翻身；术后1～2日可试行离床活动，先让病人坐于床沿，双腿下垂，然后让其下床站立，稍作走动，以后可根据病人的情况、能力逐渐增加活动范围和时间。在病人活动时应注意随时观察病人情况，不可随便离开病人；活动时注意保暖；每次活动不能过量；病人活动时若出现心慌、脉快、出冷汗等，应立即扶助病人平卧休息；对重症病人或有特殊制动要求的病人应根据病情具体制订活动时间。

（二）心理护理

加强巡视与沟通，倾听病人感受，明确其心理状态，及时给予安慰。针对出现的不适及时做好解释并实施缓解措施，安定病人及家属情绪。帮助病人适应术后生理功能的改变，对缺乏社会支持的病人给予更多的关心。

（三）常见术后不适的护理

1. 切口疼痛　麻醉作用消失后可出现切口疼痛，一般术后 24 小时最为剧烈，2~3 日后逐渐缓解。咳嗽、翻身等动作可因切口张力增加而加剧疼痛。

护理要点：①观察病人疼痛的时间、部位、性质和规律，明确疼痛的原因及程度。②遵医嘱给予镇静、止痛药，如地西泮、布桂嗪、哌替啶等，必要时可 4~6 小时重复使用或使用镇痛泵。③引流管移动所致的切口牵拉痛应妥善固定引流管。④指导病人运用正确的非药物止痛方法，如在翻身、深呼吸、咳嗽时用手按压伤口部位、分散注意力等。

2. 发热　手术后病人若体温升高大于 38.5℃ 或发热持续不退，以及术后 3~5 日后发热，常见的原因为感染。一般术后较易发生感染的部位是切口、肺部、泌尿道及静脉留置导管。

护理要点：①监测体温及伴随症状。②手术后发热不超过 38.5℃ 可暂不作处理，若超过 39℃ 给予物理降温，如冰袋降温、酒精擦浴等，必要时可应用解热镇痛药物。③发热期间应保证病人有足够的液体摄入，及时更换潮湿的床单或衣裤。

3. 恶心、呕吐　多为麻醉后的胃肠道功能紊乱的反应，一般于麻醉作用消失后自然消失。其他可能的原因有颅内压升高、糖尿病酸中毒、尿毒症、低钾、低钠等。腹部手术后频繁呕吐应考虑急性胃扩张或肠梗阻。

护理要点：①协助病人取合适体位，头偏向一侧，防止发生误吸。②呕吐后及时清除呕吐物，清洁病人口腔及整理床单位。③遵医嘱给予止吐、解痉药物，也可针刺内关、足三里等。

4. 腹胀　术后早期腹胀是由于麻醉抑制胃肠道功能、肠腔内积气过多引起，多于术后 2~3 日，胃肠蠕动功能恢复、肛门排气后自然缓解。若术后数日仍未排气，伴严重腹胀，肠鸣音消失，应考虑腹腔内炎症或其他原因所致的肠麻痹；若腹胀伴阵发性绞痛，肠鸣音亢进，应警惕机械性肠梗阻。

护理要点：①鼓励或协助病人多翻身，早期下床活动。②采用持续性胃肠减压或肛管排气。③遵医嘱使用促进肠蠕动的药物。④已确诊为机械性肠梗阻、低血钾、肠瘘等病人应对因处理。

5. 尿潴留　多发生在腹部和肛门会阴部手术后，主要由于麻醉后排尿反射受抑制、膀胱和后尿道括约肌反射性痉挛及病人不适应床上排尿等引起。若病人术后 6~8 小时尚未排尿或虽有排尿但尿量少，应作耻骨上区叩诊。若叩诊呈浊音，说明有尿潴留。

护理要点：①如病情允许，可协助其坐起或站立排尿。②诱导排尿，如听流水声、下腹部热敷、按摩、女病人用温水冲洗会阴。③遵医嘱应用镇静或止痛药解除疼痛或用氯贝胆碱等药物刺激膀胱逼尿肌收缩。④上述措施无效时在严格无菌操作下导尿。若导尿量超过 500ml 或有骶前神经损伤、前列腺肥大者，应留置导尿，留置导尿期间应注意导尿管护理及膀胱功能训练。

6. 呃逆　神经中枢或膈肌受刺激时可出现呃逆，多为暂时性的。持续呃逆应首先考虑胃潴留、胃扩张或膈下感染。

护理要点：①手术后早期发生暂时性呃逆者可压迫眶上缘、适量吸入二氧化碳、抽吸胃内积气和积液。②遵医嘱给予镇静或解痉药物。③若上腹部手术后出现顽固性呃逆，应警惕膈下感染，协助医师及时治疗。

（四）并发症的观察及护理

1. 出血 术后出血可发生于手术切口、空腔脏器及体腔内。常于术后 24～48 小时内发生。发生原因主要与术中止血不彻底、术后结扎线松脱、术中痉挛的小血管断端术后舒张及凝血机制障碍等有关。

护理要点：①严密观察病人生命体征、手术切口及敷料情况，若切口敷料被血液渗湿，可怀疑手术切口出血，应进一步检查明确出血状况和原因。②注意观察引流液的性状、量及颜色的变化，警惕内出血的发生。③注意观察病情变化，特别是在输入足够的液体和血液之后，出现低血容量性休克的早期表现，如烦躁、心率加快、尿量减少等，提示有术后出血。④少量出血时，更换切口敷料、加压包扎，遵医嘱应用止血药物。⑤若为活动性出血，应迅速建立静脉通道，加快输液速度，做好再次手术止血准备。

2. 切口感染 常发生于术后 3～5 日。发生原因与无菌操作不严格，局部有血肿、无效腔、异物残留，引流物放置不当，组织损伤严重以及全身抵抗力低下有关。表现为切口疼痛加重或减轻后又加重，局部有红、肿、热、疼痛、触痛或波动感，有脓性分泌物。伴或不伴有体温升高、脉搏加速、血白细胞计数和中性粒细胞比例增高。

护理要点：①术前完善皮肤和肠道准备。②严格遵守无菌技术原则。③手术操作中严格止血，避免切口渗血、血肿。④保持切口敷料的清洁、干燥、无污染。⑤加强营养支持，增强病人抗感染能力。⑥遵医嘱正确合理应用抗生素。⑦密切观察手术切口情况，若发现切口感染，在炎症早期，应勤换敷料、局部理疗、遵医嘱使用有效抗生素等控制感染。若形成脓肿，应及时切开引流，必要时可拆除部分缝线或放置引流管引流脓液，定期换药。

3. 切口裂开 多见于腹部及肢体邻近关节部位，常发生于术后 1 周左右。发生原因主要与营养不良、切口缝合不佳、感染及腹内压突然增高有关。病人在突然增加腹压时，自觉切口剧疼和突然松开，有大量淡红色液体自切口溢出。切口全层裂开，有肠管和网膜脱出者为完全性切口裂开；除皮肤缝线完整未裂开外，深层组织全部裂开者为部分性切口裂开。

护理要点：①手术前加强营养支持。②手术时避免强行缝合造成腹膜等组织撕裂。③关闭体腔时采用减张缝合，术后延缓拆线时间。④手术后用腹带或胸带适当加压包扎，减轻局部张力。⑤避免用力咳嗽、腹胀、用力排便等引起腹内压增加的因素。⑥手术切口位于肢体关节部位者，应避免大幅度动作。⑦预防切口感染。⑧若发现腹部切口全层裂开时，应立即让病人平卧，在安慰病人的同时，立即用无菌生理盐水纱布覆盖切口，并用腹带包扎，通知医生，护送病人入手术室重新缝合；术后放置胃肠减压。若有内脏脱出，切忌在床旁还纳内脏，以免造成腹腔内感染。切口部分裂开或裂开较小时，可暂不手术，待病情好转后择期行切口疝修补术。

4. 肺不张及肺部感染 常发生在胸、腹部大手术后，多见于老年人、长期吸烟和急、慢性呼吸道感染者。发生原因主要与病人术后呼吸活动受限，肺通气不足以及不能有效咳出呼吸道分泌物有关。表现为术后早期发热，呼吸和心率加快，继发感染时体温升高明显，血白细胞计数和中性粒细胞比例增高等。

护理要点：①术后取平卧位，头偏向一侧，防止呕吐物和口腔分泌物的误吸。②术后鼓励病人深呼吸、有效咳嗽，协助其翻身、拍背或给予雾化吸入，促进呼吸道分泌物排出。③胸、腹带包扎松紧适宜。④协助病人取半卧位，病情允许可尽早下床活动。⑤遵医嘱给予有效抗生素及祛痰药物。

5. 泌尿系统感染 多发生于膀胱，严重时向上蔓延形成肾盂肾炎，以女性病人多见。

发生原因主要与尿潴留、长时间留置导尿或多次导尿、残余尿量增多有关。表现为尿频、尿急、尿痛、排尿困难,一般无全身症状,尿常规检查有较多红细胞和脓细胞。急性肾盂肾炎,主要表现为畏寒、发热、肾区疼痛;白细胞计数增高等。

护理要点:①指导病人术后自主排尿。②鼓励病人多饮水,保持每日尿量在 1500ml 以上。③及时处理尿潴留,留置导尿时必须严格遵守无菌操作原则。④观察尿液并及时送检,根据尿培养及细菌药敏试验选择有效抗生素控制感染。

6. 深静脉血栓形成或血栓性静脉炎　多发生于下肢。发生原因主要与老年人或肥胖者,术后长期卧床、活动减少,导致血流缓慢;外伤,手术静脉置管引起血管壁损害;血液呈高凝状态这三大因素有关。主要表现为小腿轻度疼痛和压痛或腹股沟区疼痛、压痛,患肢凹陷性水肿,沿静脉走行有触痛,可扪及条索状变硬的静脉。一旦血栓脱落可引起肺动脉栓塞,导致死亡。

护理要点:①鼓励病人早期下床活动。②卧床期间进行肢体的主动和被动运动。积极的下肢运动、穿弹力袜、抬高下肢、按摩腿部肌肉等方法,都可促进下肢静脉回流,预防下肢静脉血栓形成。③术后补充足够的水分可降低血液黏滞度,血液呈高凝状态者,可遵医嘱预防性口服小剂量阿司匹林或复方丹参片。④若发生深静脉血栓形成,应抬高、制动患肢,严禁局部按摩及经患肢输液,以防血栓脱落。同时遵医嘱给予抗凝、溶栓治疗。

（五）健康指导

1. 根据病人的心理状态给予个体化心理疏导,使病人缓解不良的心理问题,保持乐观的心态。

2. 按照病人需求指导病人,使病人能够了解病情、治疗和护理的目的及配合。

3. 指导并监督病人进行术后锻炼,如深呼吸、有效咳嗽、床上活动及早期离床活动。教会病人缓解不适及预防术后并发症的简单方法。

4. 指导病人定期门诊随访。

（卢玉彬）

 思考题

1. 王先生,50 岁。十二指肠溃疡 30 年,上腹部隐痛 1 年,近 1 个月又出现呕吐并逐渐加剧,呕吐隔夜宿食,精神状态差,消瘦明显,皮肤弹性差,贫血貌,经胃镜检查确诊为十二指肠溃疡并发幽门梗阻,有明确的手术指征,将于近日择期行胃大部切除术,主治医生并已向病人及家属交代手术可能的风险及并发症。病人及家属均表示理解并同意手术方案。

请问:

(1)从提高病人对手术的耐受力考虑,首要的护理诊断/问题是什么?

(2)应做好哪些术前准备?

(3)术后对该病人饮食指导的内容有哪些?

2. 实习护士小骆来到手术室实习,跟随带教高老师上台配合手术,术前高老师示范并指导小骆进行外科手消毒。

请问:

(1)外科手消毒的主要步骤有哪些?

(2)手术中小骆需遵循哪些无菌原则?

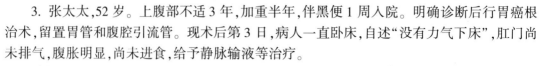

3. 张太太,52 岁。上腹部不适 3 年,加重半年,伴黑便 1 周入院。明确诊断后行胃癌根治术,留置胃管和腹腔引流管。现术后第 3 日,病人一直卧床,自述"没有力气下床",肛门尚未排气,腹胀明显,尚未进食,给予静脉输液等治疗。

请问:

(1)目前病人最主要的护理诊断/问题有哪些?

(2)针对该病人目前状况,护士应采取哪些护理措施?

(3)鼓励病人术后早期活动的目的是什么?

(4)如何做好该病人引流管的护理?

第七章　外科感染病人的护理

学习目标

1. 具有良好的职业道德,保护病人隐私,关爱病人,减轻病人痛苦,维护健康。
2. 掌握外科感染病人的护理评估和护理措施。
3. 熟悉外科感染的常见致病菌,外科感染病人的常见护理诊断/问题。
4. 了解外科感染的特点及分类、转归。
5. 学会对外科感染病人进行护理评估,并运用所学知识对其进行护理和开展健康教育。

工作情景与任务

导入情景:

　　某公司文员小张,女性,22 岁。上嘴唇出现一个小硬结,局部发红、肿胀、疼痛,2 天后硬结中央出现黄白色的脓头,小张担心影响美观用手将其挤破排脓,第二天出现寒战、高热、头痛,家人立即将其送到医院。入院时烦躁不安、呕吐、眼部周围组织红肿,测体温为 40℃。

工作任务:

1. 对小张进行护理评估。
2. 提出目前主要的护理诊断/问题,并进行正确的护理措施。
3. 对小张进行正确的健康指导。

第一节　概　述

　　感染是指病原体入侵机体引起的局部或者全身炎症反应,病原体主要有细菌和真菌等。外科感染(surgical infection)指发生在组织损伤、空腔器官梗阻和手术后的感染。

【感染的特点及分类】

（一）外科感染的特点

1. 常为多种细菌引起的混合性感染。

2. 多数外科感染与组织损伤、手术有关,但在人体抵抗力下降、局部梗阻、血流缓慢等因素的诱导下也可发生内源性感染。

3. 有明显的局部症状和体征,严重时可有全身表现。

4. 常依赖于手术及换药处理。

（二）外科感染的分类

1. 按致病菌特性分类

（1）非特异性感染:又称一般性感染或化脓性感染,是感染中最常见的类型。常见致病菌有金黄色葡萄球菌、溶血性链球菌、大肠埃希菌等。常见疾病有疖、痈、丹毒、急性淋巴结炎、手部感染等,病变通常先有急性炎症反应,继而发展为局部化脓,同一种致病菌可引起多种化脓性感染疾病,在病理变化、身体状况和治疗方法上有共同之处。感染可由单一病菌引起,也可由多种病菌共同作用形成混合感染。

（2）特异性感染:是由结核分枝杆菌、破伤风梭菌、产气荚膜梭菌等特异性病菌引起的感染。一种致病菌仅引起一种特定性的感染,具有独特的表现,防治措施也各有特点。

2. 按病程分类

（1）急性感染:病程在3周以内的感染。

（2）慢性感染:病程超过2个月的感染。

（3）亚急性感染:病程介于3周与2个月之间的感染。

3. 按病原菌的来源分类

（1）内源性感染:有少数细菌在正常情况下,寄生于人体内,不引起疾病,当机体抵抗力下降或受外界因素影响时,成为致病菌造成机体感染。

（2）外源性感染:是指来自机体外的病原菌所引起的感染,如伤口感染等。

此外,外科感染按感染发生情况分为原发性感染和继发性感染。按发生条件分为机会性感染、二重感染和医院内感染等。

【外科感染的常见致病菌】

引起外科感染的致病菌很多,其常见的化脓致病菌特点见表7-1。

表7-1 常见化脓致病菌

致病菌	致病特点	脓液特点
金黄色葡萄球菌	产生溶血素、杀白细胞素和血浆凝固酶,引起疖、痈、脓肿、伤口感染、骨髓炎等	黄色、稠厚、不臭、感染易局限,可形成转移性脓肿
化脓性链球菌A群	产生溶血素、透明质酸酶、链激酶等引起淋巴管炎、急性蜂窝织炎、脓毒症等	淡红色、稀薄、量大、感染易扩散
大肠埃希菌	单独致病力弱,常与厌氧菌混合感染,引起阑尾炎等腹腔内感染	单独感染不臭,混合感染脓液稠厚、灰白色、有恶臭或粪臭
铜绿假单胞菌	对多数抗生素不敏感,常引起大面积烧伤创面的感染及脓毒症	淡绿色、特殊的甜腥味
脆弱类杆菌	厌氧菌,有产气性,多与需氧菌形成混合感染,是腹腔内感染的主要致病菌之一	恶臭
变形杆菌	对常用抗生素有耐药性,是腹膜炎、尿路感染、烧伤创面感染的主要致病菌之一	特殊的恶臭

【外科感染的转归】

致病菌的毒力、机体局部及全身的抵抗力、感染部位和治疗措施是否得当等因素决定了感染的转归有4种：①感染痊愈：当机体抵抗力强、治疗及时和有效时，吞噬细胞和免疫成分能较快的抑制病菌，清除组织细胞崩解产物与死菌，使炎症消退，感染痊愈。②局限化：当机体抵抗力占优势时，可使感染局限化，形成脓肿。③转为慢性：病菌大部分被消灭，但尚有少量残存；当机体抵抗力和病菌的毒力处于平衡状态时，转为慢性炎症。④感染扩散：致病菌毒力大、数量多、机体抵抗力弱时，感染扩散，引起严重的全身性感染。

第二节 浅部组织细菌性感染病人的护理

浅部组织细菌性感染主要包括以下几种：

1. 疖　俗称疔疮，是单个毛囊及其周围组织的急性细菌性化脓性炎症。好发于头面、颈项和背部等毛囊丰富的部位。常见致病菌为金黄色葡萄球菌。多个疖同时发生在身体各处或反复发生，称为疖病，常见于营养不良和抵抗力低下的病人。

2. 痈　是多个相邻毛囊及其周围组织同时发生急性细菌性化脓性炎症，也可由多个疖融合而成。好发于颈项、背部等皮肤厚韧的部位(图7-1)，常见的致病菌是金黄色葡萄球菌。

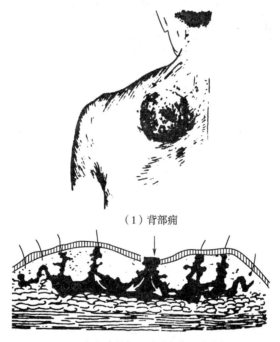

（1）背部痈

（2）痈的切面（黑色表示脓液）

图7-1　痈

3. 脓肿　是指化脓性感染发生后，组织或器官内病灶坏死、液化后形成脓液，积聚在体内，有完整的腔壁。常见的致病菌是金黄色葡萄球菌。一般在感染原发部位形成脓肿；少数情况下，致病菌可通过血液播散至身体其他部位，即形成转移性脓肿。

4. 急性蜂窝织炎　是指发生在皮下、筋膜下、肌间隙或深部蜂窝组织的急性细菌感染的非化脓性炎症。主要致病菌是溶血性链球菌，其次是金黄色葡萄球菌。

5. 丹毒 是皮肤网状淋巴管的急性非化脓性炎症。好发于下肢和面部。常见的致病菌是乙型溶血性链球菌,常伴有足癣、皮肤损伤、口腔溃疡等皮肤黏膜病损。

6. 急性淋巴管炎和急性淋巴结炎 是指细菌从皮肤、黏膜破损处或其他感染病灶侵入淋巴流,导致淋巴管与淋巴结的急性炎症。一般属非化脓性感染。急性淋巴管炎表现为网状淋巴管炎(丹毒)和管状淋巴管炎。常见的致病菌是乙型溶血性链球菌、金黄色葡萄球菌。

【护理评估】

（一）健康史

评估病人的营养状况;了解病人既往有无感染病史,目前是否伴随结核病、糖尿病等慢性疾病,有无足癣、银屑病等皮肤病,有无皮肤、黏膜开放性损伤,近期是否使用糖皮质激素、化疗药物等免疫抑制剂。

（二）身体状况

1. 局部表现 浅部感染一般具有感染共性,局部出现红、肿、热、痛的炎性肿块,中央部位逐渐坏死、化脓,最后脓肿破溃。不同的浅部感染又各具特点(表7-2)。

2. 全身表现 若病灶部位较深、感染扩散、脓液引流不畅,则可出现寒战、发热、头痛、食欲减退、脉率快等全身表现。

表7-2 浅部组织细菌性感染的身体状况

感染名称	主要特点
疖	初为红、肿、热、痛的小硬结,逐渐增大为锥形隆起。数日后,结节中央出现黄白色的脓栓,触之稍有波动;继而,大多脓栓可自行脱落、破溃,炎症逐渐消失而愈合。"危险三角区"的疖被挤压可致颅内化脓性海绵状静脉窦炎,出现眼部及周围组织红肿,可有寒战、高热、头痛、呕吐及昏迷等症状,严重者危及生命
痈	局部小片皮肤硬肿、热痛,肤色暗红,其中可有多个脓点。脓点增大、增多,中心处破溃流脓,疮口呈蜂窝状。唇痈易引起颅内化脓性海绵状静脉窦炎
脓肿	浅部脓肿局部红、肿、热、痛明显,有波动感;深部脓肿有局部疼痛、压痛及全身症状,穿刺抽到脓液有助诊断
急性蜂窝织炎	局部疼痛、红肿,无明显边界,病变中央常缺血坏死。深部感染者多伴全身症状。口底、颌下急性蜂窝织炎可致喉头水肿、气管受压引起窒息
丹毒	局部片状皮肤红疹、稍隆起、色鲜红、中间稍淡、边界清楚、灼痛感。常有寒战、发热等全身症状。下肢丹毒反复发作可引起淋巴水肿,甚至发展成"象皮肿"
急性淋巴管(结)炎	浅层淋巴管炎,在原发感染灶近心端,见一条或多条"红线",硬而压痛;深层淋巴管炎无皮肤充血,但患肢肿胀,沿淋巴管有压痛。急性淋巴结炎轻者淋巴结肿大、有疼痛和触痛,严重者可形成局部脓肿而有波动感或破溃流脓,并伴有全身症状

（三）心理-社会状况

疼痛、寒战、发热等可引起病人的焦虑。女性病人常担忧面部感染影响容颜。

（四）辅助检查

1. 血常规检查 有全身症状者,血白细胞计数和中性粒细胞比例增高。

2. 血液、脓液细菌培养 细菌培养和药物敏感试验可确诊病原菌。

3. 影像检查　B超、CT、MRI检查可早期发现深部脓肿。

（五）处理原则

消除病因，及时处理原发病灶，脓肿形成时切开引流。必要时使用抗生素及支持疗法。浅部组织细菌性感染的处理原则见表7-3。

表7-3　浅部组织细菌性感染的处理原则

感染名称	处理原则
疖	早期局部涂碘酊、鱼石脂软膏等，热敷、理疗，禁忌挤压，尤其是"危险三角区"的疖；脓肿形成者切开引流；感染严重者应用抗生素
痈	局部治疗同疖；做"＋"或"＋＋"字切口，以充分引流（图7-2）。唇痈禁忌切开。全身应用抗生素
脓肿	一旦确诊，应立即切开引流；全身症状重者，应用抗生素
急性蜂窝织炎	早期局部抬高、制动、湿敷、理疗等；脓肿形成者切开引流，但口底、颌下蜂窝织炎应及早切开，以免发生呼吸困难和窒息；全身应用抗生素
丹毒	制动、抬高患肢，局部50%硫酸镁湿敷；全身使用抗生素；丹毒有接触传染性，应注意床旁隔离
急性淋巴管（结）炎	积极治疗原发病灶，制动、抬高患肢；淋巴结脓肿切开引流，全身应用抗生素

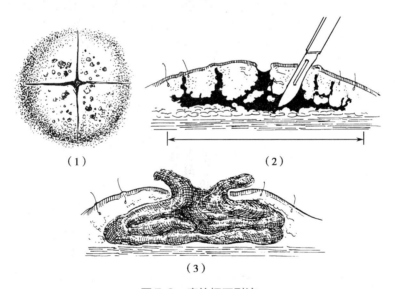

（1）　　　　　　　　　　　（2）

（3）

图7-2　痈的切开引流

（1）十字切口　（2）切口长度超过炎症范围少许，深达筋膜　（3）伤口内填塞纱布条止血

【常见护理诊断/问题】

1. 急性疼痛　与炎症刺激有关。

2. 体温过高　与感染有关。

3. 潜在并发症：脓毒症、窒息等。

【护理措施】

1. 一般护理

（1）体位与休息：指导和协助病人抬高患肢并制动，以减轻局部肿胀和疼痛，利于炎症消退。病情严重者卧床休息，保持病室通风、床单位整洁。

（2）饮食与营养：鼓励病人进食高维生素、高蛋白、高热量、易消化饮食。高热及口唇、口底感染者，进食流质或半流质饮食。

（3）丹毒具有接触传染性，应做好接触隔离防护。

2. 病情观察 观察病人神志、精神状态，定时测量血压、呼吸、脉搏及体温；对于"危险三角区"的疖和唇痈，需注意观察病人有无寒战、高热、头痛、呕吐及昏迷等颅内感染征象；对口底、颌下蜂窝织炎病人应严密观察有无呼吸困难。发现异常及时告知医生。

3. 治疗配合

（1）全身感染者：遵医嘱合理、正确使用抗生素，注意观察药物的效果和不良反应。

（2）对症护理：如体温升高者，给予物理降温或遵医嘱使用降温的药物。

（3）脓肿形成：配合医生及时切开引流，保持引流通畅，注意观察引流液的量、颜色、性状的变化和全身反应。

4. 心理护理 向病人介绍康复过程，鼓励病人，使之消除焦虑心理，增强战胜疾病的信心，积极配合治疗。

5. 健康指导 指导病人加强锻炼，提高机体抵抗力。注意个人和环境卫生，做好劳动保护，预防损伤；严禁挤压面部"危险三角区"的疖。积极治疗足癣、糖尿病、营养不良等。

第三节 手部急性化脓性感染病人的护理

手部急性化脓性感染常见为甲沟炎、脓性指头炎、腱鞘炎、滑囊炎和掌深间隙感染。

一、甲沟炎和脓性指头炎

甲沟炎是指皮肤沿指甲两侧形成的甲沟及周围组织的化脓性感染，常因微小刺伤、倒刺、剪指甲过深等引起。脓性指头炎是指手指末节掌面的皮下化脓性细菌感染，多因甲沟炎加重或指尖、手指末节皮肤受伤后引起。致病菌多为金黄色葡萄球菌。

【护理评估】

（一）健康史

评估病人卫生习惯、生活和工作环境，既往有无感染病史。了解有无倒刺、剪指甲过深、手指末节皮肤受伤及伤口处理情况等。

（二）身体状况

1. 甲沟炎 常发生在一侧甲沟皮下，先为局部红、肿、热、痛，炎症可自行或经过治疗后消退，也可迅速化脓。化脓时甲沟皮下出现白色脓点，有波动感，但不易破溃。脓液自甲沟一侧可蔓延至甲根部或对侧甲沟，形成半环形脓肿。若未及时切开排脓，感染向深层蔓延可形成指头炎或指甲下脓肿。若处理不当，可发展为慢性甲沟炎或指骨骨髓炎。甲沟炎多无全身症状。

2. 脓性指头炎 早期表现为指头发红、针刺样疼痛、轻度肿胀，继而肿胀加重、疼痛剧烈。当指动脉受压时，疼痛转为搏动性跳痛，患指下垂时加重，剧痛常使病人烦躁、彻夜不眠。多伴有发热、全身不适、白细胞计数升高等全身表现。感染进一步加重时，神经末梢因受压和营养障碍而麻痹，指头疼痛反而减轻，皮色由红转白。若治疗不及时，常可引起末节指骨缺血性坏死和骨髓炎。

（三）心理-社会状况

病人常因疼痛、担心预后,出现焦虑、紧张或恐惧的不良情绪反应,评估病人及家属对疾病治疗和预后的认识程度。

（四）辅助检查

1. 血常规检查　有全身症状者,血白细胞计数和中性粒细胞比例增高。

2. X线摄片　协助确认有无指骨坏死。

3. 细菌培养　确诊病原菌。

（五）处理原则

1. 甲沟炎　未形成脓肿时,局部热敷、理疗,外敷鱼石脂软膏、金黄膏等,并应用抗生素。已有脓液时,可在甲沟旁纵行切开引流(图7-3)。如为甲下脓肿,应将指甲拔去,或将脓腔上的指甲剪去。

2. 脓性指头炎　初发时,应悬吊前臂平置患手,避免下垂以减轻疼痛,患指外敷金黄膏等。若患指出现疼痛剧烈、肿胀明显,及时切开减压和引流,以免发生指骨坏死和骨髓炎(图7-4)。

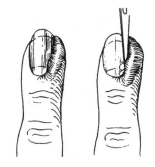

图7-3　甲沟炎与切开引流

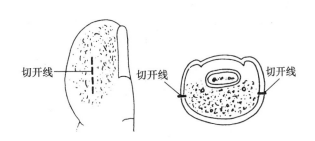

图7-4　指头炎及切开线

【常见护理诊断/问题】

1. 急性疼痛　与炎症刺激、局部组织肿胀、压迫神经纤维有关。

2. 体温过高　与细菌感染有关。

3. 潜在并发症:指骨坏死等。

【护理措施】

1. 一般护理

(1)体位与休息:患指制动并抬高,以促进静脉和淋巴回流,减轻局部充血、水肿,缓解疼痛,保证休息和睡眠。

(2)饮食与营养:多饮水,摄入高热量、高蛋白、高维生素的饮食。

2. 病情观察　严密监测体温、脉搏、呼吸。观察伤口渗出物和引流液颜色、性状及量的变化。密切观察患指的局部症状,有无剧烈疼痛突然减轻,皮肤由红转白等指骨坏死的征象。

3. 治疗配合

(1)局部给予热敷、理疗,外敷中、西药物,促进炎症消退。

(2)高热时给予物理或药物降温。

(3)脓肿形成后,应配合医生及时切开引流,保持引流通畅。

(4)遵医嘱合理使用有效抗生素。

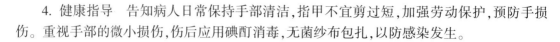

4. 健康指导 告知病人日常保持手部清洁,指甲不宜剪过短,加强劳动保护,预防手损伤。重视手部的微小损伤,伤后应用碘酊消毒,无菌纱布包扎,以防感染发生。

二、急性化脓性腱鞘炎、滑囊炎和手掌深部间隙感染

急性化脓性腱鞘炎主要指屈指腱鞘炎,多为局部刺伤后继发细菌感染。滑囊炎可由腱鞘炎蔓延而来,也可因手掌面刺伤引起。手掌深部间隙感染可以由腱鞘炎蔓延或直接刺伤所致。致病菌多为金黄色葡萄球菌。

【护理评估】

(一)健康史

评估病人营养状况、机体抵抗力;了解病人卫生情况、生活习惯和工作环境;了解有无手部损伤及感染病史。

(二)身体状况

1. 全身表现 发热、头痛、食欲减退、脉搏增快、呼吸急促等。化脓性腱鞘炎和掌深部间隙感染均可致病变组织压力升高,可继发肘内或腋窝淋巴结肿大、触痛。

2. 局部表现

(1)化脓性腱鞘炎:患指疼痛、肿胀,皮肤张力明显增加,指关节仅能轻度弯曲,被动伸指运动可引起疼痛加剧。若治疗不及时,鞘内脓液积聚,压力骤升,以致肌腱发生缺血、坏死,患指功能丧失。感染也可蔓延到手掌深部。

(2)滑囊炎:尺侧滑囊炎多继发于小指腱鞘炎,表现为小鱼际和小指腱鞘区肿胀、压痛,小指及环指呈半屈位,被动伸指可引起剧痛。桡侧滑囊炎常继发于拇指腱鞘炎,表现为拇指肿胀、微屈、不能外展和伸直,鱼际和拇指腱鞘区有压痛。

(3)手掌深部间隙感染:包括掌中间隙感染和鱼际间隙感染。掌中间隙感染可见掌心正常凹陷消失,呈肿胀、隆起状。皮肤紧张、发白,压痛明显,手背部水肿严重;中指、环指和小指呈半屈状,被动伸指可引起剧痛。鱼际间隙感染时,掌心凹陷存在,鱼际和拇指指蹼处肿胀并有压痛;示指半屈,拇指外展略屈,活动受限不能对掌。

(三)心理-社会状况

病人常因剧烈疼痛、肢体活动受限、担心预后出现焦虑、紧张、不安、悲哀的不良情绪反应,了解家属对病人的关心及支持程度。

(四)辅助检查

1. 血常规检查 血白细胞计数和中性粒细胞比例增高。

2. B超检查 手掌超声检查可显示肿胀腱鞘和积存的液体。

(五)处理原则

患指和手臂抬高、制动以减轻疼痛。早期局部理疗,外敷鱼石脂软膏、金黄膏等。感染严重者,尽早切开引流减压,全身应用有效抗生素。

【常见护理诊断/问题】

1. 体温过高 与细菌感染有关。

2. 急性疼痛 与炎症刺激、局部组织肿胀、压迫神经纤维有关。

3. 潜在并发症:肌腱坏死、手功能障碍等。

【护理措施】

主要参见“甲沟炎和脓性指头炎”的护理措施。但应注意观察和预防肌腱坏死及手功能

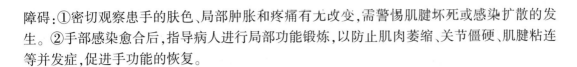

障碍:①密切观察患手的肤色、局部肿胀和疼痛有无改变,需警惕肌腱坏死或感染扩散的发生。②手部感染愈合后,指导病人进行局部功能锻炼,以防止肌肉萎缩、关节僵硬、肌腱粘连等并发症,促进手功能的恢复。

第四节 全身性外科感染病人的护理

全身性外科感染包括脓毒症和菌血症。脓毒症是指因病原菌因素引起的全身性炎症反应,体温、循环、呼吸、神志有明显改变者。菌血症是脓毒症中的一种,即血培养检出病原菌者。

全身性外科感染的主要病因是致病菌数量多、毒力强和(或)机体抵抗力下降。常继发于严重创伤后的感染和各种化脓性感染,如大面积烧伤创面感染、开放性骨折合并感染、急性弥漫性腹膜炎等。

常见的致病菌包括:①革兰氏阴性杆菌:最常见,主要有大肠埃希菌、铜绿假单胞菌、变形杆菌等。②革兰氏阳性球菌:常见的有金黄色葡萄球菌、表皮葡萄球菌和肠球菌。③无芽胞厌氧菌:常见的有拟杆菌、梭状杆菌等。④真菌:常见的有白色念珠菌、曲霉菌等。

【护理评估】

(一)健康史

评估病人营养状况。了解有无严重创伤、深静脉营养、浅部组织感染和慢性消耗性疾病史;是否长期应用抗生素、免疫抑制剂、激素或抗肿瘤药物。

(二)身体状况

全身性外科感染的共性表现有:①骤起寒战,继以高热,体温可高达 40~41℃ 或低温,病情重,发展迅速。②头痛、头晕、恶心、呕吐、出冷汗、意识淡漠或烦躁、谵妄或昏迷。③心率加快、脉搏细速、呼吸急促或困难。④肝、脾肿大,严重者可出现黄疸和皮下瘀斑等。

(三)心理-社会状况

全身感染的病人病情严重,症状明显,常出现紧张、焦虑、恐惧等心理。

(四)辅助检查

1. 血常规 血液白细胞计数升高或降低,中性粒细胞比例升高。

2. 血生化 可有不同程度的水、电解质及酸碱代谢失衡和肝、肾受损征象。

3. 病原菌检查 病人寒战、发热时采血进行细菌或真菌培养,较易发现致病菌。

(五)处理原则

重点处理原发病灶,包括彻底清除坏死组织和异物、消灭无效腔、引流脓液等。及早联合使用有效抗生素。对真菌脓毒症者,全身应用抗真菌的药物。营养支持,输液、输血。对症治疗,控制高热。

【常见护理诊断/问题】

1. 体温过高 与致病菌感染有关。

2. 焦虑 与病情急骤、担心预后有关。

3. 营养失调:低于机体需要量 与机体分解代谢升高有关。

4. 潜在并发症:感染性休克、水及电解质代谢失衡。

【护理措施】

1. 一般护理 ①体位与休息:卧床休息,协助病人定时翻身、拍背,保持呼吸道通畅。保持病室空气新鲜,通风良好,床单位整洁。②饮食与营养:加强营养支持,增加机体抗感染能力;鼓励病人多饮水。

2. 病情观察 注意观察病人有无意识障碍、体温降低或升高、脉搏及心率加快、血压下降、呼吸急促、白细胞计数明显增高等感染性休克表现;定时监测水、电解质变化。

3. 治疗配合 配合医生处理原发病灶,遵医嘱及时、正确使用抗生素控制感染,高热病人给予物理或药物降温,维持水、电解质及酸碱平衡。加强营养支持治疗。

4. 心理护理 关心理解病人,稳定病人的情绪,向病人解释病情的发展变化过程,使病人积极配合治疗。

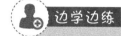

边学边练

实训八　外科感染病人的护理

5. 健康指导 指导病人坚持锻炼,加强营养,增强抗病能力。注意劳动保护,避免损伤。有感染病灶存在时及时就医,防止感染进一步发展。正确使用抗生素,防止二重感染。

知识窗

外科应用抗生素的原则

1. 根据致病菌选用抗生素 应用抗生素之前,应采集样品培养分离致病菌,并进行药敏试验。危重病人急需治疗而病原菌未确定时,根据统计学概率和临床经验推测可能的病原菌,选择合适的抗生素治疗。

2. 选择合理的给药途径 轻症感染者可口服给药;严重感染或全身性感染者必须静脉给药;治疗全身感染或脏器感染应避免局部应用抗生素。

3. 用药疗程要足够 抗生素一般宜用至体温恢复正常、症状消退后72~96小时。但是,结核病、骨髓炎等需较长的疗程,可防止病情复发。

4. 联合用药需有明确的指征 病因未明的严重感染;单一抗生素不能控制的混合感染或严重感染;长期用药易产生耐药的感染;联合用药可降低药物毒性。

第五节　特异性感染病人的护理

工作情景与任务

导入情景:

　　小李在建筑工地干活时,不慎右脚踩到铁钉,当时仅有少量出血,未作特殊处理。一周后小李出现头晕、头痛、全身乏力、咀嚼无力并多次出现全身肌肉发硬、阵发性痉挛。家人把他送到医院。入院时,小李突然出现牙关紧闭、颈项强直、头后仰、手足抽搐。医嘱:地西泮注射液10mg肌内注射,立即;破伤风抗毒素皮试,立即。

工作任务:

1. 对小李进行正确的护理评估、提出主要的护理诊断/问题,并实施正确的护理措施。
2. 配合医生对小李进行及时有效的治疗。
3. 对小李进行正确的健康指导。

一、破伤风

破伤风(tetanus)是由破伤风梭菌经皮肤或黏膜伤口侵入人体,在缺氧环境下生长繁殖,产生毒素所引起的一种急性特异性感染。常继发于各种创伤后,也可发生于不洁条件下分娩的产妇和新生儿。

【病因及病理生理】

破伤风梭菌为革兰染色阳性厌氧性芽胞梭菌,存在于灰尘、土壤和粪便中。破伤风发病需具备 3 个条件:①病原菌侵入伤口。②缺氧环境,如伤口深窄、坏死组织多、填塞过紧,局部缺血或同时有需氧菌感染等。③机体抵抗力低下。破伤风梭菌的主要致病因素为外毒素(痉挛毒素和溶血毒素)。痉挛毒素是引起临床症状的主要毒素,可使全身横纹肌持续性收缩与阵发性痉挛、血压升高、心率加快、体温升高、大汗等。溶血毒素则引起局部组织坏死和心肌损害等。

【护理评估】

（一）健康史

询问病人有无开放性损伤史,如开放性骨折、木刺伤、锈钉刺伤等,受伤后的伤口处理经过,是否实施过彻底清创,是否接受破伤风人工免疫注射等。如为新生儿应询问有无产后感染或脐带残端是否严格消毒。

（二）身体状况

1. 潜伏期　通常为 7 天左右,少数病人 1~2 日。还有伤后数月或数年发病者。潜伏期越短者,预后越差。新生儿破伤风常在断脐后 7 日左右发病,俗称"七日风"。

2. 前驱期　症状无特异性,可有全身乏力、头痛、头晕、咀嚼肌紧张和酸胀、烦躁不安等。

3. 发作期　典型症状是肌紧张性收缩(肌强直、发硬)的基础上,阵发性强烈痉挛。最早受累的肌群是咀嚼肌,随后依次为面部表情肌、颈项肌、背腹肌、四肢肌,最后为膈肌。相应的表现为张口困难(牙关紧闭),苦笑面容,颈项强直,角弓反张或侧弓反张;膈肌受影响后,表现为通气困难,甚至呼吸暂停。声、光、触摸、饮水等轻微刺激均可诱发阵发性痉挛。病人一般无高热,痉挛发作时面唇发绀,呼吸急促,大汗淋漓,牙关紧闭,手足抽搐不止。发作时病人神志清楚,表情痛苦,每次发作持续数秒或数分钟不等。

新生儿因肌肉纤弱,患此病时症状不典型,主要表现为不能啼哭和吸乳,少活动,呼吸弱或呼吸困难。

4. 并发症　强烈的肌肉痉挛可造成肌肉断裂甚至骨折。膀胱括约肌痉挛可引起尿潴留。持续的呼吸肌和膈肌痉挛可致呼吸骤停。肌肉痉挛及大量出汗可导致水电解质、酸碱平衡失调,严重者可发生心力衰竭。病人的主要死因是窒息、心力衰竭、肺部并发症。

（三）心理-社会状况

反复发生的痉挛、呼吸困难或窒息使病人产生恐惧感、濒死感。由于需要隔离治疗,病人常感到孤独无助和悲伤。

（四）辅助检查

伤口渗出物涂片检查可发现破伤风梭菌。

（五）处理原则

破伤风是可以预防的疾患。预防的关键在于创伤后早期彻底清创,改善局部循环。主动免疫和被动免疫也是预防破伤风的有效方法。

破伤风的治疗原则包括清除毒素来源,中和游离毒素,控制和解除痉挛,保持呼吸道通畅,防治并发症。控制和解除痉挛是治疗的重要环节。

 知识窗

破伤风的主动免疫和被动免疫

主动免疫是采用破伤风类毒素抗原注射,使人体产生抗体以达到免疫目的。在现行小儿计划免疫中常实施百日咳、白喉、破伤风三联疫苗的免疫注射。有主动免疫者,伤后仅需肌内注射类毒素0.5ml。

被动免疫是对伤前未接受主动免疫的伤员,尽早皮下注射破伤风抗毒素(TAT)1500～3000U或肌内注射人体破伤风免疫球蛋白(TIG),以达到中和破伤风毒素的目的。破伤风抗毒素(TAT)易致过敏反应,注射前必须做过敏试验,阳性者按脱敏法注射。

【常见护理诊断/问题】

1. 有窒息的危险　与持续性呼吸肌痉挛、误吸、痰液堵塞气道有关。
2. 有受伤害的危险　与强烈的肌痉挛有关。
3. 有体液不足的危险　与反复肌痉挛消耗、大量出汗有关。
4. 潜在并发症:肺不张、肺部感染、尿潴留、心力衰竭等。

【护理措施】

1. 一般护理

(1)隔离护理:将病人安置于单人隔离病房,保持室内安静,遮光,避免各类干扰,减少探视。治疗及护理操作尽量集中,可在使用镇静剂30分钟内进行。严格执行消毒隔离制度。所有器械、敷料专用,使用后予以灭菌处理,敷料须焚烧。

(2)体位:卧床休息,床边加隔离护栏,必要时加用约束带,以防止痉挛发作时病人坠床。

(3)饮食与营养:给予病人高维生素、高热量、高蛋白、易消化饮食,进食应少量多次,以免引起呛咳、误吸;频繁抽搐者,禁止经口进食;不能进食者,给予鼻饲或补液,必要时肠外营养。

2. 病情观察　设专人护理,密切观察病人的体温、呼吸、脉搏、血压和神志。病人抽搐发作时,详细记录抽搐发作持续时间和间隔时间及用药效果,防止输液针头脱出血管外。加强心肺功能监护,警惕有无心力衰竭发生。

3. 治疗配合

(1)伤口护理:伤口未愈者,配合医生彻底清创,敞开伤口,用3%过氧化氢溶液冲洗。

(2)用药护理:①中和游离毒素:遵医嘱使用破伤风抗毒素,用药前必须进行皮内药物过敏试验。破伤风人体免疫球蛋白早期应用有效。②控制和解除痉挛:遵医嘱使用镇静、解痉的药物,如苯巴比妥钠、地西泮、冬眠Ⅰ号合剂等。痉挛发作频繁不易控制者,可静脉注射硫喷妥钠,但要警惕发生喉头痉挛和呼吸抑制。新生儿破伤风要慎用镇静解痉药物,可酌情使用洛贝林、尼可刹米等。③抗感染:遵医嘱使用青霉素、甲硝唑,可抑制破伤风梭菌。

(3)预防并发症的护理:病人抽搐时,应用牙垫,防止舌咬伤,关节部位放置软垫保护,防止肌腱断裂和骨折。床旁准备气管切开包,对于频繁抽搐药物不易控制,无法咳痰或有窒息危险的病人,应尽早进行气管切开,以便改善通气;气管切开病人应注意做好呼吸道管理。加强病人口腔护理,遵医嘱使用抗生素,防止肺部感染。加强心脏监护,防止心力衰竭。

4. 心理护理　观察病人心理反应,及时进行心理疏导。消除病人的悲伤、恐惧感,使病人的情绪稳定,积极配合治疗。

5. 健康指导　注意劳动保护,预防开放性损伤,正确处理伤口。普及科学接生。宣传指导社区居民、病人接受破伤风主动免疫或被动免疫。儿童应定期注射破伤风类毒素或百白破三联疫苗,以获得主动免疫。

二、气性坏疽

气性坏疽(gas gangrene)是由梭状芽胞杆菌引起的急性肌坏死或肌炎,属厌氧菌感染。

主要致病菌有产气荚膜梭菌、水肿杆菌、腐败杆菌、溶组织杆菌等,常为多种致病菌的混合感染。梭状芽胞杆菌主要广泛存在于泥土和粪便中。致病须具备 3 个条件:①病原菌侵入伤口。②缺氧环境。如开放性骨折伴有血管损伤,挤压伤伴有深部肌肉损伤,止血带使用时间过长或石膏包扎过紧等。③机体抵抗力低下。致病菌在局部生长繁殖,产生多种外毒素和酶,引起组织细胞坏死、渗出、产生恶性水肿和恶臭的硫化氢气体、氮等,积存于组织间隙,急剧膨胀,迅速蔓延,沿筋膜扩散。

【护理评估】

（一）健康史

评估病人的全身状况。了解病人有无开放性损伤;有无伤口局部缺氧因素,如局部肌肉组织广泛挤压伤、重要血管损伤、止血带使用时间过长或石膏包扎过紧等;伤口是否遭受泥土等严重污染。

（二）身体状况

1. 症状　早期患部沉重或疼痛,病情迅速恶化,出现"胀裂样"剧痛,一般止痛剂不能缓解疼痛,呼吸急促、烦躁不安。

2. 体征　①局部肿胀明显、压痛剧烈;伤口周围皮肤水肿、紧张、发亮、由苍白变为紫黑,出现大小不等的水疱,皮下有积气,可触及捻发音。②伤口内肌肉坏死,暗红或土灰色,失去弹性,刀割时不收缩也不出血。③伤口中有大量浆液性或浆液血性渗出物,伴有恶臭味。④全身表现有高热(40℃以上)、脉率快、呼吸急促、出冷汗、贫血等症状,若不及时控制,可发展为休克。

（三）心理-社会状况

病人因创伤的刺激,加之病情严重,发展快,隔离治疗,甚至可能有截肢或死亡的危险,心理打击很大,常有极度的悲伤和恐惧感;截肢后病人可主观感觉已截去的肢体仍然存在并剧痛,形成幻肢痛等幻觉。

（四）辅助检查

1. 血常规检查　因溶血毒素作用,红细胞降低,血红蛋白降低,出现贫血。

2. 渗出物检查　伤口渗出物涂片可检出粗大的革兰氏阳性梭菌,同时可行细菌培养。

3. 影像学检查　X 线、CT 检查常显示伤口肌群有气体。

（五）处理原则

处理原则包括挽救病人的生命,减少组织的坏死,降低截肢率。

1. 彻底清创　在积极抗休克和防治并发症的同时施行彻底清创术。

2. 应用抗生素　首选大剂量青霉素静脉滴注,每日 1000 万～2000 万 U。

3. 高压氧治疗　提高组织间的含氧量,造成不适合细菌生长繁殖的环境。

4. 全身支持疗法　输血、纠正水电解质失衡、营养支持和对症处理。

【常见护理诊断/问题】

1. 急性疼痛　与局部组织创伤、炎症刺激及肿胀有关。

2. 体温过高　与细菌感染、组织坏死和毒素吸收有关。

3. 组织完整性受损　与组织感染、坏死有关。

4. 恐惧　与病情严重,发展迅速,担心截肢有关。

5. 潜在并发症:感染性休克。

【护理措施】

1. 一般护理　严格执行隔离制度,病人用过的敷料焚毁,器械特殊处理后高压灭菌。协助病人变换体位,避免压疮发生。截肢病人出现幻肢痛时,耐心细致解释情况,消除幻觉。

2. 病情观察　设专人护理,密切观察生命体征、局部组织肿胀、皮肤色泽、伤口分泌物情况及全身的变化,发现异常及时报告医生。

3. 治疗配合　①伤口护理:对切开或截肢后敞开的伤口,用3%过氧化氢溶液冲洗、湿敷,及时更换伤口敷料。对接受高压氧治疗的病人,注意观察氧疗后的伤口变化。②疼痛的护理:剧烈疼痛者遵医嘱给予麻醉镇痛剂;清创或手术后,协助病人变换体位,以减轻疼痛。③用药护理:遵医嘱合理使用抗生素,控制感染,注意观察药物的效果和不良反应。④高热的护理:高热病人给予物理或药物降温,及时补充水、电解质。

4. 心理护理　对病人要有同情心,与病人进行沟通,减轻恐惧心理。耐心解释各种治疗的必要性,帮助病人适应身体变化,接受并配合治疗。特别是帮助截肢的病人树立生活的信心,通过心理护理消除病人的幻肢痛。

5. 健康指导　加强预防气性坏疽的知识普及和宣教;加强劳动保护,避免受伤;受伤后应及时正确彻底清创。对截肢病人,加强心理护理和社会支持,指导其功能训练,尽快提高生活自理能力。

(彭晓艳)

 思考题

1. 李先生,30岁。4天前不慎刺伤右手示指末节指腹,当时仅有少量出血,未予特殊处理。今天发现右手示指明显肿胀、皮肤苍白,感到搏动性跳痛,彻夜难眠,并出现寒战、高热等全身症状。诊断为脓性指头炎。

请问:

(1)对该病人首要的处理措施是什么?

(2)病人目前存在的主要护理诊断/问题有哪些?

(3)如何对病人进行健康指导?

2. 王女士,35岁。左足部被铁钉刺伤,在当地卫生院给予简单清创处理。5天后出现全身肌肉强直性收缩和阵发性痉挛,诊断为"破伤风"收住院。

请问:

(1)该病人发生破伤风的原因是什么?

(2)病人住院时,对病室环境有哪些要求,其护理要点有哪些?

(3)目前病人最主要的护理诊断/问题是什么?

第八章 损伤病人的护理

学习目标

1. 具有良好的职业道德,保护病人隐私,关爱病人,减轻病人痛苦,维护健康。
2. 掌握创伤、烧伤、冻伤病人的护理评估和措施。
3. 熟悉创伤及烧伤病人的处理原则。
4. 了解损伤的分类和影响伤口愈合的因素。
5. 学会配合医生实施清创术,熟练掌握一般换药的操作技术。

第一节 概 述

损伤(injury)是指各种致伤因素作用于人体所造成的组织结构完整性破坏或功能障碍及其所引起的局部和全身反应。

【病因分类】

按损伤的原因不同,通常分为4类:

1. **机械性损伤** 指锐器切割、钝器打击、重物挤压、跌、撞、火器等机械性因素所致的损伤,通常又称为创伤。

2. **物理性损伤** 因高温、冷冻、电流、激光、放射线等物理性因素所致的损伤。

3. **化学性损伤** 由强酸、强碱、毒气等化学性因素所致的损伤。

4. **生物性损伤** 机体遭受毒蛇、犬、猫、昆虫等咬、抓、螫伤等生物性因素后所产生的损伤。

【伤口修复过程及影响因素】

1. **修复过程** 伤口修复基本分为3个阶段:①炎症反应:约3~5日。损伤后伤口局部组织出现炎症反应,组织缺损部位先被血凝块填充,继而成纤维细胞和血管内皮细胞增生,沿血凝块内纤维蛋白网生长。②组织增生和肉芽形成:新生的毛细血管与成纤维细胞共同构成肉芽组织,充填伤口,肉芽组织最终变为以胶原纤维为主的瘢痕组织。这个过程需1~2周。③组织塑形:经多种酶的作用,过多的胶原纤维被分解、吸收,局部组织软化,以适应功能上的需要。此期约需1年。

2. **影响伤口愈合的因素**

(1)局部因素:伤口感染是最常见的影响因素。其他如创伤范围大、坏死组织多、异物存留、局部血液循环障碍、伤口引流不畅、伤口位于关节处、局部制动不足、包扎或缝合过紧等也不利于伤口愈合。

（2）全身性因素：主要影响因素有老年、营养不良、大量使用细胞增生抑制剂（如皮质激素和抗癌药等）。合并有糖尿病、结核、恶性肿瘤等慢性疾病及出现全身严重并发症（如多器官功能不全）时，伤口愈合也常延迟。

3. 伤口愈合的类型　分两类：①一期愈合：组织修复以原来的细胞为主，愈合快，愈合后仅留有线状瘢痕。见于组织缺损少、创缘整齐、无感染、经粘合或缝合后创面对合严密的伤口。②二期愈合：以纤维组织修复为主，愈合时间较长，形成的瘢痕较大。见于组织缺损范围大、坏死组织多、创缘不整齐或伴有感染的伤口。

第二节　创伤病人的护理

 工作情景与任务

导入情景：

　　星期一早上，张先生因为赶时间横穿马路，遇到一辆电动摩托车躲闪不及，不慎被撞倒，摩托车倒地后压住其左小腿。挪开摩托车后张先生被紧急送至医院。入院时张先生非常痛苦，呻吟不断，站立时左脚不能负重。检查发现左小腿青紫，肿胀变粗，小腿前面有一处不规则伤口，出血不多。

工作任务：
1. 正确对张先生进行护理评估并提出主要护理诊断。
2. 协助医生实施清创术。
3. 正确对张先生进行康复指导。

　　创伤多因交通或工伤事故、斗殴、自然灾害和战伤所致，其发病率、致残率均较高。

【病因和分类】

根据受伤时皮肤和黏膜是否完整，创伤可分两大类：

1. 闭合性创伤　损伤处皮肤或黏膜保持完整，多由钝性暴力所致。常见有以下几种：

（1）挫伤：因钝力碰撞、挫压、挤捏等所致皮下软组织损伤，常发生水肿、出血、结缔组织或肌纤维断裂。头、胸、腹部挫伤可能合并深部器官损伤。

（2）扭伤：因旋转、牵拉或肌肉猛烈而不协调的收缩等暴力，使关节突然发生超出生理范围的活动，造成肌肉、肌腱、韧带、筋膜、关节囊等组织撕裂、断裂或移位等。

（3）挤压伤：肢体或躯干肌肉丰富部位较长时间受钝力挤压所致的损伤。严重时肌肉组织广泛缺血、坏死，继而引起肌红蛋白血症、肌红蛋白尿、高血钾和急性肾衰竭为特点的全身性改变，称为挤压综合征（crush syndrome）。

（4）震荡伤（冲击伤）：爆炸产生强烈的冲击波形成的高压及高速气流对胸、腹部的脏器造成损伤，伤者体表无明显损伤，但脏器或鼓膜可发生出血、破裂或水肿等病理改变。

（5）关节脱位和半脱位：暴力作用于关节部位使关节面失去正常对合关系的损伤。根据关节面对合关系丧失的程度不同，分为完全性脱位和半脱位。

(6)闭合性骨折:强暴力作用于骨组织所产生的骨断裂。

(7)闭合性内脏伤:强暴力传入人体内后所造成的内脏损伤。

2. 开放性创伤 受伤部位皮肤或黏膜完整性遭到破坏,深部组织经伤口与外界相通。常见有以下几种:

(1)擦伤:皮肤与表面较粗糙的物体快速摩擦造成的损伤,创面有擦痕、小出血点及少量浆液渗出。

(2)刺伤:由尖锐物体刺入组织所致,可导致深部组织和脏器损伤。

(3)切割伤:由锐利器械切割所致,伤口整齐,多呈直线状,周围组织损伤较轻,可造成血管、神经和肌腱等深部组织损伤。

(4)撕裂伤:由于急剧的牵拉或扭转导致浅表和深部组织的撕脱与断裂,伤口多不规则。

(5)火器伤:是弹片或枪弹造成的创伤,可能发生贯通伤(有入口和出口者),也可能导致非贯通伤(只有入口而无出口者),周围损伤范围大,坏死组织多,易感染。

根据伤口是否污染或感染,可将开放性创伤的伤口分为清洁伤口(无菌手术切口)、污染伤口(有细菌污染但未构成感染)和感染伤口三种。

【护理评估】

(一)健康史

应询问致伤原因,了解受伤的时间、部位,当时所处姿势以及伤后处理经过。

(二)身体状况

1. 局部表现 一般均有疼痛、肿胀、瘀斑和功能障碍,开放性创伤者还可见到伤口和出血。如果合并重要的神经、血管及内脏损伤,则各有其特殊表现。

2. 全身反应 轻者无明显全身表现。重者可有发热、脉快、血压升高、呼吸加快、乏力、食欲减退等全身炎症反应综合征(SIRS)的表现。如果创伤失血多、疼痛剧烈可致休克,甚至多器官功能障碍综合征(MODS)。

 知识窗

全身炎症反应综合征(SIRS)

1991 年美国胸科医师学会和急救医学会在芝加哥召开的联合会议上提出了全身炎症反应综合征(SIRS)的概念。其实质是各种严重侵袭造成炎症介质大量释放而引起的全身反应。全身炎症反应综合征(SIRS)可由感染及其致病菌的毒素,或由严重创伤等非感染因素引起。具有下列临床表现中两项或两项以上即可诊断:①体温 >38℃ 或 <36℃;②心率 >90 次/分;③呼吸 >20 次/分或过度通气,$PaCO_2 < 32mmHg$;④白细胞数 $> 12 \times 10^9/L$ 或 $<4 \times 10^9/L$ 或未成熟粒细胞 >10%。

(三)心理-社会状况

创伤发生时,病人常出现复杂的心理反应,可能出现焦虑不安,恐惧,暴躁易怒,甚至失去理智;肢体的伤残、面容受损、个人前途及社交活动受影响等,也常使病人情绪抑郁、意志消沉,表现为自责、抱怨、悔恨,甚至绝望。

(四)辅助检查

1. 实验室检查 血常规和血细胞比容检查可了解失血及感染情况。尿常规可提示泌尿系统有无损伤。血液电解质化验和血气分析可了解水、电解质、酸碱平衡失调状况及有无呼吸功能障碍。

2. 穿刺、导尿检查　胸腹腔穿刺检查可用以判断内脏受损破裂情况,导尿检查可帮助诊断尿道、膀胱损伤。

3. 影像学检查　X线检查可证实骨折、气胸、气腹等。超声检查可诊断胸、腹腔内的积血及肝、脾、肾等实质性器官损伤状况。CT检查可辅助诊断颅脑损伤、腹部实质性器官及腹膜后损伤;MRI有助于诊断颅脑、脊柱、脊髓等损伤。

（五）处理原则

1. 急救处理　要求做到判断快、救治快、转送快。处理原则是抢救生命、重点检查、止血包扎、妥善固定、速转快运。

2. 一般软组织闭合性损伤处理　如无深部重要组织、器官损伤,多不需特殊处理,可自行修复。

3. 软组织开放性损伤处理　污染伤口应尽早施行清创术,使其转为清洁伤口,争取一期愈合;感染伤口应控制感染,加强换药,促进愈合。

清创术又称扩创术,是在无菌操作下,彻底清理污染伤口,使之变为清洁伤口,以减少感染机会,促进伤口一期愈合的一种治疗方法。包括清洗伤口周围皮肤,除去伤口内的污物和异物,切除失去活力和污染严重的组织,修整创缘,彻底止血,修复组织,缝合伤口等步骤。清创术的最佳时机在伤后6～8小时内,此时细菌仅存在于创口表面,尚未形成伤口感染。如伤口污染较轻,伤口位于头面部,早期已应用了有效抗生素等,清创缝合的时限可延长至伤后12小时,甚至更长。对关节附近以及有神经、大血管、内脏等重要脏器暴露的伤口,如无明显感染征象,即便时间较长,原则上也应清创并将伤口缝合。

换药又称为更换敷料,是对经过初期治疗的伤口(包括手术切口)做进一步处理的总称。通过换药可动态观察伤口变化,保持引流通畅,控制局部感染,促进组织修复,使伤口尽快愈合。换药时应遵循无菌操作原则,安排换药顺序时,应先清洁伤口、再污染伤口、后感染伤口。换药过程中始终坚持两把镊子操作法。换药的时间要根据伤口情况而定,一期缝合伤口术后2～3日换药一次,若无感染至拆线时再换药;生长良好的肉芽创面,每日或隔日换药一次;脓性分泌物多,感染严重的伤口,每日换药1次或数次。

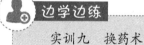

边学边练

实训九　换药术

【常见护理诊断/问题】

1. 急性疼痛　与组织损伤有关。

2. 体液不足　与创伤后失血、失液等因素有关。

3. 组织完整性受损　与致伤因子导致组织结构破坏有关。

4. 焦虑　与组织受损、担心影响生活和工作有关。

5. 潜在并发症:休克、感染、挤压综合征等。

【护理目标】

1. 病人疼痛减轻。

2. 病人体液不足得到纠正。

3. 病人伤口得以妥善处理,受损组织逐渐修复。

4. 病人焦虑减轻或消除,情绪稳定。

5. 病人的并发症得到有效防治。

【护理措施】

（一）急救护理

急救护理的原则是配合医生做好各类急救工作,密切观察并报告伤情变化,保证各项治疗措施及时有效地实施。

1. 迅速抢救生命 首先处理危及生命的紧急情况,如心跳及呼吸骤停、窒息、活动性大出血、张力性或开放性气胸、休克、腹腔内脏脱出等。

2. 保持呼吸道通畅 创伤病人可被血块、呕吐物或异物等堵塞鼻咽道和气管,以及昏迷病人舌后坠,都可造成窒息。应立即采取有效方法,保持呼吸道通畅。

3. 包扎伤口及止血 以无菌或清洁的敷料包扎伤口,防止加重污染和继续出血。如有活动性出血,应紧急止血。使用止血带止血时,需注意正确的缚扎部位、方法和持续时间,并及时观察作好记录。

4. 妥善固定骨折 简单固定受伤骨关节可减轻疼痛,避免搬运时再损伤,且便于搬运。搬运病人前应妥善固定四肢骨折;对疑有脊柱骨折的病人,要以平托法或滚动法将其轻放、平卧在硬板上,怀疑颈椎损伤的病人还应佩戴颈托或支具固定头部,防止脊髓损伤。

5. 稳妥转运病人 在运送途中应注意:①保持适当体位,病人应头部在后(与运行方向相反),避免脑缺血突然死亡;尽量避免颠簸,防止再损伤。②保证有效输液,给予止痛,预防休克。③密切观察病情变化,如生命体征、意识等,并认真做好记录。

（二）软组织闭合性损伤的护理

1. 一般护理 抬高患肢15°~30°,以利于静脉、淋巴液回流,减轻肿胀和疼痛。在受伤关节处可用绷带或夹板等包扎固定,局部制动可减轻疼痛,避免继发出血和加重损伤。指导病人采用高热量、高蛋白、高维生素、易消化饮食,必要时遵医嘱静脉补充营养,促进创伤修复。

2. 病情观察 对伤情较重者应注意局部症状、体征的演变;密切观察生命体征的变化,了解深部组织器官损伤情况;对挤压伤病人须观察尿量、尿色、尿比重,注意是否发生急性肾衰竭。

3. 治疗配合 ①小范围软组织创伤后24小时内给予局部冷敷,以减少渗血和肿胀,24小时后改用热敷和理疗,可促进血肿吸收和炎症消退。②对血肿较大者,应在无菌操作下穿刺抽吸,并加压包扎。③必要时可遵医嘱外敷中西药物,以消肿止痛。④病情稳定后,可指导病人配合理疗、按摩和功能锻炼,促进功能恢复。

（三）软组织开放性损伤的护理

1. 术前准备 按清创术要求做好必要的术前准备,如备皮、药物过敏试验、配血、输液、局部X线摄片检查。

2. 术后病情观察 注意观察生命体征的变化,警惕活动性出血发生。观察伤口情况,如出现红、肿、热、痛等感染征象时,应协助医生进行早期处理;如已化脓,应及时拆除缝线,敞开伤口换药。注意伤肢末梢循环情况,如发现肢端苍白或发绀,皮温降低,动脉搏动减弱时,应报告医生及时处理。

3. 治疗配合 ①防治感染:遵医嘱使用抗生素预防感染,注射破伤风抗毒素以预防破伤风的发生。②防治休克:对血容量不足者,按医嘱给予输液、输血,维持体液平衡和血容量。③伤口护理:保持敷料清洁干燥,及时换药,如伤口内放置有橡皮片引流条,应于术后24~48小时去除。伤肢抬高制动,改善局部血液循环,促进伤口愈合。④功能锻炼:病情稳

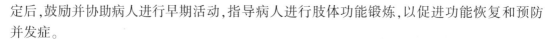

定后,鼓励并协助病人进行早期活动,指导病人进行肢体功能锻炼,以促进功能恢复和预防并发症。

（四）心理护理

安慰病人,尤其是对容貌受损或有致残可能的病人,多与其沟通,进行心理疏导,使病人情绪稳定,增强恢复健康的信心。

（五）健康指导

教育病人及社区人群注意交通安全及自我防护,避免损伤的发生。指导病人加强营养,以促使组织修复和脏器功能恢复。根据病情,指导病人进行功能锻炼,以促使患部功能得到最大恢复。

【护理评价】

1. 病人疼痛是否得到有效控制。

2. 病人体液平衡是否恢复。

3. 病人伤口有无感染发生,是否痊愈。

4. 病人焦虑是否减轻或消除,情绪是否稳定。

5. 病人是否发生感染、挤压综合征等并发症,若发生是否得到有效治疗。

第三节 烧伤病人的护理

 工作情景与任务

导入情景:

工人小李,下夜班后在宿舍使用"热得快"烧水,因过于疲劳而熟睡,致使壶水烧干引发火灾而被烧伤,被工友紧急送至医院。入院时小李烦躁不安,不停喊疼,并要求喝水。查体:T 37.1℃,P 108 次/分,R 22 次/分,BP 80/60mmHg,双上肢、胸腹部及右侧大腿前面可见大小不一的水疱,部分疱皮脱落,创面发红肿胀。医嘱:平衡盐溶液 1000ml,静脉滴入,立即;留置尿管,立即。

工作任务:

1. 正确对小李进行护理评估并提出主要的护理诊断。

2. 密切观察小李的神志、生命体征及尿量的变化。

3. 配合医生迅速对小李进行抗休克护理。

烧伤泛指由热力(火焰、热液、蒸汽及高温固体)、电流、化学物质、激光、放射线等所造成的组织损伤。狭义的烧伤是指由热力所造成的烧伤,临床上最多见。烧伤不仅损伤皮肤,还可累及肌肉、骨骼,严重者出现休克、脓毒症等一系列病理生理变化而危及生命。

【护理评估】

（一）健康史

了解病人烧伤的病因,受伤的时间及部位以及伤后处理方式。小儿、老人、孕妇以及偏瘫、癫痫、高血压、梅尼埃病等患者是发生烧伤的高危人群;消防措施和意识薄弱的某些厂矿、营业场所是重大火灾的多发地,是烧伤的常见社会、环境因素。

（二）身体状况

1. 烧伤程度估计 烧伤程度主要取决于烧伤面积和深度。

（1）面积估计：是指皮肤烧伤区域占全身体表面积的百分数。根据我国人体体表面积特点，测算烧伤面积的方法有：①新九分法：此法将体表面积分成 11 个 9% 的等份，另加 1%，共 100% 的体表面积；12 岁以下小儿头部面积相对较大，双下肢面积相对较小，测算方法应结合年龄进行计算（表 8-1、图 8-1 和图 8-2）。②手掌法：不论年龄、性别，以病人自己的 1 个手掌（五指并拢）面积为 1% 计算，常用于测定小面积烧伤（图 8-3）。

表 8-1 烧伤面积新九分法

部位	成人各部位面积（%）	小儿各部位面积（%）
头颈	9×1 = 9（发部 3 面部 3 颈部 3）	9 +（12 – 年龄）
双上肢	9×2 = 18（双手 5 双前臂 6 双上臂 7）	9×2
躯干	9×3 = 27（腹侧 13 背侧 13 会阴 1）	9×3
双下肢	9×5 + 1 = 46（双臀 5 双大腿 21 双小腿 13 双足 7）	46 –（12 – 年龄）

注：① Ⅰ 度烧伤仅伤及表皮，病理反应轻微，痊愈时间快，一般不计入烧伤总面积之中。②该表以成年男性为标准，成年女性双足及双臀各为 6%

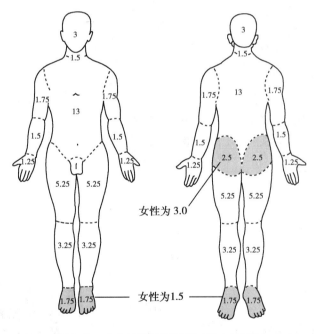

图 8-1 成人各部体表面积（%）示意图

（2）深度估计：按组织损伤的层次，用三度四分法将烧伤分为 Ⅰ 度、浅 Ⅱ 度、深 Ⅱ 度和 Ⅲ 度烧伤（表 8-2、图 8-4）。 Ⅰ 度、浅 Ⅱ 度属浅度烧伤；深 Ⅱ 度、Ⅲ 度属深度烧伤。对烧伤深度的估计，目前也有"四度五分法"，与三度四分法的不同之处在于将三度四分法 Ⅲ 度烧伤中损伤达深筋膜以下的烧伤，称为 Ⅳ 度烧伤。

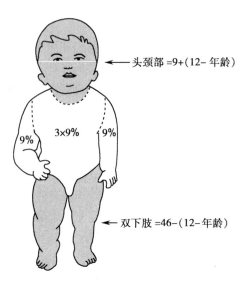

图 8-2 小儿体表面积估计法

表 8-2 烧伤深度的评估要点

分度	损伤深度	临床表现	愈合过程
Ⅰ度(红斑)	表皮层	红、肿、热、痛、烧灼感、无水疱	3~7 日痊愈,脱屑,无瘢痕
浅Ⅱ度(水疱)	真皮浅层	水疱较大,剧痛,创底肿胀潮红	1~2 周内愈合,无瘢痕,多有色素沉着
深Ⅱ度(水疱)	真皮深层	水疱较小或无水疱,感觉迟钝,有拔毛痛;创面浅红或红白相间	3~4 周可愈合,有瘢痕
Ⅲ度(焦痂)	全层皮肤,可深达皮下组织,肌肉和骨骼	无水疱,蜡白或焦黄,皮革状,甚至炭化,感觉消失,或可见树枝状栓塞血管	3~4 周后,焦痂脱落,形成肉芽组织,难愈合,多需植皮

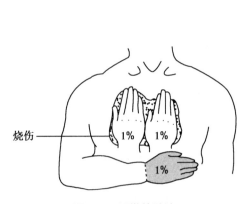

图 8-3 手掌估计法

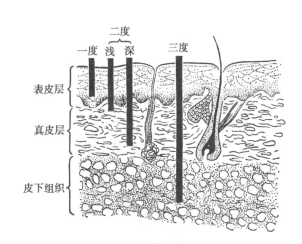

图 8-4 皮肤烧伤分度示意图

（3）烧伤程度判断：①轻度烧伤：Ⅱ度烧伤面积小于10%。②中度烧伤：Ⅱ度烧伤面积11%～30%，或Ⅲ度烧伤面积小于10%。③重度烧伤：总面积31%～50%，或Ⅲ度烧伤面积11%～20%，或Ⅱ度、Ⅲ度烧伤面积虽未达到上述百分比，但已发生休克、吸入性损伤或较严重的复合伤。④特重烧伤：烧伤总面积大于50%，或Ⅲ度烧伤面大于20%。

临床上所称的大面积烧伤是指成人Ⅱ度烧伤积 >15%，小儿 >10%，多需住院治疗。相反，就是小面积烧伤，一般在门诊处理。

2. 病程分期估计　根据烧伤后病理生理特点及临床过程，病程一般分为4期。

（1）休克期：主要发生在伤后48小时内。热力作用致使毛细血管通透性增加，大量血浆外渗至组织间隙及创面，引起有效循环血量锐减，导致低血容量性休克发生。体液渗出以伤后6～12小时最快，持续约36～48小时，甚至更长时间。一般伤后48小时起，组织水肿液开始回吸收。休克是烧伤早期的并发症或死亡原因。

（2）感染期：烧伤早期因皮肤屏障功能受损，细菌入侵创面并生长繁殖，严重烧伤使机体免疫功能受到抑制，抵抗力降低，对病原菌的易感性增加，从而易发生局部和全身感染。大量细菌在创面周围组织内生长繁殖，其毒素释放入血，引起严重全身反应，但血培养呈阴性，称为烧伤创面脓毒症。伤后2～3周，Ⅲ度烧伤的焦痂开始大片溶解脱落，创面暴露，细菌可侵入血液循环，是烧伤全身性感染的又一高峰期。感染是烧伤病人死亡的主要原因之一。

（3）修复期：组织烧伤后，在炎症反应的同时，创面已开始修复的过程。浅度烧伤多能自行修复，深Ⅱ度烧伤依靠残存皮肤组织和上皮修复，Ⅲ度烧伤需要皮肤移植修复。

（4）康复期：烧伤创面愈合后形成的瘢痕常影响到外观和功能，需要通过功能锻炼和整形以期恢复；大面积烧伤后因大部分汗腺受损，机体散热能力下降，盛夏季节会出现全身不适，常需2～3年调整适应；伤员的心理异常也需要一定恢复过程。

3. 特殊部位的烧伤

（1）吸入性烧伤：又称呼吸道烧伤，常与头面部烧伤同时发生，因吸入浓烟、火焰、蒸汽、热气或吸入有毒、有刺激性的气体所致。病人口鼻有黑色分泌物，出现呼吸道刺激症状，咳炭末样痰，声音嘶哑，呼吸困难，肺部啰音等表现，易发生窒息或肺部感染。

（2）头面颈部烧伤：其临床特点是：①常合并眼、耳、鼻及吸入性烧伤。②肿胀明显。③易发生呼吸困难、休克和脑水肿。④伤后容易发生感染。

（三）心理-社会状况

皮肤大面积缺损及剧烈疼痛，易造成心理打击和压力。病人早期有精神紧张、行为异常、恐惧等心理反应；中期因换药疼痛、手术治疗等而有烦躁、缺乏自制力等过度反应；后期可能因面容损毁、躯体功能障碍或致残而长期精神困扰，甚至悲观厌世。

（四）辅助检查

严重烧伤有大量红细胞破坏，故病人有红细胞、血红蛋白减少及血红蛋白尿。感染时血白细胞计数及中性粒细胞比例明显增高。因分解代谢增强及肾功能损害，尿素氮可增高。X线胸片可了解肺部有无损伤及感染。

（五）处理原则

1. 处理创面　正确处理创面能有效减少全身性感染等并发症，提高大面积烧伤的治愈率，是治愈烧伤的关键环节。创面处理的目的是保护创面，防治感染，促进愈合，最大限度恢复功能。处理创面的措施有清创、包扎疗法或暴露疗法、Ⅲ度烧伤的去痂和植皮等。

2. 防治休克　中度以上烧伤病人，必须及早采用液体疗法，维持有效循环血量；注意维

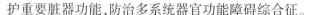

护重要脏器功能,防治多系统器官功能障碍综合征。

3. 防治感染 选用有效抗生素,在创面局部和全身使用;注射破伤风抗毒素;同时应用免疫增强疗法,提高免疫力。

【常见护理诊断/问题】

1. 急性疼痛 与组织损伤、感染、换药时刺激等因素有关。

2. 体液不足 与烧伤后大量液体自创面丢失、血容量减少有关。

3. 皮肤完整性受损 与烧伤损坏组织有关。

4. 营养失调:低于机体需要量 与烧伤病人高代谢状态、大量蛋白质经创面丢失、消化功能障碍等因素有关。

5. 潜在并发症:低血容量性休克、感染、应激性溃疡等。

【护理措施】

(一)现场急救护理

1. 迅速消除致伤因素 指导和协助伤者尽快脱离险境:①对火焰伤者应尽快脱去着火衣物,也可就地卧倒滚压灭火,用毛毯、大衣等物品覆盖着火部位,也可用水浇灭火焰。切忌用手扑火或在火中来回跑动、大声呼叫。②若被热液烫伤,应立即脱去或剪开浸渍的衣服。四肢烧伤,可将肢体浸泡于凉水中。③若为电击伤,需迅速断离电源。④酸、碱等化学物质烧伤,应立即脱去或剪开沾有酸、碱的衣服,以大量清水冲洗;如系生石灰烧伤,应先除去石灰粉粒,再用清水长时间的冲洗,以避免石灰遇水产热加重损伤;磷烧伤应立即将烧伤部位浸入水中,同时拭去磷颗粒,不可将创面暴露在空气中,创面忌用油质敷料。

2. 抢救生命 去除致伤原因后,配合医生首先处理窒息、大出血、开放性气胸等危急情况。对头颈部烧伤或疑有吸入性烧伤时,应保持口、鼻腔通畅,必要时协助医生做气管切开。若病人发生心脏停搏,应立即实施现场心肺复苏。

3. 防治休克 口渴者可口服淡盐水,不能单纯大量饮水,以免体液低渗发生脑水肿和肺水肿。中度以上烧伤需远途转送者,须建立静脉输液通道,途中持续输液;疼痛剧烈者遵医嘱酌情使用地西泮、哌替啶等。

4. 保护创面 就地取材,用无菌敷料或清洁布类包裹创面,以免再污染和加重损伤;协助病人调整体位,避免创面受压;创面勿涂任何药物。

5. 转送病人 宜尽早转运,途中持续输液;对已发生休克病人,争取先抗休克,待病情平稳后再转送。

(二)一般护理

保持呼吸道通畅,吸氧;对发热病人给予降温处理;做好其他基础护理工作。

(三)病情观察

1. 观察全身情况 伤后密切观察神志及生命体征变化;留置导尿管,测尿量;重症烧伤应监测中心静脉压。

2. 观察创面情况 烧伤早期每日评估烧伤面积及深度,了解创面病情变化。若出现创面水肿、渗液多、肉芽颜色转暗、创缘下陷、创缘红肿等炎症表现,或上皮停止生长,原来干燥的焦痂变得潮湿、腐烂,创面有出血点等都是感染的征象。若创面出现紫黑色出血性坏死斑,提示铜绿假单胞菌感染。

(四)治疗配合

1. 补液的护理 轻度烧伤,可口服烧伤饮料(配方:冷开水1升,食盐3克,碳酸氢钠1~

2 克,苯巴比妥钠 0.05 克,糖适量);中度以上烧伤,应遵医嘱及时给予补液,这是休克期的首要护理措施。伤后应迅速建立静脉输液通路,有时需多路输液,必要时静脉切开插管输液。为做好输液工作,应了解补液量的估计和液体的种类。

(1)补液量估计:我国目前常用的补液方案是伤后第一个 24 小时补液量(ml)= Ⅱ、Ⅲ度烧伤面积×体重(kg)×1.5ml(儿童 1.8ml、婴儿 2.0ml)+2000ml(儿童 60~80ml/kg、婴儿 100ml/kg)。其含义是烧伤后第 1 个 24 小时,每 1% 的 Ⅱ、Ⅲ度烧伤面积,成人每公斤体重需补给电解质和胶体溶液共 1.5ml,再加日需量 2000ml。电解质溶液和胶体溶液的比例一般为 2:1,特重度烧伤为 1:1。伤后第二个 24 小时补液量中日需量不变,电解质和胶体为第一个 24 小时的一半。第三个 24 小时补液量根据病情变化决定。

(2)液体的种类与安排:电解质溶液首选平衡盐溶液,并适当补充碳酸氢钠溶液。胶体液首选血浆,也可用全血或血浆代用品,如中分子右旋糖酐(一般 24 小时不超过 1000ml)。生理需要量一般用 5%~10% 的葡萄糖液。因为烧伤后第 1 个 8 小时内渗液最快,所以应在首个 8 小时内输入补液总量的 1/2,其余分别在第 2、第 3 个 8 小时内均匀输入。补液的一般原则是先晶后胶、先盐后糖、先快后慢,胶、晶体溶液交替输入,特别注意不能集中在一段时间内输入单一种类液体。

 案例分析

烧伤补液量计算及液体分配

某病人,55 岁,体重 50kg,浅 Ⅱ 度烧伤面积 80%。伤后第一个 24 小时的补液总量为 80×50×1.5+2000=8000(ml),该病人烧伤面积达 80%,为特重度烧伤,故电解质和胶体量均为 80×50×1.5×1/2=3000(ml),生理日需量 2000ml。

本例病人的液体分配如下(表 8-3)。

表 8-3 举例病人 24 小时内液体输入方案

液体种类	总量	第 1 个 8 小时	第 2 个 8 小时	第 3 个 8 小时
电解质溶液(平衡盐)	3000ml	1500ml	750ml	750ml
胶体溶液(血浆等)	3000ml	1500ml	750ml	750ml
5% 葡萄糖溶液	2000ml	1000ml	500ml	500ml

(3)调节输液量和速度的指标:①尿量:一般要求成人维持在 30~50ml/h,小儿 20ml/h,若低于上述水平,表示补液量不足,应加快输液;但对于老年人、心血管病病人、吸入性烧伤或合并颅脑损伤者,输液不能太快,只要求每小时尿量 20ml 左右即可;发生血红蛋白尿时要维持在 50ml/h 以上。②其他指标,如血压、脉搏、末梢循环情况、精神状态、中心静脉压等,应维持基本正常。下述情况说明血容量已基本恢复:每千克体重每小时尿量不少于 1ml;收缩压在 90mmHg 以上;成人心率 120 次/分以下,儿童在 140 次/分以下;病人安静;肢体温暖,中心静脉压正常。

2. 创面的护理

（1）初期创面清创的护理：病人入院时，应先剪去创面及周围皮肤的毛发并去除异物，再清洗消毒。破损、撕脱的疱皮和深Ⅱ度、Ⅲ度创面的坏死表皮也须去除，以利创面清洁与干燥。此后根据烧伤病情及医疗条件选用暴露或包扎疗法。清创顺序一般按头部、四肢、胸腹部、背部和会阴部顺序进行。清创术后应注射 TAT，必要时及早使用抗生素。

（2）包扎疗法的护理：对四肢浅Ⅱ度烧伤、病室条件较差或门诊处理的小面积烧伤，采用包扎疗法。护理时，应协助医生实施包扎疗法，经清创处理后，创面上先敷凡士林油纱布，其上再覆盖 2～3cm 厚度、吸水性强的纱垫，用绷带自肢体远端向近心端包扎，注意显露指（趾）末端以观察血液循环。此法便于护理和病人活动，有利于保护创面。缺点是不利于创面观察，而且换药时病人有痛苦。

包扎后的护理包括：①观察肢端感觉、运动和血运情况，若发现指、趾末端皮肤发凉、青紫、麻木等情况，须立即放松绷带。②抬高患肢，注意保持肢体功能位。③保持敷料清洁干燥，如外层敷料被浸湿，须及时更换。④注意创面是否有感染，若发现敷料浸湿、有臭味、伤处疼痛加剧，伴高热，血白细胞计数增高，均表明创面有感染，应及时报告医生。

（3）暴露疗法的护理：暴露疗法是指病人经清创处理后，身上不盖任何物品，使创面完全暴露在清洁、干燥和温暖的空气中。其优点是便于观察创面变化，便于处理创面和外用药物，不利于铜绿假单胞菌生长，节约敷料，也避免换药带来的痛苦，但对病房条件及护理质量要求较高。暴露疗法的病房应具备以下条件：①室内清洁，有必要的消毒与隔离条件。②恒定的温、湿度，要求室温保持在 30～32℃，相对湿度以 40% 左右为宜。③便于抢救治疗。

暴露疗法的护理要点是：①保持床单清洁干燥。②促进创面干燥、结痂，可用烤灯或红外线照射促进创面结痂；若有渗液，可用无菌纱布或棉球拭干创面；创面涂收敛、抗菌等药物。③保护创面，为避免创面长时间受压，应经常翻身；环形烧伤肢体，可用支架将伤肢悬吊使创面悬空，若躯干环形烧伤，须睡翻身床（图 8-5、图 8-6）。

（4）去痂和植皮的护理：深度烧伤创面自然愈合慢或难以愈合，且自然愈合所形成的瘢痕可导致畸形并引起功能障碍。因此多采用早期切痂或削痂，并立即植皮，应做好植皮手术前后的护理工作。

（5）感染创面的处理：应用湿敷、浸浴等方法除去脓液和坏死组织，痂下感染时应剪去痂皮或坏死组织，以清洁和引流创面。护理时须加强换药，根据感染特征或细菌培养和药敏试验选择外用药。

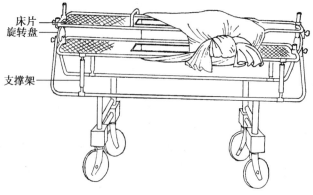

床片
旋转盘

支撑架

图 8-5　翻身床

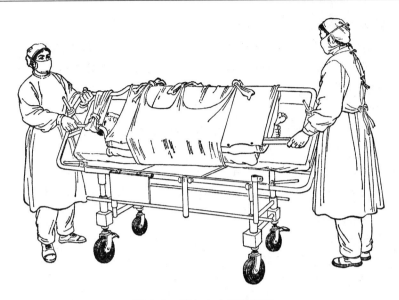

图8-6 翻身床应用示意图

（6）特殊部位烧伤护理

1）吸入性烧伤：①床旁应备急救物品，如气管切开包、吸痰器、气管镜等。②保持呼吸道通畅，伤后5~7日后气管壁的坏死组织开始脱落，易致窒息，应密切观察，及时处理。③吸氧。④观察并积极预防肺部感染。

2）头面颈部烧伤：病人多采用暴露疗法，应安置病人取半卧位，观察有无吸入性烧伤。做好五官护理，及时用棉签拭去眼、鼻、耳的分泌物，保持其清洁干净；双眼用抗生素眼药水或眼膏，避免角膜干燥而发生溃疡；避免耳廓受压；做好口腔护理，防止口腔黏膜溃疡及感染。

3）会阴部烧伤：大腿外展，使创面暴露，分泌物多时应及时清理。用油纱隔开阴唇，防止粘连；清创后留置尿管，定时放尿，每日冲洗膀胱；每次大便后用消毒液或温盐水冲洗肛门周围，以吸水纱布拭干，保持干燥。

3. 防治感染的护理

（1）遵医嘱应用抗生素：根据创面细菌培养及抗生素药物敏感试验结果，选用有效抗生素。需注意药物的不良反应及二重感染。

（2）做好消毒隔离工作：注意无菌操作；病房用具应专用，工作人员出入病室要更换隔离衣、鞋、帽，接触病人前后要洗手。

4. 改善营养状况 指导病人摄入高蛋白、高热量及富含维生素的饮食。依据病情给予口服、鼻饲或胃肠外营养，促进创面修复及身体功能的康复。对大面积烧伤病人，遵医嘱每日或隔日输入适量血浆、全血或人体清蛋白，也可应用免疫球蛋白等，以增强抵抗力。

（五）心理护理

应根据不同病人的心理状态，采取相应措施。如缺乏自制力者，要加强安全措施，严防病人再次受伤；对有恐惧、抑郁心理反应者，鼓励病人表达情感，帮助寻找消除恐惧及悲哀情绪的方法；对伤残或者面容受损害者，应注意沟通技巧，使病人精神放松。

（六）健康指导

告知病人创面愈合后一段时间内，可能出现皮肤干燥、瘙痒、全身闷热等反应，应嘱咐病人避免使用刺激性大的肥皂和接触过热的水,不能搔抓初愈的皮肤;可在已愈合创面涂擦润肤剂,穿纯棉内衣,1 年内烧伤部位避免太阳暴晒。指导病人进行正确的功能锻炼,以主动运动为主,被动运动为辅,必要时为病人编制体操疗法或作业疗法计划。鼓励病人参与社会活动,促进病人身心健康。

*第四节 冻伤病人的护理

冻伤是由于低温寒冷侵袭所引起的损伤。分两类:一类称非冻结性冻伤,由 10℃ 以下至冰点以上的低温、潮湿所致,如冻疮。另一类称冻结性冻伤,由冰点以下的低温所造成,分局部冻伤(又称冻伤)和全身冻伤(又称冻僵)。

【护理评估】

(一)健康史

寒冷是导致冻伤的主要因素。潮湿、刮风加速身体散热;衣物过紧,长时间静止不动,可使局部血液循环障碍,热量来源减少;饥饿、失血、营养不良等可使全身抗寒能力降低,以上因素都可导致冻伤。冻疮在我国多发生于冬季和早春。长江流域比较潮湿,因而冻疮比北方更多见。冻伤大多发生于意外事故。

(二)身体状况

1. 冻疮 多发生于鼻尖、耳廓、手指、脚趾等身体末梢部位。局部红肿、发痒,病情较重时可发生水疱,去疱皮后创面发红、有渗液,并发感染后形成溃疡。

2. 局部冻伤 分 4 度。Ⅰ度冻伤伤及表皮层,局部红肿,有发热、痒、刺痛的感觉,数日后表皮脱落,不留瘢痕;Ⅱ度冻伤损伤至真皮层,局部红肿明显,有水疱形成,自觉疼痛,若无感染,经 2～3 周脱痂愈合;Ⅲ度冻伤损伤皮肤全层或皮下组织,创面由苍白变为黑褐色,感觉消失,其周围红肿疼痛,可有血性水疱,若无感染,坏死组织干燥结痂,脱痂愈合后留有瘢痕;Ⅳ度冻伤损伤深达肌肉、骨骼,局部表现类似于Ⅲ度冻伤,伤处坏死,其周围有炎症反应,易并发感染形成湿性坏疽,治愈后多留有功能障碍或致残。

3. 全身冻伤 初起寒战、四肢发凉、皮肤苍白或发绀,当体温由表及里渐降时,逐渐出现感觉迟钝、肢体僵硬、意识模糊,甚至昏迷,呼吸循环衰竭,如不及时抢救,可致死亡。

(三)心理-社会状况

冻疮病变产生不适感和皮肤损害,创面经久不愈;冻伤大多发生于意外事故,严重者可使患肢受损致残甚至危及生命。诸多原因会使病人产生忧虑、悲伤、恐惧等复杂心理。

(四)处理原则

1. 冻疮 局部涂冻疮膏,每日温敷数次。有糜烂或溃疡者可用含有抗生素的软膏。

2. 冻伤 迅速脱离低温环境,继而进行局部或全身温水快速复温。防治休克,抗感染,切除坏死组织,并发湿性坏疽时常需截肢。

【常见护理诊断/问题】

1. 体温过低 与低温、寒冷侵袭有关。

2. 组织完整性受损 与低温所致的血液循环障碍和细胞代谢紊乱有关。

3. 潜在的并发症:休克、呼吸循环功能衰竭、急性肾功能衰竭等。

【护理措施】

（一）急救和复温　迅速使病人脱离低温环境,应用40~42℃恒温温水浸泡伤肢或全身,时间一般为20~30分钟,切忌火烤、雪搓或拍打。若呼吸心搏骤停,立即进行心肺复苏。

（二）一般护理

根据冻伤程度调节室温,注意保暖。能进食者给予高热量、高蛋白、高维生素饮食,复温前不可饮酒。复温后保持肢体干燥。

（三）病情观察

急救和复温过程中密切观察生命体征和尿量,警惕休克和急性肾衰竭的发生。复温后注意观察冻伤局部变化,有无坏死、感染等征象,有无并发症出现。

（四）治疗配合

1. 局部疗法护理　Ⅰ度冻伤保持创面的清洁干燥即可。Ⅱ度冻伤未感染创面,消毒后保暖包扎,较大水疱抽出疱液后包扎。创面破溃感染者,按换药原则处理。Ⅲ度和Ⅳ度冻伤创面采用暴露疗法,保持创面清洁干燥,待坏死组织与健康组织界限清楚后予以切除。

2. 全身治疗的护理

（1）复温护理:尽快脱离寒冷环境,尽早进行全身和局部复温。轻度病人在室温下加盖被服保暖即可;冻伤较重者可用40~42℃恒温温水浸泡局部或全身,使体温在15~30分钟内恢复到接近正常。全身性冻僵浸泡复温至肛温32℃左右即可停止。

（2）防治并发症:保持呼吸道通畅,吸氧,维持呼吸功能;遵医嘱使用抗凝剂或低分子右旋糖酐,预防血栓,改善血液循环;正确使用血管活性药物和利尿剂以防治休克和急性肾衰竭。

（3）防治感染:遵医嘱使用抗生素。严重冻伤者,应注射破伤风抗毒素和气性坏疽抗毒血清。

（五）心理护理

对病人态度和蔼,耐心倾听病人的感受,给予安慰和劝导,解释病情,以消除病人顾虑。

（六）健康指导

1. 宣传防冻的基本知识,在低温环境中注意外露部位的保暖。平时应加强耐寒锻炼,如冬季在冷空气中适度运动,用冷水洗脸、洗手,做好皮肤按摩保健。

2. 在寒冷环境中作业的人员,要做好防寒、防湿、防静。饮食应有足够的热量,做到热食、热饮,但不宜饮酒。工作时要适当运动,避免长时间静止不动。

*第五节　咬伤病人的护理

一、犬咬伤

随着家养宠物数量的增多,犬咬伤的发生率也相应增加。咬伤人的犬若感染狂犬病病毒,则被咬伤者可发生狂犬病,又名恐水症。狂犬病病毒主要存在于病畜的脑组织及脊髓中,其涎腺和涎液中也有大量病毒,该病毒对神经组织有强大的亲和力,在伤口及附近组织内停留并生长繁殖,若未被迅速灭活,病毒会沿周围神经上行到达中枢神经系统,引发狂犬病。狂犬病缺乏有效治疗手段,预后差,全世界每年约有3万人死于该病,犬咬伤是主要

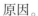

原因。

【护理评估】

（一）健康史

询问犬咬伤发生的时间、部位、伤后处理情况，还应询问犬的状况，是否接受过免疫注射。狂犬病一般在犬咬伤后 10 天到数月发病，平均 30～60 天。咬伤越深，越靠近头面部，其潜伏期越短、发病率越高。

（二）身体状况

被犬咬伤后局部疼痛，可见利齿所致的窄而深的伤口，伴出血和周围组织水肿。若引发狂犬病，在发病初起，伤口周围麻木、疼痛，逐渐扩散到整个肢体；继而出现发热、烦躁、全身乏力、恐水、怕风、咽喉痉挛，伴流涎、多汗、心率快；最后出现肌瘫痪、昏迷、循环衰竭而死亡。

（三）心理-社会状况

犬咬伤后，部分病人出现焦虑不安和恐惧心理，担心会感染狂犬病，或对接种狂犬病疫苗有顾虑；部分病人则不以为然，抱有侥幸心理。多数狂犬病病人（除后期昏迷者外）神志清醒，恐惧不安，恐水使病人更加痛苦。

（四）处理原则

1. 局部处理　浅小的伤口常规消毒后包扎即可；深大的伤口应立即行清创术，清除异物和坏死组织，以等渗盐水及 3% 过氧化氢溶液反复冲洗伤口，开放引流，不做缝合；伤口周围用狂犬病免疫球蛋白（20U/kg）做浸润注射。已结痂的伤口必须去掉结痂后按上述方法处理。

2. 全身治疗

（1）免疫治疗：及早采用狂犬病疫苗进行主动免疫，在伤后第 1、3、7、14、28 天各注射一剂，共 5 剂。如曾接受过全程主动免疫，则咬伤后不需被动免疫，仅在伤后当天与第 3 天强化主动免疫各一次。

（2）防治感染：常规使用破伤风抗毒素和抗生素。

【常见护理诊断/问题】

1. 急性疼痛　与犬咬伤所致局部炎症反应有关。

2. 有窒息的危险　与咽喉肌痉挛发作有关。

3. 组织完整性受损　与咬伤所致皮肤组织结构破坏有关。

4. 潜在的并发症：伤口感染、狂犬病等。

【护理措施】

（一）一般护理

病室安静，避免光、声、风的刺激；专人护理，各项检查、治疗及护理操作尽量集中进行；狂躁病人应注意安全，必要时给予约束；注意隔离防护。

（二）病情观察

密切观察病人的生命体征、抽搐部位及发作次数、呼吸与循环衰竭的进展，及时采取相应抢救措施。

（三）治疗配合

1. 保持呼吸道通畅　及时吸痰，必要时气管切开或插管。

2. 输液和营养支持　发作期病人因不能饮水和多汗，需静脉补液，维持体液平衡。饮食应选择富含热量、蛋白和维生素的易吞咽的半流食或软食,必要时鼻饲或静脉补充营养。

3. 预防感染 及时换药,保持伤口敷料的清洁与干燥;遵医嘱使用抗菌药物并观察疗效;接触病人应穿隔离衣、戴口罩和手套。

（四）心理护理

对待病人应关心体贴、语言谨慎,做好治疗与护理,使病人有安全感,直至临终。

（五）健康指导

1. 对被允许豢养的犬,要定期进行疫苗注射。

2. 教育儿童不要养成接近、挑逗犬的习惯。

3. 若被犬咬伤,应尽早处理伤口并注射狂犬病疫苗,并常规注射破伤风抗毒素。

二、毒蛇咬伤

毒蛇咬伤是我国南方农村和山区常见的生物性损伤。毒蛇的头多呈三角形,色彩斑纹明显,咬伤处有一对大而深的牙痕。毒蛇咬人时,毒液经毒牙注入组织,引起局部和全身中毒症状。无毒蛇头部呈椭圆形,色彩不明显,牙痕小且呈锯齿状。

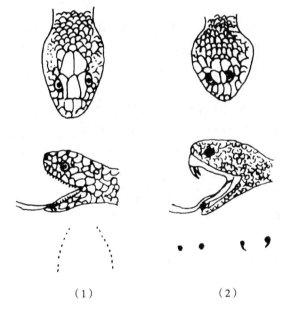

（1） （2）

图 8-7 蛇的头形与齿痕

（1）无毒蛇的头形、齿痕 （2）有毒蛇的头形、齿痕

蛇毒按照其对人体的作用可分为 3 类:①神经毒素:以金环蛇、银环蛇为代表,可引起呼吸肌麻痹和其他神经肌肉瘫痪,局部组织破坏较小。②血液毒素:以竹叶青、五步蛇为代表,可引起全身广泛出血、溶血,甚至心力衰竭和肾衰竭,局部症状出现早且严重。③混合毒素:兼有神经毒素和血液毒素的作用,以眼镜蛇和蝮蛇为代表。

【护理评估】

（一）健康史

询问咬伤时间、部位、咬伤后的处理经过及蛇的形态,查看牙痕特点。

（二）身体状况

1. **神经毒素类毒蛇咬伤** 咬后 1～6 小时可出现头晕、视力模糊、眼睑下垂、言语不清、全身软弱、疲乏、四肢麻木、吞咽困难，胸闷、呼吸困难，最后呼吸停止，循环衰竭。伤口局部麻木，肿胀较轻，疼痛不明显。

2. **血液毒素类毒蛇咬伤** 全身出血现象，如广泛皮下瘀斑、睑结膜下出血、咯血、呕血、便血、尿血等，严重者因休克、心力衰竭、急性肾衰竭而死亡。伤口局部剧烈肿痛，并迅速向近心端扩散，伤口内有血性液体不断渗出。

（三）处理原则

1. 急救处理

（1）镇静：病人切勿惊慌奔跑，以免加速蛇毒的吸收和扩散。

（2）环形缚扎：立即在伤口近心端 5～10cm 处用止血带或布带等环形缚扎，松紧以阻止静脉和淋巴回流为度，每 30 分钟松解 1 次，每次 1～2 分钟。

（3）伤口冲洗、排毒：用大量清水、肥皂水冲洗伤口，再用 3% 过氧化氢或 1∶5000 高锰酸钾反复冲洗。冲洗后用锐器在牙痕处挑开，扩大伤口，排出蛇毒，伤口内的毒牙应拔除。患肢下垂，并用手自上而下挤压；也可用拔罐法或吸乳器在局部抽吸。血液毒素毒蛇咬伤禁忌切开，以防出血不止。

2. 伤口处理 取胰蛋白酶 2000～6000U 加入 0.05% 普鲁卡因 10～20ml，封闭伤口外周或近侧，必要时间隔 12～24 小时可重复。经急救处理后的伤口可用高渗盐水或 1∶5000 高锰酸钾溶液湿敷。

3. 全身治疗

（1）解毒治疗：蛇药具有解毒、消炎、止血等作用，有不同剂型的国产蛇药可以选择；抗蛇毒血清能中和蛇毒，缓解症状，有单价和多价两种，使用前必须做过敏试验，阳性者使用脱敏注射方法。此外，还可以加快静脉输液，促使蛇毒从尿液排出。

（2）防治感染：使用破伤风抗毒素和抗生素防治感染。

（3）重症病人的治疗：加强营养支持，维持体液平衡，保护重要脏器功能。

【常见护理诊断/问题】

1. 恐惧 与生命受到威胁和担心预后有关。

2. 组织完整性受损 与毒蛇咬伤、蛇毒破坏组织有关。

3. 潜在的并发症：感染、多脏器功能障碍等。

【护理措施】

（一）一般护理

嘱病人安静卧床休息，不宜抬高肢体。多饮水，促进蛇毒排泄。

（二）病情观察

密切观察病人的生命体征、意识、呼吸及循环功能和尿量变化，注意有无休克和心、肺、肾等脏器衰竭及内脏出血等情况发生。观察伤口局部肿胀和渗出情况。

（三）治疗配合

1. 伤口局部护理 及时清除坏死组织，勤换药。遵医嘱进行伤口周围及近心端封闭。

2. 全身治疗的护理

（1）使用利尿剂时，应预防水、电解质及酸碱平衡失调；快速输液时，应注意心肺功能监测。

（2）抗蛇毒血清一般采用静脉注射方法，使用前须做皮肤过敏试验，阳性者采用脱敏注射方法。

（四）心理护理

安慰病人，解释治疗方法及过程，使其情绪稳定，积极配合治疗。

（五）健康指导

野外活动时，尽可能避开树林茂密的地段，尽量穿高帮鞋及戴手套，同时将裤口、袖口扎紧。露营时选择空旷、干燥的地面，晚上在营帐周围点燃火焰。一旦被蛇咬伤，伤肢制动，置于低位，立即绑扎伤口近心端肢体，迅速排毒，局部冷敷，迅速送往医院。

知识窗

显微外科手术与断肢（指）再植

显微外科技术是在手术放大镜和手术显微镜下，应用特殊精细的器械和材料对细微组织进行微小修复和重建的一项外科技术。现已广泛应用于手术学科的各个专业，主要包括：①断肢（指）再植。②吻合血管的组织移植。③吻合血管的足趾移植再造拇指或手指。④吻合血管的空肠移植。⑤周围神经显微修复。⑥小管道显微修复。⑦吻合血管的器官移植。

断肢（指）再植是显微外科的重要内容。肢体离断后，应迅速用无菌敷料加压包扎残端，搏动性出血时使用止血带，但应定时放松。离体的断肢（指）应尽快用无菌敷料包裹，置入塑料袋中密封，再放于加盖的容器内，外周放入冰块做干冻冷藏保存（图8-8），保持在4℃左右，和病人一起送往医院，争取在6~8小时内再植。切忌将断肢（指）浸泡入任何溶液中。断肢（指）再植属自体器官移植，手术后不存在排斥反应，但应充分注意血管痉挛、血栓形成和感染等问题。

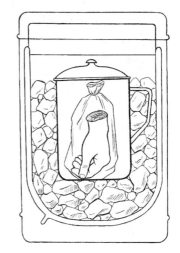

图8-8 断手的保存法

（王 宁）

思考题

1. 刘女士，43岁，5小时前因塌方砸伤双下肢。双下肢肿胀、发紫，右侧大腿部分皮肤片状撕脱，肌暴露。伤后排尿1次，尿呈茶红色。体检：神志清，血压130/90mmHg，心率66次/分，心律不齐。实验室检查：血清K^+ 6mmol/L。

请问：

（1）该病人目前最危险的因素可能是什么？

（2）针对该病人应采取哪些护理措施？

2. 男性，50岁，体重60kg，锅炉工，不慎被烧伤，急诊入院。查体：BP 95/60mmHg，P 108次/分，左上臂、右侧整个上肢、右侧臀部、右侧下肢遍布水疱，躯干及左侧大腿有散在水疱区约 4 个半手掌大小。

请问：

（1）该病人的烧伤面积是多少？

（2）该病人伤后第一个 24 小时的补液总量为多少？

（3）哪些征象提示该病人液体已基本补足？

第九章　肿瘤病人的护理

学习目标

1. 具有良好的职业道德,重视护理伦理,保护病人隐私,珍视生命,关爱病人,减轻病人痛苦,维护健康。
2. 掌握肿瘤病人的护理评估和护理措施。
3. 熟悉肿瘤病人的治疗原则及心理、疼痛护理。
4. 了解肿瘤的病因及病理、辅助检查、常见体表良性肿瘤。
5. 学会运用护理程序为肿瘤病人实施整体护理。

工作情景与任务

导入情景:

在机关工作的李女士,35 岁,未婚,2 个月前洗澡时无意中发现右乳房包块,约拇指大小,随后到医院检查确诊为右乳腺癌,手术后行化疗,近日出现恶心、呕吐、食欲缺乏。医嘱:盐酸甲氧氯普胺注射液 10mg 肌内注射,必要时;复方氨基酸溶液 250ml 静脉滴注,立即。

工作任务:

1. 对李女士进行护理评估。
2. 给李女士制订护理计划并实施。

肿瘤(tumor)是机体细胞在各种始动与促进因素作用下产生的增生与异常分化所形成的新生物。根据肿瘤的形态及对机体影响,分为良性肿瘤、恶性肿瘤、介于良恶性肿瘤之间的交界性肿瘤。良性肿瘤一般称为"瘤"。来源于上皮组织的恶性肿瘤称为"癌";来源于间叶组织者称为"肉瘤";组织形态和生物学行为介于良性和恶性之间者称为交界性肿瘤。恶性肿瘤对生命造成极大威胁,已成为人类死亡的常见原因之一。

【病因与病理】

(一)病因

恶性肿瘤的病因尚未完全了解。目前认为其发生是由多种外源性的致癌因素和内源性的促癌因素长期共同作用的结果。

1. 外源性因素

（1）环境因素：包括物理、化学、生物等因素。物理因素，如电离辐射可致皮肤癌、白血病；紫外线可引起皮肤癌。化学因素，如烷化剂（有机农药、硫芥等）可致肺癌及造血器官肿瘤；多环芳香烃类化合物与皮肤癌、肺癌有关；氨基偶氮类染料易诱发膀胱癌、肝癌；亚硝胺类与食管癌、胃癌和肝癌有关；黄曲霉素易致肝癌、胃癌等。生物因素，主要为病毒感染，如EB病毒与鼻咽癌有关，乙型肝炎病毒与肝癌有关等。

（2）不良生活方式：如饮食与吸烟。饮食习惯尤其以进食霉变、腌制、烟熏、煎炸食物以及高脂肪、低纤维、低维生素C等饮食与致癌有密切关系；大量饮酒亦是相关因素。吸烟不仅与肺癌有关，还可诱发其他部位的癌肿，如膀胱癌。

（3）慢性刺激与炎症：经久不愈的窦道和溃疡可因长期局部刺激而发生癌变。如慢性胃溃疡有5%发生癌变；皮肤慢性溃疡可恶变为皮肤鳞癌等。

2. 内源性因素

（1）遗传因素：恶性肿瘤有遗传倾向性。相当数量的食管癌、肝癌、胃癌、乳腺癌、鼻咽癌病人有家族史。

（2）内分泌因素：某些激素与肿瘤发生有关，如雌激素和催乳素与乳腺癌、子宫内膜癌的发生有关；生长激素可以刺激癌肿的发展。

（3）免疫因素：先天或后天性免疫缺陷及长期使用免疫抑制剂者，恶性肿瘤的发生率较高。

（4）心理-社会因素：如经历重大精神刺激、剧烈情绪波动或抑郁者易患恶性肿瘤。

（二）病理

良性肿瘤有完整的包膜，与周围组织界限清楚，多为膨胀性生长，生长速度缓慢，病程较长，不发生转移，术后不易复发；恶性肿瘤无包膜，与周围组织界限不清楚，主要呈浸润性生长，生长速度快，常发生转移，术后易复发。恶性肿瘤的发生发展可分为癌前期、原位癌、浸润癌三个阶段。恶性肿瘤的转移途径包括直接蔓延、淋巴转移、血行转移和种植性转移等。

【护理评估】

（一）健康史

了解病人有无吸烟、长期饮酒、不良饮食习惯或与职业有关的接触史、暴露史及感染史；家族中有无肿瘤病人；有无经历重大精神刺激、剧烈情绪波动或抑郁等致癌与促癌的相关因素。询问有无身体其他部位肿瘤病史或手术治疗史，有无其他系统伴随疾病。

（二）身体状况

1. 局部表现

（1）肿块：常是体表或浅在肿瘤的首要症状。良性肿瘤的肿块表面光滑，活动，边界清楚；恶性肿瘤的肿块表面不光滑，边界不清，形状不规则，多数质硬，活动度小，甚至固定不动。

（2）疼痛：良性和早期恶性肿瘤一般无疼痛，肿块的膨胀性生长、破溃或感染等，如侵及和刺激神经组织，出现局部隐痛、刺痛、烧灼痛或放射痛；空腔脏器肿瘤引起梗阻时致平滑肌痉挛、产生绞痛。晚期肿瘤的疼痛常难以忍受。

（3）溃疡：恶性肿瘤肿块因生长过快、血供不足，可继发坏死或感染而形成溃疡，可有恶臭及血性分泌物。

（4）出血：肿瘤在生长过程中也会发生自身破溃或侵蚀血管而发生出血，如呕血、便血、咯血、血尿或腹腔内出血等。

（5）梗阻：肿瘤生长达到一定体积阻塞或压迫空腔脏器，出现不同的临床表现，如吞咽困难、黄疸、排尿困难及肠梗阻等。

（6）浸润与转移：经淋巴转移可有区域淋巴结肿大、局部静脉曲张、肢体水肿；血行转移可出现侵入器官的症状和体征，如肝大、腹胀、咳嗽、胸痛、病理性骨折等。

2. 全身表现　恶性肿瘤中、晚期病人，常出现乏力、消瘦、贫血、低热、精神委靡、低蛋白血症、水肿，甚至全身衰竭等恶病质表现。

3. 肿瘤分期　对恶性肿瘤的分期有助于合理制订治疗方案，正确的评价疗效，判断预后。国际抗癌联盟提出了 TNM 分期法。T 指原发肿瘤；N 为淋巴结；M 为远处转移。根据病灶大小及浸润深度在字母后标以 0～4 的数字，表示肿瘤发展程度。1 代表小，4 代表大，0 代表无。临床无法判断肿瘤体积时则以 T_x 表示。

（三）心理-社会状况

肿瘤病人因各自的文化背景、心理特征、病情性质及对疾病的认识程度不同，会产生不同的心理反应，常表现为未确诊前出现焦虑情绪；确诊之后产生一系列心理变化，可分为：①震惊否认期：表现为不相信自己患病的事实，是病人面对癌症困扰的自我保护反应，如反应强烈，可能延误治疗。②愤怒期：表现为激动、烦躁、理智减弱、粗暴无礼，这是恐惧、绝望的心理反应，表示病人已开始正视现实。③磋商期：病人有祈求延长生命的愿望，以便了却未了的心愿。④忧郁期：病人感到无助和绝望，甚至严重意志消沉，产生轻生念头，自杀意识和倾向明显增高。⑤接受期：病人心境变得平静，并能理性地对待治疗；当治疗效果不佳时病人还会出现忧虑、恐惧、绝望等心理变化。因此，评估病人的性格，对疾病的心理承受能力；病人及家属对疾病诊断、治疗及预后的情绪反应、伴随疾病的心理变化特点；病人经济来源及家庭经济承受力；病人及家属对疾病相关知识了解程度等都有重要的意义。

（四）辅助检查

1. 实验室检查　血、尿、粪的阳性结果常可提供诊断肿瘤的线索。免疫学检测指标对于恶性肿瘤的筛查、诊断、预后判断均有重要意义，如甲胎蛋白（AFP）测定，可作为原发性肝癌早期辅助诊断的依据；血清癌胚抗原（CEA）测定，用于结肠癌预后的判断。

2. 影像学检查　利用 X 线透视、摄片、造影、体层扫描，超声波检查，放射性核素扫描、磁共振成像（MRI）等各种方法，可判断肿瘤的部位、形态、大小和性质。

3. 内镜检查　能直接观察病变，采取细胞和组织进行病理学检查，也可经内镜插管做造影检查，对于肿瘤的诊断具有重要价值。临床上常用的有支气管镜、胃镜、结肠镜、膀胱镜、腹腔镜、关节镜等。

4. 病理学检查　是目前确定肿瘤的直接而可靠方法。包括细胞学检查与组织学检查两种方法。

（五）处理原则

良性肿瘤一般手术完整切除。而恶性肿瘤大多采用以手术治疗为主的综合治疗，包括化学治疗、放射治疗、生物治疗、中医中药及内分泌治疗等。对已有转移的病人在去除或控制原发病灶后进行转移灶的治疗。

知识窗

器 官 移 植

器官移植是指通过手术的方法将某一个体的活性器官移植到另一个体内,使之迅速恢复原有的功能,以代偿受者相应器官因致命性疾病而丧失的功能。被移植的器官或组织称为移植物;提供移植物的个体称为供者或供体,接受移植物的个体称为受者或受体。常见的移植器官和组织有肾、心、肝、肺、小肠、脾等。器官移植术后常见并发症有出血、感染、排斥反应等。

【常见护理诊断/问题】

1. 焦虑 与担忧疾病预后等有关。

2. 营养失调:低于机体需要量 与代谢性消耗过多、消化吸收障碍、放疗、化疗后食欲减退、恶心、呕吐等有关。

3. 慢性疼痛 与肿瘤生长侵及神经、肿瘤压迫有关。

4. 体像紊乱 与手术,放疗、化疗后形象改变等有关。

5. 潜在并发症:感染、骨髓抑制、静脉炎等。

【护理目标】

1. 病人心理状态稳定,能正视和接受现实,焦虑程度减轻。

2. 营养状况得到改善。

3. 疼痛缓解。

4. 应对疾病的知识及能力有所提高,能积极主动配合治疗。

5. 未发生感染、骨髓抑制、静脉炎等。

【护理措施】

（一）心理护理

1. 加强沟通 耐心向病人解释手术对挽救生命,防止肿瘤复发的重要性和手术方式;解释放疗或化疗的目的和意义、注意事项、可能出现的反应及有效的应对方式,并介绍治疗成功的典例,使病人能正确认识疾病,树立信心,积极配合治疗。

2. 密切观察 观察病人心理反应,给予相应的心理支持和疏导。对震惊否认期的病人应鼓励家属给予其情感上的支持、生活上的关心,使之有安全感。坦诚温和回答病人询问,逐渐使病人了解病情真相。对处于愤怒期的病人,尽量让其表达自身的想法,有宣泄情感的机会。给予病人宽容、关爱和理解,注意安全适时陪伴。磋商期病人易接受他人的劝慰,有良好的遵医行为。应注意维护病人的自尊,尊重病人的隐私,满足病人需要,积极引导,减轻压力。对抑郁期病人,应给予更多关爱和抚慰,诱导其发泄不满,帮助其树立生活的信心。同时加强防范措施,如加强巡视、避免病人独处、鼓励家人陪伴等,防止发生意外。对进入接受期的病人,应尊重其意愿,满足其需求,尽可能提高生活质量。

（二）营养支持

充分的营养是提高机体的抵抗力和对治疗耐受力的重要条件。因此,应加强营养知识宣教、创造愉快舒适的进餐环境、制订合理的饮食计划,鼓励病人摄取足够的营养。可根据病人口味选择高热量、高蛋白、富含维生素、易消化的饮食;注意食物色、香、味及温度;避免粗糙、辛辣食物;忌油腻,少量多餐。多饮水及富含维生素 C 的果汁;口腔黏膜溃疡严重者进

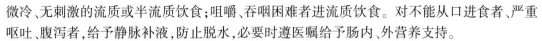

微冷、无刺激的流质或半流质饮食;咀嚼、吞咽困难者进流质饮食。对不能从口进食者、严重呕吐、腹泻者,给予静脉补液,防止脱水,必要时遵医嘱给予肠内、外营养支持。

（三）疼痛护理

1. 活动与休息 为病人创造安静舒适的环境,鼓励其适当参与娱乐活动以分散注意力,并与病人共同探索控制疼痛的途径,如松弛疗法、音乐疗法等,鼓励家属也关心、参与止痛计划。

2. 镇痛护理 晚期肿瘤疼痛难以控制者,可按三级阶梯镇痛方案处理。一级镇痛法:疼痛较轻者,可用阿司匹林等非阿片类解热消炎镇痛药;二级镇痛法:适用于中度持续性疼痛者,用可待因等弱阿片类药物;三级镇痛法:疼痛进一步加剧,改用强阿片类药物,如吗啡、哌替啶等。

3. 给药要点 口服、按时、按阶梯、个体化给药。镇痛药物剂量根据病人的疼痛程度和需要由小到大直至病人疼痛消失为止,不应对药物限制过严,导致用药不足。也可使用病人自控镇痛泵（PCA泵）,根据病情需要设定自动连续给药和病人自控给药的间隔时间和剂量。

（四）手术治疗的护理

手术是治疗恶性肿瘤最重要的手段,尤其对早、中期恶性肿瘤应列为首选方法。

1. 手术前除常规准备外,应注意备皮时动作要轻柔,避免用力擦洗;直肠癌术前灌肠,应选用细肛管,涂足液状石蜡,轻柔插入,直达肿瘤上方,低压灌肠,以防刺激肿瘤引起癌细胞扩散。

2. 手术后密切观察病情变化,加强引流管和切口的护理,重视皮肤和口腔护理,鼓励病人翻身、深呼吸、有效咳嗽、咳痰,早期下床活动。采取有效措施,防止并发症的发生。

3. 指导病人进行功能锻炼及重建器官的自理训练。根据手术种类及部位进行相应的功能锻炼,可提高手术效果,促进机体功能恢复。

（五）放射治疗的护理

放射治疗是利用各种放射线照射肿瘤,以抑制或破坏肿瘤细胞从而达到治疗效果的一种方法。

1. 照射野护理 照射前做好定位标志,保持局部皮肤清洁、干燥、防破损;对照射野内的组织器官进行必要辅助治疗及护理,如头颈部病变特别是照射野通过口腔时,应做好口腔卫生,并拔除龋齿,对牙周炎或牙龈炎者也应采取相应治疗后再进行放射治疗。

2. 放射反应护理

（1）局部反应:①皮肤反应:放疗照射部位,常出现不同程度的皮肤损害,轻者出现红斑、灼痛、刺痒感、脱屑;重者出现充血、水肿、溃疡等反应,治疗期间应注意选用全棉柔软内衣,避免粗糙衣物摩擦;照射野可用温水和柔软毛巾轻轻沾洗,禁用肥皂擦洗或热水浸浴,禁用碘油、酒精等刺激性消毒剂,避免冷热刺激如热敷、冰袋等;外出时避免阳光直晒;照射区皮肤禁作注射;忌用化妆品外涂,不可贴胶布,因氧化锌为重金属,可产生二次射线,加重皮肤放射性损伤。放疗病人进入放射治疗室不能带金属物品,如手表、钢笔、项链、耳环、义齿、钥匙等,以免增加射线吸收,加重皮肤损伤。②黏膜反应:表现为充血、水肿、黏膜表面出现白点或白斑、出血点等。治疗期间应加强局部清洁如口腔含漱、阴道冲洗、鼻咽用抗生素及润滑剂滴鼻等。③照射器官反应:如口腔、胃肠道黏膜出血、水肿、坏死,形成溃疡或出血;膀胱照射后出现血尿;胸部照射后发生放射性肺纤维变等。故治疗期间应加强照射器官反应的病情观察,给予相应护理,反应严重时暂停放疗。

(2)全身反应:放疗后病人常出现虚弱、乏力、头痛、厌食、恶心、呕吐等症状,应嘱病人照射前后30分钟内禁食,可避免条件反射性厌食;照射后静卧30分钟,鼓励多饮水,加强营养,补充大量B族维生素及维生素C,必要时按医嘱适当补充清蛋白、氨基酸、血浆等。

（六）化学治疗的护理

利用化学药物抑制或根治肿瘤的治疗方法简称化疗。护士应了解化疗方案,熟悉化疗药物剂量、给药方法及毒副作用,做到按时、准确给药。化疗药物要现配现用,不可久置。推注过程中注意控制速度,并严密观察病人的反应,了解病人的不适主诉、准确记录出入量。并做好以下护理:

1. 保护静脉　由于药物对静脉的刺激,注射前必须将药物稀释至要求的浓度,并在规定的时间内用完;使用血管要两臂交替、由远及近,避免反复穿刺同一部位,可采用深静脉置管（PICC）,以减少血管损伤。妥善固定针头,以确保针在血管内。注射完抗癌药物后,再注入生理盐水5～10ml,以减轻药物对静脉壁的刺激。

2. 药液外漏及静脉炎　若注射部位刺痛、烧灼或水肿,则提示药液外漏,须立即停止用药并更换注射部位。漏药部位根据不同的化疗药物采用不同的解毒剂做皮下封闭,如氮芥、丝裂霉素、放线菌素D溢出可采用等渗性硫代硫酸钠;如长春新碱,外漏时可采用透明质酸酶;其他药物均可采用等渗盐水封闭方法:用20ml注射器抽取解毒剂在漏液部位周围采取菱形注射,为防止疼痛还需局部注射普鲁卡因2ml,必要时4小时后可重复注射。静脉炎发生后可行局部热敷,按血管走行予以可的松软膏外涂或理疗等。

3. 胃肠道反应　因抗癌药物对胃肠黏膜的损害,大多数病人在用药后3～4小时出现厌食、恶心、顽固性呕吐、腹痛、腹泻等。化疗期间应大量饮水以减轻药物对消化道黏膜的刺激,并有利于毒素排泄。宜摄取油腻少、易消化、刺激小、维生素含量丰富的饮食。恶心呕吐严重者,化疗尽量安排在晚饭后进行,适当给予镇静止吐药并保持口腔卫生。

4. 骨髓抑制　密切观察骨髓抑制征象,定期为病人进行血细胞计数和骨髓检查,当白细胞 $< 3 \times 10^9/L$,血小板 $< 80 \times 10^9/L$ 者,暂停化疗,予以保护性隔离,预防交叉感染。注意观察病人有无出血倾向,如牙龈、鼻出血,皮肤瘀斑,血尿及便血等。静脉穿刺时慎用止血带,注射完毕时压迫针眼5分钟,严防利器损伤病人皮肤。

5. 黏膜、皮肤反应　化疗期间应嘱病人多饮水以减轻药物对黏膜的毒性刺激。保持口腔清洁,预防口腔炎及口腔溃疡。皮肤形成斑丘疹,有渗出液或小水疱时,可涂碘伏防止破溃感染;对发生剥脱性皮炎者,用无菌巾保护隔离。

6. 脱发　通常在用药后2个月内发生,应让病人了解这一可逆性反应,告诉病人化疗停止后,3～6个月头发可再生。在化疗前头颅置冰帽用药结束后10分钟除去,可达到减轻脱发的效果。

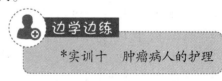

边学边练

*实训十　肿瘤病人的护理

（七）健康指导

1. 疾病知识指导　向病人和家属介绍诊断性检查、治疗、护理和康复方面的知识,如各种检查的意义,放疗、化疗的目的、方法及注意事项等。

2. 功能锻炼指导　教育病人树立正确的自我价值观,学会新的自我照顾方法;进行功能锻炼,尽早适应社会及身体功能改变。

3. 加强肿瘤三级预防的宣教　Ⅰ级预防为病因预防,目的是消除或减少可能致癌的因

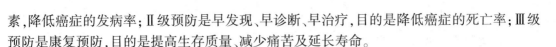

素,降低癌症的发病率;Ⅱ级预防是早发现、早诊断、早治疗,目的是降低癌症的死亡率;Ⅲ级预防是康复预防,目的是提高生存质量、减少痛苦及延长寿命。

【护理评价】

病人情绪是否平稳,能否配合治疗和护理;营养失调是否改善。病痛是否缓解;能否接受现实性改变并适应生活的自理需要;是否发生感染、骨髓抑制、静脉炎。

【附】

常见体表良性肿瘤

体表肿瘤指来源于皮肤、皮肤附件、皮下组织等浅表软组织的肿瘤。

1. 皮肤乳头状瘤　是表皮乳头样结构的上皮增生所致,单发或多发,表面常角化,伴溃疡,好发于躯干、四肢及会阴,易恶变为皮肤癌。手术切除为首选的治疗方法。

2. 黑痣　为良性色素斑块,分为皮内痣、交界痣和混合痣3种。皮内痣位于皮下和真皮层内,可高出皮肤,表面光滑,可存有汗毛(称毛痣),没有活跃的痣细胞,较稳定,很少恶变;交界痣位于表皮真皮交界处,呈扁平状,色素较深,多位于手、足,有活跃的痣细胞,易在局部刺激或外伤后发生恶变,称为黑色素瘤;混合痣为皮内痣与交界痣同时存在,痣细胞位于表皮基底细胞层和真皮层,当色素加深、变大,或有瘙痒、疼痛时,可能为恶变,应及时作完整切除。切忌作不完全切除或化学烧灼。

3. 脂肪瘤　为脂肪样组织的瘤状物。女性多见,好发于四肢、躯干,多数单发,质地软、边界清,可有假囊性感,无痛、生长缓慢。位于深部者可恶变,应及时切除。

4. 纤维瘤　系位于皮肤及皮下的纤维组织肿瘤。呈单个结节状,瘤体不大,质硬,边界清,活动度大,生长缓慢,极少恶变。可手术切除。

5. 神经纤维瘤　来源于神经鞘膜的纤维组织及鞘细胞。常位于四肢屈侧较大的神经干上,多发、对称,大多无症状,也可伴明显疼痛或感觉过敏。手术切除时应注意避免伤及神经干。

6. 血管瘤　多为先天性,生长缓慢,按结构可分为以下3类:

(1) 毛细血管瘤:好发于颜面、肩、头发和颈部,女性多见。出生时或生后早期即有皮肤红点或小红斑,逐渐增大、红色加深并可隆起。瘤体境界分明,压之可稍有褪色,释手后恢复红色。多数为错构瘤,1年内可停止生长或消退。早期瘤体较小时,手术切除或液氮冷冻治疗效果均良好。

(2) 海绵状血管瘤:由小静脉和脂肪组织构成。多位于皮下组织、肌肉内。皮肤色泽正常或呈青紫色。肿块质地软、边界不太清,可有钙化结节和触痛,应及早手术切除。

(3) 蔓状血管瘤:由较粗的迂曲血管构成,范围较大。大多来自静脉。除发生于皮下和肌组织外,还常侵入骨组织。外观常见蜿蜒的血管,有明显的压缩性和膨胀性,或可闻及血管杂音或触及硬结。应争取手术切除。

7. 囊性肿瘤及囊肿

(1) 皮样囊肿:为囊性畸胎瘤。浅表者好发于眉梢或颅骨骨缝处,呈圆珠状,质地硬,可与颅内交通呈哑铃状。手术切除前应作充分估计和准备。

(2) 皮脂囊肿:非真性肿瘤,为皮脂腺排泄受阻所形成的囊肿,以头面部及背部多见。囊内为油脂样"豆渣物",易继发感染而伴奇臭。若已感染,应控制感染后,再手术切除残留囊壁组织。

(3) 表皮样囊肿:由外伤所致表皮移位于皮下而生成的囊肿,常见于臀、肘等易受外伤或磨损部位。手术切除治疗。

(4)腱鞘或滑液囊肿:非真性囊肿,由浅表滑囊经慢性劳损而发生黏液样变。常位于手腕、足背肌腱或关节附近,屈曲关节时有坚硬感。可加压挤破或抽出囊液,但易复发,手术治疗较为彻底。

(王海平)

思考题

张女士,50 岁,确诊为右乳腺癌,行右乳腺癌改良根治术后两周,拟行化学药物治疗。请问:

(1)张女士可能出现哪些化疗不良反应?

(2)如何对其进行护理?

第十章　颅脑疾病病人的护理

学习目标

1. 具有良好的人文精神和医护团队合作能力,关爱病人,维护其健康。
2. 掌握颅内压增高、颅脑损伤病人的护理评估和护理措施。
3. 熟悉颅内压增高、颅脑损伤病人处理原则、常用的检查方法及其意义。
4. 了解颅内肿瘤病人的护理要点。
5. 学会观察颅脑疾病病人的病情并对病人进行护理评估,熟练掌握颅内压增高病人的护理。

工作情景与任务

导入情景:

　　高中生小张,玩轮滑时仰面摔倒,头枕部着地,昏睡一刻钟左右逐渐清醒后,自行乘车回家。2 小时后家人发现他烦躁不安,语无伦次,立即送往医院。查体:T 37.1℃,P 58 次/分,R 14 次/分,BP 140/75mmHg,呈昏迷状态,右瞳孔直径 5mm,左瞳孔直径 2.5mm,左侧肢体无自主运动,巴宾斯基征(+)。医嘱:20% 甘露醇 250ml 静脉快速滴入,立即。

工作任务:

1. 密切观察小张的病情变化并做好记录。
2. 正确对小张进行护理评估和护理诊断。
3. 正确对小张实施降低颅内压的护理。

第一节　颅内压增高病人的护理

　　颅内压(intracranial pressure,ICP)是指颅腔内脑组织、脑脊液和血液对颅腔壁所产生的压力,通常以侧卧位腰穿测得的脑脊液压力来代表,成人正常值为 70～200mmH$_2$O(0.7～2.0kPa),儿童为 50～100mmH$_2$O(0.5～1.0kPa)。当颅内压持续高于正常范围时,称为颅内压增高。

【病因与病理】

1. 病因　引起颅内压增高的原因可归纳为三类:

（1）颅腔内容物体积或量增加，如脑水肿、脑积水、脑血流量增加等。

（2）颅腔占位性病变，如颅内血肿、脑肿瘤、脑脓肿等。

（3）颅腔容积缩小，如狭颅症、颅底陷入症等。

2. 病理生理　颅内压增高时，脑血流量减少，脑组织处于严重缺血缺氧的状态。严重的脑缺氧会造成脑水肿，进一步加重颅内压增高，形成恶性循环。当颅内压增高到一定程度时，尤其是占位性病变使颅内各分腔之间压力不均衡，会使一部分脑组织通过生理性间隙从高压区向低压区移位，形成脑疝。疝出的脑组织压迫脑内重要结构和生命中枢，常常危及生命。

【护理评估】

（一）健康史

病人是否有颅脑外伤、颅内感染、脑肿瘤、高血压、脑动脉硬化、颅脑畸形等病史，初步判断颅内压增高的原因；有无呼吸道梗阻、咳嗽、便秘、癫痫等导致颅内压增高的诱因；询问症状出现的时间和病情进展情况，以及发病以来所做的检查和用药等情况。

（二）身体状况

1. 颅内压增高"三主征"　包括头痛、呕吐、视神经盘水肿，是其主要临床表现。①头痛：是最常见的症状，以早晨和晚间较重，多位于前额和颞部，程度可随颅内压增高而加重，当病人低头、弯腰、用力、咳嗽时常使头痛加重。②呕吐：呈喷射状，可伴有恶心，与进食无关，呕吐后头痛可有所缓解。③视神经盘水肿：是颅内压增高的重要客观体征。表现为视神经乳头充血水肿、边缘模糊不清、中央凹陷消失、视网膜静脉怒张，严重时可伴视力减退，视野缩小，甚至失明。

2. 意识障碍　颅内压增高的初期可有嗜睡、反应迟钝等，进而出现昏睡、昏迷。

3. 生命体征紊乱　血压增高，尤其是收缩压升高、脉搏徐缓、体温升高、呼吸深慢并不规则甚至呼吸停止，即库欣反应，严重病人可因呼吸循环衰竭而死亡。

4. 脑疝

（1）小脑幕切迹疝：为颞叶海马回、钩回通过小脑幕切迹向幕下移位所形成，常由一侧颞叶或大脑外侧的占位性病变引起。在颅内高压的基础上出现进行性意识障碍、患侧瞳孔暂时缩小后逐渐散大、病变对侧肢体瘫痪、生命体征紊乱、可致呼吸循环衰竭而死亡。

（2）枕骨大孔疝：是小脑扁桃体经枕骨大孔向椎管内移位所形成。病情变化快、头痛剧烈、呕吐频繁、颈项强直，生命体征改变显著且出现较早，而意识障碍和瞳孔改变出现较晚。由于延髓的呼吸中枢受压，病人早期可突发呼吸骤停而死亡（图 10-1）。

（三）心理-社会状况

颅内压增高的病人可因头痛、呕吐等引起烦躁不安、焦虑、紧张等心理反应。还应了解家属对疾病的认知和心理反应，对病人的关心程度及家庭经济情况。

（四）辅助检查

1. 腰椎穿刺　直接测量颅内压并取脑脊液检查，但当颅内压明显增高时应禁忌，以避免引发脑疝。

2. 影像学检查　头部 X 线、CT、MRI、DSA 等检查有助于明确病因和病变部位。

（五）处理原则

1. 非手术治疗　包括限制液体入量，应用脱水剂和糖皮质激素，亚低温冬眠疗法等以减轻脑水肿，降低颅内压。

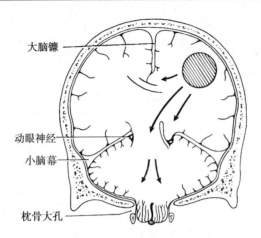

图 10-1 脑疝示意图

图中标注：大脑镰、动眼神经、小脑幕、枕骨大孔

2. 手术治疗 对于颅内占位性病变,争取手术切除。有脑积水者,行脑脊液分流术。脑室穿刺外引流术等均可缓解颅内高压,脑疝形成时应紧急手术治疗。

【常见护理诊断/问题】

1. 有脑组织灌注无效的危险 与颅内压增高有关。

2. 有体液不足的危险 与剧烈呕吐及应用脱水剂有关。

3. 急性疼痛 与颅内压增高有关。

4. 潜在并发症:脑疝。

【护理目标】

1. 病人脑组织灌注正常,未因颅内压增高造成脑组织进一步损害。

2. 病人头痛减轻或消除。

3. 体液保持平衡,无脱水症状和体征。

4. 未发生脑疝或出现脑疝征象时被及时发现和处理。

【护理措施】

（一）一般护理

1. 体位 床头抬高 15°~30°,有利于脑静脉回流,减轻脑水肿。

2. 吸氧 持续或间断吸氧,改善脑缺氧,收缩脑血管,降低脑血流量。

3. 控制液体摄入量 不能进食者,一般每日遵医嘱输液不超过 2000ml,保持每日尿量在 600ml 以上;控制输液速度,防止输液过快而加重脑水肿;保持体液代谢和营养平衡。

4. 其他 加强皮肤护理,防止压疮;保持大小便通畅,病人有尿潴留和便秘时,应导尿或协助排便。

（二）病情观察

观察病人意识状态、生命体征、瞳孔和肢体活动的变化。

1. 意识状态 意识状态反映了大脑皮质和脑干的功能状态,目前通用的是格拉斯哥昏迷评分标准(Glasgow coma scale,GCS)。评定睁眼、语言及运动反应,以三者积分来表示意识障碍轻重,最高 15 分,表示意识清醒,8 分以下为昏迷,最低 3 分(表 10-1)。

111

表10-1　格拉斯哥昏迷评分标准

睁眼反应（E）	得分	语言反应（V）	得分	运动反应（M）	得分
自动睁眼	4	回答正确	5	按吩咐动作	6
呼唤睁眼	3	回答错误	4	刺痛能定位	5
刺痛睁眼	2	吐字不清	3	刺痛时躲避	4
不睁眼	1	有音无语	2	刺痛后过曲	3
		不能发音	1	刺痛后过伸	2
				无反应	1

2. 瞳孔　对比双侧是否等大、等圆,有无对光反应。伤后一侧瞳孔进行性散大,对侧肢体瘫痪伴意识障碍,提示脑受压或脑疝;伤侧瞳孔先缩小后散大,伴对侧肢体运动障碍,提示伤侧颅内血肿;双侧瞳孔散大、对光反射消失、眼球固定伴深昏迷,提示脑干损伤或临终表现。

3. 生命体征　观察脉搏的频率、节律及强度;血压、脉压;呼吸的频率、幅度和类型等。为避免病人躁动影响准确性,应先测呼吸、脉搏,最后测血压。

4. 肢体功能　是否存在病变对侧肢体肌力的减弱和麻痹;是否存在双侧肢体自主活动的消失;有无阳性病理征等。

（三）治疗配合

1. 防治颅内压增高的护理

（1）脱水疗法护理:遵医嘱应用高渗性脱水剂和利尿剂,减轻脑水肿,达到降低颅内压的目的。常用的高渗性脱水剂是20%甘露醇,成人每次250ml,于15～30分钟内静脉滴注,每日2～4次;用药后10～20分钟颅内压开始下降,可维持4～6小时。同时使用利尿剂如呋塞米(速尿)20～40mg,静脉注射,可重复使用。注意利尿剂可能造成的电解质紊乱。

（2）应用糖皮质激素护理:遵医嘱常用地塞米松5～10mg,每日2～3次,静脉注射。可改善毛细血管通透性,防治脑水肿和颅内压增高。要注意防止高血糖、应激性溃疡和感染等并发症的发生。

（3）亚低温冬眠疗法护理:通过冬眠药物,配合物理降温,使病人的体温维持于亚低温状态,可以降低脑组织代谢率,提高其对缺氧耐受力,减轻脑水肿,降低颅内压。

 临床应用

亚低温冬眠疗法

静脉滴注冬眠药物,如冬眠I号合剂(包括氯丙嗪、异丙嗪及哌替啶)或冬眠II号合剂(异丙嗪、哌替啶、二氢麦角碱),通过滴数来控制冬眠的深度。给予冬眠药物半小时,机体进入睡眠状态后,方可进行物理降温。降温速度以每小时下降1℃为宜,体温降至肛温32～34℃、腋温31～33℃为理想。密切观察病人意识、瞳孔、生命体征和神经系统征象,若脉搏超过100次/分、收缩压低于100mmHg、呼吸慢而不规则时,通知医生停用药物。冬眠的时间一般为3～5日。停止冬眠疗法时,应先停止物理降温,再停止药物滴入。

2. 对症护理 ①有抽搐发作者,应给予抗癫痫药物治疗。②对头痛病人,可遵医嘱应用镇痛剂,但禁用吗啡和哌替啶。③病人躁动时,在排除颅内高压进展、气道梗阻、排便困难等前提下,可遵医嘱给予镇静剂,切忌强制约束。

3. 脑疝的急救与护理 保持呼吸道通畅并吸氧,快速静脉输入甘露醇、呋塞米(速尿)等脱水剂和利尿剂,密切观察病人呼吸、心跳及瞳孔的变化。紧急做好手术前准备,发生呼吸骤停者立即进行气管插管及辅助呼吸。

4. 脑室引流的护理 脑室引流术是经颅骨钻孔或椎孔穿刺侧脑室放置引流管将脑脊液引流至体外从而降低颅内压的一种治疗和急救措施。其护理要点为:

(1)注意引流管的连接和位置:病人手术返回病房后,应在严格无菌操作下连接引流瓶(袋)并妥善固定。引流管开口要高于侧脑室平面 10～15cm,以维持正常的颅内压。搬动病人时应将引流管暂时夹闭,防止脑脊液反流引起逆行感染。

(2)注意引流速度和量:正常脑脊液每日分泌 400～500ml,故每日引流量以不超过500ml 为宜;颅内感染病人因脑脊液分泌增多,引流量可增加。每日引流过多、过快可引起颅内压骤降,导致意外发生。可适当抬高或降低引流瓶(袋)的位置,以控制流量和速度。

(3)保持引流通畅:引流管不可受压、扭曲、成角及折叠;若引流管内不断有脑脊液流出,管内的液面随病人的呼吸、脉搏上下波动,表明引流管通畅;反之即为阻塞,可能的原因有:①放入脑室过深过长,在脑室内折叠成角,处理方法是请医生将引流管向外拔出少许至有脑脊液流出后重新固定。②管口吸附于脑室壁,处理方法是将引流管轻轻旋转,使管口离开至脑脊液流出。③若怀疑引流管被血凝块或组织阻塞,可在严格消毒管口后,用无菌注射器轻轻向外抽吸,但不可向管内注入生理盐水冲洗,以免管内阻塞物被冲至脑室狭窄处引起脑脊液循环受阻。必要时应更换引流管。④颅内压低于 120～150mmH$_2$O,引流管内可能无脑脊液流出,证实的方法是将引流瓶(袋)降低,再观察有无液体流出。

(4)观察并记录脑脊液的颜色、量及性状:正常脑脊液无色透明。手术后 1～2 日可略呈血性,以后变淡并转为橙黄色。若脑脊液中有较多血液或血色逐渐加深,提示脑室内出血,要告知医生采取措施处理。感染后的脑脊液混浊,可有絮状物,同时病人有全身感染表现。引流时间一般不超过 5～7 日,否则有发生颅内感染可能。

(5)严格遵守无菌操作原则,每日更换引流瓶(袋),应先夹闭引流管以免脑脊液逆流入脑室内。注意保持引流装置的无菌状态。

(6)拔管:开颅手术后脑室引流管一般留置 3～4 日,待脑水肿逐渐消退,颅内压开始降低时,可考虑拔管。此前应试行抬高或夹闭引流管 24 小时,以了解脑脊液循环是否通畅,有无颅内压再次升高的表现。若病人出现头痛、呕吐等症状,要及时通知医生并降低引流瓶(袋)或开放夹闭的引流管。拔管后若伤口处有脑脊液流出,应告知医生处理。

 临床应用

颅内压监测

颅内压监测是应用微型压力传感器植入颅内直接接触颅内组织进行动态观察颅内压的方法。其优点是克服了传统腰穿的危险,可长时间持续监测颅内压的变化。临床上这种方法主要用于重症颅脑损伤、颅内肿瘤、颅内出血以及开颅手术后的重症病人。

（四）心理护理

及时发现病人的行为和心理异常,帮助其消除焦虑和恐惧,改善心理状态。帮助病人和家属消除因疾病带来的对生活的疑虑和不安,接受疾病带来的改变。

（五）健康指导

1. 介绍疾病有关的知识和治疗方法,指导病人学习和掌握康复的知识和技能。

2. 防止剧烈咳嗽、便秘、负重等使颅压骤然增高的因素,以免发生脑疝。

3. 颅脑手术后可能遗留神经系统功能的障碍,病人应遵循康复计划,循序渐进地进行多方面的训练,以最大程度恢复其生活能力。

【护理评价】

1. 病人颅内压增高症状是否得到缓解,意识状态是否好转。

2. 病人头痛是否减轻或消失。

3. 病人生命体征是否平稳,有无脱水的发生。

4. 病人是否发生脑疝,或出现脑疝征象时是否被及时发现和处理。

第二节 颅脑损伤病人的护理

颅脑损伤(craniocerebral injury)分为头皮损伤,颅骨骨折和脑损伤,三者可单独或合并存在。其发生率仅次于四肢损伤,常见于交通、工矿事故、坠落、跌倒、钝器和锐器等直接或间接暴力对头颅的伤害。对预后起决定作用的是脑损伤的程度和处理结果。

一、头皮损伤

头皮损伤在颅脑损伤中最常见,可分为头皮血肿、头皮裂伤、头皮撕脱伤。单纯头皮损伤一般不会引起严重后果,但头皮损伤部位常是着力部位,对判断脑损伤的部位十分重要,头皮血供丰富,伤后易失血,甚至导致休克。头皮分五层(图 10-2)。

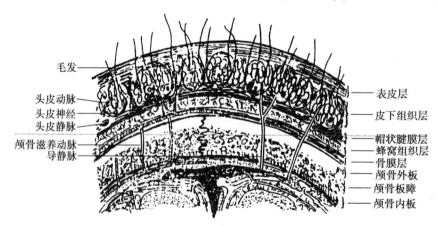

图 10-2 头皮分层示意图

【护理评估】

（一）健康史

头皮损伤由直接外力所致。应了解病人受伤的方式和致伤物的种类,因可能合并有其他脑损伤,要询问病人受伤后的意识状况和有无其他不适。

（二）身体状况

1. 头皮血肿　　多因钝器伤所致,使头皮内血管破裂,而头皮仍保持完整,形成血肿。

（1）皮下血肿:血肿位于皮肤表皮层和帽状腱膜层之间,因受皮下纤维隔限制,血肿体积小,张力高,压痛明显。

（2）帽状腱膜下血肿:位于帽状腱膜层与骨膜层之间,出血弥散在疏松结缔组织层内,血肿较大,易于扩散,触之较软,有明显波动感。

（3）骨膜下血肿:血肿也较大,但不超越颅缝,张力较高,可有波动,应注意是否伴颅骨骨折。

2. 头皮裂伤　　多因钝性及锐器打击所致,为规则或不规则裂伤,出血较多,可致休克。

3. 头皮撕脱伤　　是最严重的头皮损伤。多因发辫受机械牵拉,大块头皮自帽状腱膜下层或连同骨膜一起被撕脱所致。伤后失血多,易发生休克,应及时处理。

（三）处理原则

较小的头皮血肿一般在 1 ~ 2 周可自行吸收,早期可予冷敷;血肿较大者可在无菌操作下穿刺抽吸后加压包扎。头皮裂伤要争取在 24 小时内清创缝合。头皮撕脱伤除紧急加压包扎、防治休克外,要保留好撕脱的头皮,争取尽早清创植皮。

【常见护理诊断/问题】

1. 组织完整性受损　　与头皮损伤有关。

2. 潜在并发症:感染、休克。

【护理措施】

1. 病情观察　　密切观察病人血压、脉搏、呼吸、瞳孔和神志变化;注意有无脑损伤和颅内压增高的发生。

2. 伤口护理　　注意创面有无渗血,有无疼痛,保持敷料干燥清洁,保持引流通畅。

3. 预防感染　　遵医嘱给予抗生素和破伤风抗毒素;观察有无全身和局部感染表现。

二、颅骨骨折

颅骨骨折的临床意义并不在骨折本身,而是骨折可能同时并发的脑膜、脑、颅内血管和脑神经损伤。按骨折部位分为颅盖骨折和颅底骨折;按骨折是否与外界相通分为开放性和闭合性骨折;按骨折形态分为线形骨折和凹陷性骨折。

【护理评估】

（一）健康史

询问病人受伤的过程,如暴力的方式、部位、大小、方向,当时有无意识障碍及口鼻流血、流液等情况,初步判断有无脑损伤和其他损伤。

（二）身体状况

1. 颅盖骨折　　常合并有头皮损伤。若骨折片陷入颅内则可导致脑损伤,出现相应的症状和体征;若引起颅内血肿,则可出现颅内压增高症状。

2. 颅底骨折　　多因间接暴力作用于颅底所致,常伴有硬脑膜破裂,引起脑脊液漏而确诊。主要表现为皮下和黏膜下瘀斑、脑脊液外漏和脑神经损伤三个方面(表 10-2)。

表 10-2 颅底骨折的临床表现

骨折部位	瘀斑部位	脑脊液漏	可能损伤的脑神经
颅前窝	眶周、球结膜下(熊猫眼征)	鼻漏	嗅神经、视神经
颅中窝	乳突区	鼻漏或耳漏	面神经、听神经
颅后窝	乳突和枕下部(Battle 征)	无	第Ⅸ~Ⅻ对脑神经

（三）辅助检查

颅骨 X 线片和 CT 检查,可明确骨折的部位和性质。

（四）处理原则

颅盖线形骨折一般不需特殊处理;凹陷性骨折,如有脑组织受压症状或凹陷直径大于 5cm,深度达 1cm 者,应予手术整复。颅底骨折脑脊液漏超过 1 个月时,应予手术修补硬脑膜。开放性骨折应予抗生素预防感染。

【常见护理诊断/问题】

1. 有感染的危险 与脑脊液外漏有关。

2. 潜在并发症:颅内出血、颅内压增高、颅内低压综合征等。

【护理措施】

1. 病情观察 密切观察病人的意识状态、瞳孔、生命体征、肢体活动等颅内压增高的症状。

2. 脑脊液外漏的护理 护理的重点是防止因脑脊液逆行导致颅内感染。

（1）嘱病人采取半卧位,头偏向患侧,借重力作用使脑组织向颅底移动,促进漏口封闭,维持至停止漏液后 3~5 日。

（2）保持外耳道、鼻腔、口腔清洁,每日 2~3 次清洁消毒。

（3）严禁堵塞鼻腔和外耳道;禁止耳、鼻滴药、冲洗,严禁经鼻腔吸氧、吸痰和放置胃管;禁忌作腰椎穿刺。

（4）避免用力打喷嚏、擤鼻涕、咳嗽、用力排便,以防止脑脊液逆流。

（5）观察和记录脑脊液出量、颜色及性状。

（6）注意观察有无颅内感染征象,遵医嘱使用抗生素和破伤风抗毒素。

3. 心理护理 向病人介绍病情、治疗方法和注意的事项,以取得配合,消除其紧张情绪。

三、脑损伤

脑损伤是指脑膜、脑组织、脑血管以及脑神经在受到外力作用后发生的损伤。

【病因及分类】

根据伤后脑组织与外界是否相通,将脑损伤分为开放性和闭合性两类。前者多由锐器和火器直接造成,伴有头皮裂伤、颅骨骨折和硬脑膜破裂,有脑脊液漏;后者多由间接暴力或头部接触钝性物体所致,脑膜完整,无脑脊液漏。根据脑损伤机制及病理改变,分为原发性和继发性两类。前者指暴力作用后立即发生的脑损伤,如脑震荡、脑挫裂伤;后者是指受伤一定时间后出现的脑损害,包括脑水肿和颅内血肿等。

【护理评估】

（一）健康史

详细了解病人的受伤经过,如暴力的性质、大小、方向及速度;了解其身体状况,有无意识障碍及程度和持续时间,有无头痛、恶心、呕吐、抽搐、大小便失禁和肢体瘫痪等。了解现场急救情况,既往健康状况。

（二）身体状况

1. 脑震荡　为一过性脑功能障碍,伤后立即出现短暂的意识障碍,一般不超过30分钟。同时伴有面色苍白、出冷汗、血压下降、脉搏缓慢、呼吸浅慢、肌张力降低、各种生理反射迟钝。清醒后,大多不能回忆受伤当时和伤前近期的情况,称逆行性遗忘。常伴有头痛、头晕、恶心、呕吐等症状。神经系统检查无阳性体征,脑脊液化验无异常,头部CT无阳性发现。

2. 脑挫裂伤　为脑实质的损伤,包括脑挫伤、脑裂伤,两者常并存。因受伤部位不同临床表现差异较大。

（1）意识障碍:为最突出的临床表现,伤后立即出现,其程度和持续时间与脑挫裂伤的程度、范围有关,多数在30分钟以上。严重者可长期昏迷。

（2）局灶症状与体征:受伤时立即出现与受伤部位相应的神经功能障碍和体征,如语言中枢受损出现失语,运动中枢受损出现对侧肢体瘫痪等。

（3）生命体征改变:由于脑水肿和颅内压增高,早期可出现血压升高、脉搏徐缓、呼吸深慢,严重者可致呼吸、循环功能衰竭。

（4）头痛、呕吐:颅内压增高或蛛网膜下隙出血时,病人可出现剧烈头痛、呕吐等症状。若病人出现颈项强直、病理反射阳性,脑脊液检查有红细胞,提示有脑膜刺激征发生。

3. 颅内血肿　是颅脑损伤中最常见、最危险的继发性病变。如不及时处理,其引起的颅内压增高及脑疝往往可危及病人的生命。根据血肿的来源和部位分为硬脑膜外血肿、硬脑膜下血肿和脑内血肿。根据血肿引起颅内压增高及出现症状的时间分为急性型（3日内）、亚急性型（3日至3周）、慢性型（3周以上）。

（1）硬脑膜外血肿:约占外伤性颅内血肿的30%,大多属于急性型。出血积聚于颅骨与硬脑膜之间,与颅骨损伤致脑膜中动脉及分支破裂出血有密切关系。其典型临床表现是在原发性意识障碍后有一段中间清醒期,然后再度意识障碍,并逐渐加重。如原发性脑损伤较重或血肿形成较迅速,也可能不出现中间清醒期而表现为伤后持续昏迷并进行性加重,少数病人也可无原发性昏迷,而在血肿形成后出现昏迷。病变发展可有颅内压增高以及血肿压迫所致的神经局灶症状和体征,甚至有脑疝表现（图10-3）。

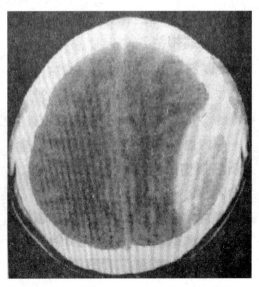

图10-3　CT,硬脑膜外血肿（左顶）

（2）硬脑膜下血肿：约占外伤性颅内血肿的40%，多属于急性或亚急性型。出血积聚在硬脑膜下隙，多因对冲性脑挫裂伤导致脑皮质血管破裂所致。因多数与脑挫裂伤和脑水肿同时存在，故伤后持续性昏迷且进行性加重。较早出现颅内压增高和脑疝症状（图10-4）。

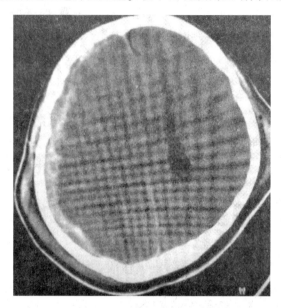

图10-4　CT，急性硬脑膜下血肿（右额顶）

（3）脑内血肿：比较少见，发生在脑实质内，常与硬脑膜下血肿共存。临床表现与脑挫裂伤和急性硬脑膜下血肿类似，以进行性加重的意识障碍为主要表现，若血肿累及重要脑功能区，可出现偏瘫、失语、癫痫等症状（图10-5）。

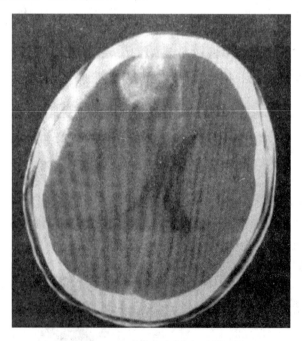

图10-5　CT，脑内血肿（右额顶）

（三）心理-社会状况

因脑损伤多有不同程度的意识障碍和肢体功能障碍,故病人清醒后对脑损伤及其功能的恢复有较重的心理负担,常表现为焦虑、悲观、恐惧等;病人意识和智力的障碍也可使家属产生不良的心理反应;此外,家庭对病人的支持程度和经济能力也影响着病人的心理状态。

（四）辅助检查

X线平片、CT、MRI能清楚显示颅骨骨折、脑挫裂伤、颅内血肿的部位、范围和程度。

（五）处理原则

脑震荡无需特殊治疗,一般卧床休息1~2周,适当予以镇静、镇痛等对症处理,预后良好。脑挫裂伤的处理包括:卧床休息,保持呼吸道通畅,给予营养支持及维持水、电解质和酸碱平衡;防治脑水肿,对症处理等;重度脑挫裂伤在颅内压增高明显时应做脑减压术或局部病灶清除术。颅内血肿确诊后可采取钻孔置管引流术或开颅清除血肿。

【常见护理诊断/问题】

1. 急性意识障碍　与脑损伤、颅内压增高有关。

2. 清理呼吸道无效　与意识障碍,不能有效排痰有关。

3. 营养失调:低于机体需要量　与伤后进食障碍及高代谢状态有关。

4. 潜在并发症:颅内压增高、脑疝、感染、外伤性癫痫、压疮及肌肉萎缩等。

【护理措施】

（一）急救护理

1. 妥善处理伤口　开放性颅脑损伤应剪短伤口周围头发,伤口局部不清洗、不用药,用无菌纱布保护外露的脑组织以避免受压。应遵医嘱尽早应用抗生素和破伤风抗毒素。

2. 防治休克　有休克征象者应积极补充血容量并查明有无其他部位的损伤和出血,如多发性骨折、内脏破裂等,及时做好手术前准备。

3. 做好护理记录　记录受伤经过,异常表现及处理经过;生命体征、意识、瞳孔及肢体活动等。

（二）一般护理

1. 体位　抬高床头15°~30°,以利于脑静脉回流,减轻脑水肿。昏迷病人应采取侧卧位或侧俯卧位,以利于口腔内分泌物的排出和防止呕吐物、分泌物误吸。

2. 保持呼吸道通畅　颅脑损伤病人有意识障碍,丧失了正常咳嗽反射和吞咽功能,呼吸道分泌物不能有效排出,舌后坠等可引起严重的呼吸道梗阻。因此,必须及时有效地清除口咽部的血块、呕吐物和分泌物;病人取侧卧位,定时吸痰,痰液黏稠时要给予雾化吸入以稀释痰液;必要时置口咽通气管,或行气管切开术和人工辅助呼吸。

3. 营养支持　无法进食的病人应及早采用胃肠外营养,从静脉补充葡萄糖、氨基酸、脂肪乳剂、维生素等。待肠蠕动恢复后,可采用鼻胃管补充营养。要定期评估病人的营养状况,如体重、氮平衡、血浆蛋白、血糖和电解质,以及时调整营养供给量和配方。

4. 做好基础护理　加强皮肤护理,定时翻身,预防压疮;保持四肢关节功能位,每日做四肢活动及肌肉按摩;留置导尿时,要定时消毒尿道口;防止便秘可给予缓泻剂,禁忌高压灌肠,以免诱发颅内压增高。

（三）病情观察

病情观察是颅脑损伤病人护理的重要内容,目的是观察病情变化及治疗效果,及时发现和处理继发性病变(参见本章第一节颅内压增高病人的护理)。

（四）治疗配合

治疗配合的具体措施有：①遵医嘱应用脱水剂、糖皮质激素、亚低温冬眠疗法等措施降低颅内压。②应用抗生素防治颅内感染。③对癫痫病人应掌握其发作先兆，做好预防措施，如采用护栏、床头放枕头，遵医嘱按时给予抗癫痫药物以预防发生；发作时应专人护理，用牙垫防止舌咬伤，及时吸出气管内分泌物，保持呼吸通畅。④昏迷者按昏迷常规护理，眼睑不能闭合者涂眼膏，预防角膜炎或角膜溃疡。⑤高热病人，注意降温，常用方法有物理降温，如头部冰帽，大血管处置冰袋等；如物理降温无效，可遵医嘱给予亚低温冬眠疗法。⑥做好手术病人术前常规准备，术后脑室引流者，注意妥善固定、无菌操作、保持通畅，定时观察记录。

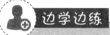

边学边练

实训十一 颅脑损伤病人的护理

（五）心理护理

对于在疾病恢复过程中产生的症状，给予适当的解释和安慰；鼓励病人树立战胜疾病的信心和勇气。

（六）健康指导

脑损伤后遗留的语言、智力或运动功能障碍，通过康复训练在伤后 1～2 年内有部分恢复的可能。协助制订康复计划，鼓励病人尽早开始康复训练，如语言、运动等方面的功能锻炼；耐心指导，以改善生活自理的能力和社会适应能力。

第三节　颅内肿瘤病人的护理

颅内肿瘤又称脑瘤，包括原发性和继发性两大类。发病部位以大脑半球最多，其次为鞍区、脑桥小脑角、小脑、脑室及脑干。常见类型：①神经胶质瘤，来源于神经上皮，是颅内最常见的恶性肿瘤，约占颅内肿瘤的 40%～50%。②脑膜瘤，约占颅内肿瘤的 20%，良性居多，生长缓慢。③垂体腺瘤，属于良性，根据细胞的分泌功能不同，可分为催乳素腺瘤（PRL 瘤）、生长激素腺瘤（GH 瘤）、促肾上腺皮质激素腺瘤（ACTH 瘤）等。④听神经瘤，良性肿瘤，位于第Ⅷ脑神经前庭支上。⑤颅咽管瘤，良性肿瘤，位于鞍上区。⑥转移瘤，来自于肺、乳腺等部位的恶性肿瘤。

【护理评估】

（一）健康史

询问有无长期接触电磁辐射、神经系统致癌物和病毒感染的病史。

（二）身体状况

1. 颅内压增高　约 90% 以上的病人表现为颅内压增高症状和体征，通常呈慢性、进行性加重的过程，若未得到及时正确的治疗，轻者可引起视神经萎缩，约 80% 的病人可发生视力减退，重者可引起脑疝。

2. 局灶症状与体征　由于不同部位的肿瘤对脑组织造成的刺激、压迫和破坏不同而各异，如意识障碍、癫痫发作，进行性运动障碍或感觉障碍，各种脑神经的功能障碍，小脑症状等。

（三）心理-社会状况

病人及家属，常因担忧肿瘤的性质和预后，表现出惶恐不安；此外，家庭对病人的支持程度和经济能力也影响着病人的心理状态。

（四）辅助检查

CT、MRI 检查及血清内分泌激素的检测是目前最常用的辅助检查手段。

（五）处理原则

1. 降低颅内压　常用脱水剂、激素、亚低温冬眠疗法和脑脊液外引流等以缓解症状。

2. 手术治疗　颅内肿瘤的根本治疗是切除肿瘤，但有些肿瘤无法全部手术切除而需行放疗、化疗。

3. 放疗　可采取内照射法、外照射法、伽马刀（γ-knife）放射治疗等。

4. 化疗　化学治疗在颅内肿瘤的综合治疗中已成为重要的治疗方法之一。

5. 其他治疗　如免疫治疗、中医药治疗等。

【常见护理诊断/问题】

1. 自理缺陷　与肿瘤压迫导致肢体瘫痪以及开颅手术有关。

2. 潜在并发症：颅内压增高、脑疝、脑脊液漏、尿崩症等。

【护理措施】

颅内肿瘤病人的护理与颅脑损伤、颅内压增高的护理措施基本相同。包括生活护理、心理护理、预防颅内压增高护理、伤口及脑室引流的护理等。

（辛长海）

 思考题

1. 何先生，45 岁，头痛 8 个月，用力时加重，多见于清晨。经 CT 检查诊断为颅内占位性病变，颅内压增高。为行手术而入院。入院后第 2 日，因用力排便，突发剧烈头痛，呕吐，右侧肢体瘫痪，意识丧失。体检：血压 150/88mmHg，呼吸 16 次/分，脉搏 56 次/分，左侧瞳孔散大，对光反应消失。

请问：

（1）颅内压增高病人的病情观察要点有哪些？

（2）病人目前出现何种问题？为什么？

（3）目前的急救护理措施有哪些？

2. 李先生，25 岁，不慎从高处坠落，头部右侧着地，当即昏迷，4～5 分钟后清醒。住院观察 2 小时后又出现神志不清，随后昏迷不醒，右侧瞳孔散大、对光反应消失，左侧肢体瘫痪，测血压 150/90mmHg，心率 55 次/分，呼吸 12 次/分。

请问：

（1）病人发生了何种脑损伤？应立即采取何种抢救措施？用何种药物？

（2）主要的护理措施有哪些？

第十一章 颈部疾病病人的护理

学习目标

1. 具有良好的心理素质和护患交流能力,尊重病人人格,保护病人隐私,减轻病人痛苦,维护健康。
2. 掌握甲状腺功能亢进、单纯性甲状腺肿病人的护理评估和护理措施。
3. 熟悉甲状腺功能亢进、单纯性甲状腺肿病人的治疗要点、常用检查指标及其意义。
4. 了解甲状腺肿瘤及常见颈部肿块病人的护理。
5. 学会甲状腺功能亢进病人外科治疗术前药物准备的方法及术后并发症的观察和护理。

工作情景与任务

导入情景:

李女士,32 岁,近来经常因小事与邻居发生口角,情绪难以控制。家人发现其颈部较前增粗,眼球也略有突出。李女士自觉心慌、气短、易疲劳、怕热、多汗,爱发脾气。经家人劝说后去医院检查,医生诊断为"甲状腺功能亢进",拟行手术治疗。护理查体:T 36.5℃,P 110 次/分,R 23 次/分,BP 140/80mmHg,体型消瘦,双侧甲状腺弥漫性肿大。医嘱:复方碘化钾溶液,每次 3 滴,每日 3 次,逐日每次增加 1 滴至每次 16 滴时维持至手术日。

工作任务:

1. 正确对李女士进行护理评估和护理诊断/问题。
2. 正确对李女士进行术前药物准备。
3. 学会观察和护理甲状腺大部切除术后并发症。

第一节 甲状腺功能亢进外科治疗病人的护理

甲状腺功能亢进(hyperthyroidism)简称甲亢,是由多种病因引起循环中甲状腺素异常增多,以全身代谢亢进为主要特征的临床综合征。按其发病原因可分为三类:①原发性甲亢,临床最常见,好发于 20~40 岁女性,在甲状腺肿大的同时出现功能亢进症状,两侧腺体弥漫性、对称性肿大,常伴有眼球突出,又称突眼性甲状腺肿。近年来认为原发性甲亢是一种自身免疫性疾病。②继发性甲亢,较少见,年龄多在 40 岁以上,常继发于地方性或散发性甲状

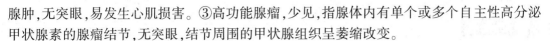

腺肿,无突眼,易发生心肌损害。③高功能腺瘤,少见,指腺体内有单个或多个自主性高分泌甲状腺素的腺瘤结节,无突眼,结节周围的甲状腺组织呈萎缩改变。

【护理评估】

（一）健康史

了解病人有无甲亢家族史、有无其他自身免疫性疾病史,询问发病前有无精神刺激、感染、创伤或其他强烈应激等情况发生。怀疑继发性甲亢或高功能腺瘤者,应了解有无结节性甲状腺肿及甲状腺腺瘤等病史;有无相关用药史和手术史。

（二）身体状况

1. 全身表现　病人出现食欲亢进但体重减轻、消瘦,怕热多汗、皮肤潮湿、性情急躁、多言好动、失眠、注意力分散、记忆力下降、内分泌紊乱(如月经失调)、无力、易疲劳、出现肢体近端肌萎缩等。心悸、脉快有力(脉率常在每分钟 100 次以上),脉压增大(常大于 40mmHg,主要由于收缩压升高),在静息或睡眠时心率仍快是甲亢的特征性表现之一。其中脉率增快和脉压增大常作为判断病情程度和治疗效果的重要指标。

2. 局部表现　肿大的甲状腺可随吞咽动作上下移动、表面光滑、无压痛,甲亢严重者腺体可触及震颤和听到连续性收缩期增强的血管杂音。多无局部压迫症状。

（三）心理-社会状况

病人常处于精神紧张、敏感多疑、急躁易怒状态,易与他人发生争执,家庭内外人际关系紧张。病人也可因甲状腺肿大、突眼等外形改变,造成社交心理障碍。

（四）辅助检查

1. 基础代谢率(BMR)测定　用基础代谢率测定器测定,较可靠;临床上常简便地选择清晨病人起床前(安静、空腹时)测定脉率(次/分)和血压(mmHg),按公式"基础代谢率(%) = 脉率 + 脉压 - 111"进行计算。正常值为 ±10%,+20% ~ +30% 为轻度甲亢,+30% ~ +60% 为中度甲亢,+60% 以上为重度甲亢(心律失常病人除外)。

2. 血清 T_3 和 T_4 含量的测定　甲亢时,血清 T_3 可高于正常 4 倍左右,而 T_4 仅为正常的 2.5 倍,因此,T_3 的测定对甲亢的诊断具有较高的敏感性。血清游离甲状腺素(FT_4)及游离三碘原氨酸(FT_3)均可增高。游离甲状腺素能直接反映甲状腺功能,而且不受血中 TBG 变化的影响,对甲亢诊断较 T_3 和 T_4 更为准确。

3. 甲状腺摄^{131}I(碘)率测定　正常甲状腺 24 小时内摄^{131}I 量为总入量的 30% ~ 40%,若摄^{131}I 率增高,在 2 小时内超过总入量的 25%,或 24 小时内超过总入量的 50%,且吸收^{131}I 高峰提前出现,可诊断甲亢。

（五）处理原则

甲状腺大部切除术是目前治疗甲亢最常用而有效的方法,通常需切除腺体的 80% ~ 90%,并同时切除峡部。手术的痊愈率达 90% ~ 95%,主要缺点是有一定的手术并发症和约有 5% 的病人术后甲亢复发,偶尔也可致甲状腺功能减退。

1. 手术治疗指征　①中度以上的原发性甲亢。②继发性甲亢或高功能腺瘤。③有恶变者。④有明显压迫症状或胸骨后甲状腺肿。⑤抗甲状腺药物或^{131}I 治疗后复发者。⑥妊娠早、中期甲亢病人且具有上述指征者,并可以不终止妊娠。

2. 手术禁忌证　①症状较轻者。②青少年病人。③老年病人或有严重器质性病变不能耐受手术者。④未实施或未完成术前药物准备者。

知识窗

妊娠期伴甲状腺功能亢进的治疗

　　甲状腺功能亢进对妊娠可造成不良影响,如引起流产、早产、胎儿宫内死亡、妊娠高血压综合征等;同时妊娠也可加重甲亢的进展。因此,妊娠早期、中期的甲亢患者应考虑手术治疗,并可不终止妊娠;妊娠晚期发现的甲亢对妊娠影响已不大,可待分娩后再行手术治疗。

【常见护理诊断/问题】

1. 营养失调:低于机体需要量　与机体高代谢状态下营养摄入相对不足有关。

2. 焦虑　与担心手术及预后等有关。

3. 体像紊乱　与突眼和甲状腺肿大有关。

4. 潜在并发症:呼吸困难和窒息、甲状腺危象、喉返神经损伤、喉上神经损伤、手足抽搐等。

【护理目标】

1. 营养状况得到改善,体重恢复正常。

2. 病人情绪稳定,焦虑减轻。

3. 能正确认识自我,注意修饰,改善形象,主动参与人际交往。

4. 手术后生命体征平稳,未发生并发症或发生时得到及时救护。

【护理措施】

（一）一般护理

1. 强加营养支持,满足机体高代谢的需要。

（1）术前:鼓励病人进高热量、高蛋白和高维生素的饮食;忌海带、紫菜、海产品等含碘丰富的食物。肾功能正常者多饮水,2000～3000ml/d,以补充出汗、呼吸加快等额外丢失的水分。忌饮咖啡、浓茶等刺激性饮料,以免加重自主神经的兴奋性。

（2）术后:病人清醒、无呕吐可给予少量温或凉水;若无误咽、呛咳等不适,可进温凉流质饮食,避免过热饮食刺激腺体充血、出血,少食慢咽;术后第2日开始半流质饮食并逐步过渡到软食和普食;若病人因疼痛不愿进食,可在进食前30分钟给予止痛剂。

2. 病情观察　术后密切注意病人生命体征、发音情况、进食时有无呛咳、切口敷料及引流等情况;加强巡视,一旦发现并发症,立即通知医生,并配合急救。

3. 体位　术后病人回病房宜取平卧位,血压平稳全麻清醒后取半卧位,以利于呼吸和伤口引流。

4. 引流　术后保持引流通畅,注意引流液的量及性质,引流管或引流橡皮片一般于术后24～48小时拔除。

5. 保持呼吸道通畅　术后床边常规备气管切开包、供氧及吸痰设备、急救药品,指导和鼓励病人深呼吸、有效咳痰,必要时行雾化吸入,利于痰液排出,以免痰液阻塞气管。

（二）治疗配合

1. 术前药物准备　通常用碘剂进行术前准备,碘剂可以抑制蛋白水解酶,减少甲状腺球蛋白的分解,逐渐抑制甲状腺素的释放,同时还可以减少甲状腺血流量,使腺体缩小变硬,降低手术风险。对于甲亢严重者可遵医嘱先选用抗甲状腺功能亢进药物治疗,待甲亢症状

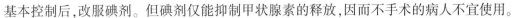

基本控制后,改服碘剂。但碘剂仅能抑制甲状腺素的释放,因而不手术的病人不宜使用。

(1)碘剂使用方法:常用碘剂为复方碘化钾溶液(又称 Lugol 液),用法是从每次 3 滴开始,每日 3 次,逐日每次增加 1 滴至每次 16 滴时维持至手术日。2~3 周后待甲亢症状得到基本控制(病人情绪稳定,睡眠良好,体重增加,脉率稳定在 90 次/分以下,BMR 低于 +20%,腺体缩小变硬),即可进行手术治疗。逾期不手术者,其碘剂抑制甲状腺素释放的能力下降,因此术前准备要有预见性,如避开月经期。碘剂具有刺激性,可在饭后经凉开水稀释服用,或把碘剂滴在饼干、面包片上吞服,以减少对口腔和胃黏膜的刺激。

(2)特殊情况:不能耐受碘剂或合用抗甲状腺药物后仍有心动过速者,在排除哮喘病史的前提下,可用普萘洛尔,每 6 小时口服 1 次,每次 20~60mg,连用 4~7 日脉率降至正常水平时,便可施行手术,因其半衰期小于 8 小时,术前 1~2 小时再口服 1 次。术后应继续口服 4~7 日。

2. 术后药物治疗 术后遵医嘱继续服用复方碘化钾溶液,每日 3 次,每次 16 滴,逐日每次减少一滴,至每次 3 滴停止。

3. 术后并发症的观察和护理

(1)甲状腺危象:是甲亢手术治疗后危及生命的并发症之一,多发生于术后 12~36 小时内。主要表现为高热(>39℃)、脉快而弱(>120 次/分)、烦躁不安、谵妄,甚至昏迷,常伴有呕吐和水样便腹泻,甚至危及病人生命。其发生与术前准备不充分、甲亢症状未控制、肾上腺皮质功能减退及手术应激等有关。一旦出现症状,应及时处理:①安静休息:绝对卧床休息,要求病房安静、室温稍低,避免一切不良刺激;烦躁不安者,遵医嘱给予镇静剂。②吸氧:持续低流量氧气吸入。③抑制甲状腺素的释放:遵医嘱口服复方碘化钾溶液 3~5ml,紧急时可用 10% 碘化钠 5~10ml 加入 10% 葡萄糖液 500ml 中静脉滴注。④降低周围组织对儿茶酚胺的反应:遵医嘱应用 β 受体阻滞剂,如普萘洛尔 20~80mg 口服,每 4~6 小时一次;危急病例可用普萘洛尔 5mg,加入 5% 葡萄糖液 100ml 静脉滴注。⑤调节应激反应:氢化可的松 200~400mg/d,分次静脉滴注。⑥其他:协助控制原发诱因;发热者以物理降温为主,必要时遵医嘱进行人工冬眠降温;遵医嘱补液,维持体液代谢平衡。

(2)呼吸困难和窒息:为术后最危急的并发症,多发生在术后 48 小时内。常见原因:①切口内出血形成血肿压迫气管。②喉头水肿。③术后气管塌陷。④双侧喉返神经损伤。临床表现为烦躁、进行性呼吸困难、发绀、甚至窒息。切口内血肿压迫所致呼吸困难者,颈部肿胀,引流口大量鲜血渗出,应在床旁拆除缝线,敞开伤口,去除血肿,再急送手术室彻底止血。必要时作床旁气管插管或气管切开。

(3)喉返神经损伤:多因手术操作直接损伤引起,如切断、缝扎或牵拉过度等;少数由血肿压迫或瘢痕组织牵拉所致。单侧喉返神经损伤引起声音嘶哑;双侧喉返神经损伤引起两侧声带麻痹致失声或呼吸困难,甚至窒息。单侧喉返神经损伤经理疗,可由健侧代偿,在 3~6 个月内好转;双侧喉返神经损伤后,如出现严重呼吸困难或窒息者,应立即配合气管切开。

(4)喉上神经损伤:损伤喉上神经外支(运动支),会使环甲肌麻痹,引起声带松弛和声调降低;损伤喉上神经内支(感觉支),病人喉部黏膜感觉障碍,进流质时,易误吸而诱发反射性呛咳。喉上神经损伤者应取坐位或半坐位进食,试进半流质或干食,吞咽不可过快。一般经理疗后可恢复。

(5)手足抽搐:手术时误切甲状旁腺或其血液供应受损,致血钙浓度下降,神经、肌肉应激性增高所致。多数病人症状轻而短暂,仅有面部或手足的强直感或麻木感;重者每日多次面肌和手足疼痛性痉挛,甚至喉、膈肌痉挛而窒息。应限制摄入含磷较高的瘦肉、蛋黄、乳制品等,减少钙的排出。轻者指导病人口服钙剂,并同时服维生素 D_3;症状较重者,服用双氢速甾醇(双氢速变固醇)(DT_{10})油剂,可迅速提高血钙,定期检测血钙水平,随时调整用药剂量。手足抽搐严重时,立即静脉缓慢推注 10% 葡萄糖酸钙 10~20ml,可重复使用。

（三）心理护理

1. 术前　向病人介绍手术的意义及手术前后配合事项,倾听病人感受,有针对性地进行心理疏导,减轻病人的焦虑情绪。对于精神过度紧张、失眠病人,可遵医嘱给予镇静、催眠药。

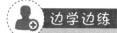
边学边练

实训十二　甲状腺功能亢进外科治疗病人的护理

2. 术后　与病人进行耐心细致的沟通和交流,了解病人的心理状态,给予适当的解释和安慰;关心病人术后的康复过程,采取措施缓解术后不适及并发症,引导病人调整心态,积极配合治疗和护理。

（四）健康指导

1. 指导病人合理地安排工作和休息,避免过度紧张和劳累,保持情绪稳定。合理营养与膳食,保证营养素摄入,促进康复。

2. 指导突眼的病人注意保护眼睛,外出时应戴有色眼镜,眼睛干涩时应定时滴入眼药水以防角膜损伤。

3. 定期门诊复查甲状腺功能,注意有无甲亢复发或甲状腺功能减退的症状。

【护理评价】

1. 营养状况是否得到改善,体重是否恢复正常。

2. 病人焦虑情绪是否得到缓解。

3. 对自我形象的改变是否接受并主动进行人际交往。

4. 病人是否有并发症的发生。

第二节　单纯性甲状腺肿病人的护理

单纯性甲状腺肿也称非毒性甲状腺肿,是指非炎症和非肿瘤原因,不伴有临床甲状腺功能异常的甲状腺肿。环境缺碘是引起单纯性甲状腺肿的主要因素,由于碘的摄入不足,无法合成足够量的甲状腺素,反馈性的引起垂体促甲状腺素(TSH)分泌增高,刺激甲状腺增生与代偿性肿大。女性多见,引起单纯性甲状腺肿的病因分为三类:甲状腺素原料(碘)缺乏、甲状腺素需要量增高、甲状腺素合成和分泌障碍。

【护理评估】

（一）健康史

了解病人的发病情况,病程长短,对饮食、睡眠有无影响,居住地区有无本病流行;了解有无甲状腺疾病病史;询问有无相关用药史和手术史。

（二）身体状况

1. 甲状腺肿大　早期呈轻度或中度弥漫性肿大,两侧对称,腺体表面光滑,质地柔软,无压痛,随吞咽动作上下移动。晚期可出现结节性肿大,增长缓慢,质地较硬。

2. 压迫症状　单纯性甲状腺肿体积较大时可压迫气管可引起咳嗽,呼吸困难,受压过久甚至造成气管壁变性、软化;压迫食管引起不同程度的吞咽困难;压迫喉返神经引起声音

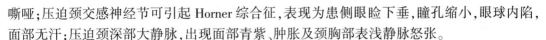

嘶哑;压迫颈交感神经节可引起 Horner 综合征,表现为患侧眼睑下垂,瞳孔缩小,眼球内陷,面部无汗;压迫颈深部大静脉,出现面部青紫、肿胀及颈胸部表浅静脉怒张。

3. 结节性甲状腺肿 可继发甲状腺功能亢进或恶变。

（三）心理-社会状况

由于颈部逐渐增粗造成的形象改变,使病人感到自卑。当需手术治疗时,更易产生恐惧,甚至不合作,拒绝手术。

（四）辅助检查

放射性核素(^{131}I 或^{99m}Tc)显像、B 超、颈部 X 线检查。诊断性质可疑时,还可经细针穿刺细胞学检查等协助诊断。

（五）处理原则

1. 非手术治疗 生理性甲状腺肿,多吃含碘丰富的食物,如海带、紫菜等;食用加碘盐可以有效地缓解单纯性甲状腺肿;20 岁以下的弥漫性甲状腺肿病人,可给予小剂量甲状腺素片,以抑制腺垂体 TSH 分泌,缓解甲状腺的增生和肿大。

2. 手术治疗 多采用甲状腺次全切术。适应证:①有明显压迫症状者。②巨大甲状腺肿影响工作和生活者。③胸骨后甲状腺肿。④结节性甲状腺肿继发甲亢者。⑤结节性甲状腺肿恶变者。

【常见护理诊断/问题】

1. 体像紊乱 与颈部增粗和术后瘢痕形成有关。

2. 知识缺乏:缺乏甲状腺肿大疾病预防及治疗的相关知识。

3. 潜在并发症:呼吸困难与窒息、喉返神经损伤、喉上神经损伤、甲状旁腺损伤。

【护理措施】

1. 病情观察 注意病人甲状腺肿大的程度、范围、质地,有无结节和压痛,有无并发症等。

2. 生活护理 保持乐观的心态,注意休息;多食含碘丰富的食物,如海带、紫菜等;避免食用含抑制甲状腺素合成的食物,如花生、菠菜、包心菜、萝卜等,以及部分药物如保泰松、硫氰酸盐、碳酸锂等;在流行地区,通过食用加碘盐达到预防的目的。

3. 用药护理 对症状较轻、青少年病人以及对海产品过敏者,给予甲状腺素制剂治疗。

4. 手术治疗的护理 参照甲亢章节相关内容。

5. 心理护理 关心病人,多与病人沟通交流,讲解有关防治该病的知识,使病人增强信心,消除自卑,有助于疾病的康复。

6. 健康指导 指导病人多食含碘丰富的食物;合理营养与膳食,流行地区居民食用加碘盐,保证碘的摄入,促进康复;定期门诊复查甲状腺功能,病人如出现甲状腺显著肿大时应及时就诊。

*第三节 甲状腺肿瘤病人的护理

甲状腺肿瘤分良性和恶性两类。良性肿瘤多为腺瘤;恶性肿瘤以癌为主,肉瘤极为少见。甲状腺腺瘤病理上可分为滤泡状腺瘤和乳头状囊性腺瘤两种,以前者多见。病人多为40 岁以下女性。甲状腺腺瘤有引起甲亢(发生率约为 20%)或恶变(发生率约为 10%)的可

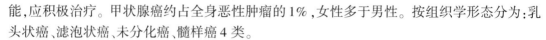

能,应积极治疗。甲状腺癌约占全身恶性肿瘤的1%,女性多于男性。按组织学形态分为:乳头状癌、滤泡状癌、未分化癌、髓样癌4类。

【护理评估】

（一）健康史

了解病人的年龄、性别,询问有无结节性甲状腺肿等甲状腺疾病史;有无相关疾病的家族史;是否有放射碘治疗史。

（二）身体状况

1. 甲状腺瘤　早期多无自觉症状,常在他人提示下发现颈部增粗,相应部位可触及单发腺瘤结节,呈圆形或椭圆形,局限于一侧腺体内,质地较周围甲状腺组织稍硬,表面光滑,边界清楚,无压痛,随吞咽上下移动。腺瘤一般生长缓慢,但乳头状囊性腺瘤有时可因囊壁血管破裂,发生囊内出血而迅速增大,局部出现胀痛。继发甲亢者可有相应表现。

2. 甲状腺癌　多为腺体内单发肿块,质硬、表面高低不平、边界不清,增长较快,吞咽时肿块活动度差。晚期可压迫气管、食管、神经等出现呼吸困难、吞咽困难、声音嘶哑、Horner综合征等症状,并可有颈淋巴结肿大等转移症状。因髓样癌组织可产生激素样活性物质(5-羟色胺和降钙素等),病人可出现腹泻、心悸、颜面潮红和血清钙降低等症状,并伴有其他内分泌腺体的增生(表11-1)。

表11-1　各类甲状腺癌的临床特点

	乳头状癌	滤泡状腺癌	未分化癌	髓样癌
发病率	60%（成人）、100%（儿童）	20%	15%	7%
好发年龄	30~45 岁女性	50 岁左右	70 岁左右	—
恶性程度	较低,分化好	中度恶性	高度恶性	中度恶性
颈淋巴结转移	较早	10% 左右	早,50% 转移	可有转移
远处转移	少	33%	迅速	可有
预后	好(5 年生存率大于90%)	较好	最差(存活 3~6 个月)	较差

（三）心理-社会状况

病人常因担忧肿块的性质和预后,表现出惶恐不安;女性病人也往往为颈部伤口瘢痕对自我形象的影响而焦虑。

（四）辅助检查

1. 放射性[131]I 或[99m]Tc(锝)扫描　比较甲状腺结节与周围正常组织放射性密度的差异。甲状腺癌多为冷结节且边缘模糊。

2. 其他检查　B超检查甲状腺肿块的大小、位置、数目、毗邻关系;X 线检查了解有无气管移位受压;实验室检查了解甲状腺功能、血清降钙素等变化有助于甲亢、髓样癌等诊断;细针穿刺细胞学检查有助于结节性质的诊断。

甲状腺放射性核素显像（ECT）检查

放射性核素显像检查可以判断甲状腺结节的特征和性质，根据结节对^{131}I浓集和^{99m}Tc的吸附功能分为热结节、温结节、凉结节和冷结节。①热结节：结节部位显影剂高度浓集，明显高于正常甲状腺组织，多为良性。②温结节：结节部位显影浓度与正常部位一致，多系良性腺瘤，少数为甲状腺癌。③凉结节：结节部位显影剂分布稀少，多见于功能较低的甲状腺腺瘤，也可能是冷结节被正常甲状腺组织覆盖所致。④冷结节：结节部位无显影剂分布，多见于甲状腺囊肿和无功能的甲状腺腺瘤或腺癌。一般单个冷结节为恶性肿瘤的可能性较大。

（五）处理原则

甲状腺腺瘤行患侧甲状腺腺叶或部分(腺瘤小)切除是唯一的治疗手段。甲状腺癌除未分化癌以外,争取早期手术切除患侧腺体全部、峡部及健侧腺体大部分,甚至全腺体切除;如有淋巴结转移者应行颈部淋巴结清扫术。未分化癌转移早、恶性程度高,手术治疗不能提高生存率,宜采用放射线外照射治疗。

【常见护理诊断/问题】

1. 焦虑与恐惧　与担忧疾病预后和手术、化疗、放疗有关。

2. 清理呼吸道无效　与咽喉部及气管受损、分泌物增多及切口疼痛有关

3. 潜在并发症:呼吸困难和窒息、喉返神经损伤、喉上神经损伤、手足抽搐、甲状腺功能减退。

【护理措施】

（一）一般护理

1. 体位　术前指导病人练习术时体位,即将软枕垫于肩部,保持头低、颈过伸位。术后回病房取平卧位;麻醉清醒、血压平稳后,改半坐卧位,利于呼吸和引流。

2. 饮食　麻醉清醒、病情平稳后,给少量饮水。鼓励进食或经吸管吸入便于吞咽的流质饮食,逐步过渡为半流质饮食及软食。禁忌过热饮食。

（二）病情观察

严密监测生命体征,注意有无并发症的发生。了解病人的呼吸、发音和吞咽情况,判断有无呼吸困难、声音嘶哑、音调降低、误咽、呛咳等。及时发现创面渗血情况,通知医生更换敷料。

（三）用药护理

遵医嘱补充水、电解质。甲状腺全切除需终身补充外源性甲状腺激素。

（四）有效预防和处理术后并发症

参见甲状腺功能亢进外科治疗病人的护理。

（五）心理护理

加强沟通,说明手术的必要性、手术方法、术后恢复过程及预后情况,消除其顾虑和恐惧。

（六）健康指导

颈淋巴结清扫术后,在切口愈合后即应加强颈部和肩关节的功能锻炼,并随时保持患侧

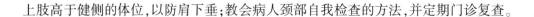

上肢高于健侧的体位,以防肩下垂;教会病人颈部自我检查的方法,并定期门诊复查。

*第四节 常见颈部肿块病人的护理

颈部肿块可以是颈部或非颈部疾病的共同表现。据统计,恶性肿瘤、甲状腺疾病及炎症、先天性疾病和良性肿瘤各占颈部肿块的1/3。

1. 肿瘤 良性肿瘤有甲状腺腺瘤、舌下囊肿、血管瘤等。恶性肿瘤可分原发性肿瘤和转移性肿瘤,前者有甲状腺癌、恶性淋巴瘤、涎腺瘤等;后者多继发于口腔、鼻咽部、甲状腺、肺、纵隔、乳房、胃肠道和胰腺等处恶性肿瘤。

2. 炎症 包括急性或慢性淋巴结炎、淋巴结结核、涎腺炎、软组织化脓性感染等。

3. 先天性畸形 甲状舌管囊肿或瘘、胸腺咽管囊肿或瘘、囊状淋巴管瘤(囊状水瘤)、颈下皮样囊肿等。

【护理评估】

(一)健康史

了解病人的年龄、性别,有无颈部肿块、其他部位恶性肿瘤、局部感染和先天性畸形等病史;有无相关疾病的家族史。

(二)身体状况

1. 慢性淋巴结炎 临床常见,多继发于头、面、颈部炎症病灶。肿大的淋巴结常散在于颈侧区或下颏下区,多如绿豆至蚕豆样大小,较扁平,硬度中等,表面光滑,能推动,有轻度压痛或无压痛。

2. 颈部淋巴结结核 结核分枝杆菌大多经扁桃体、龋齿侵入,近5%继发于肺和支气管结核病变,在人体抵抗力低下时发病。多见于儿童和青少年。初起无疼痛,进行性肿大,累及单侧或双侧颈深淋巴结以及腮部、枕骨下、颌下与锁骨上淋巴结,呈散在性分布,可推动。随疾病发展可融合成团块、固定、不能推动,最后干酪样坏死,形成寒性脓肿,破溃后流出豆渣或米汤样脓液。

3. 甲状舌管囊肿 系未完全退化闭锁的甲状腺舌管所形成的先天性畸形。甲状腺舌管通常在胎儿6周左右自行闭锁,如退化不全,则形成先天性囊肿。多见于15岁以下儿童,男性为女性的2倍。常位于颈前区中线、舌骨下方的1~2cm的圆形肿块,表面光滑无压痛,有囊性感,能随吞咽或伸、缩舌而上下移动。感染破溃后即形成经久不愈瘘管。

4. 恶性淋巴瘤 包括霍奇金病和非霍奇金淋巴瘤,是来源于淋巴组织的恶性肿瘤。多见于男性青壮年,肿大淋巴结常先出现于一侧或两侧的颈侧区,散在、稍硬、无压痛、活动度尚可,以后肿大的淋巴结粘连成团,生长迅速,并有腋窝、腹股沟淋巴结和肝脾肿大及不规则高热。血常规检查对诊断有一定帮助,但明确诊断需依靠病理检查。

5. 转移性肿瘤 约占颈部恶性肿瘤的3/4,在颈部肿块中,发病率仅次于慢性淋巴结炎和甲状腺疾病。多由身体其他部位的恶性肿瘤转移而来。

(三)处理原则

1. 慢性淋巴结炎 本身不需治疗,其治疗重点在于原发炎症病灶的处理。

2. 颈淋巴结结核 采用全身抗结核疗法,少数局限性可推动且淋巴结较大者,可以手术切除。形成寒性脓肿而未破溃者,可拟行穿刺抽脓并注入抗结核药物每周2次;已破溃形成慢性脓性窦道者,可行病灶刮除术,并加强换药。

3. 甲状舌管囊肿 手术治疗时必须将囊肿或瘘管连同舌骨中段完整切除,并切除舌骨上方与其相邻的肌肉,直达舌根部,以免复发。

4. 肿瘤 除恶性淋巴瘤以放、化疗为首选治疗方法外。肿瘤的治疗仍以早期手术为主,若疑为转移性肿瘤,应积极查找其原发病灶,以早期明确诊断和治疗。

【常见护理诊断/问题】

1. 焦虑与恐惧 与颈部肿块性质不明,担心手术和预后有关。

2. 潜在并发症:呼吸困难和窒息、喉返神经损伤、喉上神经损伤、手足抽搐等。

【护理措施】

参见本章甲状腺功能亢进和甲状腺肿瘤病人的相关护理。

【健康指导】

教会病人自我检查颈部的方法,注意观察肿块的生长情况;定期随访,尽早明确病因和对症治疗。

(辛长海)

 思考题

1. 刘女士,32 岁。近 3 个月自觉饮食量增加,逐渐消瘦,怕热、多汗,胸闷、心悸,易急躁。入院后体检见甲状腺呈对称性肿大,质软,随吞咽上下移动,两眼球突出,双手震颤。心率118 次/分,血压 135/75mmHg。诊断为原发性甲亢,准备行手术治疗。

请问:

(1)如何评估当前病人甲亢的程度?

(2)提出病人术前主要的护理诊断/问题。

(3)简述术前药物准备的方法、作用及达到可以手术的标准。

2. 女性,37 岁。主诉心慌不适、怕热,易饥饿和多汗。体检:甲状腺肿大,双手震颤,突眼,心率 120 次/分,基础代谢率(BMR)+55%。临床诊断:原发性甲亢。

请问:

(1)针对该病人手术前护理评估的内容有哪些?

(2)术后最危急的并发症是什么?主要的临床表现及护理措施有哪些?

(3)发生上述并发症的原因是什么?应如何预防?

第十二章　乳房疾病病人的护理

 学习目标

1. 具有良好的职业道德和较好的护患交流能力,尊重病人人格,保护病人隐私,珍惜生命,关爱病人,维护健康。
2. 掌握急性乳腺炎、乳腺癌病人的护理评估和护理措施。
3. 熟悉急性乳腺炎的治疗要点、急性乳腺炎和乳腺癌病人的护理诊断以及乳房良性肿块的鉴别。
4. 了解乳房的解剖生理。
5. 学会乳房自我检查和乳房癌病人术后患肢功能锻炼的方法,熟练掌握指导病人进行乳房自我检查和乳腺癌病人进行术后患肢功能锻炼。

第一节　急性乳腺炎病人的护理

 工作情景与任务

导入情景:

　　普外科今天来了一位女性病人——小宋,28 岁,小学教师,产后 24 天出现右侧乳房胀痛,畏寒、发热、脉快。入院时查体:右侧乳房皮肤红肿明显,局部可扪及一压痛性肿块,有波动感,同侧腋窝淋巴结肿大,诊断为急性乳腺炎,拟行脓肿切开引流术。

工作任务:

1. 正确对急性乳腺炎病人进行护理评估。
2. 对小宋进行切口护理。
3. 对小宋进行健康指导。

　　急性乳腺炎(acute mastitis)是指乳腺的急性化脓性感染。多发生于产后哺乳期妇女,尤以初产妇多见,好发于产后 3～4 周。主要病原菌为金黄色葡萄球菌,少数为链球菌感染。

知识窗

"半球"知识知多少

成年妇女乳房是两个半球形的性征器官,位于胸大肌浅面,约在第2至第6肋骨水平的浅筋膜浅、深层之间。乳头位于乳房的中心,周围的色素沉着区称为乳晕。

乳房腺体有15~20个腺叶,每一腺叶分成很多腺小叶,腺小叶由小乳管和腺泡组成,是乳腺的基本单位。每一腺叶有其单独的导管(乳管),腺叶和乳管均以乳头为中心呈放射状排列。小乳管汇至乳管,乳管开口于乳头。腺叶、小叶和腺泡间由结缔组织间隔,腺叶间还有与皮肤垂直的纤维束,上连浅筋膜浅层,下连浅筋膜深层,称Cooper韧带,有支持和固定乳房的作用。

急性乳腺炎的发病,除因病人产后抵抗力下降外,还与下列因素有关:

1. **乳汁淤积** 乳汁淤积有利于入侵细菌的生长繁殖。淤积的主要原因有:①乳头发育不良(过小或凹陷),妨碍正常哺乳。②乳汁分泌过多或婴儿吸乳过少,以致乳汁不能完全排空。③乳管不通畅,影响排乳。

2. **细菌入侵** 乳头破损或皲裂使细菌延淋巴管入侵,是感染的主要途径。若婴儿口含乳头而睡、婴儿患口腔炎或乳头不洁,细菌也可直接侵入乳管,上行至腺小叶而致感染。

急性乳腺炎一般起初呈蜂窝织炎样表现,数日后可形成炎性脓肿,脓肿可以是单房或多房性。

【护理评估】

(一)健康史

评估病人有无乳头发育不良,哺乳是否正常,乳汁能否完全排空,有无乳汁淤积;有无乳头破损或皲裂等。

(二)身体状况

1. **局部表现** 患侧乳房疼痛、局部红肿、发热,并出现有压痛的肿块。当脓肿形成时,位置表浅者可有波动感,深部脓肿一般波动感不明显,但乳房肿胀明显,局部有深压痛。脓肿可向外溃破,亦可穿破乳管而自乳头流出脓液。深部脓肿除缓慢地向外溃破外,还可向深部穿至乳房与胸肌间的疏松组织中,形成乳房后脓肿(图12-1)。常伴患侧腋窝淋巴结肿大,并有压痛。

2. **全身表现** 随着炎症发展,病人可有寒战、高热和脉搏加快等。感染严重者,可并发脓毒症。

(三)心理-社会状况

在感染期间因疼痛或不能有效地进行哺乳而担心婴儿的喂养与发育,病人容易出现焦虑的心理反应。应评估病人及家属对疾病的认识,以及家属对病人生活和情绪的影响。

(四)辅助检查

1. **实验室检查** 血常规检查显示白细胞计数及中性粒细胞比例升高。

2. **超声波检查** 可显示脓腔的大小和部位。

3. **诊断性穿刺** 在乳房肿块波动感或压痛最明显的炎症区进行穿刺,抽得脓液表示脓肿已形成。

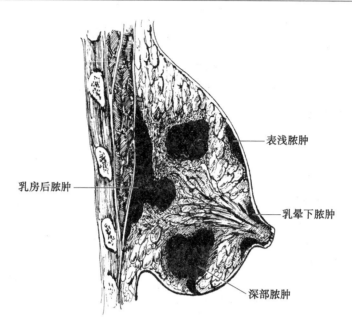

乳房后脓肿 —

表浅脓肿

乳晕下脓肿

深部脓肿

图 12-1　乳房脓肿的部位

（五）处理原则

急性乳房炎的治疗原则是控制感染、排空乳汁。

1. 非手术治疗　患侧乳房暂停哺乳,排空乳汁;局部热敷或理疗以促进炎症消散吸收;应用有效抗菌药物等。

2. 手术治疗　脓肿形成后,及时作脓肿切开引流。为避免损伤乳管而形成乳瘘,应以乳头为中心取与乳管平行的放射状切口;乳晕下脓肿应沿乳晕边缘作弧形切口;乳房深部或乳房后脓肿可延乳房下缘作弧形切口。切开后分离脓肿的多房间隔,以利引流。脓腔较大时,可在脓腔的最低部位另加切口作对口引流。

【常见护理诊断/问题】

1. 疼痛　与乳汁淤积、炎症肿胀、脓肿切开引流有关。

2. 体温过高　与炎症反应有关。

3. 焦虑　与担心婴儿的喂养与发育有关。

4. 知识缺乏:缺乏围生期乳房保健知识。

【护理目标】

1. 病人疼痛减轻或消失。

2. 病人体温恢复正常。

3. 病人焦虑缓解或消除、情绪稳定。

4. 病人获得围生期乳房保健知识。

【护理措施】

（一）一般护理

病人进食高蛋白、高热量、高维生素、低脂肪食物,保证足量水分的摄入。注意休息,适当运动、劳逸结合。加强哺乳期乳房的清洁护理。

（二）病情观察

观察生命体征及局部炎性肿块有无改变,警惕并发症的发生,了解白细胞计数及分类变化,必要时作细菌培养及药敏试验。

（三）治疗配合

1. 防止乳汁淤积　一般不停止哺乳,因停止哺乳不仅影响婴儿的喂养,且提供了乳汁淤积的机会。但患侧乳房应暂停哺乳,并用手掌从乳房四周向乳头方向按摩,配合吸乳器吸尽乳汁。若感染严重或脓肿引流后并发乳瘘,应停止哺乳,可遵医嘱应用终止乳汁分泌的药物。

2. 促进局部血液循环　用宽松的乳罩托起两侧乳房,以减轻疼痛。做好局部热敷或理疗的护理,促使早期炎症的消散;水肿明显者,可用50%的硫酸镁溶液湿热敷。

3. 控制感染　原则为早期、足量应用抗菌药物。由于抗菌药物可被分泌至乳汁,故应避免使用氨基糖苷类、磺胺药和甲硝唑等药物,因其能影响婴儿,而以应用青霉素、头孢菌素和红霉素为安全。中药治疗可用蒲公英、野菊花等清热解毒药物。遵医嘱用药,告知病人药物的作用及不良反应等。使用青霉素及头孢菌素药应先行皮试。

4. 对症护理　为减少碰触患侧乳房加重疼痛,应为病人安置舒适的体位,协助病人翻身及日常生活料理。对于因乳房炎性肿胀而出现的疼痛,可给予止痛药物;高热者予以物理降温,必要时遵医嘱应用解热镇痛药物。使用解热镇痛药者,防止因大量出汗致虚脱。

5. 切口护理　脓肿切开后,保持引流通畅,注意观察脓液的量、色泽及气味的变化。应及时更换切口敷料,观察是否因手术损伤乳管而发生乳瘘。

（四）心理护理

解释疼痛及不能有效母乳喂养的原因,对出现并发症的病人,护理人员应与病人进行耐心的沟通,对病情做客观评价,消除病人的思想顾虑,缓解病人焦虑情绪。

（五）健康指导

1. 避免乳汁淤积

（1）纠正乳头内陷:乳头内陷者于妊娠期和哺乳期每天挤捏、提拉乳头,也可用吸乳器吸引,使乳头外突。

（2）养成良好的哺乳习惯:做到定时哺乳,每次哺乳时让婴儿吸净乳汁,如有乳汁淤积,及时用吸乳器吸净或手法按摩挤出剩余乳汁。

2. 防止细菌入侵

（1）处理乳头、乳晕破损或皲裂:有乳头、乳晕破损或皲裂者,暂停哺乳,用吸乳器吸出乳汁哺乳婴儿;局部用温水清洗后涂以抗生素软膏,待愈合后再行哺乳。症状严重时应及时诊治。

（2）养成婴儿不含乳头睡眠的良好习惯;注意婴儿口腔卫生,及时治疗婴儿口腔炎症。

（3）保持乳头和乳晕清洁:孕期经常清洗乳头;妊娠后期每日清洗1次;产后每次哺乳前、后均需清洁乳头,以保持局部清洁与干燥。

【护理评价】

1. 病人疼痛是否减轻。

2. 病人体温是否恢复正常。

3. 病人焦虑是否缓解或消除。

4. 病人是否掌握围生期乳房保健知识。

第二节 乳腺癌病人的护理

 工作情景与任务 ....

导入情景：

病人陈女士,47 岁,公司职员,2 个月前,洗澡时无意发现右侧乳房外上方有一蚕豆大小的肿块,无任何自觉症状,来院就诊。入院时查体:右侧乳房外上象限可扪及直径约 4cm 的肿块,表面不甚光滑,边界不清,质地硬;乳房局部皮肤凹陷;同侧腋窝可扪及 2 个肿大的淋巴结,可被推动。初步诊断为乳腺癌,拟行乳癌根治术。

工作任务：

1. 正确对陈女士进行身体状况评估。

2. 指导陈女士行乳癌根治术后的功能锻炼。

3. 正确对陈女士进行出院后健康指导。

....

乳腺癌(mammary cancer)是女性常见的恶性肿瘤,其发病率近年呈持续上升趋势。大多发生在 40～60 岁的女性。

乳腺癌病理分型为:①非浸润性癌:属早期,预后好。②早期浸润癌:此型也属早期,预后良好。③浸润性特殊性癌:此型分化较高、预后较好。④浸润性非特殊癌:此型分化程度低,预后差。是乳腺癌中最常见的类型,约占 80%。

乳腺癌的转移途径有:①直接蔓延。②淋巴转移:是主要的转移方式。最早转移至同侧腋窝淋巴结。③血行转移:最常见的远处转移部位依次为肺、骨和肝。

【护理评估】

(一) 健康史

详细询问病人的月经、哺乳和生育史,如了解有无月经初潮早、绝经年龄晚、未哺乳、不孕和初次足月产的年龄偏大等与乳腺癌发病相关的因素;询问病人的年龄,了解是否存在内分泌功能失调;有无服用避孕药、雌激素等用药史;有无不良的生活习惯如高脂饮食、营养过剩、肥胖等;有无乳腺良性疾病史和乳腺癌家族史;有无胸部多次、大剂量接受 X 线照射史。

(二) 身体状况

1. 局部表现

(1) 乳房肿块:患侧乳房出现无痛、单发的小肿块为乳腺癌的早期表现。好发部位为乳房外上象限。肿块质硬、表面不光滑,与周围组织分界不清且不易被推动。起病无任何不适,多在无意间(洗澡、更衣)或自我检查时发现。

(2) 乳房外形改变:随着肿瘤增大,可引起乳房局部隆起。若癌肿累及乳房 Cooper 韧带,可使其短缩而致癌肿表面皮肤凹陷,即乳房"酒窝征"(图 12-2)。

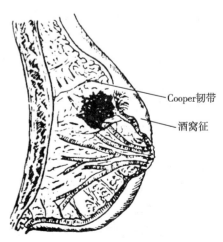

图 12-2 乳腺癌"酒窝征"

邻近乳头、乳晕或乳头深部的癌肿因侵及乳管使之缩短,可将乳头牵向癌肿一侧或使乳头内陷。若癌块继续增大,皮下淋巴管被癌细胞堵塞,可引起淋巴回流障碍,出现真皮水肿,乳房皮肤呈现"橘皮样"改变(图12-3)。晚期癌肿可侵入胸筋膜、胸肌,以致癌块固定于胸壁而不易推动。如癌细胞侵入大片皮肤,乳房皮肤表面可出现多个小结节(卫星结节)或条索。乳房结节彼此融合、弥漫成片、延伸至背部和对侧胸壁,使胸壁紧缩呈铠甲状,从而影响呼吸,称铠甲状癌。有时癌肿侵及皮肤使之溃破而形成溃疡,这种溃疡易出血、伴恶臭。

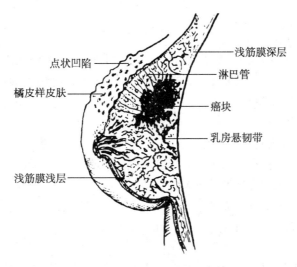

图 12-3 乳腺癌"橘皮样"改变

(3)疼痛和溢血:约 1/3 的乳腺癌病人可有程度不同的疼痛不适,晚期累及骨膜或神经则明显加剧;少数病人乳头溢出血性液体。

(4)患侧腋窝淋巴结肿大、上肢水肿:乳腺癌淋巴转移最初多见于腋窝。肿大淋巴结质硬、无痛、形态不规则、尚可推动;以后数目增多,并融合成团,甚至与皮肤或深部组织粘着,不易推动,甚或固定。若癌细胞阻塞腋窝主要淋巴管,将引起上肢淋巴水肿(象皮肿);进一步可致锁骨上淋巴结甚至对侧腋窝淋巴结肿大。

2. 全身表现 早期不明显,晚期可有乏力、贫血、恶病质以及远处转移表现。癌细胞经血液或淋巴途径转移至肺、胸膜、骨、肝、脑及软组织时,可出现相应的症状。例如肺转移可出现胸痛、气急,骨转移可出现局部疼痛,肝转移可出现肝肿大、黄疸等。

边学边练

实训十三 乳房自我检查

3. 特殊类型乳腺癌 其发展规律和临床表现不同于一般乳腺癌。

(1)炎性乳腺癌:少见,多见于年轻女性。局部皮肤可呈炎症样表现,开始比较局限,不久即扩展到乳房大部分皮肤,皮肤发红、水肿、粗糙、表面温度升高。该型乳腺癌恶性程度高,发展迅速,早期即发生转移,预后差。

(2)乳头湿疹样乳腺癌(Paget 病):少见。乳头有瘙痒、烧灼感,以后出现乳头和乳晕皮肤粗糙、糜烂如湿疹样,进而形成溃疡,有时覆盖黄褐色鳞屑样痂皮。部分病例于乳晕区可扪及肿块。该型乳腺癌恶性程度低,发展慢,较晚发生腋窝淋巴结转移。

知识窗

乳腺癌临床分期

乳腺癌分期多采用国际抗癌协会(UICC)制定的 TNM 分期法,其中 T 代表原发肿瘤,N 代表区域淋巴结,M 代表远处转移。T 与 N 右下角标以 0~4 阿拉伯数字,以说明肿瘤发展与淋巴结转移的程度,M 则只分为 M_0(无远处转移)与 M_1(有远处转移)两种情况。依据 TNM 分类法,可把乳腺癌分为 0~IV 期。

(三)心理-社会状况

乳腺癌病人因对手术及并发症、自我形象紊乱、生理机能改变和内分泌疗法、化疗及放疗的担忧,常出现焦虑、恐惧;了解病人和家属,尤其是配偶,对疾病的认知程度和心理承受程度;病人家庭、社会的支持程度。

(四)辅助检查

1. 影像学检查　①X 线检查:钼靶 X 线摄片是目前早期发现乳腺癌的有效方法。②超声检查:可鉴别肿块系囊性还是实质性。③近红外线扫描:可显示乳房肿块及其周围的血管情况。④CT 和 MRI 检查:敏感性高于 X 线检查。

2. 病理学检查　①细胞学检查:目前常用细针穿刺细胞学检查,多数病例可获得较肯定的诊断。②活组织检查:是确定诊断的最可靠方法。

(五)处理原则

手术治疗是乳腺癌最根本的治疗方法。目前主张缩小手术范围,同时加强术后综合辅助治疗,如化学药物、内分泌、放射、生物治疗。临床上常根据肿瘤的病理分型、临床分期及辅助治疗的条件等,酌情选择乳腺癌根治术、乳腺癌扩大根治术、乳腺癌改良根治术、全乳房切除术和保留乳房的乳腺癌切除术这 5 种手术方式。

【常见护理诊断/问题】

1. 体像紊乱　与术后身体外观改变、乳房再造或义乳致双侧不对称及化疗后脱发等有关。

2. 躯体活动障碍　与肩关节制动、手术后疼痛、胸肌缺损及瘢痕牵拉有关。

3. 焦虑　与手术改变胸部形态和担心疾病预后有关。

4. 知识缺乏:缺乏乳腺癌术后患肢功能锻炼、日常乳房自我检查方法以及乳腺癌预防的相关知识。

5. 潜在并发症:皮瓣下积液、皮瓣坏死、患侧上肢肿胀等。

【护理措施】

(一)一般护理

1. 体位与饮食　待麻醉清醒、生命体征平稳后,可取半卧位,以利于引流和改善呼吸功能;术后 6 小时无恶心、呕吐等麻醉反应者,即可协助病人进流质饮食,再逐渐过渡到普食。告知病人可进食营养丰富、易消化的食物,以促进伤口愈合。

2. 呼吸道护理　加强口腔护理;术前教会病人腹式深呼吸和有效咳嗽、排痰的方法。

3. 皮肤护理　按手术的要求进行皮肤准备,尤应注意腋窝部位的皮肤准备。术后每日擦洗皮肤、更换衣服,协助病人更换衣服时需做到先脱健侧,先穿患侧。

4. 其他　对于妊娠期或哺乳期的病人,术前要及时终止妊娠或停止哺乳,以抑制乳腺癌发展。

（二）病情观察

1. 严密观察生命体征　若发现单纯由于胸壁加压包扎导致病人有呼吸紧迫感时,应做好解释工作。乳腺癌扩大根治术有损伤胸膜的可能,应注意观察病人呼吸的变化,以早期发现和协助医生处理气胸。

2. 观察手术侧上肢远端血液循环　若发现术侧上肢皮肤发绀、肿胀、皮温降低、脉搏不清或肢端麻木,提示手术部位包扎过紧,应协助医生及时调整。

3. 观察伤口情况　观察切口敷料渗血、渗液情况,术后应保持伤口敷料干燥。同时,观察记录皮瓣颜色、有无皮瓣下积液或植皮的成活情况。

（三）治疗配合

1. 伤口护理

（1）妥善固定皮瓣:手术部位用弹性绷带或胸带加压包扎,使皮瓣紧贴胸壁,包扎松紧度以能容纳一手指、能维持正常血运、不影响病人呼吸为宜。应及时调整绷带或胸带的松紧度,若其松脱滑动,应及时重新加压包扎。手术后3日内患侧肩部制动,10天之内不可外展术侧上肢,不要以患侧肢体支撑身体,病人行动需他人扶持时只能扶其健侧,以防腋窝皮瓣滑动而影响愈合。

（2）维持有效引流:乳癌根治术后,皮瓣下常规放置负压引流管,需妥善固定,避免脱出。经常检查引流管,注意有无扭曲、受压、血块堵塞,经常捏挤引流管或连接负压吸引器,保持引流通畅。观察并记录引流液的颜色、性质和量,注意有无活动性出血。一般手术后1~2日,每天引流液约50~200ml,以后逐渐减少;若引流量每小时超过100ml,则提示有活动性出血,应立即报告医生及时处理。每天更换引流瓶及引流接管。手术后3~5日,皮下无积液、皮瓣与胸壁紧贴即可考虑拔管。

2. 疼痛护理　术后取舒适体位(半卧位),以降低伤口张力,从而减轻局部疼痛。病人咳嗽、翻身时,嘱其用手压紧切口部位,以减少对切口的张力性刺激。

3. 术后并发症的观察与护理

（1）皮瓣下积液:较为常见。除手术因素外,术后应特别注意保持引流通畅,包扎松紧度适宜,避免过早外展术侧上肢。一旦出现积液,及时穿刺或引流排出,并加压包扎,同时应用抗生素防治感染。

（2）皮瓣坏死:皮瓣缝合张力大是坏死的主要原因。坏死初期皮瓣边缘出现表皮下积液,继之全层皮肤变黑、变硬。术后预防皮瓣坏死的主要措施是密切观察创面,勿过紧包扎手术部位,及时处理皮瓣下积液。若发现皮瓣坏死,应予以剪除,待其自行愈合,或待肉芽生长良好后再植皮。

（3）患侧上肢肿胀:系患侧腋窝淋巴结切除后上肢淋巴回流不畅或头静脉被结扎、腋静脉栓塞、腋部无效腔积液或皮瓣坏死感染等因素导致回流障碍所致。为避免或减轻患侧上肢肿胀,可指导病人平卧时用两垫枕将患侧上肢抬高10°~15°,肘关节轻度屈曲;半卧位时屈肘90°放于胸腹部;下床活动时用吊带托扶或用健侧手将患肢抬高于胸前;扶持患者时只能扶其健侧;按摩患侧上肢或进行适当运动(握拳,屈、伸肘关节),以促进淋巴回流。避免在患侧上肢测血压、抽血、静脉穿刺或肌内注射等,以免加重循环障碍。

4. 化疗、放疗的护理　参照第九章肿瘤病人的护理。

5. 功能锻炼　为减轻患肢水肿,减少术后并发症,促进患肢功能恢复和预防畸形的发生,应鼓励和协助病人早期开始患侧上肢的功能锻炼。

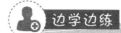

边学边练

实训十四 乳腺癌病人术后功能锻炼

（四）心理护理

术前护理人员应与病人进行耐心的沟通,向病人和家属介绍手术治疗的必要性和重要性,讲述身边乳腺癌治疗成功的典型病例,帮助其解除思想顾虑,树立战胜疾病的信心,积极配合治疗与护理;术后继续给予病人及家属心理上的支持,讲解乳腺癌术后的相关知识,鼓励病人表述手术创伤对自己今后角色的影响,提供改善自我形象的措施或方法,提高病人的生活质量,缓解病人的焦虑情绪。保护病人的隐私,在护理操作时不过度暴露手术部位,必要时用屏风遮挡。

（五）健康指导

1. 康复训练 出院后坚持患侧上肢的康复训练,但不宜用患侧上肢搬动、提取重物。

2. 保护患肢 不宜在患侧上肢行静脉穿刺和测血压,水肿可用小枕垫高,取舒适的体位或做向心性的按摩。

3. 复查与自查 术后遵医嘱坚持放疗、化疗、内分泌治疗,定期到医院复查。病人每月作一次乳房自我检查,并定期到医院复查,以便早期发现复发征象。

4. 通过使用义乳或乳房重建术,帮助病人改善自我形象。义乳的选择应与健侧乳房大小相似,每日注意清洁,存放时勿受压变形。使用松紧带将义乳固定在内衣上,以免手臂活动时将其扯动。出院时暂佩戴无重量的义乳,有重量的义乳在治愈后佩戴。根治术后 3 个月可行乳房重建术,但有肿瘤转移或乳腺炎者,严禁假体植入。

5. 术后 5 年内避免妊娠,以免乳腺癌复发。

第三节　乳房良性肿瘤病人的护理

女性乳房肿瘤的发病率甚高,良性肿瘤中以纤维腺瘤为最多,约占良性肿瘤的 3/4,其次为乳管内乳头状瘤,约占良性肿瘤的 1/5。

一、乳房纤维腺瘤

乳房纤维腺瘤产生的原因是小叶内纤维细胞对雌激素的敏感性异常增高。瘤体有完整包膜,内含腺体与纤维组织,若上皮部分恶变则成癌;纤维组织恶变则为肉瘤。

乳房纤维腺瘤是女性常见的乳房肿瘤,好发年龄为 20～25 岁。多为乳房外上象限单发的无痛性肿块。肿块增大缓慢,质似硬橡皮球的弹性感,表面光滑,与周围组织分界清楚,易于推动。月经周期对肿块的大小无影响。

X 线钼靶摄片、活组织检查等有助于诊断。乳房纤维腺瘤有恶变的可能,手术切除是治疗该病最有效的方法。手术切除的肿块必须常规做病理检查。

护理要点:①向病人解释纤维腺瘤的病因及治疗方法。②密切观察肿块的变化,指导病人尽早手术切除。③行手术切除时,妥善保留切除的组织标本,常规送病理学检查。术后保持切口敷料清洁干燥,促进伤口愈合。

二、乳管内乳头状瘤

乳管内乳头状瘤多见于经产妇,以 40～50 岁为多。瘤体很小,容易出血。

主要为乳头溢出血性液体。常因乳头溢液污染内衣而引起注意,溢液可为血性、暗棕色或黄色液体。肿瘤小,常不能触及。大乳管乳头状瘤,可在乳晕区扪及直径为数毫米的小结节,多呈圆形、质软,可推动,轻压此肿块,常可见乳头溢出血性液体。

乳腺导管造影、溢液细胞学检查有助于肿瘤的定位定性。乳管内乳头状瘤一般属良性,恶变率为6%~8%。其治疗以手术为主,并常规进行病理学检查。

护理要点:①向病人解释乳头溢液的病因、手术治疗的必要性,减轻焦虑心理。②术后保持切口敷料清洁干燥。③定期复查。

 知识窗

乳腺囊性增生病

乳腺囊性增生病也称慢性囊性乳腺病(简称乳腺病),是中年妇女多发病。其发生与卵巢功能失调引起的激素分泌紊乱有关,突出表现是乳房周期性胀痛和肿块,特点是部分病人具有周期性。疼痛往往在月经前加重,月经来潮后减轻或消失。体检发现一侧或双侧乳腺有弥漫性增厚,肿块呈颗粒状、结节状或片状,大小不一,质韧,与周围界限不清。少数病人可有乳头溢液。根据以上临床表现,本病的诊断并不困难。本病有无恶变尚有争论,但乳腺癌与本病有同时存在的可能。

(黎玉辉)

 思考题

1. 王女士,29岁。产后30天出现右侧乳房胀痛,畏寒、发热。体检:右侧乳房皮肤红肿明显,局部可扪及一压痛性硬块,同侧腋窝淋巴结肿大。

请问:

(1)针对该病人的情况,主要护理诊断是什么?

(2)护士应如何对其进行健康指导?

2. 林女士,51岁。1周前,无意中发现左乳外上方有一无痛性肿块,来院就诊。初步诊断为乳腺癌,拟行乳癌根治术。

请问:

(1)病人常见的护理诊断是什么?

(2)病人同意手术后,护士需作哪些护理工作?

(3)如何指导病人术后的功能锻炼?

第十三章　胸部疾病病人的护理

学习目标

1. 具有良好的人文精神和护患交流能力,关爱病人,减轻病人痛苦,维护健康。
2. 掌握常见胸部损伤、肺癌、食管癌的护理评估及护理措施;掌握胸腔闭式引流的护理措施。
3. 熟悉胸部疾病的常见护理诊断/问题。
4. 了解胸部疾病的病因、发病机制、病理改变及辅助检查。
5. 学会护理胸腔闭式引流的病人。

第一节　胸部损伤病人的护理

 工作情景与任务

导入情景:

　　小张,学生。2 小时前玩耍中被重物撞击右侧胸部后突感胸痛、胸闷、呼吸困难,伴咳嗽、咳痰,急诊入院。入院检查:T 38℃、P 100 次/分、R 25 次/分、BP 150/90mmHg,神志清楚,精神可。胸廓对称、无畸形及压痛;触诊右侧语音震颤消失;叩诊右肺呈鼓音,左肺清音。急诊胸片显示:右侧气胸,右肺压缩90%。医嘱:胸腔闭式引流,立即。

工作任务:

1. 正确对气胸病人进行护理评估。
2. 提出小张目前主要的护理诊断/问题。
3. 配合治疗,对胸腔闭式引流病人进行护理

　　胸部损伤(chest trauma or thoracic trauma)无论平时还是战时均可发生,约占全身创伤的1/4。根据损伤发生后胸膜腔与外界是否相通,可分为闭合性损伤和开放性损伤。闭合性损伤时,胸膜腔与外界不相通,多由钝性暴力挤压、冲撞或钝器撞击胸部所致,可造成胸壁软组织挫伤、肋骨骨折、气胸、血胸,甚至心脏损伤。开放性损伤多由于利器或火器、弹片等穿破胸膜所引起,可导致开放性气胸、血胸,出现呼吸和循环功能受损,严重者可危及生命。同时发生胸、腹部的多发性损伤称为胸腹联合伤。

一、肋骨骨折

肋骨骨折(rib fracture)在胸部损伤中最常见,第4~7肋骨较长且薄,最易发生折断。根据损伤程度可分为:单根或多根单处肋骨骨折;多根多处肋骨骨折。

(1)单根或多根肋骨单处骨折:若骨折上、下部位仍有完整肋骨支撑胸廓,对病人呼吸功能影响不大。若骨折断端较为尖锐,向内移位可刺破壁胸膜和肺组织,导致气胸、血胸、皮下气肿等;若刺破肋间血管,尤其是动脉时,可引起大出血,病情迅速恶化。

(2)多根多处肋骨骨折:胸壁局部区域因失去完整肋骨的支撑出现软化,吸气时软化区胸壁向内凹陷,呼气时软化区胸壁向外凸出,这种现象称为反常呼吸运动(paradoxical respiration motion)(图13-1),这类胸廓又称之为连枷胸。反常呼吸运动可严重影响气体交换,造成机体缺氧和二氧化碳潴留。若软化区范围较大,呼吸时两侧胸膜腔内压力无法保持平衡,可造成纵隔左右扑动,进一步影响肺通气和静脉血液的回流,严重者可导致呼吸和循环衰竭。

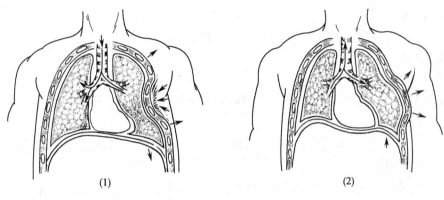

图13-1 胸壁软化区的反常呼吸运动
(1)吸气 (2)呼气

【护理评估】

(一)健康史

病人有胸部受伤史。直接暴力作用于胸部可使该处肋骨向内弯曲而折断;胸部前后受挤压形成的间接暴力可使肋骨在腋中线附近向外弯曲而折断。

(二)身体状况

1. 症状 主要表现为骨折部位疼痛,深呼吸、咳嗽或改变体位时加重;疼痛及反常呼吸可引起不同程度的胸闷、呼吸困难、发绀,甚至休克等;肺组织被骨折断端刺破后可出现咯血。

2. 体征 受伤胸壁可见青紫、肿胀、畸形,局部压痛,有时可存在骨擦感(音),部分病人可存在皮下气肿。多根多处肋骨骨折时,受伤部位可见反常呼吸运动。

(三)心理-社会状况

肋骨骨折病人一般情绪较稳定,但出现胸闷、反常呼吸,甚至呼吸困难时,病人可有紧张、烦躁及恐惧的情绪反应。

(四)辅助检查

胸部X线和CT检查可显示肋骨骨折断裂线或断端错位情况,但对于前胸肋软骨折断

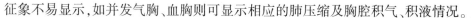

征象不易显示,如并发气胸、血胸则可显示相应的肺压缩及胸腔积气、积液情况。

（五）处理原则

闭合性单根或多根单处肋骨骨折处理重点是镇痛、固定胸廓和防治并发症。闭合性多根多处肋骨骨折处理的重点是控制反常呼吸运动,及早采用包扎固定法或牵引固定法加以纠正。开放性肋骨骨折争取尽早清创,行骨折内固定,应用抗生素防治感染。

【常见护理诊断/问题】

1. 气体交换障碍 与损伤导致的疼痛、胸廓呼吸运动减弱、反常呼吸运动有关。

2. 急性疼痛 与胸部损伤有关。

3. 焦虑 与意外损伤及担忧预后有关。

4. 潜在并发症:肺部感染、呼吸功能衰竭、休克。

【护理目标】

1. 病人呼吸功能改善。

2. 病人疼痛减轻。

3. 病人焦虑程度减轻。

4. 病人未发生并发症或发生后得到及时发现和处理。

【护理措施】

（一）一般护理

1. 休息与活动 保持周围环境安静、整洁,室内空气流通,利于病人休息,无特殊情况应保持半卧位。

2. 饮食 给予病人清淡且营养丰富的食物,忌食辛辣、生冷、油腻食物,多饮水。

（二）病情观察

密切观察生命体征,尤其注意呼吸的观察,了解病人有无发绀、气促、呼吸困难等症状,如有异常应立即报告医生并协助处理。

（三）减轻疼痛

遵医嘱妥善固定胸部、使用止痛药物,病人咳嗽时协助或指导其用双手按压、限制患侧胸壁运动等。

（四）心理护理

护士在护理病人过程中,应耐心、细致,帮助其建立战胜疾病的信心,解除其心理顾虑,缓解焦虑情绪。

（五）健康指导

1. 保证病人充足睡眠。肋骨骨折愈合后,逐渐练习站立、步行等活动并逐渐加大活动量。

2. 指导病人遵医嘱按时、正确服用药物,防止呛咳、呕吐。

3. 定期复查。

【护理评价】

1. 病人呼吸功能是否恢复正常,有无呼吸困难、胸闷、发绀等。

2. 病人疼痛是否得到减轻或消失。

3. 病人焦虑程度是否改善。

4. 病人的并发症是否发生或得到有效防治。

二、气胸

胸膜腔内积气称为气胸(pneumothorax)。在胸部损伤中气胸发病率仅次于肋骨骨折。气胸可分为闭合性、开放性和张力性三类:

1. 闭合性气胸 空气通过胸壁或肺的伤口进入胸膜腔后,伤口闭合,气体不再继续进入胸膜腔,胸膜腔内压仍低于大气压,患侧肺组织部分受压萎陷。

2. 开放性气胸 胸壁存在开放性伤口,使胸膜腔与外界相通,空气可随呼吸自由出入胸膜腔,患侧胸膜腔内压力与外界大气压接近,负压消失,肺组织萎陷;患侧胸膜腔压力显著高于健侧时可推动纵隔向健侧移位,使健侧肺也受压而部分萎陷,进一步加重呼吸功能障碍。吸气时,健侧胸膜腔内负压增大与患侧胸膜腔之间的压力差增加,纵隔移向健侧;呼气时,两侧胸膜腔压力差减小,纵隔移回患侧,导致纵隔位置随呼吸而左右摆动,称为纵隔扑动(图 13-2)。同时,病人吸气时,健侧肺吸入了由患侧肺排出的含氧量低的气体;而呼气时,健侧肺排出的气体也排至患侧肺内,使含氧量低的气体在两侧肺内重复交换,造成严重缺氧。

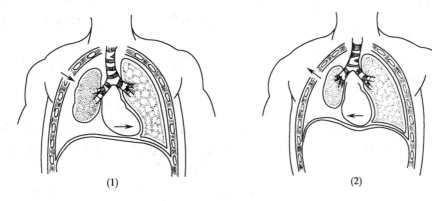

图 13-2 开放性气胸的纵隔扑动
(1)吸气 (2)呼气

3. 张力性气胸 多见于较大的肺泡破裂、肺裂伤或支气管破裂,其裂口形成通向胸膜腔的单向活瓣,吸气时,气体通过裂口进入胸膜腔,而呼气时裂口关闭,气体不能排出胸膜腔,使胸膜腔内积气随呼吸不断增多,导致胸膜腔压力高于外界大气压,又称高压性气胸。患侧胸膜腔内压力增高,使患侧肺严重萎陷,纵隔明显移向健侧,导致健侧肺受压而有不同程度的萎陷,引起严重的呼吸和循环功能障碍。同时高压气体可挤入纵隔,扩展至颈、面、胸部等处的皮下,造成皮下气肿或纵隔气肿(图 13-3)。

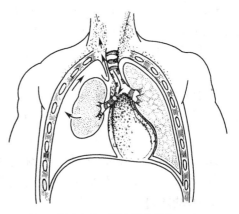

图 13-3 张力性气胸和
纵隔、皮下气肿

【护理评估】

（一）健康史

了解病人的受伤经过、受伤部位,有无发绀、呼吸困难、皮下气肿,已采用的抢救措施等;评估病人既往有无胸部手术史、服药史、过敏史等。

（二）身体状况

1. 闭合性气胸　表现与气体进入胸膜腔的量和肺萎陷的程度有关。胸膜腔内积气量少，肺萎陷在30%以下时为小量气胸，病人可无明显症状；肺萎陷在30%以上的中量、大量气胸病人可出现胸闷、气促、胸痛等症状，体检发现患侧肋间隙饱满，气管向健侧移位，叩诊呈鼓音，听诊呼吸音减弱或消失。

2. 开放性气胸　纵隔扑动影响肺通气效能和静脉血液回流，导致呼吸、循环功能严重障碍，病人可出现气促、发绀、明显呼吸困难甚至休克。胸部检查可见患侧胸壁存在伤道，呼吸时可听见空气进出伤道发出的吸吮样声音；气管和心脏向健侧移位；患侧胸部叩诊呈鼓音；听诊呼吸音减弱或消失。

3. 张力性气胸　病人极度呼吸困难、发绀、烦躁不安、昏迷、休克甚至窒息。体格检查可见患侧胸部饱满，肋间隙增宽，呼吸幅度减弱，气管向健侧移位，颈静脉怒张；常触及皮下气肿；叩诊呈鼓音；听诊呼吸音消失。

（三）心理-社会状况

了解病人有无焦虑、恐惧及程度；了解病人及家属对损伤、预后的认知和心理承受能力。

（四）辅助检查

胸部 X 线检查可显示肺萎陷、胸膜腔积气及纵隔移位情况，并可反映是否合并肋骨骨折、血胸等情况。

（五）处理原则

1. 闭合性气胸　小量气胸不必特殊治疗，1~2周内可自行吸收。大量气胸需在伤侧锁骨中线第2肋间行胸膜腔穿刺抽气或胸腔闭式引流排除积气，以促使肺尽早膨胀；应用抗生素防治感染。

2. 开放性气胸　立即封闭胸壁伤口，变开放性气胸为闭合性气胸，然后按闭合性气胸进一步处理。病情稳定后，争取早期清创，封闭伤口。

3. 张力性气胸　立即行胸膜腔排气减压，抢救病人的生命。可在伤侧锁骨中线第2肋间用粗针头穿刺入胸膜腔，穿刺针尾部连接剪口的乳胶指套、小塑料袋、气球等单向活瓣装置。随后做进一步处理，包括胸腔闭式引流、吸氧、防治休克、应用抗生素控制感染等。若肺及支气管严重损伤或疑有胸腔内器官损伤及进行性出血者，应行剖胸探查术，手术修复损伤。

【常见护理诊断/问题】

1. 气体交换障碍　与胸部损伤、胸廓运动受限、疼痛、肺萎陷有关。

2. 疼痛　与组织损伤有关。

3. 急性焦虑　与意外损伤及担忧预后有关。

4. 潜在并发症：胸腔感染、呼吸功能衰竭、休克。

【护理措施】

（一）现场急救

1. 开放性气胸　立即用无菌敷料如凡士林纱布加厚棉垫封闭伤口，再用胶布或绷带包扎固定，使开放性气胸变为闭合性气胸，阻止气体继续进入胸膜腔，再按闭合性气胸处理。

2. 张力性气胸　危及生命，需紧急抢救，协助医生行胸膜腔穿刺抽气或胸腔闭式引流。

（二）维持呼吸功能

协助病人有效咳嗽、排痰，清理呼吸道内的分泌物及呕吐物，保持呼吸道通畅。痰液黏稠者给予药物、超声雾化吸入；必要时行气管插管或气管切开辅助呼吸。

（三）病情观察

密切观察呼吸频率、节律、幅度的变化情况；了解病人有无发绀、气促、呼吸困难等症状；有无气管移位、皮下气肿和休克征象。如有异常应立即报告医生并协助处理。

（四）疼痛护理

疼痛可导致病人不敢咳嗽、咳痰，协助或指导病人及其家属用双手按压患侧胸壁，可减轻咳嗽时伤口震动而产生的疼痛；遵医嘱使用止痛药物。

（五）预防感染

对开放性损伤者，协助医生及时进行清创处理；密切观察体温变化，如有异常，及时报告医生；遵医嘱注射破伤风抗毒素和使用抗生素。

（六）健康指导

1. 向病人及其家属讲解有效咳嗽、排痰的意义和方法，并给予指导。

2. 嘱咐病人出院后加强功能锻炼，遵循早期开展、循序渐进的原则；但在气胸痊愈后的1个月内，不宜剧烈运动。

3. 定期复查。

三、血胸

胸膜腔积血称为血胸（hemothorax）。血胸可与气胸同时存在，称为血气胸（hemopneumothorax）。胸膜腔积血多来自于肺或肋间血管、胸廓内血管、心脏损伤。胸膜腔积血可使患侧肺受压萎陷，纵隔向健侧移位，影响呼吸功能；由于血容量丢失及腔静脉血回流受阻，又可影响循环功能。大量持续出血所致的胸膜腔积血，称进行性血胸。肺、心包、膈肌运动有去纤维蛋白作用，少量胸腔积血时，血液不容易凝固；若短期内出血量较多，胸腔内积血可发生凝固，形成凝固性血胸。凝血块机化后形成纤维组织，称为机化性血胸，限制肺和胸廓活动，进一步损害呼吸功能。细菌经伤口侵入后，在积血中生长繁殖，引起感染性血胸。

【护理评估】

（一）健康史

了解病人胸部受伤经过、时间、病情变化和已采用的抢救措施，有无气促、呼吸困难、面色苍白、昏迷等。

（二）身体状况

与出血速度和出血量有关。

1. 小量血胸（成人0.5L以下） 可无明显症状。

2. 中量血胸（0.5~1.0L）和大量血胸（1.0L以上） 特别是急性失血，可出现面色苍白、脉搏快弱、血压下降等低血容量性休克的表现，同时因胸膜腔积血，肺萎陷而伴有呼吸困难。查体可见肋间隙饱满，气管移向健侧，患侧胸部叩诊呈浊音，听诊呼吸音减弱或消失。

（三）心理-社会状况

了解病人在突然发生胸部外伤后，是否出现焦虑、恐惧及程度，尤其是大量血胸病人出现呼吸困难和休克表现时，病人是否有濒死感；了解病人家庭对医疗费用的承担情况。

（四）辅助检查

胸部 X 线检查,小量血胸可仅有肋膈角消失,大量血胸可见胸膜腔有大片积液阴影,纵隔向健侧移位;血气胸者可见液平面。

（五）处理原则

非进行性小量血胸不需特殊处理,可自行吸收;中、大量血胸,尽早行胸腔穿刺抽出积血,必要时行胸腔闭式引流。进行性血胸,应尽早输液、输血,防治休克,及时剖胸止血。凝固性血胸或机化性血胸,及早剖胸清除血块或进行纤维组织剥除术。血胸治疗的同时要注意防治感染,血胸已感染者按脓胸处理。近年来,电视胸腔镜已用于凝固性血胸、感染性血胸的处理,具有创伤小、疗效好、住院时间短和费用低等优点。

【常见护理诊断/问题】

1. 外周组织灌注无效　与失血引起的血容量不足有关。

2. 气体交换障碍　与肺组织受压有关。

3. 潜在并发症:休克、感染等。

【护理措施】

（一）病情观察

严密观察生命体征,注意神志、瞳孔、面色变化情况。病人若出现下列征象则提示存在活动性出血:①脉搏持续加快,血压下降,或经补充血容量血压仍不稳定。②血红蛋白量,红细胞计数,血细胞比容进行性下降。③胸腔闭式引流引出的血量每小时超过 200ml,并持续 3 小时以上。④胸膜腔穿刺抽出的血液很快凝固或血液凝固抽不出,但胸部 X 线检查显示胸部阴影逐渐扩大。

（二）维持循环功能

迅速建立静脉通路,补充血容量,防治休克;根据病人血压和心肺功能状态调整输液速度。

（三）保持呼吸道通畅

及时清除口腔和呼吸道血液、痰液及呕吐物,防止窒息。

（四）预防感染

密切观察体温、局部伤口的变化;遵医嘱合理应用抗生素;严格无菌操作;鼓励病人深呼吸、有效咳嗽、咳痰;保持胸膜腔引流通畅。

（五）胸腔闭式引流的护理

1. 原理及目的　胸腔闭式引流是根据胸膜腔生理性负压机制设计的,依靠水封瓶中的液体使胸膜腔与外界隔离(图 13-4)。其目的是:①排出胸膜腔积气、积液、积血。②重建胸膜腔负压,促进肺复张。③平衡胸膜腔内的压力,保持纵隔于正常位置。主要用于治疗气胸、血胸、脓胸及胸腔手术后引流。

2. 置管的位置和种类　①引流气体时,一般放置在患侧锁骨中线第 2 肋间,选择管径为 1cm、质地较软、既能引流又可减少局部刺激和疼痛的塑料管。②引流液体时,常放置在患侧腋中线与腋后线之间的第 6～8 肋间,选择管径为 1.5～2cm、质地较硬、不易扭曲和堵塞且利于通畅引流的橡皮管;引流脓液时应放置在脓液积聚的最低位。

3. 装置　传统的胸腔闭式引流装置有单瓶、双瓶和三瓶 3 种(图 13-5)。目前临床广泛使用的是一次性的硅胶胸腔引流装置。

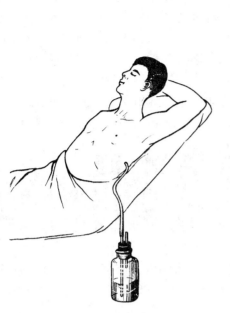

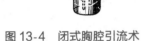

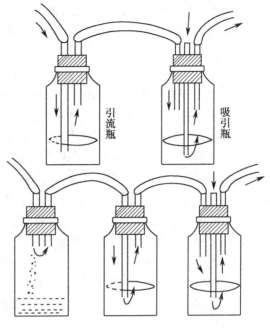

图 13-4 闭式胸腔引流术　　　　　图 13-5 胸腔闭式引流装置

（1）单瓶水封闭式引流：由容量为 2000～3000ml 的广口无菌引流瓶，安装有长、短两根玻璃管的橡胶瓶塞及一长约 100cm 的橡皮管组成。引流瓶中盛有约 500ml 无菌生理盐水，长玻璃管下口应插至液面下 3～4cm，短玻璃管下口远离液面，保证瓶内空气与外界大气相通。使用时将橡皮管一端与长玻璃管连接，另一端再与病人胸腔引流管连通，即可见长玻璃管内水柱上升至液平面上方 8～10cm，并随呼吸上下波动；若水柱无波动，则提示引流管不通畅。

（2）双瓶水封闭式引流：在与上述相同的引流瓶旁再连接一个水封瓶（即吸引瓶），在引流胸腔的液体时水封下的密闭系统不会受到引流量的影响，便于观察引流液的量和性质。

（3）三瓶水封闭式引流：在双瓶的基础上增加一个负压调节瓶。调节瓶橡皮塞上安装有 3 根玻璃管，其中两根短管分别连接水封瓶和负压吸引，长管与大气相通，其下端插入液面下 10～20cm，调节插入液面下深度即可调节抽吸的负压。

4. 护理要点

（1）保持管道密闭：①引流装置正确安装，衔接处密封良好。②水封瓶长玻璃管应插入液面下 3～4cm，并始终保持直立。③胸腔引流管周围皮肤用油纱布包盖严密。④搬动病人或更换引流瓶时，应用两把止血钳双向夹闭引流管。⑤若引流管从胸腔滑脱，立即用手捏闭伤口处皮肤，消毒处理后用凡士林纱布封闭伤口；若引流管连接处脱落或引流瓶损坏，应立即用双钳夹闭胸壁引流管，并更换引流装置。

（2）保持引流通畅：①病人应取半卧位并经常改变体位，有利于引流。②鼓励病人咳嗽、咳痰和做深呼吸运动，有利于胸膜腔内气体和液体的排出。③定时挤捏引流管，防止引流管堵塞、扭曲、受压。④水封瓶不可倒置或倾斜，不可高于胸部。

（3）严格无菌操作，防止逆行感染：①引流装置应保持无菌。②定时更换引流瓶和引流接管，操作过程中严格遵守无菌原则。③胸壁引流口处敷料保持清洁、干燥，一旦渗湿应及时更换。④引流瓶应低于胸腔引流口水平面 60～100cm，防止瓶内液体逆流入胸腔。

（4）观察并记录：密切观察长玻璃管内水柱波动情况，一般情况下，水柱上下波动的范围约4～6cm，若波动幅度太大则提示可能存在肺不张；若水柱随呼吸无波动则提示肺膨胀良好或引流管不通。观察并准确记录引流液的量、颜色、性质。一般情况下，开胸术后24小时内血性引流液体不超过500ml，且引流量逐渐减少、颜色逐渐变淡；若有大量气泡或血性液体持续逸出，应立即报告医生及时处理；引流量过少，应查看引流管是否通畅。

（5）拔管：①指征：置管48～72小时后，若引流瓶内无气体逸出或引流液量明显减少且颜色变淡，24小时引流液＜50ml或脓液＜10ml，X线检查示肺膨胀良好，病人无呼吸困难，即可拔除引流管。②方法：嘱病人深吸气，于吸气末迅速拔除引流管，并立即用凡士林纱布和敷料覆盖引流处伤口并包扎固定。③观察：拔管后注意观察病人有无胸闷、呼吸困难、伤口漏气、渗液、出血、皮下气肿等，若有异常及时通知医生处理。

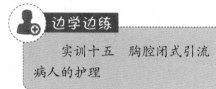

边学边练

实训十五 胸腔闭式引流病人的护理

（六）心理护理

保持环境安静、整洁；加强与病人及家属的沟通，解释各种症状和不适的原因、持续时间及预后；说明各种诊疗、护理操作及手术的必要性和安全性；关心、理解、同情病人，帮助病人树立信心，配合治疗。

（七）健康指导

1. 向病人说明吸氧、胸腔穿刺、胸腔闭式引流等操作的意义及注意事项，以取得合作。
2. 向病人解释半卧位，深呼吸，有效咳嗽、排痰的意义，指导病人练习腹式呼吸。
3. 鼓励并指导病人早期进行功能锻炼。
4. 定期复诊。

第二节 脓胸病人的护理

脓胸（empyema）是指胸膜腔内的化脓性感染。常见的致病菌为金黄色葡萄球菌、肺炎双球菌等。致病菌侵入胸膜腔的途径有：①肺或邻近组织的化脓病灶侵入或破入胸膜腔。②胸部外伤、手术污染、食管或支气管胸膜瘘引起继发感染。③血源性播散，如脓毒血症。④经淋巴途径，如其他部位的化脓病灶通过淋巴管侵犯胸膜腔。感染侵犯胸膜后，胸膜充血、水肿、渗出。早期渗出液稀薄，为浆液性，病情加重后，变为脓性，随后纤维蛋白沉积于胸膜表面，形成纤维素膜，向后发展纤维素层厚度增加，韧性增强且易于粘连，使脓液局限于不同部位（图13-6），最后机化形成致密的纤维板，限制肺膨胀及胸廓活动，从而影响呼吸功能。

肺与胸壁间的脓胸
叶间脓胸
膈上脓胸
全脓胸
纵隔脓胸

图13-6 脓胸分类示意图

【护理评估】

（一）健康史

了解病人有无胸部手术史、创伤史、感染史等。

（二）身体状况

按病理发展过程,脓胸可分为急性脓胸和慢性脓胸。

1. 急性脓胸(acute empyema)　病人常有高热、脉快、呼吸急促、食欲减退、胸痛、全身乏力等,胸膜腔积液较多时可有胸闷、咳嗽、咳痰症状,严重者可出现发绀和休克;体格检查见患侧呼吸运动减弱,肋间隙饱满,语颤减弱,气管向健侧移位,叩诊呈浊音,听诊呼吸音减弱或消失。

2. 慢性脓胸(chronic empyema)　病人常有长期低热、食欲减退、消瘦、贫血、低蛋白血症等慢性全身中毒症状,可伴有气促、咳嗽、咳脓痰等症状;体格检查可见患侧胸廓内陷,肋间隙变窄,呼吸运动减弱,气管偏向患侧,叩诊呈浊音,呼吸音减弱或消失,可有杵状指(趾),严重者形成脊柱侧凸。

（三）心理-社会状况

了解病人有无焦虑及程度;评估病人及家属对本疾病的认知程度、心理承受能力等。

（四）辅助检查

血常规检查可见白细胞计数及中性粒细胞比例升高;胸部 X 线检查显示胸腔积液征象;胸膜腔穿刺抽出脓液即可确诊;脓液细菌培养和药敏试验可为选用有效抗生素提供依据。

（五）处理原则

急性脓胸应去除病因、控制感染,行胸膜腔穿刺或胸腔闭式引流排净脓液,加强全身支持疗法。慢性脓胸应重点改善全身情况,消除中毒症状和纠正营养不良;积极治疗病因,必要时手术治疗消除脓腔;尽可能促进肺复张,恢复肺功能。

【常见护理诊断/问题】

1. 气体交换障碍　与脓液压迫肺组织,胸廓运动受限有关。

2. 体温过高　与感染有关。

3. 营养失调:低于机体需要量　与营养摄入不足、消耗增加有关。

【护理措施】

（一）一般护理

病人一般取半卧位,以利于呼吸和引流,鼓励并协助病人有效咳嗽、排痰。支气管胸膜瘘病人应取患侧卧位,以免脓液流向健侧或发生窒息。鼓励病人进食高蛋白、高热量、富含维生素的食物,保证营养供给。必要时可给予肠内、肠外营养支持或少量多次输全血、血浆。高热者给予冰敷、擦浴等物理降温,鼓励病人多饮水,必要时遵医嘱应用药物降温。

（二）治疗配合

急性脓胸病人,为控制感染、改善呼吸,可每日或隔日 1 次行胸膜腔穿刺抽脓。抽脓后,胸膜腔内注入抗生素,穿刺过程中及穿刺后应注意观察病人有无不良反应。慢性脓胸病人,做好手术后护理,胸廓成形术后,取术侧向下卧位,用厚棉垫、胸带加压包扎以控制反常呼吸,包扎要松紧适宜,经常检查,随时调整。胸膜纤维板剥脱术后,易发生大量渗血,应严密观察生命体征及引流液的性质和量,若有出血,应遵医嘱快速输血、给予止血药,必要时做好再次开胸止血的准备。

（三）健康指导

指导病人注意保暖,防止肺部感染。合理安排休息、活动、饮食等。指导胸廓成形术后病人坚持功能锻炼,取躯干正直姿势,练习头部前后左右回转运动,上半身的前屈运动及左右弯曲运动。遵医嘱按时服药,定期复查。

第三节　肺癌病人的护理

 工作情景与任务

导入情景：

　　农民李大爷，2年来间断出现咳嗽，咳白色泡沫痰、偶有血丝，常于天气转凉时出现，并伴有胸闷、气促、右侧肩背部疼痛等，近1个月症状加重后被家人送入医院。入院行胸部CT检查显示右下肺占位性病变，穿刺活检结果为(右肺)腺癌，全麻下行右全肺叶切除术。术后病人诉切口疼痛、胸闷、呼吸不畅、咳嗽、痰液难以咳出，体格检查见呼吸急促、双肺听诊可闻及痰鸣音。医嘱：持续氧气吸入2~4L/min，立即；机械吸痰，立即。

工作任务：

1. 正确对肺癌病人进行护理评估。

2. 提出李大爷目前主要的护理诊断/问题。

3. 针对该护理诊断/问题，制订护理计划并实施。

　　肺癌(lung cancer)又称为原发性支气管肺癌，多数起源于支气管黏膜上皮。发病年龄多在40岁以上，男性多见，在发达国家和我国大城市中，肺癌的发病率已居男性恶性肿瘤的首位。肺癌的病因尚不完全明确，但与吸烟、大气污染、职业接触(包括砷、镉、铬、石棉等)、遗传等因素有关。肺癌的分布右肺多于左肺，上叶多于下叶。起源于主支气管、肺叶支气管的肺癌，位置靠近肺门，称中心型肺癌；起源于肺段支气管以下的肺癌，位置靠近肺的周围部分，称周围型肺癌。临床上按细胞类型将肺癌分为鳞状细胞癌、小细胞癌、腺癌、大细胞癌4种。肺癌转移途径主要有直接扩散、淋巴转移、血行转移3条，其中以淋巴转移途径最常见。

【护理评估】

（一）健康史

　　1. 个人史　询问病人的年龄，性别，职业，有无吸烟史，吸烟年限、数量等。资料表明，长期大量吸烟是肺癌发病的一个重要因素。

　　2. 职业史　了解病人是否长期接触过石棉、铬、镍、铜、锡、砷、放射性物质等，是否有长期在空气严重污染的环境中生活的经历。

　　3. 其他相关病史　了解病人有无肺部慢性感染病史；家族中有无肺癌或其他肿瘤病人。

（二）身体状况

　　早期肺癌，特别是周围型肺癌多无症状，癌肿增大后可出现咳嗽、血痰、胸痛、发热、气促等。咳嗽最为常见，多表现为刺激性咳嗽，无痰或少量黏液痰；当继发肺部感染时，可有脓痰；血痰通常出现于中心型肺癌，表现为痰中带血或断续地少量咯血，大量咯血少见；癌肿造成大支气管阻塞时，可出现胸闷、气促等症状。

　　晚期肺癌病人除食欲下降、体重减轻、倦怠、乏力外，可出现癌肿压迫、侵犯邻近组织、器官或发生远处转移的症状，如声音嘶哑、吞咽困难、胸腔积液、胸痛、上肢静脉怒张、水肿及运动障碍，颈交感神经综合征等；经血行转移后，出现远处转移的症状，如肝大、黄疸、头痛、抽搐、眩晕、昏迷等。

（三）心理-社会状况

　　了解病人有无焦虑、恐惧、绝望等；评估病人及家属对疾病诱因、症状、治疗、预防的认知

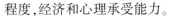

程度,经济和心理承受能力。

（四）辅助检查

1. 影像学检查　胸部 X 线和 CT 检查肺部可见块状阴影,边缘不清或呈分叶状,周围有毛刺;若有支气管梗阻,可见肺不张;若肿瘤坏死液化,可见空洞。

2. 痰细胞学检查　是肺癌普查和诊断的简便有效的方法。80% 以上的病人在反复痰液检查时可检出癌细胞。

3. 支气管镜检查　诊断中心型肺癌阳性率较高,可直视肿瘤的部位、大小,并可取小块组织做病理学检查,也可取支气管内分泌物进行细胞学检查。

（五）处理原则

肺癌以手术治疗为主,辅以放疗、化疗、中医中药以及免疫治疗等。

1. 手术治疗　是肺癌最重要和最有效的治疗手段。周围型肺癌多采用肺叶切除术,中心型肺癌采用肺叶或一侧全肺切除术。

2. 放射治疗　小细胞癌对放射治疗最敏感,鳞癌次之,腺癌最低。多用于术后清除残留病灶和配合化学治疗。晚期病人可行姑息性放射治疗,以缓解症状。

3. 化学治疗　对小细胞癌疗效较好。用于手术前、后辅助治疗,提高治愈率;也可单独用于晚期病人以缓解症状。

4. 中医中药治疗和免疫治疗　可缓解部分病人的症状,增强人体免疫功能,延长生存期。

 知识窗

肺癌手术治疗简史

1928 年,Tudor 施行首例肺叶切除治疗肺癌获得成功。1933 年,Craham 行全肺切除术治疗肺癌获得成功。1947 年,Overholt 详细报道了肺段外科解剖特点,并提出了相应的手术操作技术,之后肺段切除术得到广泛推行。1952 年,Abreau 首先施行袖状肺叶切除治疗左主支气管腔内腺瘤取得成功。1957 年,Barclay 首先完成肺切除后的气管、支气管整形重建术,该术式保留了健肺组织,改善了术后生活质量,大大扩展了肺外科领域。我国张纪正于 1941 年完成了首例肺癌的全肺切除术。至 20 世纪 80 年代,肺癌尤其是非小细胞肺癌的外科手术治疗已基本定型,初步形成了一套外科治疗规范雏形。

【常见护理诊断/问题】

1. 气体交换障碍　与肺组织病变、肺不张、手术切除肺组织等有关。

2. 焦虑与恐惧　与担心手术、疾病预后等因素有关。

3. 潜在并发症:胸腔内出血、肺炎、肺不张、支气管胸膜瘘、心律失常等。

【护理措施】

肺癌的护理除肿瘤病人的常规护理外,重点是手术前后护理。

（一）手术前护理

呼吸道管理是术前护理的重点。

1. 防治呼吸道感染　①病人术前戒烟 2 周以上。②注意口腔卫生,若有龋齿、口腔慢性感染者应及时报告医生,积极治疗。③对有上呼吸道感染、慢性支气管炎、肺内感染、肺气肿的病人,遵医嘱应用抗生素。

2. 保持呼吸道通畅　指导及协助病人进行腹式呼吸、有效咳嗽、咳痰;支气管分泌物较多者,行体位引流;痰液黏稠不易咳出者,行超声雾化,遵医嘱应用支气管扩张剂、祛痰剂等药物;对呼吸功能失常的病人,根据需要应用机械通气治疗。

（二）手术后护理

1. **一般护理** 病人麻醉未清醒前取平卧位,头偏向一侧;麻醉清醒、血压平稳后改为半卧位;一侧肺叶切除术后一般取健侧完全侧卧位,有利于患侧肺的膨胀,但呼吸功能较差的病人,可取平卧位或患侧的侧卧位,以免健侧肺受压而限制通气;一侧全肺切除病人,可采取患侧1/4侧卧位。定时协助病人变换体位,有利于保护皮肤及预防呼吸和循环系统并发症。

2. **病情观察** 术后严密监测生命体征,每15分钟测量1次,麻醉清醒且血压、脉搏平稳后改为0.5~1小时测量1次。注意有无呼吸窘迫,同时观察病人神志、面色、末梢循环情况,检查切口敷料有无血性液渗出,若有异常,及时通知医生。

3. **呼吸道护理** 是术后护理的重点。

（1）常规给予病人鼻导管吸氧2~4L/min。

（2）观察病人呼吸频率、幅度、节律,双肺呼吸音,有无发绀、气促等缺氧征象,若有异常,及时通知医生。

（3）麻醉清醒后,立即鼓励并协助病人每1~2小时做深呼吸、有效咳嗽排痰:①翻身、拍背,可使存在于肺叶、肺段处的分泌物松动,流至支气管中咳出;②指压胸骨切迹上方的气管,刺激病人咳痰;③病人咳痰时可指导或协助其固定胸壁伤口,减轻震动引起的疼痛(图13-7)。

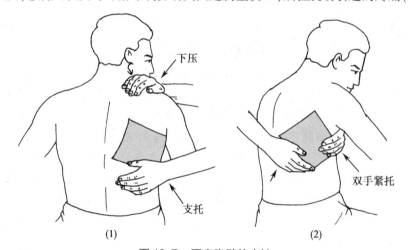

下压

支托

双手紧托

(1)　　　　　　　　　(2)

图 13-7　固定胸壁的方法

(1)护士站在病人术侧,一手放在术侧肩膀上向下压,另一手置于伤口下支托胸部
(2)护士站在病人健侧,双手紧托伤口部位以固定胸部伤口

（4）痰液黏稠不易咳出时,可采用雾化吸入;对于咳痰无力的病人,可行鼻导管深部吸痰,必要时协助医生行支气管镜下吸痰或气管切开术。

4. **营养与输液** 术后病人应遵医嘱静脉输液,以维持体液平衡。严格掌握输液量和速度,全肺切除者,24小时补液量控制在2000ml以内,速度以20~30滴/分为宜。当肠蠕动恢复后,即可开始进食流质饮食并逐渐过渡为普食,伴营养不良者,可行肠内或肠外营养,以提高机体抵抗力,促进伤口愈合。

5. **活动与锻炼** 鼓励指导病人早期下床活动,改善呼吸、循环功能,预防肺不张;加强手臂和肩关节的功能锻炼,预防术侧胸壁肌肉粘连、肩关节强直及失用性萎缩。

6. 手术后并发症的护理

（1）肺炎、肺不张：术后病人呼吸运动减弱，不能有效咳嗽排痰，分泌物滞留堵塞支气管，易引起肺炎、肺不张。病人表现为烦躁不安、脉快、发热、哮鸣、呼吸困难等症状，其护理重在预防（参见第六章第三节手术后病人的护理）。若发现以上情况，应立即给氧，遵医嘱合理应用抗生素，鼓励病人自行咳嗽、排痰，必要时吸痰。

（2）支气管胸膜瘘：是肺切除术后严重的并发症之一，多发生于术后一周。病人可出现发热、呼吸急促、刺激性咳嗽伴血痰等，患侧出现液气胸体征。将亚甲蓝溶液注入胸膜腔，若病人咳出带有蓝色痰液即可确诊。主要护理措施是行胸腔闭式引流，遵医嘱应用抗生素，必要时做好手术修补瘘口的准备。

（三）健康指导

1. 让病人了解吸烟的危害，力劝戒烟。

2. 保持良好的营养状况，注意休息与活动；说明手术后活动与锻炼的重要意义，出院后应继续坚持。

3. 保持良好的口腔卫生。术后一段时间内避免出入公共场所或与上呼吸道感染者接触，避免与烟雾、化学刺激物接触。

4. 定期复查。如有进行性疲倦、伤口疼痛、剧烈咳嗽、咯血等症状，应考虑复发的可能，及时返院复诊。

第四节　食管癌病人的护理

食管癌（esophageal carcinoma）的发病率男性高于女性，发病年龄多在 40 岁以上。我国是世界上食管癌高发地区之一。食管癌的病因尚不清楚，但吸烟和长期饮烈性酒已证明是其重要病因。其次，与饮食中缺乏某些微量元素，食物过热、过硬、进食过快等不良饮食习惯，遗传等因素有关。食管癌最常发生于胸中段，下段次之，上段较少（图 13-8）。食管癌大多为鳞状上皮癌。按病理形态分为髓质型、蕈伞型、溃疡型、缩窄型 4 种类型，以髓质型最常见。食管癌通过直接浸润、淋巴、血行 3 条途径转移，其中淋巴转移最主要，血行转移较少见。

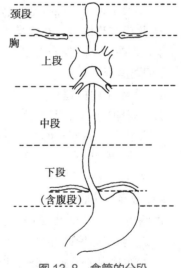

图 13-8　食管的分段

【护理评估】

（一）健康史

评估病人的年龄、性别、饮食习惯等一般情况；有无长期吸烟、饮酒等不良嗜好；吞咽食物时有无异常感觉及进行性吞咽困难的病史；有无慢性食管炎、食管良性狭窄、食管白斑病等食管疾病；是否生活在食管癌的高发区及有无家族史。

（二）身体状况

早期症状常不明显，偶有吞咽食物时出现不同程度的哽噎感，停滞感或异物感，胸骨后烧灼样、针刺样疼痛。

中晚期食管癌可出现典型的进行性吞咽困难，先是干硬的食物难以咽下，继而半流质，最

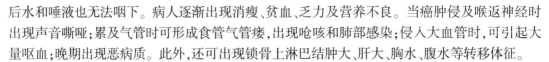

后水和唾液也无法咽下。病人逐渐出现消瘦、贫血、乏力及营养不良。当癌肿侵及喉返神经时出现声音嘶哑;累及气管时可形成食管气管瘘,出现呛咳和肺部感染;侵入大血管时,可引起大量呕血;晚期出现恶病质。此外,还可出现锁骨上淋巴结肿大、肝大、胸水、腹水等转移体征。

（三）心理-社会状况

了解病人对疾病、治疗的认知程度;有无焦虑、恐惧、绝望及其原因、程度;评估家庭对疾病、手术的经济和心理承受能力。

（四）辅助检查

1. 食管吞钡造影 早期可有食管皱襞紊乱、粗糙或中断现象;中、晚期可出现明显的不规则充盈缺损、管腔狭窄等。

2. 脱落细胞学检查 用带网气囊食管细胞采集器做食管拉网查脱落细胞,早期阳性率可达90%以上。

3. 纤维食管镜检查 可直视病变部位,并可钳取活组织作病理学检查,有确诊价值。

（五）处理原则

食管癌以手术治疗为主,辅以放射治疗、化学治疗等综合疗法。手术治疗效果可靠,是治疗食管癌的首选方法,可彻底切除肿瘤及周围受侵组织,常用胃、结肠做食管重建术;对晚期食管癌或不能根治者可做姑息性手术,如食管腔内置管术、胃造瘘术等。放射治疗可用于术前或术后,能增加手术切除率,也可单独用于上段食管癌或晚期癌的治疗。化学药物治疗一般用于手术后辅助治疗。

【常见护理诊断/问题】

1. 营养失调:低于机体需要量 与进食不足、消耗增加有关。

2. 体液不足 与吞咽困难、水分摄入不足有关。

3. 焦虑与恐惧 与对疾病不了解、担心手术及预后等因素有关。

4. 潜在并发症:吻合口瘘、乳糜胸等。

【护理措施】

（一）手术前护理

1. 一般护理 常规做好营养支持、口腔护理、呼吸道准备及心理护理。

2. 重点加强胃肠道准备 ①术前1周遵医嘱口服抗生素。②术前3日改流质饮食,术前1日禁食。③对进食后有滞留或反流者,术前3日每晚以生理盐水100ml加抗生素经鼻胃管冲洗食管及胃,可有效减轻局部充血水肿、防止吻合口瘘。④拟行结肠代食管手术的病人,术前做好结肠肠道准备。⑤手术日晨常规置胃管或一并置入十二指肠营养管,胃管置入困难时不可强行进入,以免刺破食管。

（二）手术后护理

术后除常规加强病情观察、呼吸道护理、胸腔闭式引流护理、放疗和化疗护理外,应重点加强饮食护理和并发症护理。

1. 饮食护理 是食管癌手术后护理的重点。①食管局部血供差,吻合口愈合速度较慢,故术后应严格禁饮、禁食3~4日,禁食期间行胃肠减压,并经静脉补充营养。②术后3~4日待肛门排气、胃肠减压引流量减少后,拔除胃管。拔管24小时后先试饮少量水,若无异常,术后5~6日可给全清流质饮食,术后10日左右给半流质饮食,术后3周可进普食。③少食多餐,进食量不宜过多,速度不宜过快,避免进食生、冷、硬食物,防止吻合口瘘。④留置十二指肠营养管者,遵医嘱早期经营养管注入40℃左右的营养液;一般在手术后7~10日拔管,拔管后经口摄入流食或半流食。

2. 手术后并发症的护理

(1)吻合口瘘:是食管癌术后最严重的并发症,多发生于术后 5~10 日。病人可出现呼吸困难,胸腔积液和全身中毒症状,甚至休克等。一旦出现上述症状,应立即通知并配合医生进行处理,包括:①立即禁食。②行胸腔闭式引流。③遵医嘱应用抗生素及营养支持。④严密观察病情,需再次手术者做好术前准备。

(2)乳糜胸:是食管癌术后比较严重的并发症,多发生在术后 2~10 日,少数病例可发生于术后 2~3 周。乳糜液大量积聚于胸腔内,压迫肺及纵隔并使之移位,病人可出现胸闷、气急、心悸,甚至血压下降,若不及时处理,病人可在短时间内由于乳糜液中水、蛋白质、脂肪、胆固醇、酶、抗体和电解质的丢失而引起全身消耗、衰竭而死亡,因此应积极预防、及时处理。给予胸腔闭式引流、肠外营养支持、胸导管结扎术等。

(三)健康指导

1. 向病人介绍食管癌的发病因素,生活中注意避免和加强预防。

2. 向病人解释手术必要性,术前检查、准备的意义;使病人了解口腔卫生、深呼吸、咳嗽咳痰及半卧位的重要性。

3. 做好饮食指导。嘱病人术后少食多餐、细嚼慢咽、由稀到干,逐渐增加食量;避免进食过快、过量及生、冷、硬、刺激性食物,质硬的药片可碾碎后服用,以免导致吻合口瘘。

4. 食管胃吻合术后,由于胃提拉入胸腔压迫肺,病人可能出现胸闷,进食后呼吸困难,告知病人一般经 1~2 个月即可缓解。

5. 告诉病人定期到医院复诊。术后 3 周仍有吞咽困难时,可能为吻合口狭窄,应及时复诊。

(贾 欣)

 思考题

1. 李先生,42 岁。1 小时前左侧胸部受外力撞击后出现呼吸困难及意识模糊而急诊入院。入院后给予氧气吸入,呼吸困难无好转,伴有面色苍白、四肢湿冷、脉搏加快等休克体征,查体:左侧胸部饱满,气管向右侧移位,左侧胸壁可触及骨擦音,叩诊呈鼓音,听诊呼吸音消失,皮下气肿明显。

请问:

(1)该病人最有可能的诊断是什么?

(2)目前病人主要的护理诊断/问题是什么?

(3)针对该问题,如何进行护理?

2. 王先生,58 岁。因胸闷、气促、咳嗽、咯血半年余入院。入院后确诊为左肺原发性支气管肺癌,全麻下行左全肺切除术加淋巴结清扫术,术中留置胸腔引流管。术后第 2 日,护士查房时发现病人神志淡漠,BP 78/50mmHg,R 20 次/分,P 110 次/分,胸腔引流管 1 小时内引流出 230ml 血性液体,颜色鲜红。

请问:

(1)该病人目前最有可能发生的情况是什么?

(2)目前病人主要的护理诊断/问题是什么?

(3)针对该问题,如何进行护理?

第十四章　急性化脓性腹膜炎与腹部损伤病人的护理

学习目标

1. 具有良好的人文精神和护患交流能力,关爱病人,减轻病人痛苦,维护健康。
2. 掌握急性化脓性腹膜炎病人和腹部损伤病人的护理评估和护理措施。
3. 熟悉急性化脓性腹膜炎病人和腹部损伤病人的病因及常见护理诊断/问题。
4. 了解急性腹膜炎病人的病理生理。
5. 学会胃肠减压术操作,熟练掌握胃肠减压术病人的护理要点。

工作情景与任务

导入情景:

　　周末,李先生驱车外出游玩,拐弯处突然窜出一头牛,李先生紧急刹车,腹部被方向盘撞击,出现腹部剧烈疼痛、不能行走,遂送往医院就诊。入院时神志清楚、面色苍白、出冷汗,T 36℃,P 130 次/分,R 24 次/分,BP 90/70mmHg,全腹压痛、反跳痛,肌紧张以左上腹为明显,移动性浊音(＋),肠鸣音减弱,诊断性腹腔穿刺:抽出不凝固血液 20ml。紧急行腹腔探查术。

工作任务:
1. 正确对李先生进行护理评估和护理诊断。
2. 正确对李先生进行术前护理。

第一节　急性化脓性腹膜炎病人的护理

　　急性腹膜炎(acute peritonitis)是由化脓性细菌感染或受化学性、物理性损伤等因素引起的腹膜急性炎症。按发病机制可分为原发性与继发性两类;按病因可分为细菌性(化脓性)和非细菌性两类;按累及范围分为弥漫性与局限性两类。临床所称急性腹膜炎多指急性继发性化脓性腹膜炎,其病情急,变化快,是一种常见的外科急腹症。

　　(一)病因

　　1. 继发性腹膜炎　最常见。主要致病菌多为大肠埃希菌,其次为厌氧拟杆菌和链球菌等。大多为混合感染,故毒性较强。常见于下列病因(图14-1)。

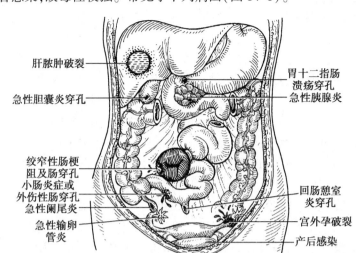

图 14-1　继发性腹膜炎常见病因

（1）腹内脏器穿孔或破裂：是急性继发性化脓性腹膜炎最常见的病因。如胃十二指肠溃疡急性穿孔、腹部损伤引起的内脏破裂,急性阑尾炎穿孔或急性坏疽性胆囊炎穿孔等。

（2）腹内脏器炎症扩散：如急性化脓性阑尾炎,急性胰腺炎、绞窄性肠梗阻、女性生殖器官化脓性感染等扩散而引起腹膜炎。

（3）其他：如腹部手术时腹腔污染、胃肠道、胆道、胰管吻合口渗漏等。

2. 原发性腹膜炎　腹腔内无原发性病灶,临床上较少见。致病菌多为溶血性链球菌、肺炎双球菌或大肠埃希菌。细菌进入腹腔的途径为：①血行播散：常见于婴儿和儿童。②上行性感染：女性生殖道感染细菌向上扩散到腹腔,如淋菌性腹膜炎。③直接扩散：泌尿系感染细菌直接扩散到腹膜腔。④透壁性感染：如肝硬化腹水、肾病、猩红热或营养不良等机体抵抗力低下时,肠腔内细菌即有可能透过肠壁进入腹膜腔,引起腹膜炎。原发性腹膜炎感染广泛,但一般不需手术治疗。

（二）病理生理

腹膜受细菌、胃肠液、血液和尿液刺激后,即发生充血、水肿,并产生大量浆液性渗出液。渗出液中的大量吞噬细胞,中性粒细胞以及坏死组织、细菌和凝固的纤维蛋白使渗出液逐渐混浊而成为脓液。

病变较重者,腹膜严重充血水肿并渗出大量液体引起缺水及电解质紊乱;腹腔内器官浸泡在大量脓液中,形成麻痹性肠梗阻;肠腔内大量积液,加之高热、呕吐,引起血容量明显减少。同时,肠管因麻痹扩张使膈肌抬高,影响心肺功能;细菌入侵和毒素吸收易致感染性休克,严重者可导致死亡。

病变较轻者,病灶被大网膜包裹,炎症局限,形成局限性腹膜炎,渗液被腹膜吸收,炎症消散而痊愈。如脓液积聚于膈下、盆腔、肠袢间,可形成腹腔脓肿。

【护理评估】

（一）健康史

询问病人既往有无胃十二指肠溃疡病史;有无阑尾炎、胆道感染、胰腺炎、腹腔外伤或腹部手术史;了解有无酗酒等不良生活习惯及发病前有无饱食,剧烈运动等诱因;近期有无腹部外伤史。对成人应询问有无肝炎、肝硬化病史;对小儿应询问有无肾病、猩红热或营养不良等引起机体抵抗力低下的病史;对女性病人还应了解生殖器官感染史。

(二)身体状况

1. 腹痛 是最主要的症状,始于原发病变部位,随炎症扩散波及全腹。腹痛特点为持续性剧烈疼痛,难以忍受。深呼吸、咳嗽、变换体位时疼痛加重。病人常呈蜷曲侧卧被动体位。

2. 恶心、呕吐 早期为腹膜受刺激引起的反射性呕吐,呕吐物多为胃内容物。晚期发生麻痹性肠梗阻时可吐出黄绿色胆汁,甚至棕褐色粪样肠内容物。

3. 感染中毒症状 病人可出现高热、脉快、呼吸浅快、大汗、口干,常伴等渗性缺水、电解质紊乱及代谢性酸中毒。严重者可出现面色苍白或发绀、四肢发凉、呼吸急促、脉搏微弱、血压下降、神志不清等休克征象。

4. 腹部体征 ①视诊:明显腹胀,腹式呼吸减弱或消失。②触诊:腹部压痛、反跳痛和腹肌紧张,称为腹膜刺激征,是腹膜炎的标志性体征。腹部压痛和反跳痛以原发病变部位最为明显。腹肌紧张程度与病因和病人全身情况有关,如胃肠或胆囊穿孔,腹肌可呈"木板样"强直;年老体弱或幼儿则腹肌紧张多不明显,易被忽视。③叩诊:胃肠胀气时呈鼓音;胃十二指肠穿孔时,肝浊音界缩小或消失。腹腔内渗液较多时可叩出移动性浊音。④听诊:肠鸣音减弱或消失。⑤直肠指检:直肠前壁隆起、触痛,说明盆腔已感染或形成盆腔脓肿。

5. 急性腹膜炎的并发症

(1)腹腔脓肿:急性腹膜炎局限化后,脓液未被完全吸收积存于某一部位而形成腹腔脓肿(图14-2),可分为膈下脓肿、盆腔脓肿和肠间脓肿,以盆腔脓肿、膈下脓肿多见。

1)膈下脓肿:位于膈肌之下,横结肠及其系膜以上的间隙。高热、脉快、乏力、厌食等全身症状严重;患侧上腹部持续钝痛,深呼吸时加重。脓肿刺激膈肌可引起呃逆。检查患侧季肋区叩痛,患侧胸部下方呼吸音减弱或消失。X线透视可见患侧膈肌升高,肋膈角模糊。B超和CT检查可以明确脓肿部位、范围,并可协助定位行诊断性穿刺。

2)盆腔脓肿:盆腔处于腹腔最低位,腹腔内的炎性渗出物或脓液易积聚于此而形成脓肿。全身中毒症状较轻而局部症状相对明显。常有典型的直肠或膀胱刺激症状,如下腹部坠胀不适、里急后重、便意频繁、粪便带有黏液;尿

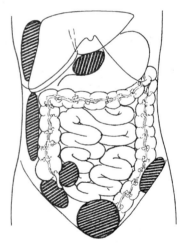

图 14-2　腹腔脓肿常见部位

频、尿急,甚至排尿困难。直肠指检可发现肛管括约肌松弛,直肠前壁膨隆、有触痛或波动感。B超可明确脓肿的位置和大小,必要时行CT检查,可进一步明确诊断。

3)肠间脓肿:是指脓液积聚肠管、肠系膜与网膜之间,主要有腹痛或肠梗阻表现,腹部触诊可触及境界不清的压痛性包块。B超有助于诊断。

(2)粘连性肠梗阻:腹膜炎治愈后,腹腔内多有不同程度的纤维性粘连,一部分肠管粘连可造成扭曲或形成锐角,发生粘连性肠梗阻。

(三)心理-社会状况

急性腹膜炎起病急骤,病情重,应了解病人有无焦虑、恐惧等心理反应。评估病人对疾病的认知程度和心理承受能力,评估其对医院环境的适应情况和治疗的合作情况。

（四）辅助检查

1. 实验室检查 血常规检查可见白细胞计数及中性粒细胞比例升高。病情危重或机体反应低下的病人，白细胞总数可不增高而仅有中性粒细胞比值增高，甚至可出现中毒颗粒。血生化检查可出现水、电解质及酸碱平衡紊乱。

2. 影像学检查 腹部立位平片可见肠胀气或多个液气平面的肠麻痹征象，胃肠穿孔时可见膈下游离气体；B超、CT检查对腹腔内实质性脏器病变有诊断价值，并能明确脓肿的位置及大小。

3. 诊断性腹腔穿刺 根据叩诊或B超检查进行穿刺点定位，进行诊断性腹腔穿刺。根据抽出液的性质来判断病因。如：①结核性腹膜炎抽出液为草绿色透明腹水。②胃十二指肠溃疡穿孔时，抽出液呈黄色混浊状，无臭味，带食物残渣。③急性化脓性阑尾炎时，腹穿液呈稀脓性，有臭味。④绞窄性肠梗阻可抽出血性脓液，臭味重。⑤如是血性渗出液且淀粉酶含量高，提示出血性坏死性胰腺炎的可能。⑥若抽出液为血液，抽出后迅速凝固，则可能误刺入血管；若抽出不凝固血液，说明有腹腔内实质性脏器破裂。

4. 诊断性腹腔灌洗 适用于难以明确诊断或病因的化脓性腹膜炎而腹腔穿刺无阳性发现者，可经诊断性腹腔穿刺置入的塑料管向腹内注入一定量生理盐水后再进行抽液检查。

（五）处理原则

1. 非手术治疗 对病情较轻或病程较长超过24小时、而且炎症已有局限化趋势以及原发性腹膜炎，可行非手术治疗。非手术治疗也可作为手术前的准备。具体措施包括禁食、胃肠减压、补液、输血、合理应用抗生素、对症处理等。

2. 手术治疗 急性腹膜炎手术治疗适用于：①经非手术治疗6~8小时后（一般不超过12小时），腹膜炎症状和体征不缓解或反而加重者。②腹腔内原发病变严重者。③出现严重肠麻痹或中毒症状，尤其是有休克表现者。④腹膜炎病因不明，无局限趋势者。手术方式为剖腹探查术。手术原则是正确处理原发病灶、彻底清理腹腔、吸净脓液、必要时安置腹腔引流。

【常见护理诊断/问题】

1. 急性疼痛 与腹膜受炎症刺激或手术创伤有关。

2. 体温过高 与腹腔感染、毒素吸收有关。

3. 体液不足 与禁食、呕吐、腹膜渗出有关。

4. 潜在并发症：感染性休克、腹腔脓肿、粘连性肠梗阻、切口感染等。

【护理措施】

（一）非手术治疗及术前护理

1. 一般护理

（1）体位：无休克情况下，病人取半卧位。半卧位有利于呼吸和循环的改善，有利于腹腔内的炎性渗出物局限于盆腔，减轻中毒症状。休克病人可取休克卧位。

（2）禁食、胃肠减压：一般病人入院后暂禁饮食。对胃肠道穿孔或肠梗阻等病人，应及时行胃肠减压，吸出胃肠道内容物和气体，以减少消化道内容物流入腹腔，减轻胃肠内积气，改善胃肠道血供，减轻腹胀和腹痛。

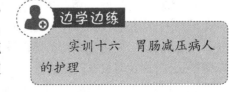

边学边练

实训十六 胃肠减压病人的护理

2. 病情观察 ①定时监测生命体征和尿量，观察有无水、电解质和酸碱平衡紊乱及休克的表现。②记录24小时液体出入量。③定时观察腹部症状和体征变化。④动态监测血常规及生化等有关检查结果。当病情突然加重,或非手术治疗期间出现手术指征时,应立即报告医生处理。

3. 治疗配合

(1)输液或输血:建立通畅的静脉输液通道,遵医嘱静脉输液,补充足够的水、电解质和营养,必要时输全血或血浆,以维持有效循环血量。要安排好输液顺序,根据病情和补液监测指标及时调整输液速度、量和种类。

(2)抗感染:遵医嘱使用抗生素,注意给药途径及配伍禁忌等。

(3)疼痛护理:对诊断不明仍需观察或治疗方案未确定的病人,禁用吗啡、哌替啶等镇痛剂,以免掩盖病情。

(4)若需手术治疗,应做好术前准备工作。

4. 心理护理 注意观察病人的心理及情绪变化,关心、体贴病人,有针对性地对病人及家属做好解释工作,消除或减轻病人焦虑情绪。及时向家属或病人说明病情变化及有关治疗、护理措施的意义,帮助病人树立战胜疾病的信心,积极配合医疗和护理工作。

(二)术后护理

1. 一般护理

(1)体位与活动:病人血压平稳后取半卧位。鼓励病人及早活动,促进肠蠕动,预防肠粘连及下肢静脉血栓形成。

(2)禁饮食、胃肠减压:术后病人继续禁食、胃肠减压。2~3日后,待肠蠕动恢复,拔除胃管后,可进流质饮食,少量多餐。如无腹胀、腹痛、呕吐等不适,逐渐改半流质饮食或普食。

2. 病情观察 ①观察生命体征。②注意腹部症状和体征。③观察手术切口情况。④注意腹腔引流液的量、颜色和性质。⑤记录24小时出入液量。及时发现有无腹腔内活动性出血、伤口感染、腹腔脓肿以及粘连性肠梗阻的发生。

3. 治疗配合

(1)用药护理:术后禁食期间遵医嘱静脉输液和营养维持,必要时输全血或血浆,以补充机体代谢的需要;适当应用镇痛剂减轻疼痛;继续使用抗生素,控制感染。

(2)腹腔引流护理:①术后病人如有多根引流管,应掌握每条引流管的引流部位和作用,并在引流管上贴标签,标明引流管名称,以免混淆。②妥善固定引流管。③保持引流通畅,不受压或扭曲。④观察记录引流液的量、颜色和性状。⑤及时拔管,2~3天后,病人情况好转,引流量明显减少、色清,即可考虑拔管。

(3)伤口护理:预防伤口污染或感染。观察切口敷料是否干燥,有渗血或渗液应及时更换;观察切口愈合情况,及早发现切口感染征象。对腹胀明显的病人可加用腹带,以使病人舒适及防止切口裂开。

4. 健康指导 ①向病人提供疾病的相关知识。②有消化系统疾病时应及时治疗。③指导病人早期进行适当活动,防止肠粘连。④进食易消化食物,少食多餐,避免进食过凉、过硬及辛辣食物,以防止在肠粘连的基础上诱发肠梗阻。⑤如有腹痛、腹胀、恶心、呕吐、发热等不适时,应及时去医院复诊。

第二节　腹部损伤病人的护理

腹部损伤是指由于各种致伤因素作用于腹部,导致腹壁、腹内脏器和组织的损伤。在平时和战时都较多见。

（一）分类

根据损伤性质不同可分为两类。

1. 单纯性腹壁损伤　指损伤仅限于腹壁组织。依据腹壁有无开放性伤口,分为单纯性闭合性腹壁损伤和单纯性开放性腹壁损伤。

2. 腹内脏器损伤　根据腹膜腔是否与外界相通,分为闭合性损伤和开放性损伤两类。

（二）病因

1. 开放性损伤　常因刀刺、枪弹、弹片所致。开放性损伤中常见受损内脏依次是肝、小肠、胃、结肠、大血管等。

2. 闭合性损伤　常因坠落、碰撞、冲击、挤压、拳打脚踢等钝性暴力所致。闭合性损伤中常见受损内脏依次是脾、肾、小肠、肝、肠系膜等。

【护理评估】

（一）健康史

了解病人受伤的原因、时间、部位、姿势、致伤物的性质及暴力的大小和方向等,以及是否合并其他部位的损伤。注意询问受伤前是否进食和排尿,有无腹痛、腹胀、呕吐、血尿、血便等异常表现;注意询问伤后病情变化及是否采取急救措施,效果如何;了解既往有无慢性病及有无酗酒、吸烟等不良嗜好。如果伤者有意识障碍,可询问现场目击者及护送人员。

（二）身体状况

对腹部损伤病人必须评估是单纯腹壁损伤,还是腹内脏器损伤;腹内脏器损伤时应判断是实质性脏器损伤还是空腔脏器损伤;是否合并其他部位损伤。

1. 单纯腹壁损伤　①局限性疼痛、压痛、肿胀和瘀斑。②全身症状轻,一般情况好。③实验室检查、影像学检查、腹腔穿刺等辅助检查无异常发现。

2. 腹内脏器损伤　出现下列情况之一,即应考虑内脏损伤:①早期出现休克。②持续性腹痛进行性加重。③有腹膜刺激征且范围呈扩散趋势。④有气腹征或移动性浊音。⑤有呕血,便血或血尿等。⑥直肠指检、腹腔穿刺、腹腔灌洗等有阳性发现。

（1）实质性脏器损伤:主要表现为腹腔内或腹膜后出血,病人面色苍白,脉搏加快,血压不稳或下降,甚至休克。出血量多时可有腹胀和移动性浊音。腹痛和腹膜刺激征较轻,但肝、胰破裂时,胆汁和胰液漏入腹腔可出现明显的腹痛和腹膜刺激征。

（2）空腔脏器损伤:主要表现为急性弥漫性腹膜炎,病人出现持续性剧烈腹痛,伴恶心、呕吐。腹膜刺激征明显,肠鸣音减弱或消失。胃肠道破裂时,可有气腹表现,肝浊音界缩小或消失。随着病情发展,病人可出现体温升高、脉快、呼吸急促等全身中毒表现,严重者可发生感染性休克。

3. 多发性损伤　创伤中多发损伤的发病率日益增高,因此评估病人应有整体观念,要系统全面地观察病人有无合并颅脑、胸部或四肢等部位损伤。

（三）心理-社会状况

腹部损伤多为意外事故所致,病情往往复杂、严重,病人常表现出紧张、焦虑、无助和恐

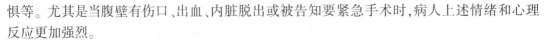

惧等。尤其是当腹壁有伤口、出血、内脏脱出或被告知要紧急手术时,病人上述情绪和心理反应更加强烈。

（四）辅助检查

1. 实验室检查 ①血常规检查:实质性脏器破裂时,红细胞计数、血红蛋白值、血细胞比容进行性下降;空腔脏器破裂时,白细胞计数及中性粒细胞明显增高。②尿常规检查发现红细胞,提示有泌尿系损伤。③胰腺损伤时,血、尿淀粉酶值增高。

2. 影像学检查 ①X 线腹部立位平片:见膈下游离气体,提示胃肠道破裂。②B 超、CT 检查:主要用于诊断实质性脏器损伤。

3. 腹腔穿刺和腹腔灌洗 阳性率可达 90% 以上。操作方法:让病人向穿刺侧侧卧 5 分钟,在脐与髂前上棘连线的中、外 1/3 交界处或经脐水平线与腋前线交界处穿刺。通过观察穿刺抽得液体的性质来明确病因(参见本章第一节中的诊断性腹腔穿刺),对疑有内脏器官损伤而腹腔穿刺阴性者,应继续严密观察,必要时可重复腹腔穿刺或改行腹腔灌洗术。

4. 腹腔镜检查 经上述检查仍不能确诊且疑有腹腔内脏器损伤时,考虑行腹腔镜检查,可直接观察损伤部位、性质及损伤程度,并能及时治疗。

（五）处理原则

1. 非手术治疗 单纯腹壁损伤的处理原则同一般软组织损伤。对于生命体征等一般情况比较平稳,暂时不能确定有无内脏损伤或已明确是轻微内脏损伤者,可考虑非手术治疗,如抗休克、抗感染、禁食、补液、输血等,同时密切观察病情变化。

2. 手术治疗 对已确诊腹内脏器损伤者,或在非手术治疗期间病情加重者,应积极准备,尽早手术。对实质脏器破裂所致的大出血应在抗休克同时紧急手术;空腔脏器破裂病人,休克发生较晚,一般应在纠正休克的前提下进行手术。手术方法主要为剖腹探查术,包括探查、止血、修补、切除、清除腹腔内残留液和引流。

【常见护理诊断/问题】

1. 急性疼痛 与腹内脏器破裂及腹膜受消化液、血液刺激有关。

2. 焦虑与恐惧 与意外损伤刺激、出血、内脏脱出及担心预后有关。

3. 体液不足 与损伤出血、感染渗液、禁食有关。

4. 潜在并发症:失血性休克、急性腹膜炎、腹腔脓肿等。

【护理措施】

（一）急救护理

腹部损伤常合并多发性损伤,在急救时应分清主次和轻重缓急。首先处理危及生命的情况,如心跳呼吸骤停、窒息、大出血、张力性气胸等。对已发生休克者应迅速建立通畅的静脉通路,及时补液,必要时输血。对开放性腹部损伤,应妥善处理伤口,及时止血,做好包扎固定。如有少量肠管脱出,切勿强行回纳腹腔,以免加重腹腔污染,可用清洁敷料覆盖并用碗、盆等加以保护后包扎,送医院处理;如果大量肠管脱出,则应及时回纳腹腔,以免肠系膜血运障碍而导致肠管坏死。

（二）非手术治疗及手术前护理

原则上执行急性腹膜炎非手术疗法护理措施,但应注意以下几点:

1. 一般护理

(1)绝对卧床休息,不随意搬动病人,在病情许可的情况下取半卧位。如需作 X 线、B 超等检查,应有专人护送。

（2）腹腔内脏器损伤未排除前应禁饮禁食，明显腹胀或怀疑胃肠破裂者应进行胃肠减压。禁食期间应补充液体，必要时输血。

（3）加强口腔及皮肤护理等。

2. 病情观察 ①注意生命体征的变化，每 15～30 分钟测呼吸、脉搏和血压及血氧饱和度一次。②观察腹部症状、体征的变化，每 30 分钟巡视一次。③动态检测红细胞计数、血细胞比容和血红蛋白值。④注意有无失血性休克、急性腹膜炎等并发症的发生。

3. 治疗配合

（1）诊断未明确前，禁用吗啡、哌替啶等镇痛药物。禁用泻药及灌肠。

（2）尽早输液，纠正水、电解质及酸碱平衡紊乱。

（3）遵医嘱使用足量抗生素。开放性损伤者，常规注射破伤风抗毒素。

（4）一旦决定手术，应及时做好腹部急症手术的术前准备。

4. 心理护理 关心、体贴、同情病人，及时向病人解释病情变化，介绍辅助检查的目的及手术治疗的必要性，做好各项检查前、手术前和手术后相关的知识指导，消除其焦虑、恐惧感，积极配合各项治疗和护理。

（三）手术后护理

腹部损伤病人手术后，原则上执行急性腹膜手术后护理，但应注意：

1. 一般护理

（1）体位与活动：术后病人血压平稳后取半卧位，以利引流和改善呼吸。鼓励病人及早活动。

（2）禁食、胃肠减压：术后继续禁食禁饮，胃肠减压。待胃肠道功能恢复，肛门排气后，可拔除胃管，指导病人摄入易消化、营养丰富的食物，从流质饮食开始，逐渐过渡到半流质饮食或普食。以保证能量供给，促进伤口愈合及机体康复。

2. 病情观察 ①定时监测生命体征。②观察腹部症状和体征，及时发现术后并发症。③观察并记录腹腔引流管引流情况。④观察伤口敷料是否干燥，有无渗血渗液。

3. 治疗配合

（1）腹腔引流管护理：妥善固定；保持引流通畅；保持清洁，每日更换引流袋 1 次；观察记录引流液性状；掌握拔管指征，及时拔管。

（2）防治感染：遵医嘱应用抗生素。同时鼓励病人深呼吸，咳嗽排痰，防止肺部感染。

（3）静脉输液：维持水、电解质和酸碱平衡；加强营养支持，必要时输血浆、全血或全胃肠外营养。

（四）健康指导

1. 加强劳动保护、安全生产、交通规则等方面的知识教育，避免意外损伤的发生。

2. 学习常见急救知识，在意外发生现场，能进行简单的急救或自救。

3. 发生腹部损伤后，应及时到医院就诊。

4. 出院后要适当休息，加强锻炼，增加营养，促进康复。若有腹痛、腹胀等不适，应及时到医院复诊。

（康　萍）

思考题

1. 病人,男性,32 岁。既往有十二指肠溃疡病史,近 1 周来常感上腹疼痛,4 小时前突发上腹部剧烈疼痛,伴有恶心、呕吐。查体:腹部压痛、肌紧张,肝浊音界缩小。X 线检查可见膈下游离气体,诊断为十二指肠溃疡穿孔。拟行手术治疗。

请问:

(1)该病人主要的护理诊断是什么?

(2)目前该病人主要的护理措施是什么?

2. 公路上,两辆汽车相撞,发生严重事故,现场汽车内乘客伤情各异,有的大喊大叫,有的可见外伤出血,有的腹部损伤,有的内脏脱出,有的呼吸心搏停止。

请问:

(1)针对该事故现场,你如何安排急救的顺序?

(2)腹部损伤病人,如何判断是单纯腹壁损伤还是腹内脏器损伤?

(3)如果是腹内脏器损伤,如何判断是实质脏器损伤还是空腔脏器损伤?

第十五章 胃肠疾病病人的护理

学习目标

1. 具有良好的职业道德,尊重病人人格,关爱病人,减轻病人痛苦,维护健康。
2. 掌握腹外疝、胃十二指肠溃疡外科治疗病人、胃癌、急性阑尾炎、肠梗阻、直肠肛管良性疾病、结、直肠癌等胃肠疾病的护理评估和护理措施。
3. 熟悉胃肠疾病的常见护理诊断/问题。
4. 了解胃肠疾病的病因、病理、处理原则及手术方法。
5. 学会结肠造口的护理操作,熟练掌握结肠造口的护理措施。

第一节 腹外疝病人的护理

工作情景与任务

导入情景:

　　王先生,28 岁。平日里喜欢户外运动,经常与朋友们一起跑步、踢球,近半个月来,王先生在运动时反复出现右腹股沟肿物,平卧安静时肿块明显缩小或消失。10 小时前因提重物肿块又出现,伴腹痛、呕吐、肛门停止排气和排便。体检示右阴囊红肿,可见一梨形肿块,平卧后肿块不消失。诊断为嵌顿性腹股沟斜疝。紧急行无张力疝修补术。

工作任务:

1. 正确对王先生进行护理评估和护理诊断。
2. 正确为王先生做好术前护理。

　　腹腔内脏器或组织连同壁腹膜,经腹壁薄弱点或孔隙向体表突出,称为腹外疝(abdominal external hernia)。是外科最常见疾病之一。腹外疝根据其发生部位分为腹股沟疝(腹股沟斜疝和腹股沟直疝)、股疝、脐疝、切口疝、白线疝等。腹股沟斜疝最多见,约占全部腹外疝的 75% ~ 90%,占腹股沟疝的 85% ~ 95%。腹股沟疝男性发病率高于女性,男女发病率之比约为 15:1,右侧比左侧多见。

(一)病因

腹壁强度降低和腹内压力增高是腹外疝发病的两个主要原因。

1. 腹壁强度降低

（1）先天性因素：在胚胎发育过程中，某些器官或组织穿过腹壁造成局部腹壁强度降低，如精索或子宫圆韧带穿过的腹股沟管、脐血管穿过的脐环、股动静脉穿过的股管等为腹壁薄弱点。腹白线因发育不全也可成为腹壁的薄弱点。

（2）后天性因素：如腹部手术切口愈合不良、腹壁外伤或感染造成腹壁缺损，年老体弱或过度肥胖造成腹壁肌萎缩等，均可导致腹壁强度降低。

2. 腹内压力增高　是形成腹外疝的重要诱因。引起腹内压增高的常见原因有慢性咳嗽、长期便秘、排尿困难、腹水、妊娠、搬运重物、从事重体力劳动、婴儿经常啼哭等。

（二）病理解剖

典型的腹外疝由疝环、疝囊、疝内容物和疝外被盖组成（图 15-1）。

1. 疝环　是疝内容物突向体表的门户，也称疝门，亦是腹壁的薄弱或缺损处。通常以疝环所在的部位作为命名依据，如腹股沟疝、股疝、脐疝、切口疝等。

2. 疝囊　是壁腹膜从疝环向外突出所形成的囊袋状物，由疝囊颈、疝囊体、疝囊底三部分组成。其中疝囊颈是疝囊比较狭窄的部位，其位置相当于疝环处。

3. 疝内容物　是突入疝囊内的腹内脏器或组织，以小肠最为多见，其次是大网膜。

4. 疝外被盖　指覆盖在疝囊以外的腹壁各层组织。通常由筋膜、肌肉、皮下组织和皮肤组成。

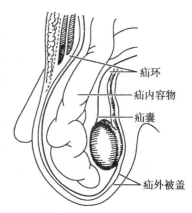

图 15-1　腹外疝的解剖结构

（三）病理类型

1. 易复性疝　最常见。当病人站立、行走、咳嗽或劳动引起腹内压增高时，疝内容物进入疝囊，平卧或用手推送疝块时，疝内容物容易回纳腹腔，称为易复性疝。

2. 难复性疝　病程较长，疝内容物与疝囊壁发生粘连，疝内容物不能完全回纳腹腔，称为难复性疝，其内容物大多数是大网膜。少数病程长、疝环大的腹外疝，因盲肠、乙状结肠、膀胱等随小肠、网膜等滑入疝囊，并成为疝囊壁的一部分，这种疝称为滑动性疝，也属于难复性疝。

3. 嵌顿性疝　疝环较小而腹内压骤然升高时，疝内容物可强行扩张疝环而进入疝囊，并被弹性回缩的疝环卡住，使疝内容物不能回纳腹腔，称为嵌顿性疝。

4. 绞窄性疝　若嵌顿时间过久，肠管及其系膜受压，最终导致缺血坏死，即为绞窄性疝。嵌顿性疝和绞窄性疝实际上是同一个病理过程的两个不同阶段，临床上很难截然分开。

【护理评估】

（一）健康史

了解病人有无腹部手术切口愈合不良及腹部外伤或感染的病史；是否存在年老体弱、过度肥胖、糖尿病等腹壁肌肉萎缩的因素。了解有无腹内压增高的因素，如慢性咳嗽、习惯性便秘、前列腺增生、腹水、从事重体力劳动、婴儿经常啼哭等。

（二）身体状况

1. 腹股沟疝　腹内脏器或组织从腹股沟区的间隙或薄弱处突向体表者，称为腹股沟疝。疝囊经腹股沟管的深环（内环）突出，过腹股沟管，再穿出腹股沟管的浅环（皮下环）并可进入阴囊,称为腹股沟斜疝。若经直疝三角(Hesselbach 三角,海氏三角)向前突出者(图 15-2),称为腹股沟直疝。

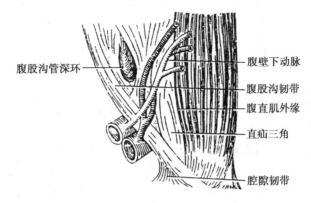

图 15-2 直疝三角(后面观)

(1)腹股沟斜疝:多见于儿童及青壮年男性。

1)易复性斜疝:病人多无自觉症状或仅有局部坠胀不适。主要表现为在腹内压增高时,腹股沟区出现可回纳性疝块,并可进入阴囊或大阴唇,疝块呈梨形或椭圆形,其近端呈蒂柄状,平卧或用手向腹腔推送时,疝块可向腹腔回纳。回纳后,用手指通过阴囊皮肤伸入腹股沟管浅环,可感到浅环宽大松弛,嘱病人咳嗽,指尖有冲击感。用手指紧压腹股沟管深环,让病人起立并咳嗽,疝块不再出现,但手指放开后疝块又可出现。

2)难复性斜疝:主要表现为疝块不能完全回纳,病人可有坠胀、隐痛不适。滑动性斜疝除疝块不能完全回纳外,尚有消化不良或便秘等症状。

3)嵌顿性斜疝:主要表现为疝块突然增大,并伴有明显疼痛。触诊肿块紧张发硬,且有明显触痛。嵌顿内容物如为大网膜,局部疼痛常较轻微;如为肠袢,即伴有腹部绞痛、恶心、呕吐、腹胀、肛门排便排气停止等机械性肠梗阻表现。

4)绞窄性斜疝:绞窄性疝形成后,疝块有红、肿、热、痛等急性炎症表现和急性腹膜炎体征,发生肠管绞窄者可有血便,严重者可并发感染性休克。

(2)腹股沟直疝:其临床特点有别于腹股沟斜疝(表 15-1)。多见于年老体弱者,一般无自觉症状。当病人站立或腹内压增高时,在腹股沟内侧端、耻骨结节外上方出现一半球形肿块,不降入阴囊。疝块容易回纳,极少发生嵌顿。

表 15-1 斜疝和直疝的鉴别

鉴别项目	斜疝	直疝
发病年龄	多见于儿童及青壮年	多见于老年人
突出途径	经腹股沟管突出,可进阴囊	由直疝三角突出,不进阴囊
疝块外形	椭圆或梨形,近端呈蒂柄状	半球形,基底较宽
回纳疝块后压迫疝环	疝块不再突出	疝块仍可突出
精索与疝囊的关系	精索在疝囊后方	精索在疝囊前外方
疝囊颈与腹壁下动脉关系	疝囊颈在腹壁下动脉外侧	疝囊颈在腹壁下动脉内侧
嵌顿机会	较多	极少

2. 其他腹外疝

（1）股疝：腹腔内脏器或组织经股环突入股管，经过股管向卵圆窝突出的疝，称为股疝。发病率约占腹外疝的3%～5%，多见于40岁以上妇女。与骨盆较宽，股管上口较宽大松弛有关。病人久站或咳嗽时，在卵圆窝处有一半球形肿块，可回纳，有时局部轻度胀痛。因股环较窄小而周围组织坚韧，且疝块沿股管垂直而下，至卵圆窝处向前转折成锐角，故股疝是最易嵌顿和绞窄的腹外疝。

（2）脐疝：腹腔内脏器或组织通过脐环突出者称为脐疝。婴儿脐疝较多见，脐部可出现球形肿块，易回纳，极少发生嵌顿。成人脐疝少见，多见于中年以上妇女，常与多次妊娠、肥胖等腹内压增高、腹壁薄弱因素有关。成人脐疝因为脐环狭小，边缘较坚韧且缺乏弹性，容易发生嵌顿和绞窄。

（3）切口疝：腹腔内脏器自腹壁手术切口瘢痕处突出的疝，称为切口疝。其中最主要的原因是切口感染所致腹壁组织破坏。表现为在术后数周或数月，在伤口瘢痕处发现柔软肿块，肿块通常在站立或用力时更为明显，平卧休息则缩小或消失。疝块回纳后，可摸到腹壁深处的缺损，因疝环比较宽大，很少发生嵌顿。

（三）心理-社会状况

病人常因疝块反复突出影响工作和生活而感到焦虑不安，因对疝的病因、治疗及预防疝复发的措施等缺乏认识，对手术及预后存在种种顾虑。

（四）辅助检查

1. 实验室检查　血常规检查白细胞计数和中性粒细胞比例升高，提示继发感染。粪便检查如为血便、隐血试验阳性或见白细胞，可提示有肠管绞窄。

2. X线检查　疝嵌顿或绞窄时X线检查可见肠梗阻征象。

（五）处理原则

1. 非手术疗法　1岁以内的患儿，随着生长发育，腹壁肌逐渐增强，腹外疝可望自愈，可暂时采用压迫疝环的方法，如腹股沟斜疝用棉束带包扎压迫（图15-3），避免疝内容物脱出。年老体弱或伴有严重疾病不能耐受手术者，可佩戴医用疝带，阻止疝内容物脱出。

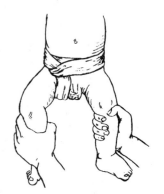

图15-3　棉束带包扎

2. 手术治疗　手术修补是治疗腹股沟疝最有效的方法。常用的手术方式如下。

（1）传统的疝修补术

1）疝囊高位结扎术：单纯在疝囊颈以上高位结扎疝囊，同时切除多余的疝囊。单纯疝囊高位结扎适用于婴幼儿或儿童。

2）加强或修补腹股沟管管壁：成年人在疝囊高位结扎的基础上，用邻近的健康组织来加强或修补疝囊突出部位的腹壁缺损。

（2）无张力疝修补术：是在无张力情况下，利用人工高分子材料进行缝合修补，具有术后疼痛轻、恢复快、复发率低等优点。

（3）经腹腔镜疝修补术：在腹腔镜下，利用合成纤维网片等材料来修补腹壁缺损或使内环缩小。

3. 嵌顿性疝和绞窄性疝的治疗　嵌顿性疝原则上需紧急手术治疗，以防疝内容物绞窄坏死。嵌顿性疝具备下列情况时可先试行手法复位：①嵌顿时间在 3~4 小时内，局部压痛不明显，无腹部压痛或腹肌紧张等腹膜刺激征者。②年老体弱或伴有其他严重疾病而估计肠内容物尚未绞窄坏死者。手法复位后需严密观察腹部情况，如出现腹膜炎、肠梗阻表现或手法复位失败，应立即手术。绞窄性疝必须紧急手术治疗。

【常见护理诊断/问题】

1. 焦虑　与疝块影响日常工作生活有关。

2. 急性疼痛　与疝块嵌顿或绞窄及手术创伤有关。

3. 知识缺乏：缺乏腹外疝成因、预防腹内压升高及促进术后康复的相关知识。

4. 潜在并发症：术后阴囊血肿、切口感染。

【护理目标】

1. 病人焦虑减轻，舒适感增加，能配合治疗及护理。

2. 病人疼痛减轻或消失。

3. 病人能说出腹外疝成因、预防腹内压升高及促进术后康复的相关知识。

4. 病人未发生并发症或并发症得到有效预防和治疗。

【护理措施】

（一）非手术治疗的护理

1. 棉束带的使用　1 岁以内患儿的腹股沟斜疝采用棉束带压迫治疗，松紧要适宜，注意局部皮肤的血运情况；保持清洁，被粪、尿污染后应立即更换。

2. 疝带的使用　指导病人正确佩戴，防止压迫错位而影响效果。疝带压迫治疗有不舒适感，且易产生厌烦情绪，应向病人说明使用疝带的意义。但长期使用疝带可使疝囊颈经常受摩擦而增厚，增加疝嵌顿的机会，并可促使疝囊与疝内容物粘连，形成难复性疝。

（二）手术前护理

1. 一般护理

（1）卧位与活动：术前一般病人卧位和活动不受限制，但巨大疝病人应卧床休息，减少活动，使疝内容物回纳，减轻局部充血与水肿。

（2）饮食：多饮水、多吃蔬菜等富含纤维素食物，保持排便通畅。怀疑嵌顿性或绞窄性疝者应禁食。

2. 病情观察　观察腹部情况，若病人出现明显腹痛，伴疝块突然增大、紧张发硬且触痛明显，不能回纳腹腔，应高度警惕嵌顿性疝发生的可能，应立即通知医生，配合处理。

3. 治疗配合

（1）消除引起腹内压增高的因素：术前有咳嗽、便秘、排尿困难等引起腹内压增高的因素存在时，除非急诊手术，均应作出相应处理，待症状控制后方可手术，否则术后易复发。术前病人戒烟 2 周；注意保暖，防止受凉感冒。

（2）严格备皮：是防止切口感染，避免疝复发的重要措施。术前嘱病人沐浴，按规定范围严格备皮，对会阴部、阴囊皮肤的准备更要仔细，既要剃尽阴毛又要防止剃破皮肤。手术日晨应再次检查皮肤准备情况，如有皮肤破损应暂停手术。

（3）灌肠和排尿：术前晚灌肠，清除肠内积粪，避免术后便秘、腹胀而诱发疝的复发。进手术室前，嘱病人排尽尿液，预防术中误伤膀胱。

（4）嵌顿性或绞窄性疝准备：嵌顿性或绞窄性腹外疝，尤其是合并肠梗阻的病人，往往有脱水、酸中毒和全身中毒症状，甚至发生感染性休克，应紧急手术治疗。术前做好禁食、胃肠

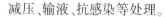

减压、输液、抗感染等处理。

（三）手术后护理

1. 一般护理

（1）卧位与活动：术后取平卧位，膝下垫一软枕，使膝、髋关节微屈，以降低腹股沟切口张力和减小腹腔内压力，利于切口愈合和减轻切口疼痛。一般术后卧床 3～5 日。无张力疝修补术后，病人可早期离床活动。年老体弱、复发性疝、绞窄性疝、巨大疝病人应延长卧床时间，以防术后初期疝复发。卧床期间注意饮食、排便护理及适当的床上活动。

（2）饮食：一般病人术后 6～12 小时无恶心、呕吐可进流质，次日可进软食或普食。行肠切除吻合术者术后应禁食，待肠道功能恢复后，方可进流质饮食，再逐步过渡到半流质、普食。

2. 病情观察　注意生命体征的变化，密切观察切口有无渗血、感染及阴囊有无血肿的征象，如有异常应报告医生处理。

3. 治疗配合

（1）预防阴囊血肿：术后切口部位压沙袋（0.5kg）24 小时以减轻渗血。因阴囊比较松弛且位置较低，可用丁字带或阴囊托托起阴囊，减少渗液、渗血的积聚，促进回流和吸收。

（2）预防切口感染：注意保持敷料清洁、干燥，避免大小便污染，尤其是婴幼儿更应加强护理。如发现敷料脱落或污染时，应及时更换，以防切口感染。嵌顿性或绞窄性疝手术后，遵医嘱合理应用抗生素。

（3）防止腹内压增高：术后注意保暖，以防受凉引起咳嗽。如有咳嗽应及时用药物治疗，并嘱病人在咳嗽时用手掌按压伤口，减少腹内压增高对切口愈合的不利影响。保持大小便通畅，如有便秘应及时处理。

（四）心理护理

向病人及其家属解释腹外疝的病因和诱因、手术治疗的必要性和手术方法。术后病人关注伤口疼痛和手术效果，护士应与病人多沟通，有针对性地做好安慰和解释工作，消除病人和家属的思想顾虑。

（五）健康指导

1. 活动指导　病人出院后逐渐增加活动量，3 个月内应避免重体力劳动或提举重物。

2. 饮食指导　调整饮食习惯，保持排便通畅。

3. 防止复发　积极治疗和预防引起腹内压增高的因素，如慢性咳嗽、慢性便秘、排尿困难等。

4. 定期随访　若腹外疝复发，应及早诊治。

【护理评价】

1. 病人焦虑是否减轻，情绪是否稳定。

2. 病人疼痛是否减轻或消失。

3. 病人是否能说出腹外疝成因、预防腹内压升高及促进术后康复的相关知识。

4. 病人的并发症是否得到有效的预防或治疗。

（康　萍）

第二节　胃十二指肠溃疡外科治疗病人的护理

胃十二指肠溃疡（gastroduodenal ulcer）是极为常见的疾病。病因和发病机制迄今尚未完全清楚，目前有两点达成共识：①溃疡的形成主要是胃酸分泌过多，激活了胃蛋白酶，破坏了胃黏膜屏障作用而导致胃十二指肠黏膜发生"自家消化"。②幽门螺杆菌的致病作用是不可忽视的重要因素之一。

（一）外科手术治疗适应证

绝大多数胃十二指肠溃疡病人经过内科治疗而痊愈,外科手术治疗主要针对胃十二指肠溃疡的严重并发症进行治疗。其手术适应证如下:①胃十二指肠溃疡急性穿孔。②胃十二指肠溃疡大出血。③胃十二指肠溃疡瘢痕性幽门梗阻。④胃溃疡恶变。⑤内科治疗无效的顽固性溃疡。目的是:治愈溃疡、消灭症状及防止复发。

（二）外科手术方法简介

胃大部切除术与迷走神经切断术是治疗胃十二指肠溃疡常用的两种术式。

1. 胃大部切除术　是最常用的方法。适用于治疗胃十二指肠溃疡。传统的切除范围是:胃远侧 2/3 ~ 3/4,包括胃体大部、整个胃窦部、幽门和部分十二指肠球部(图 15 - 4)。常用的手术方式可分为两大类。

（1）毕（Billroth）Ⅰ式胃大部切除术:即在胃大部切除后,将残胃与十二指肠吻合(图 15-5),多用于胃溃疡。

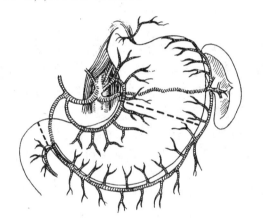

图 15-4　胃大部切除范围

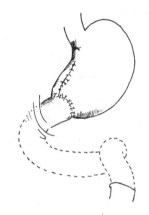

图 15-5　毕Ⅰ式胃大部切除术

（2）毕（Billroth）Ⅱ式胃大部切除术:即胃大部切除后,残胃与空肠吻合,十二指肠残端关闭(图 15-6)。适用于各种胃十二指肠溃疡,尤其是十二指肠溃疡。

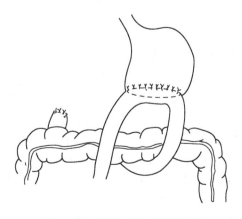

图 15-6　毕Ⅱ式胃大部切除术

2. 胃迷走神经切断术　主要用于治疗十二指肠溃疡,胃迷走神经切断术可分为 3 种类型:①迷走神经干切断术。②选择性迷走神经切断术。③高选择性迷走神经切断术。

知识窗

胃大部切除术治疗溃疡的原理

胃大部切除术治疗胃十二指肠溃疡的原理是:①切除大部分胃,因壁细胞和主细胞数量减少,使胃酸和胃蛋白酶的分泌减少。②切除胃窦部,减少了 G 细胞分泌胃泌素所引起的胃酸分泌。③切除溃疡本身及溃疡的好发部位,使溃疡得到治愈。

【护理评估】

（一）健康史

了解病人胃十二指肠溃疡病史,大多数病人发病前常有自觉症状加重等溃疡活动期表现的病史。询问有无暴饮暴食、进刺激性食物、情绪激动或过度疲劳等并发症诱发因素。了解病人生活饮食规律,有无烟酒嗜好,有无长期精神过度紧张、忧虑、情绪激动等因素。有无服用对胃肠黏膜有刺激的药物,如非甾体抗炎药、肾上腺皮质激素等。

（二）身体状况

1. 急性穿孔　是胃十二指肠溃疡常见的并发症。多数病人穿孔前常表现为溃疡症状加重。穿孔后因胃十二指肠内容物流入腹膜腔,引起刀割样剧痛,并很快波及全腹。体检时病人蜷曲姿态、表情痛苦、面色苍白、出冷汗,可发生休克。全腹有压痛、反跳痛,以上腹部明显,腹肌紧张呈板状强直。肝浊音界缩小或消失,肠鸣音减弱消失。

2. 急性大出血　主要表现为急性呕血及柏油样便。呕血前有恶心,便血前突感便意,出血后软弱无力、头晕眼黑,甚至晕厥或休克。根据临床表现可评估失血的程度:出血量达 50～80ml 即可出现柏油样便;突然大量出血即出现呕血;短期内失血量超过 400ml 时,病人出现面色苍白、口渴、脉搏快速有力、血压正常但脉压小的循环代偿现象;而当失血量超过 800ml 时,可出现明显休克现象,病人焦虑不安、四肢湿冷、脉搏细速、呼吸浅促、血压降低等。如血细胞比容在 30% 以下,出血量已超过 1000ml。

3. 瘢痕性幽门梗阻　病人有长期的溃疡病史,突出症状是呕吐,常发生在晚间或下午,呕吐量大,多为不含胆汁、带有酸臭味的宿食。体检时见病人有营养不良、消瘦、上腹膨隆,可见胃型及蠕动波,有振水音。血生化检查呈低氯、低钾性碱中毒。X 线钡餐检查显示胃扩张、胃潴留。

（三）心理-社会状况

胃十二指肠溃疡慢性反复发作,影响病人的正常生活、工作和学习。对突发的腹部疼痛、呕血及便血等病变,以及即将面临的手术,病人表现出极度紧张、焦虑和恐惧。因惧怕恶变更易产生担忧。

（四）辅助检查

1. 内镜检查　胃镜检查是确诊胃十二指肠溃疡的首选方法,可明确溃疡部位,并可在直视下取活组织行幽门螺杆菌检测及病理学检查。若有溃疡出血可在胃镜下止血治疗。

2. X 线检查　胃十二指肠溃疡穿孔病人,腹部立位 X 线检查可见膈下新月形游离气体。

3. 实验室检查　急性穿孔病人血白细胞计数及中性粒细胞比例增高。大量出血后,红细胞计数、血红蛋白值、血细胞比容均呈进行性下降。

4. 胃酸测定 迷走神经切断术前后测定胃酸对评估迷走神经切断是否完整有帮助,成功的迷走神经切断术后最大胃酸排出量应下降70%。胃酸测定前必须停服抗酸药物。

（五）处理原则

1. 急性穿孔

（1）非手术疗法:适用于病人空腹、症状轻、一般情况好的较小穿孔,可试行半坐卧位、禁食、胃肠减压、输液、抗生素治疗。

（2）手术疗法:①一般认为穿孔时间超出8小时,腹腔内感染及炎症水肿严重,有大量脓性渗出液,无出血、梗阻并发症者,可施行单纯穿孔缝合术。②如果病人一般情况良好,腹腔污染不严重或顽固性溃疡穿孔,或伴幽门梗阻、大出血、恶变等并发症者,可施行胃大部切除术。

2. 急性大出血 绝大多数病人可用非手术疗法止血,包括镇静、卧床休息、补液、输血、静脉点滴西咪替丁、经胃管行冷生理盐水灌洗;在胃镜直视下,局部注射去甲肾上腺素、电凝或喷雾黏合剂等。但对年龄在60岁以上伴有动脉硬化、反复出血或输血后血压仍不稳定者,应及早施行包含出血溃疡病灶在内的胃大部切除术。

3. 瘢痕性幽门梗阻 经充分术前准备后行胃大部切除术,彻底解除梗阻。

【常见护理诊断/问题】

1. 急性疼痛 与胃十二指肠黏膜受侵蚀及酸性胃液的刺激有关。

2. 营养失调:低于机体需要量 与溃疡病所致摄入不足、消化吸收障碍及并发症致营养损失过多有关。

3. 焦虑 与溃疡迁延不愈合、发生并发症及对手术担忧有关。

4. 潜在并发症:吻合口出血、十二指肠残端破裂、吻合口梗阻、输入段梗阻、输出段梗阻、倾倒综合征等。

【护理措施】

（一）手术前准备

1. 心理准备 医护人员态度要和蔼,对病人表示同情和理解,讲解手术的大致过程,解答病人的疑惑,树立病人治愈疾病的信心。

2. 择期手术病人的准备 饮食宜少量多餐,给高蛋白、高热量、富含维生素、易消化及无刺激性的食物。拟行迷走神经切断术的病人,术前应作基础胃酸分泌量和最大胃酸分泌量测定,以鉴定手术后效果。其他同腹部外科术前一般护理。

3. 急性穿孔病人术前准备 基本原则和方法同急性腹膜炎的术前护理。取半坐卧位、禁食、持续胃肠减压、输液、应用抗生素、严密观察病情变化等。

4. 急性大出血病人术前准备 病人取平卧位,呕血时头偏向一侧,必要时遵医嘱给镇静剂。一般应暂禁食,从胃管中注入冷生理盐水,可加适量去甲肾上腺素。肌注止血药物、静脉点滴西咪替丁等。建立静脉通道,输液输血。密切观察生命体征和神志变化,记录呕血量及便血量,动态监测血细胞比容。经短期(6~8小时)输血(600~900ml)而血压、脉搏及一般情况仍未好转者;或虽一度好转,但停止输血或减慢输血速度后,症状又迅速恶化;在24小时内需要输血量超过1000ml才能维持血压和血细胞比容者,均说明出血仍在继续,即应迅速手术。

5. 瘢痕性幽门梗阻病人术前准备 据病情给予流质饮食或暂禁食,术前2~3日行胃肠

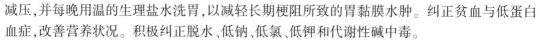

减压,并每晚用温的生理盐水洗胃,以减轻长期梗阻所致的胃黏膜水肿。纠正贫血与低蛋白血症,改善营养状况。积极纠正脱水、低钠、低氯、低钾和代谢性碱中毒。

(二)手术后护理

1. 一般护理 病人回病房后,取平卧位,在血压平稳后取半卧位。胃肠减压期间禁饮食,做好口腔护理,胃管必须在术后肛门排气后才可拔除。拔管后当日可给少量饮水,每次 4~5 汤匙,1~2 小时一次;第 2 日给少量流质,每次 100~150ml;拔管后第 4 日,可改半流质。术后 1 个月内,应少食多餐,避免生、冷、硬、辣及不易消化食物。

2. 病情观察 观察神志、血压、脉搏、体温、尿量、腹部症状与体征、伤口敷料及引流管引流情况,发现异常及时报告医生。

3. 治疗配合

(1)补液与营养:胃肠手术后禁食时间较长,应遵医嘱静脉输液,维持水、电解质及营养代谢的平衡,必要时可输入血浆、白蛋白及少量新鲜血。

(2)加强各引流管护理:保持胃肠减压管的通畅,有利于减轻腹胀,促进吻合口的愈合;有腹腔引流管者,应保持引流管的通畅,并记录每日引流液的性状及量,保持引流管周围皮肤清洁干燥。

(3)其他:手术早期及体弱者,遵医嘱予抗生素预防感染;术后疼痛排除并发症者,遵医嘱给予止痛剂。

4. 术后并发症护理

(1)吻合口出血:胃大部切除术后 24 小时内,可从胃管内流出少量暗红色或咖啡色胃液,一般不超过 300ml,量逐渐减少而颜色变淡,属术后正常现象。吻合口出血表现为短期内从胃管内流出大量鲜血,甚至呕血或黑便。应配合医生采取禁食、应用止血剂、输鲜血等措施,多可停止。经非手术处理效果不佳,甚至血压逐渐下降,或发生出血休克者,应再次手术止血。

(2)十二指肠残端瘘:多发生在毕Ⅱ式术后 3~6 日,表现为右上腹突然发生剧烈疼痛和腹膜刺激征,需立即进行手术。由于局部炎症,水肿明显,难以修补缝合,应经十二指肠残端破裂处置管作连续引流,残端周围另置烟卷引流。术后积极纠正水、电解质紊乱,可考虑全胃肠外营养或做空肠造口行管饲以补充必要的营养。此外,还需多次少量输新鲜血,应用抗生素抗感染,用氧化锌糊剂保护造口周围皮肤等措施。

(3)吻合口梗阻:表现为进食后呕吐,呕吐物不含胆汁。一般经禁食、胃肠减压、补液等措施,多可使梗阻缓解。

(4)输入段肠袢梗阻:慢性不完全性输入段梗阻,进食数分钟至 30 分钟后发生上腹胀痛和绞痛,伴呕吐,呕吐物主要为胆汁,多数可用非手术疗法使症状改善和消失,少数需再次手术。急性完全性梗阻,突发剧烈腹痛,呕吐频繁,呕吐物量少,不含胆汁,上腹偏右有压痛及包块,随后可能出现烦躁、脉速和血压下降,应及早手术治疗。

(5)输出段肠袢梗阻:表现为上腹饱胀、呕吐食物和胆汁,非手术疗法如不能缓解,应立即手术。

(6)倾倒综合征:在进食高渗性食物后 10~20 分钟发生,表现为上腹胀痛不适、心悸、乏力、出汗、头晕、恶心、呕吐甚至虚脱,并有肠鸣和腹泻等,平卧几分钟后可缓解。术后早期指导病人少食多餐,使胃肠逐渐适应,饭后平卧 20~30 分钟,饮食避免过甜、过热的流质,告诉病人 1 年内多能自愈。如经长期治疗护理未能改善者,应手术治疗,可将毕Ⅱ式改为毕Ⅰ式吻合。

（三）健康指导

1. 强调保持乐观的重要性,指导病人自我调节情绪,避免精神过度紧张。
2. 保持规律生活,适当运动,注意劳逸结合。
3. 合理安排饮食,进食高蛋白、高热量、易消化、少刺激食物,少量多餐。
4. 出现切口部位红肿或有疼痛、腹胀、停止排气、排便等症状时,应及时就医。

（康　萍）

第三节　胃癌病人的护理

　工作情景与任务

导入情景:

　　黄先生,46岁,驾驶员。平时喜欢吃熏烤的肉食和腌制的酸菜,工作之余爱抽烟、喝酒,有胃部不舒服感时就自己吃点胃药即可缓解。近2个月上腹持续隐痛,有反酸,服用胃药不见好转,体重下降明显;3天前出现黑便。入院初步诊断为胃癌。

工作任务:

1. 正确对胃癌病人进行护理评估。
2. 正确对黄先生进行检查、治疗知识讲解和实施护理。
3. 对黄先生进行正确的心理护理和健康指导。

　　胃癌(gastric carcinoma)在我国各种恶性肿瘤中居首位。好发年龄在50岁以上,男女发病率为2∶1。

　　1. 病因　胃癌的病因尚未完全清楚,目前认为与下列因素有关:

　　(1)地域环境及饮食生活因素:胃癌发病有明显的地域差异,我国西北和东部沿海地区发病较南方高。长期食腌制、熏烤食品者胃癌的发病率高,与上述食品中亚硝酸盐、真菌毒素、多环芳烃化合物等致癌物或前致癌物含量高有关;食物中缺乏新鲜蔬菜和水果与发病也有一定关系。吸烟者发病危险较不吸烟者高50%。

　　(2)幽门螺杆菌(HP)感染:是引发胃癌的主要因素之一。HP能促使硝酸盐转化成亚硝酸盐和亚硝胺,促使胃黏膜上皮细胞过度增殖畸变,其代谢产物可直接转化胃黏膜而致癌。

　　(3)癌前疾病:如胃溃疡、慢性萎缩性胃炎、胃息肉、残胃炎等病人是胃癌发生的危险人群。

　　(4)遗传因素:有胃癌家族史者的发病率高于普通人群4倍。

　　2. 病理　胃癌好发于胃窦部,其次为胃小弯和贲门部。

　　(1)大体分型:①早期胃癌:指所有仅限于黏膜或黏膜下层的胃癌,不论病灶大小和有无淋巴结转移,主要由胃镜检查发现。②进展期胃癌:癌组织已浸润胃壁肌层为中期胃癌;达浆膜层或超出浆膜向外浸润至邻近组织或有转移为晚期胃癌。国际按 Borrmann 分型分为四型(图15-7):Ⅰ型:息肉(肿块)型。Ⅱ型:无浸润溃疡型,癌灶与正常胃界限清楚。Ⅲ型:有浸润溃疡型,癌灶与正常胃组织界限不清。Ⅳ型:弥漫浸润型,恶性程度极高。

（2）转移途径：有直接浸润、淋巴转移、血行转移及腹腔种植转移。淋巴转移是胃癌的主要转移途径，发生较早，进展期胃癌淋巴转移率高达70%左右。血行转移多发生在晚期，以肝转移最多。

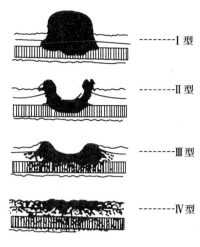

图15-7 胃癌 Borrmann 分型

【护理评估】

（一）健康史

了解病人的年龄、性别、饮食习惯、生活与工作的环境、有无烟酒嗜好；有无慢性胃病史等。家族中有无胃癌或其他肿瘤病人。

（二）身体状况

1. 胃癌早期无典型临床表现。部分病人可有上腹隐痛不适、嗳气、反酸及食欲缺乏等，类似消化性溃疡或慢性胃炎的症状。

2. 病情进展，病人逐渐出现贫血、消瘦，体重进行性减轻。晚期病人呈恶病质。

3. 胃窦部癌可致幽门部分或完全性梗阻，出现餐后饱胀、恶心呕吐；贲门部和高位小弯部癌，可出现进食梗阻感；癌肿侵蚀血管，可发生上消化道出血；溃疡型胃癌可导致急性胃穿孔。

4. 中晚期胃癌病人可有上腹部肿块；肝转移可出现肝大或黄疸；腹膜转移可有腹水；远处淋巴转移有左锁骨上窝淋巴结肿大；种植转移时，直肠指检可触及肿块。

（三）心理-社会状况

了解病人对疾病的心理反应，焦虑、恐惧程度和心理承受能力；家属对病人的关心和支持程度以及家庭经济承受能力；病人和家属对本病及其治疗、疾病发展和预后的了解和期望程度。

（四）辅助检查

1. 内镜检查　胃镜检查是诊断早期胃癌的有效方法。可直接观察病变的部位和范围，并可取病变组织作病理学检查。

2. 影像学检查

（1）X线钡餐检查：X线气钡双重造影可发现较小而表浅的病变。中晚期胃癌可见不规则充盈缺损或腔内壁龛影。

（2）腹部超声：主要用于观察胃的邻近器官受浸润及淋巴结转移的情况。

（3）CT：有助于胃癌的诊断和术前临床分期。

3. 实验室检查　粪便隐血试验常呈持续阳性，可用于普查和高危人群筛选检查。

（五）处理原则

早期发现、早期诊断和早期治疗是提高胃癌疗效的关键。手术是首选的治疗方法，辅以化疗、放疗及免疫治疗等综合治疗以提高疗效。

1. 手术治疗

（1）根治性手术：切除胃的全部或大部、大、小网膜和区域淋巴结，并重建消化道。

（2）微创手术：包括胃镜下的胃黏膜病灶切除和腹腔镜下的胃楔形切除、胃部分切除，甚至是全胃切除。

（3）姑息性切除术：晚期癌肿浸润并广泛转移者，可行癌肿在内的胃部分切除术。

（4）短路手术：晚期胃癌合并幽门或贲门梗阻而不能切除者，可行胃空肠吻合术或食管空肠吻合术等短路手术，以解决病人进食问题。

2. 化疗 是最主要的辅助治疗方法，目的在于杀灭残留的微小癌灶或术中脱落的癌细胞，提高综合治疗效果。

3. 其他治疗 包括放疗、免疫治疗、中医中药治疗等。

【常见护理诊断/问题】

1. 焦虑与恐惧 与病人对癌症治疗和预后缺乏信心有关。

2. 营养失调：低于机体需要量 与营养摄入不足、肿瘤消耗有关。

3. 急性疼痛 与手术创伤反应有关。

4. 潜在并发症：出血、消化道梗阻、吻合口瘘等。

【护理措施】

1. 心理护理 向病人解释胃癌手术治疗的必要性，鼓励病人表达自身感受和学会自我放松的方法；鼓励家属和朋友给予病人关心和支持，使其能积极配合治疗和护理。

2. 改善病人的营养状况

（1）术前营养支持：护士应根据病人的饮食和生活习惯，合理饮食。给予高蛋白、高热量、高维生素、低脂肪、易消化和少渣的食物；对不能进食者，遵医嘱给予静脉输液，补足热氮量，必要时输全血或血浆，以改善病人的营养状况，提高手术耐受力。

（2）术后营养支持的护理

1）肠外营养支持：术后遵医嘱及时补充病人所需要的水、电解质和营养素，必要时输血清蛋白或全血，以改善病人的营养状况，促进切口的愈合。详细记录24小时出入量，为合理输液提供依据。

2）早期肠内营养支持：①喂养管的护理：妥善固定喂养管，防止滑脱、移动、扭曲和受压；防止营养液沉积堵塞导管，每次输注营养液前、后用生理盐水或温开水20~30ml冲洗导管，输液过程中每4小时冲管一次。②控制输入营养液的温度（以37℃左右为宜）、浓度和速度。③并发症的观察：观察有无恶心、呕吐、腹痛、腹胀、腹泻和水电解质紊乱等并发症的发生。

3）饮食护理：肠蠕动恢复后可拔除胃管，拔胃管后当日少量饮水；第2日可进半量流质饮食，每次50~80ml；第3日进全量流食，每次100~150ml；第4日可进半流质饮食，如稀饭等；第10~14日可进软食。少食产气食物，忌生、冷、硬和刺激性食物。注意少量多餐，开始每日5~6餐，以后逐渐减少进餐次数并增加每次进餐量，逐步恢复正常饮食。每次进餐后需观察病人有无腹部不适。

3. 采取有效措施，促进舒适感

（1）体位：全麻清醒，血压平稳后取低半卧位，有利于呼吸和循环，减少切口缝合处张力，减轻疼痛不适。

（2）保持有效的胃肠减压：减少胃内积气、积液。

（3）镇痛：对切口疼痛所致的不适，可遵医嘱给予镇痛药物。

（4）创造良好的环境，保证病人的休息和睡眠。

4. 并发症的观察、预防和护理

（1）吻合口出血：主要表现为胃管不断引流出新鲜血液。处理措施：监测生命体征；观察胃管和引流液体的量、颜色和性质；配合止血和输液等。

（2）吻合口瘘或破裂：出现右上腹突发剧痛和腹膜刺激征。处理措施：维持有效胃肠减压；加强腹腔引流的观察。

（3）消化道梗阻：出现腹胀、呕吐甚至肛门停止排气排便等。一般经禁食、胃肠减压、补液等可缓解。如经非手术处理梗阻不缓解，做好手术准备。

5. 健康指导

（1）养成良好的饮食习惯，避免长期大量进食腌制、熏烤的食品。

（2）术后 1~2 个月应少量多餐，戒烟酒，忌食生、冷、硬、油炸、酸辣、浓茶及易胀气食物，一般需半年以上才能恢复到正常每日 3 餐饮食。

（3）遵医嘱完成术后化疗。对患有胃部"癌前疾病"者，应及时治疗和复查。术后一年内每 3 个月复查一次，以后每半年复查一次，至少复查 5 年，出现异常情况随时就诊。

（杨 环）

第四节 急性阑尾炎病人的护理

急性阑尾炎（acute appendicitis）是阑尾的急性化脓性感染，是最常见的外科急腹症之一，可发生在任何年龄，以青少年多见。

（一）病因

1. 阑尾管腔阻塞 是急性阑尾炎最常见的病因。阑尾管腔阻塞的原因有：①阑尾管壁淋巴滤泡的明显增生，约占 60%。②粪石阻塞：阑尾是与盲肠相通的弯曲盲管，管腔狭小、蠕动慢，容易被粪石、食物残渣及寄生虫等阻塞。③当胃肠道功能紊乱时，阑尾管壁痉挛造成排空和管壁血运障碍。

2. 细菌入侵 阑尾管腔阻塞后，细菌繁殖并分泌内毒素和外毒素，损伤黏膜上皮形成溃疡。阑尾壁间质压力增高，动脉血流受阻，导致阑尾缺血，最终造成梗死和坏疽。

（二）病理生理

1. 病理类型 急性阑尾炎根据其病理改变和临床过程，可分为四种类型。

（1）急性单纯性阑尾炎：为早期的阑尾炎，阑尾轻度肿胀、充血；阑尾黏膜可有小溃疡和出血点，管腔内有炎性渗出。临床症状和体征较轻，一般可见局部明显的压痛。

（2）急性化脓性阑尾炎：由单纯性阑尾炎发展而来。阑尾黏膜溃疡增大并深达肌层，腔内积脓，壁内有小脓肿形成；阑尾显著肿胀，浆膜高度充血，表面覆盖有脓苔。临床症状和体征较重，常有局限性腹膜炎表现。

（3）急性坏疽性或穿孔性阑尾炎：阑尾壁层组织坏死，浆膜呈暗红色或黑紫色，局部可能已穿孔。坏死灶穿孔后如未被包裹，脓液继续扩散，常致急性弥漫性腹膜炎。

（4）阑尾周围脓肿：急性化脓性或坏疽性阑尾炎，如果进展较慢，大网膜可移至右下腹，将阑尾包裹并导致粘连，形成炎性包块以限制其感染扩散，即成为阑尾周围脓肿。

2. 转归 急性阑尾炎的转归有以下几种情况：①炎症消退：病变较轻的急性阑尾炎经非手术治疗可使炎症消退，少数可完全治愈，但大多数转成慢性阑尾炎。②炎症局限化：化脓性或坏疽性阑尾炎被大网膜、小肠粘连包裹，使炎症局限于阑尾周围，形成阑尾周围脓肿。③炎症扩散：急性阑尾炎在尚未被网膜包裹前发生穿孔时，炎症扩散，形成弥漫性腹膜炎；细菌扩散到肝门静脉系统，引起门静脉炎；病情恶化可致感染性休克。

【护理评估】

（一）健康史

了解疾病发生的诱因,有无急性肠炎、慢性炎性肠病、蛔虫病等,以便做好预防指导;了解既往有无类似发作史;成年女性病人应了解有无停经、月经过期、妊娠等。

（二）身体状况

1. 腹痛 急性阑尾炎典型的症状为转移性右下腹痛。腹痛常始于上腹,逐渐移向脐部,数小时(6~8小时)后转移并局限于右下腹。腹痛的性质和程度依阑尾炎的不同类型而有差异:单纯性阑尾炎表现为轻度隐痛;化脓性阑尾炎呈阵发性腹痛和剧痛;坏疽性阑尾炎表现为持续剧烈腹痛;穿孔性阑尾炎因阑尾腔内压力骤减,腹痛可暂时减轻,但出现腹膜炎后,腹痛又会持续加剧。

2. 胃肠道症状 早期可有恶心、呕吐。部分病人因肠功能紊乱可有便秘或腹泻。盆腔位阑尾炎时,可有排便次数增多、里急后重等症状。弥漫性腹膜炎可致麻痹性肠梗阻而出现腹胀等表现。

3. 全身表现 早期有乏力。炎症加重时可出现中毒症状,表现为心率加快,发热可达38℃左右。阑尾穿孔时体温可高达39℃。若发生门静脉炎可出现寒战、高热和轻度黄疸。

4. 体征

（1）右下腹固定压痛:是急性阑尾炎最常见的重要体征,在腹痛转移至右下腹之前就已存在。压痛点始终固定在一个位置上,通常位于脐与右髂前上棘连线中外1/3交界处,即麦氏(McBurney)点(图15-8),亦可随阑尾解剖位置变异而改变。

（2）腹膜刺激征:包括腹肌紧张、压痛、反跳痛。这是壁腹膜受炎症刺激出现的一种防御性反应,常提示阑尾炎症加重,有化脓、坏疽或穿孔等病理改变。

（3）右下腹包块:多为阑尾周围脓肿的表现。

（4）特殊体征

1）结肠充气试验(Rovsing征):病人仰卧位,检查者用一手压迫左下腹降结肠区,另一手按压近侧结肠,结肠内气体可传至盲肠和阑尾,引起右下腹疼痛者为阳性。

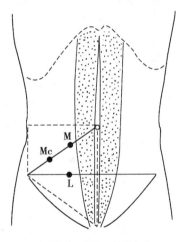

图15-8 阑尾炎压痛点

2）腰大肌试验(psoas征):病人左侧卧位,检查者将病人右下肢向后过伸,引起右下腹疼痛者为阳性。常提示阑尾位于盲肠后。

3）闭孔内肌试验(obturator征):病人仰卧位,使右髋和右膝各屈曲90°,然后被动向内旋转,引起右下腹疼痛者为阳性。提示阑尾位置靠近闭孔内肌。

4）直肠指检:盆腔位阑尾炎常在直肠右前方有触痛。阑尾穿孔伴盆腔脓肿时,直肠内温度较高,直肠前壁膨隆并有触痛。

5. 几种特殊类型阑尾炎

（1）小儿急性阑尾炎:小儿阑尾壁薄,管腔小,梗阻后易发生血运障碍,引起坏疽和穿孔;腹肌薄弱,使右下腹体征不明显、不典型;大网膜发育不全,炎症易扩散,并发症和病死率较高。应早期手术治疗。

（2）老年人急性阑尾炎:老年人痛觉迟钝,防御功能减退,致腹痛不明显,体征不典型;体温和白细胞升高均不明显,临床表现轻,而病理改变重,容易延误诊断和治疗。应早期手术治疗。

(3)妊娠期急性阑尾炎:随着子宫逐渐增大,盲肠被推向外上方,阑尾位置和压痛点上移;大网膜常被增大的子宫推向一侧,使炎症不易局限;炎症刺激易诱发流产或早产,甚至威胁孕妇生命安全。应由外科和妇产科医生联合,决定处理方案。

(三)心理-社会状况

急性阑尾炎发病突然,疼痛逐渐加剧,病人及家属常产生紧张与焦虑情绪。手术治疗效果良好,但有粘连性肠梗阻等并发症可能,病人对手术治疗有压力,可出现无助、缺乏自信等心理反应。

(四)辅助检查

1. 实验室检查 血常规检查可见白细胞计数和中性粒细胞比例增高。白细胞计数可高达$(10 \sim 20) \times 10^9/L$。尿检查一般无阳性发现。

2. 影像学检查 腹部 X 线平片可见盲肠扩张和液气平面。B 超检查可发现肿大的阑尾或阑尾周围脓肿。

(五)处理原则

绝大多数急性阑尾炎确诊后,应及早施行阑尾切除术。非手术治疗仅用于早期单纯性阑尾炎或有手术禁忌证者;阑尾周围脓肿应先使用抗生素控制症状,一般 3 个月后再行手术切除阑尾。

【常见护理诊断/问题】

1. 急性疼痛 与阑尾炎症刺激及手术创伤有关。
2. 体温过高 与阑尾炎症有关。
3. 潜在并发症:急性腹膜炎、术后内出血、切口感染、粘连性肠梗阻、粪瘘等。

【护理措施】

(一)非手术疗法的护理

1. 一般护理

(1)卧位:病人宜取半卧位。

(2)饮食和输液:酌情禁食或流质饮食,并做好静脉输液护理。

2. 病情观察 观察病人的神志、生命体征、腹部症状和体征及血白细胞计数的变化。若体温明显增高,脉搏、呼吸加快,或血白细胞计数持续上升,或腹痛加剧且范围扩大,或出现腹膜刺激征,说明病情加重,应及时通知医生。

3. 治疗配合

(1)抗感染:遵医嘱应用有效抗生素。

(2)对症护理:有明显发热者,可给予物理降温;便秘者可用开塞露;观察期间慎用或禁用止痛剂。

(二)手术前后护理

术前护理按急诊腹部手术前常规护理。手术后护理要点如下:

1. 一般护理

(1)卧位:病人回病房后,先按不同的麻醉安置体位。血压平稳后改为半卧位。

(2)饮食:手术后暂禁食,待胃肠蠕动恢复,肛门排气后可进流食,次日给半流质饮食,如进食后无不适,第 4~6 日可进易消化的普食,1 周内忌牛奶、豆制品,禁忌灌肠及使用泻剂。

（3）早期活动：鼓励病人术后床上翻身、活动肢体，术后 24 小时可起床活动，以促进肠蠕动恢复，防止肠粘连，同时可增进血液循环，促进伤口愈合。

2. 治疗配合　遵医嘱使用抗生素，并做好静脉输液护理。

3. 术后并发症的护理

（1）腹腔内出血：常发生在术后 24 小时内，故应严密观察血压、脉搏。如出现面色苍白、脉速、血压下降等内出血表现，或腹腔引流管有血液流出，应立即将病人平卧，静脉快速输液，报告医生并做好术前准备。

（2）切口感染：是术后最常见的并发症。表现为术后 3~5 日体温升高，切口局部有红肿、压痛及波动感。应给予抗生素、理疗等治疗，如已化脓应拆线引流。

（3）腹腔脓肿：术后 5~7 日体温升高，或下降后又上升，并有腹痛、腹胀、腹部包块或排便排尿改变等，应及时和医生取得联系进行处理。

（4）粘连性肠梗阻：较常见的并发症。病情重者须手术治疗。早期手术、早期起床活动可适当预防。

（5）粪瘘：因炎症已局限，一般不引起腹膜炎。多可自行闭合，如经久不愈时考虑手术。

（三）心理护理

稳定病人情绪，向病人讲解手术目的、方法、注意事项，使病人能积极配合治疗。

（四）健康指导

1. 注意饮食卫生，避免暴饮暴食、生活不规律、过度疲劳和腹部受凉等因素。发生急性胃肠炎等疾病应及时治疗，避免慢性阑尾炎急性发作。

2. 术后鼓励病人早期下床活动，以防止粘连性肠梗阻。

3. 阑尾周围脓肿者，告知病人 3 个月后再次住院行阑尾切除术。

4. 自我监测，发生腹痛或不适时及时就诊。

（杨　环）

第五节　肠梗阻病人的护理

 工作情景与任务

导入情景：

　　张先生，41 岁。前天晚上与朋友聚餐，吃得过饱，半夜突然出现阵发性腹部剧烈疼痛、伴呕吐，腹胀难受，曾多次上厕所也不能排便排气。入院时查体：腹部膨隆，全腹有压痛，但无反跳痛、肌紧张，肠鸣音亢进，腹平片示多个阶梯状排列的"气液平面"。

工作任务：

1. 正确对张先生进行护理评估和护理诊断。

2. 正确对张先生行非手术治疗的护理。

3. 对张先生进行正确的疾病知识讲解和健康指导。

　　肠内容物不能正常运行、顺利通过肠道，称为肠梗阻，是外科常见的急腹症之一。

183

【病因病理】

（一）分类

1. 按病因分类

（1）机械性肠梗阻：是临床上最常见的肠梗阻。常由于寄生虫、大结石、异物等引起肠腔堵塞，粘连带、嵌顿疝等压迫造成肠管受压，以及炎症性狭窄、肿瘤等肠壁病变引起肠腔狭窄，导致肠内容物通过障碍（图15-9）。

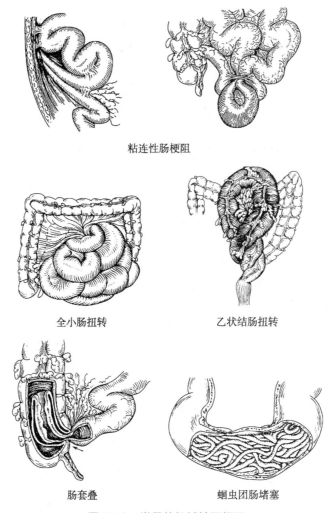

粘连性肠梗阻

全小肠扭转　　　　　　乙状结肠扭转

肠套叠　　　　　　蛔虫团肠堵塞

图15-9　常见的机械性肠梗阻

（2）动力性肠梗阻：为神经反射异常或毒素刺激造成的肠运动紊乱，无器质性肠腔狭窄。可分为：①肠麻痹：见于急性弥漫性腹膜炎、腹部手术、低钾血症等。②肠痉挛：持续时间短且少，见于慢性铅中毒和肠道功能紊乱。

（3）血运性肠梗阻：是由于肠管血运障碍，引起肠失去蠕动能力，肠内容物停止运行，如肠系膜血栓形成、栓塞或血管受压等。

2. 按肠壁有无血运障碍分类

（1）单纯性肠梗阻：只有肠内容物通过受阻，而无肠管血运障碍。

（2）绞窄性肠梗阻：伴有肠管血运障碍的肠梗阻。

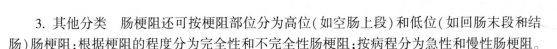

3. 其他分类 肠梗阻还可按梗阻部位分为高位(如空肠上段)和低位(如回肠末段和结肠)肠梗阻;根据梗阻的程度分为完全性和不完全性肠梗阻;按病程分为急性和慢性肠梗阻。

（二）病理生理

1. 肠管局部的变化

(1)肠蠕动增强:单纯性机械性肠梗阻发生时,梗阻以上肠蠕动增强,以克服肠内容物通过障碍。

(2)肠腔积气、积液、扩张:梗阻以上的肠腔内因气体和液体的积聚而扩张、膨胀。

(3)肠壁充血水肿、血运障碍:肠管膨胀,肠壁变薄,肠腔内压力升高到一定程度时,出现肠壁血运障碍。继续发展,肠管最终可缺血坏死而破溃、穿孔。

2. 全身变化

(1)体液丧失致水、电解质紊乱与酸碱失衡:由于病人不能进食及频繁呕吐和肠腔积液,加上肠管高度膨胀,血管通透性增强使血浆外渗,导致水分和电解质大量丢失,造成严重的缺水、电解质紊乱及代谢性酸中毒。

(2)感染、中毒和休克:梗阻以上的肠腔内细菌繁殖并产生大量毒素以及肠壁血运障碍致通透性增加,细菌和毒素可以透过肠壁引起腹腔内感染,经腹膜吸收引起全身性感染和中毒,导致严重的休克。

(3)呼吸和循环功能障碍:肠管膨胀使腹压增高、膈肌上抬、影响肺的通气及换气功能,同时阻碍下腔静脉回流,而致循环、呼吸功能障碍。

【护理评估】

（一）健康史

注意询问有无腹部手术或外伤史,有无腹外疝、腹腔炎症及肿瘤病史,有无习惯性便秘,既往腹痛史及本次发病的诱因等。

（二）身体状况

1. 症状

(1)腹痛:机械性肠梗阻表现为阵发性腹部绞痛。当出现绞窄性肠梗阻时,表现为腹痛间歇期缩短,呈持续剧烈腹痛伴阵发性加重。麻痹性肠梗阻表现为全腹持续性胀痛。

(2)呕吐:与肠梗阻的部位、类型有关。高位肠梗阻呕吐出现早且频繁,呕吐物为胃及十二指肠内容物;低位肠梗阻呕吐出现晚,呕吐物可为粪样;麻痹性肠梗阻时呕吐呈溢出性;绞窄性肠梗阻呕吐物为血性或棕褐色液体。

(3)腹胀:腹胀出现在梗阻发生一段时间之后,其程度与梗阻部位有关。高位肠梗阻腹胀不明显,低位肠梗阻腹胀明显;麻痹性肠梗阻为均匀性全腹胀;绞窄性肠梗阻腹胀不对称。

(4)肛门停止排气排便:完全性肠梗阻发生后出现排气排便停止,但梗阻部位以下肠腔内残存的粪便和气体仍可自行或灌肠后排出,不能因此而否认肠梗阻的存在;绞窄性肠梗阻可排出血性黏液样粪便。

2. 体征

(1)腹部体征:①机械性肠梗阻:可见肠型和蠕动波,腹痛发作时更明显。触诊可有轻度压痛但无腹膜刺激征。听诊肠鸣音亢进,有气过水声或金属音。②绞窄性肠梗阻:腹部有固定压痛和腹膜刺激征,腹腔有渗液时,可有移动性浊音。③麻痹性肠梗阻:可见全腹膨隆。听诊肠鸣音减弱或消失。

(2)全身体征:单纯性肠梗阻早期可无全身表现,晚期因严重缺水,出现口唇干燥、眼窝

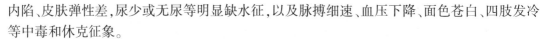

内陷、皮肤弹性差、尿少或无尿等明显缺水征,以及脉搏细速、血压下降、面色苍白、四肢发冷等中毒和休克征象。

3. 几种常见机械性肠梗阻的表现特点

(1)粘连性肠梗阻:是肠粘连或肠管被粘连带压迫所致的肠梗阻。主要在腹部手术、腹腔内炎症、创伤、出血、肿瘤等引起肠粘连的基础上,由于肠功能紊乱、饮食不当、剧烈活动、体位突然改变等因素而诱发,临床上有典型的机械性肠梗阻表现。

(2)肠扭转:是一段肠袢沿其系膜长轴旋转而致的闭袢性肠梗阻。常发生于小肠,其次是乙状结肠。①小肠扭转:多见于青壮年,常在饱食后剧烈活动时发病。表现为脐周剧烈绞痛,常牵涉至腰背部,频繁呕吐,腹胀不对称,病人早期即可发生休克。腹部可触及有压痛的肠袢。腹部 X 线检查符合绞窄性肠梗阻的表现。②乙状结肠扭转:多见于男性老年人,常有习惯性便秘史。有腹部绞痛及明显腹胀,而呕吐一般不明显,左下腹触及包块。若低压灌肠,灌入液量 <500ml 便不能再灌入。钡剂灌肠 X 线检查可见扭转部位钡剂受阻,尖端呈"鸟嘴"状。本病是绞窄性肠梗阻,应及时手术治疗。

(3)肠套叠:一段肠管套入其邻近肠管腔内称为肠套叠。以回肠结肠型最多见。好发于 2 岁以下的儿童,以 4 ~ 10 个月的婴儿发病率最高。常突然发作剧烈的阵发性腹痛,伴有呕吐和果酱样血便,腹部检查可触及腊肠形肿块,并有压痛。肠套叠的三大典型症状是腹痛、血便和腹部肿块。X 线空气或钡剂灌肠检查,显示空气或钡剂在结肠内受阻呈"杯口状"阴影。急性肠套叠是危及生命的急症,紧急治疗的措施是复位,多首选空气灌肠法。对灌肠不能复位、肠套叠超过 48 ~ 72 小时、疑有肠坏死或穿孔者,需手术治疗。

(三)心理-社会状况

评估病人的心理情况,有无接受手术治疗的心理准备;有无过度焦虑或恐惧;是否了解围术期的相关知识。了解病人的家庭、社会支持情况,包括家属对肠梗阻相关知识的认知程度,对病人经济和心理的支持情况等。

(四)辅助检查

1. 实验室检查 单纯性肠梗阻后期,可出现血白细胞计数增加;因缺水,血液浓缩可引起血红蛋白、血细胞比容、尿比重均升高。绞窄性肠梗阻早期即有血白细胞计数和中性粒细胞比例显著升高。肠梗阻晚期可出现血气分析及血清电解质的变化。

2. X 线检查 肠梗阻发生 4 ~ 6 小时后,腹部立位或侧卧位 X 线平片可见多个阶梯状气液平面及胀气肠袢(图 15 - 10、图 15 - 11)。绞窄性肠梗阻,可见孤立、突出胀大的肠袢,且不受体位、时间的影响。

(五)处理原则

肠梗阻的处理原则是纠正因梗阻所引起的全身生理紊乱和解除梗阻。具体治疗方法要根据肠梗阻类型、程度及病人的全身情况而定。①非手术治疗包括禁食禁饮、胃肠减压、解痉止痛、矫正体液失调、防治感染和中毒。②手术治疗包括粘连松解术、肠套叠或肠扭转复位术、肠切除吻合术、肠切开取出异物、肠造口术等。

【常见护理诊断/问题】

1. 体液不足 与呕吐、禁食、肠腔积液、胃肠减压致体液丢失过多有关。

2. 急性疼痛 与肠内容物不能正常运行、手术创伤有关。

3. 腹胀 与肠梗阻致肠腔积液、积气有关。

4. 潜在并发症:腹腔感染、肠粘连、感染性休克等。

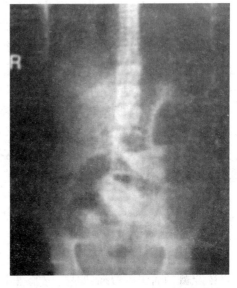

图 15-10　肠梗阻 X 线表现（气液平面）　　　图 15-11　肠梗阻 X 线表现（胀气肠袢）

【护理措施】

（一）非手术治疗的护理

1. 饮食　病人应常规禁食禁水,梗阻解除后 12 小时可进少量流质,48 小时后试进半流质饮食。

2. 胃肠减压　胃肠减压是治疗肠梗阻的重要措施之一,应及早使用。通过胃肠减压吸出胃肠道内的积气积液,减轻腹胀,降低肠腔压力,改善肠壁血液循环,同时减少肠内细菌和毒素,有利于改善局部和全身情况。在胃肠减压期间应观察和记录引流液的颜色、性状和量,如发现血性液体应考虑有绞窄性肠梗阻的可能。

3. 体位　当病人生命体征稳定时,可采取半卧位,使膈肌下降,有利于呼吸、循环系统功能的改善。

4. 记录出入液量及合理输液　肠梗阻病人应密切观察并记录呕吐量、胃肠减压量及尿量。结合病人缺水程度、血清电解质和血气分析结果合理输液,以维持水、电解质及酸碱平衡。积极改善病人全身营养状况,保证输液的通畅,并观察输液后反应。

5. 防治感染　遵医嘱正确使用有效抗生素,同时注意观察用药效果及药物的副作用。

6. 解痉止痛　诊断明确后遵医嘱给予阿托品等抗胆碱类药物解痉止痛,但禁用吗啡类镇痛剂,以免掩盖病情。

7. 病情观察　非手术疗法期间应密切观察病人生命体征、腹部症状和体征、辅助检查的变化,高度警惕绞窄性肠梗阻的发生。出现下列情况者应高度怀疑发生绞窄性肠梗阻的可能:①起病急,腹痛持续而固定,呕吐早而频繁。②腹膜刺激征明显,体温升高、脉搏增快、血白细胞升高。③病情发展快,感染中毒症状重,休克出现早或难纠正。④腹胀不对称,腹部触及压痛包块。⑤移动性浊音或气腹征(+)。⑥呕吐物、胃肠减压物、肛门排泄物或腹腔穿刺物为血性。⑦X 线显示孤立、胀大肠袢,不因时间推移而发生位置的改变,或出现假肿瘤样阴影。

(二)手术治疗的护理

1. 手术前护理 除做好手术前常规准备外,其他护理措施同非手术治疗的护理。

2. 手术后护理 原则上同急性腹膜炎的手术后护理,但应注意以下几点:

(1)胃肠减压:在肠蠕动恢复前,继续保持有效胃肠减压,注意引流液的颜色和量。

(2)饮食调整:术后禁饮食,通过静脉输液补充营养。当肛门排气后,可拔除胃管,开始进少量流质,若无不适,逐步过渡至软食。原则是少量多餐,禁食油腻,逐渐过渡。

(3)早期活动:术后应鼓励病人早期活动,以利肠功能恢复,防止肠粘连。

(三)心理护理

向病人解释该病治疗的方法及意义;介绍手术前后相关知识;消除病人焦虑和恐惧心理,鼓励病人及家属配合治疗。

(四)健康指导

1. 注意饮食卫生,预防肠道感染;进食易消化食物,保持排便通畅,避免暴饮暴食及生冷饮食。

2. 避免腹部受凉和饭后剧烈活动,防止发生肠扭转。

3. 出院后若出现腹痛、腹胀、呕吐等不适,及时就诊。

(杨　环)

第六节　直肠肛管良性疾病病人的护理

直肠肛管良性疾病主要有痔、肛裂、直肠肛管周围脓肿、肛瘘和直肠息肉等,都属于外科范畴的常见疾病。

【护理评估】

(一)痔

痔是直肠下端黏膜下和肛管皮肤下的静脉丛淤血、扩张和迂曲所形成的静脉团。由于直肠上静脉丛属门静脉系统,且无静脉瓣膜,又位于门静脉系的最低处,静脉回流困难;直肠上、下静脉丛壁薄、位置表浅,且缺乏周围组织支持,易于形成静脉扩张。

按痔发生的部位分为内痔、外痔和混合痔。①内痔:最多见。位于齿状线上方,由直肠上静脉丛扩张、迂曲而成。好发于截石位3、7、11 点处,表面覆盖直肠黏膜。②外痔:位于齿状线下方,由直肠下静脉丛扩张、迂曲而成,表面覆盖肛管皮肤。外痔常于用力排便时发生皮下静脉丛破裂,称为血栓性外痔。③混合痔:是同一部位的内、外痔融合而形成的痔,兼有内、外痔的共同特点(图 15-12)。

1. 健康史

(1)病人常有肛门瘙痒、疼痛、有分泌物增多等肛窦、肛腺慢性感染的病史。由

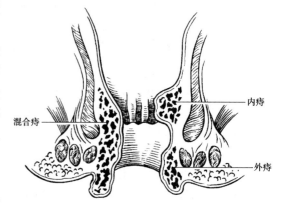

图 15-12　痔的分类

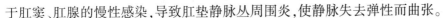

于肛窦、肛腺的慢性感染,导致肛垫静脉丛周围炎,使静脉失去弹性而曲张。

（2）长期饮酒、好食辛辣等刺激性食物史,可导致肛垫充血和肥大。

（3）长期坐、立、便秘、妊娠、前列腺增生、腹水、盆腔肿瘤等导致腹内压持续增高,使直肠静脉回流受阻,淤血、扩张而形成痔。

2. 身体状况

（1）内痔:主要表现为便血和痔核脱出。便血的特点是无痛性、间歇性便后出血,便血较轻时为粪便表面附血或便纸带血,重者则可出现喷射状出血,长期出血可导致贫血。临床上按病情轻重可分为四期（表15-2）。

表15-2 各期内痔表现特点

分期	身体状况
Ⅰ期	便时出血,痔核不脱出肛门外
Ⅱ期	便时出血,量大甚至喷射而出;便时痔核脱出,便后自行还纳
Ⅲ期	偶有便血,腹内压增高时痔核脱出,不能自行还纳,需用手辅助才能还纳;继发感染时可有疼痛;痔核嵌顿于肛门外时疼痛剧烈
Ⅳ期	偶有便血,痔长期脱出于肛门外,不能还纳或还纳后又立即脱出

（2）外痔:主要表现为肛管皮下的局限性隆起,多有肛门不适、潮湿、有时伴局部瘙痒。若形成血栓性外痔,则有剧痛,排便、咳嗽时加剧,在肛门表面可见红色或暗紫色硬结。

（3）混合痔:兼有内痔和外痔的共同特点。

（4）直肠肛门检查:内痔直肠指检多无明显发现,肛门镜可见痔核。外痔于体检时可见肛缘皮垂,血栓性外痔时局部有暗紫色肿块,触痛明显。

3. 心理-社会状况 因病程迁延时间长,反复发作,给病人生活和工作带来痛苦和不适而产生焦虑心理。

4. 处理原则 初期,只需调节饮食,保持大便通畅,便后热水坐浴,加强体育锻炼,不需特殊治疗。血栓性外痔经局部热敷、外敷消炎止痛药物后,若疼痛缓解可不手术;对疼痛剧烈的血栓性外痔,可行血栓剥离术。Ⅰ、Ⅱ期内痔可选用注射疗法、胶圈套扎法;Ⅲ、Ⅳ期内痔及混合痔,行痔核切除术。

（二）肛裂

肛裂是齿状线以下肛管皮肤全层裂开后形成的小溃疡。好发于肛管的后正中线。长期便秘,粪便干结,排便时机械性创伤是肛裂形成的直接原因。急性肛裂裂口边缘整齐,底浅、呈红色并有弹性、无瘢痕形成。慢性肛裂因反复损伤与感染,裂口边缘增厚纤维化,底部肉芽组织苍白。肛裂常为单发的纵行、梭形溃疡或感染裂口。裂口上端的肛瓣和肛乳头水肿,形成肥大乳头;下端皮肤因炎症水肿及静脉、淋巴回流受阻,形成袋状皮垂突出于肛门外,由于体检时先见此皮垂后见肛裂,故称"前哨痔"。前哨痔、肛裂与肛乳头肥大常同时存在,合称肛裂"三联征"（图15-13）。

1. 健康史 病人多有长期便秘史。

2. 身体状况 典型表现为疼痛、便秘、出血。

（1）疼痛:为主要症状。表现为规律性的排便时疼痛和排便后疼痛。排便时因肛管裂伤或溃疡面被撑开、粪块刺激神经末梢,肛管产生烧灼样或刀割样的剧烈疼痛,便后数分钟可缓解。随后由于肛门括约肌的痉挛性收缩，再度出现一持续时间更长的剧痛。便后痛约在 30 分钟到数小时后缓解，直至下次排便再次出现。

（2）便秘：病人由于惧怕疼痛而不敢排便，排便次数减少导致便秘，而便秘又使肛裂加重，形成恶性循环。

（3）血便：排便使溃疡裂隙破损而有出血，表现为粪块表面带血或手纸染血。

（4）直肠肛门检查：肛裂病人严禁做直肠指检。肛门视诊在肛管后正中线可发现溃疡裂隙。有时呈现典型的肛裂"三联症"。

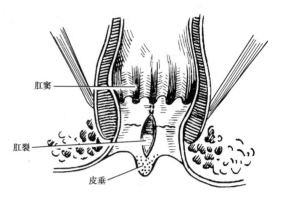

图 15-13　肛裂

3. 心理-社会状况　由于疼痛和便血，病人感觉痛苦和不适，而产生焦虑和恐惧心理。

4. 处理原则

（1）非手术治疗：肛裂的非手术治疗原则是解除括约肌痉挛、止痛、软化大便，促进局部愈合。具体措施为：①保持大便通畅。②肛门坐浴治疗。③口服缓泻剂或液状石蜡润肠通便。④扩肛疗法：局麻下，润滑双手示指，轻轻插入肛门向两侧扩张，保持 5 分钟，可解除括约肌痉挛，促进溃疡愈合。

（2）手术治疗：主要适用于非手术治疗无效，经久不愈的陈旧性肛裂。手术方法包括：①肛裂切除术，疗效较好，但愈合较慢。②肛管内括约肌切断术，缓解疼痛效果较好，治愈率高，但手术不当可导致肛门失禁。

（三）直肠肛管周围脓肿

直肠肛管周围脓肿是直肠肛管周围软组织间隙发生的急性化脓性感染及脓肿形成（图 15-14）。绝大部分直肠肛管周围脓肿由肛腺感染引起，少数可继发于外伤、肛裂或痔疮药物注射治疗等。肛腺开口于肛窦，而肛窦开口向上，便秘、腹泻时易引发肛窦炎累及肛腺。肛腺形成脓肿后可蔓延至直肠肛管周围间隙，从而形成不同部位的脓肿。直肠肛管周围脓肿破溃或切开后易形成肛瘘。病理过程中，脓肿形成是直肠肛管周围炎症的急性期，而肛瘘则是慢性期。

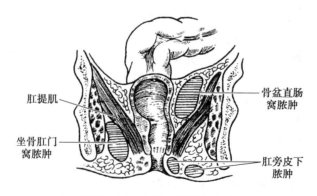

图 15-14　直肠肛管周围脓肿

1. 健康史 了解病人有无肛周软组织感染、损伤、内痔、肛裂、痔疮药物注射治疗等病史。

2. 身体状况 直肠肛管周围脓肿所在的部位不同、病情程度有异,身体状况改变亦轻重不同。

(1)肛门周围皮下脓肿:最常见,位置表浅,以局部症状为主。主要表现为肛周持续性跳痛,局部红肿,压痛明显,脓肿形成可有波动感。

(2)坐骨肛管间隙脓肿:较常见,该间隙空间大,因此形成的脓肿大而深,全身感染症状明显。病人在发病初期就出现寒战、发热等全身表现。肛门局部从持续性胀痛逐渐加重为显著性跳痛。有的病人可出现排尿困难和里急后重。感染初期无明显局部体征,以后出现患处红肿,双臀不对称。触诊患侧有深压痛及波动感。

(3)骨盆直肠间隙脓肿:较少见。由于脓肿位置深而高,因此全身感染症状严重而无明显局部表现。早期即出现持续高热、寒战等全身中毒症状。局部仅有直肠坠胀感、便意不尽等,常伴有排尿困难。会阴部多无异常体征。直肠指诊有深压痛和波动感。

3. 心理-社会状况 肛周疼痛使病人产生焦虑。

4. 处理原则 直肠肛管周围脓肿早期应予抗感染、理疗、软化大便等治疗,脓肿形成后及时切开引流。重症病人给予降温、全身支持和防治休克处理。

(四)肛瘘

肛瘘是肛管或直肠远端与肛周皮肤间形成的慢性感染性管道,常为直肠肛管周围脓肿的并发症。由内口、瘘管、外口三部分组成。按瘘管所在的位置分类:瘘管位于肛门外括约肌深部以下者为低位肛瘘,在肛门外括约肌深部以上并跨越者为高位肛瘘。按瘘管与瘘口的数目分类:只存在单一瘘管为单纯性肛瘘,有多个瘘口和瘘管为复杂性肛瘘(图15-15)。

1. 健康史 多与直肠肛管周围脓肿的发病和治疗过程有关,要仔细询问其相关的病史。了解病人有无肛门及周围组织损伤的情况。

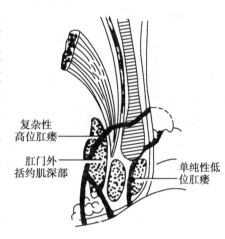

复杂性高位肛瘘
肛门外括约肌深部
单纯性低位肛瘘

图15-15 肛瘘示意图

2. 身体状况

(1)疼痛:多为隐痛不适。急性感染时,有较剧烈的疼痛。

(2)瘘口排脓:反复自外口溢出少量脓性、血性、黏液性分泌物,污染内裤。当外口阻塞或假性愈合时,瘘管中脓液积存,可伴有明显疼痛或形成脓肿。

(3)肛周瘙痒:分泌物刺激肛周皮肤引起潮湿、瘙痒,久之可形成湿疹。

(4)直肠肛门检查:肛周皮肤可见单个或多个外口,呈红色乳头状或肉芽组织突起,压之有少量脓液或脓血性分泌物排出。直肠指检内口处轻压痛,可触及硬结样内口及条索状瘘管。

3. 心理-社会状况 由于粪便流出,臭味增大,病人不愿意走进人群,担心个人形象受到破坏。病情反复,使病人灰心失望。

4. 处理原则 肛瘘不能自愈,必须手术治疗。低位单纯性肛瘘行瘘管切开术或瘘管切除术。挂线疗法适用于高位单纯性肛瘘的治疗或高位复杂性肛瘘的辅助治疗,方法为将橡

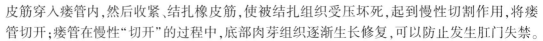

皮筋穿入瘘管内,然后收紧、结扎橡皮筋,使被结扎组织受压坏死,起到慢性切割作用,将瘘管切开;瘘管在慢性"切开"的过程中,底部肉芽组织逐渐生长修复,可以防止发生肛门失禁。

（五）直肠息肉

直肠息肉是直肠黏膜向肠腔外突出的隆起性病变。直肠息肉种类很多,病理上分为肿瘤性息肉和非肿瘤性息肉。肿瘤性息肉可分为管状腺瘤、绒毛状腺瘤和混合性腺瘤,可有恶变倾向;非肿瘤性息肉分为增生性（化生性）息肉、炎性息肉和幼年性息肉等。

1. 健康史　注意了解家族史。幼年性息肉发生于 5～10 岁小儿,其他多见于 10 岁以上人群。

2. 身体状况

（1）便血:是较大息肉的常见症状,表现为排便终末时粪便表面带血,呈间歇性,量少。

（2）肛门脱出物:直肠下端的有蒂息肉可随排便脱出于肛门外,排便后自行回纳,较少嵌顿;息肉色鲜红,如樱桃或杨梅状;若继发感染,病人有黏液脓血便、直肠刺激症状和不同程度的全身表现。

（3）直肠肛门检查:①直肠指检:直肠内可触及质软、有蒂的肿物或无蒂基底较宽、活动、表面光滑的球形肿物。②肠镜检查:可以对不同的肠段进行直视及活检。③X 线钡剂灌肠造影:适用于对直肠以上部位的检查,一般在无纤维结肠镜时选用。

3. 心理-社会状况　因便血及担心恶变,产生焦虑。

4. 处理原则　低位带蒂的息肉,在直肠指检时用手法摘除,或在肛门镜下结扎摘除。对高位或基底较宽的息肉,可行手术切除。常用的手术切除方式有:电烧灼切除、经肛门结扎切除、肛门镜下显微手术切除和经腹手术切除等。瘤性息肉和家族性息肉病病人应尽早手术治疗,以免发生恶变。

【常见护理诊断/问题】

1. 急性疼痛　与肛管病变、手术创伤有关。

2. 便秘　与饮水或纤维素摄入量不足、惧怕排便时疼痛、身体活动少有关。

3. 尿潴留　与直肠肛周感染、麻醉方式、切口疼痛、肛管内敷料填塞过多压迫尿道有关。

4. 知识缺乏:缺乏有关直肠肛管疾病的保健与治疗知识。

5. 潜在并发症:术后创口出血、感染、大小便失禁等。

【护理措施】

（一）非手术疗法护理

1. 预防便秘　指导病人多饮水,多吃富含纤维素的蔬菜、水果;养成每日定时排便的习惯;便秘时轻症可每日服用适量蜂蜜,重症可用缓泻剂,如液状石蜡、酚酞等药物,粪便干结有排便困难者,及时灌肠通便。

2. 肛门坐浴　是肛管疾病常用的辅助治疗。坐浴能增进血液循环以促进炎症吸收,可缓解括约肌痉挛以减轻疼痛,可清洁肛门而起到良好的清洁消炎作用。坐浴时用较大盆具盛水 3000ml 左右,控制水温在 43～46℃,嘱病人下蹲并使整个肛门会阴部浸泡在温水中,每日 2～3 次,每次 20～30 分钟。若肛门或周围有暴露的伤口、Ⅲ期内痔继发感染或有肛窦炎者,可用 0.02% 高锰酸钾溶液或 0.1% 苯扎溴铵溶液坐浴。对年老体弱病人要搀扶坐下或起身,以免跌倒。

3. 舒缩肛门　指导病人坚持做肛门保健操:取任意姿势,收缩肛门,并使大腿及腹部肌肉放松;缩紧肛门 3 秒以上,然后放松。每日 3～4 次,每次 10～15 分钟。

4. 缓解疼痛　对有剧烈疼痛的病人,可于肛管内注入消炎止痛的药膏或栓剂,或试用肛门周围冷敷。

5. 预防并发症　痔长期出血会导致贫血。指导病人正确使用肛门栓剂,遵医嘱用止血药;严重贫血时需输血,平时注意饮食营养。注意防止病人在排便时或坐浴时晕倒而受伤,应有人陪伴。

（二）手术前护理

1. 饮食　手术前 3 日进少渣饮食,手术前 1 日进流质饮食,手术当日早晨禁食。

2. 肠道准备　手术前应排空粪便;必要时手术前 1 日口服缓泻剂及肠道杀菌剂,手术日晨清洁灌肠;痔病人行灌肠时肛管应轻轻插入,以防擦伤黏膜,引起痔出血。

3. 皮肤准备　做好手术野皮肤准备,保持肛门皮肤清洁。

4. 直肠肛管检查配合与护理　常用的直肠肛管检查方法有直肠指检和各种内镜检查。应在专门的检查室中进行或用屏风围起。检查前先向病人说明检查的目的和方法;根据病人的年龄、体质和检查要求,选择并协助其摆好体位,检查时嘱病人放松肌肉,慢慢做深呼吸;协助医生传递物品,对好光源;检查后将各种用品整理归原。

直肠肛管检查的体位:①左侧卧位:病人向左侧卧,左下肢髋、膝微屈,右下肢髋、膝屈曲各约 90°,此体位适用于年老体弱者。②膝胸位:病人屈膝伏卧跪于检查床,两肘屈曲着床,头部伏于枕头,适用于较短时间的检查。③截石位:常用于手术治疗。④蹲位:病人下蹲,用力增强腹压,适用于检查内痔脱出或直肠脱垂(图 15-16)。

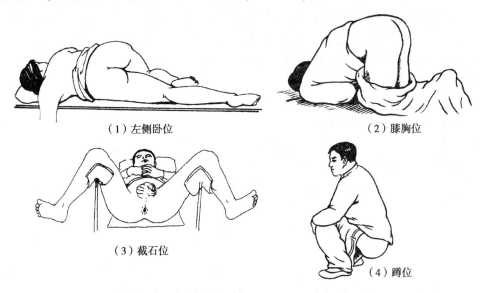

（1）左侧卧位　　　　　　（2）膝胸位

（3）截石位　　　　　　（4）蹲位

图 15-16　直肠肛管检查体位

直肠肛管检查的记录:在发现直肠肛管内的病变时,先写明何种体位,再用时钟定位法记录病变的部位。如检查时取膝胸位,则以肛门后正中点处为 12 点,前方为 6 点;截石位时定位点与此相反。

（三）手术后护理

1. 饮食　直肠肛管疾病手术后一般不严格限制饮食,手术后第 1 日进流质饮食,2 ~ 3 日内进少渣饮食。

2. 卧位　平卧位或侧卧位,臀部垫气圈,以防伤口受压引起疼痛。

3. 病情观察　应注意敷料染血情况,以及血压、脉搏、呼吸变化,警惕内出血。

4. 保持排便通畅　直肠肛管手术后一般不控制排便,病人有便意时尽快排便,保持排便通畅。但痔手术后2～3日口服阿片酊,可以适当减少肠蠕动、控制排便。手术后3日内通过饮食管理等尽量减少排便,以保证手术切口良好愈合。直肠肛管手术后,一般在7～10日内禁忌灌肠。

5. 换药与坐浴　直肠肛管手术后应保持局部清洁,肛门伤口要每天换药。术后每次排便后,应先坐浴,再换药。

6. 并发症的护理

(1)尿潴留:手术后24小时内病人因手术和麻醉刺激,切口疼痛或不习惯床上排尿而引起尿潴留。若发生急性尿潴留,常可采用诱导排尿法或针刺等方法,适当使用止痛剂。在排除出血的情况下,可作局部热敷,起床排尿或拔除肛内填塞的敷料,都可缓解括约肌痉挛而有利于排尿。在多种方法都不能解除尿潴留时才考虑导尿。

(2)局部皮肤糜烂:肛瘘手术如切断肛门直肠环,可造成肛门失禁,病人粪便无法控制,粪便外流可造成局部皮肤糜烂,应采用坐浴以保持肛周皮肤清洁、干燥。为减少刺激可在局部皮肤涂氧化锌软膏。括约肌松弛者应在手术后3天开始做肛门舒缩运动。

(3)肛门狭窄:为防止肛门狭窄,手术后5～10天后伤口愈合,可用示指扩肛,每日一次。

(四)心理护理

直肠肛管疾病的病程迁延时间长,反复发作的疼痛和便血或身体上散发出的异味,给病人生活和工作带来痛苦和不适而产生焦虑、悲观,甚至精神委靡。应给病人讲解疾病治疗和预防的方法,进行保健指导,及时消除其不良反应。

(五)健康指导

1. 保持大便通畅　直肠肛管疾病常与排便不畅有关。鼓励病人多饮水,多吃蔬菜、水果等粗纤维食物,避免辛辣、刺激性食物,不饮烈性酒。每天定时排便,避免在排便时看书报、玩手机等。

2. 保持肛门局部清洁　每日或便后清洗肛门;局部有慢性炎症者坚持肛门坐浴。

3. 适当活动　鼓励年老体弱者进行适当的活动,长久站立或坐位工作的人要指导其坚持做肛门保健操,以增强肛门括约肌的舒缩功能。

4. 坚持治疗　直肠肛管疾病多为慢性过程,应及时治疗,并耐心坚持治疗至治愈为止。

(杨　环)

第七节　结、直肠癌病人的护理

工作情景与任务

导入情景:

王先生,59岁。近1个月多次见粪便表面带脓血,出现一天多次排便的情况,观察见大便形状变细,常有排便不尽感。入院检查,直肠指诊触及一表面不光滑包块,其下界距肛门口约4cm。内镜检查确诊为直肠癌。拟行直肠癌根治术。

工作任务:
1. 正确对王先生进行护理评估和护理诊断。
2. 制订并实施行直肠根治术后结肠造口的护理计划。
3. 对王先生进行正确的疾病知识讲解和健康指导。

结、直肠癌是发生在结肠和直肠的恶性肿瘤。发病年龄多在 40~46 岁。在我国以直肠癌发病率最高,其余依次为乙状结肠、盲肠、升结肠、横结肠和降结肠。近年来,尤其在大城市,结肠癌的发病率明显上升,且有多于直肠癌的趋势。直肠癌中,低位直肠癌多见,约占直肠癌的 3/4,大多数癌肿可在直肠指诊时触及。

1. 病因及发病机制 病因尚不清楚,可能与下列因素有关:

(1)饮食与运动:长期摄入过多含动物脂肪和动物蛋白的食物,缺少新鲜蔬菜和少纤维素饮食;缺乏适度的体力活动,导致肠蠕动功能下降,肠道菌群改变,肠道中胆酸和胆盐含量增加,引起和加重肠黏膜损害。

(2)遗传易感性:癌前疾病如家族性肠息肉、结、直肠慢性炎症如溃疡性结肠炎等,与直、结肠癌的发病有较密切关系。

2. 病理和分期

(1)结、直肠癌的大体分类:①肿块型:肿瘤生长缓慢,预后较好。②溃疡型:肿瘤分化程度低,转移出现早,恶性程度高,是结、直肠癌最常见的类型。③浸润型:肿瘤沿肠壁浸润,容易引起肠腔狭窄和肠梗阻,分化程度低,转移早,预后差。

(2)结、直肠癌的组织学分类:①腺癌:占结、直肠癌的大多数,预后较好。②黏液癌:预后较腺癌差。③未分化癌:预后最差。

(3)临床病理分期:普遍采用 Dukes 分期法。

A 期:癌肿浸润深度限于肠壁内,未超出浆肌层,无淋巴结转移。

B 期:癌肿超出浆肌层,亦可侵入浆膜外或周围组织,但尚能整块切除,无淋巴结转移。

C 期:癌肿侵犯肠壁全层,伴有淋巴结转移。

D 期:癌肿已侵犯邻近脏器且有远处转移。

3. 转移途径 淋巴转移是结、直肠癌的主要转移途径。血行转移多见于肝,其次为肺、骨等。也可直接浸润邻近器官和腹腔种植转移。

【护理评估】

(一)健康史

了解病人的饮食嗜好及生活习惯,既往有无便血、排便习惯改变以及结、直肠慢性炎症病史,询问其家族中有无类似病史。

(二)身体状况

结、直肠癌早期常无自觉症状,病情发展到一定程度,才有明显的临床表现。排便习惯改变和大便带血是最早出现的症状。依肿瘤生长部位的不同,结、直肠癌的临床表现有差异。

1. 结肠癌

(1)排便习惯与粪便性状的改变:常是最早出现的症状。多表现为大便次数增多、腹泻与便秘交替出现,粪便带脓血或黏液等。

(2)腹痛:也是早期症状之一,常为持续性、定位不清的隐痛,发生肠梗阻时则腹痛加剧,甚至出现阵发性绞痛。

（3）肠梗阻：属晚期症状，多呈现慢性低位性不完全性肠梗阻表现。

（4）腹部肿块：晚期癌肿较大时，可在腹部触及质硬的肿块。

（5）全身症状：贫血、消瘦、乏力、低热等，晚期可出现恶病质。

右半结肠癌：肠腔较大，肿瘤多为肿块型或溃疡型，常以贫血、消瘦、腹部肿块为主要表现。

左半结肠癌：肠腔较小，肿瘤多为浸润型，以肠梗阻、便秘、腹泻、便血等症状为主。

2. 直肠癌

（1）直肠刺激症状：癌肿溃烂或感染时可出现直肠刺激症状，如便意频繁及排便习惯改变、肛门坠胀、里急后重和排便不尽感。

（2）癌肿破溃感染症状：粪便表面带血及黏液，甚至脓血便。血便是直肠癌病人最常见的早期症状。

（3）肠腔狭窄症状：肿瘤增大致肠腔变窄时，表现为粪便变形、变细。肠管部分梗阻时，可表现为腹痛、腹胀、肠鸣音亢进、排便困难等。

（4）晚期症状：癌肿侵犯膀胱，可发生尿道刺激征、血尿、排尿困难等；侵犯骶前神经，可发生骶尾部、会阴部持续性疼痛；发生肝转移时有腹水、肝大、黄疸、贫血、水肿、恶病质表现。

（三）心理-社会状况

结、直肠癌病人具有恶性肿瘤病人的心理反应，同时由于涉及排泄等个人隐私，病人易产生较严重的焦虑。若病情需要做人工肛门，病人会感到自尊和自我形象受到损害而失去对生活、工作的信心。

（四）辅助检查

1. 大便隐血试验 可作为普查或高危人群的初筛手段，持续阳性者应行进一步检查。

2. 直肠指诊 是诊断直肠癌最简便有效的方法。可检查癌肿的部位，距肛缘的距离，癌肿大小、范围、固定程度、与周围组织的关系等。

3. 内镜检查 通过直肠镜、乙状结肠镜或纤维结肠镜检查。可在直视下取活组织做病理学检查，是确诊结、直肠癌最有效、可靠的方法。

4. 影像学检查

（1）X线钡剂灌肠：可显示结肠壁充盈缺损，黏膜破坏或不规则，肠腔狭窄等征象。

（2）B超和CT检查：有助于了解直肠癌的浸润深度及淋巴转移情况，还可提示有无腹腔种植和肝、肺转移等。

5. 血清癌胚抗原（CEA）测定 对评估病人预后和复发有一定的帮助。术前CEA明显升高者，术后复发率较正常者高，预后差。

（五）处理原则

1. 手术治疗 是结、直肠癌的主要治疗方法。

（1）结、直肠癌的内镜治疗：适用于肿瘤早期，常用术式有电切、套圈切除、黏膜切除、经肛内镜显微外科手术。

（2）结肠癌根治术：根据癌肿部位，可选择右半结肠切除术、横结肠切除术、左半结肠切除术及乙状结肠切除术。

（3）直肠癌根治术：①经腹直肠癌切除术（Dixon手术）：适用于腹膜返折以上（距肛缘5cm以上）的直肠癌，可保留肛门（图15-17）。②腹会阴联合直肠癌根治术（Miles手术）：适用于腹膜返折以下的直肠癌,不保留肛门(图 15-18),在病人左下腹做永久性结肠造口(人工肛门),对病人身心影响显著。

(4)结肠造口术:适用于急性肠梗阻的结肠癌或晚期直肠癌。

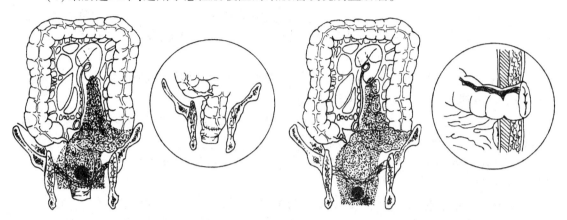

图 15-17　Dixon 手术切除范围　　　　　　图 15-18　Miles 手术切除范围

2. 辅助治疗　化疗可作为结、直肠癌手术的辅助治疗,有提高疗效的作用。放疗主要是针对直肠癌,术前放疗可提高直肠癌的手术切除率。

【常见护理诊断/问题】

1. 焦虑与恐惧　与担忧预后和手术后生活方式改变有关。

2. 营养失调:低于机体的需要量　与腹泻、食欲缺乏及肿瘤慢性消耗有关。

3. 体像紊乱　与结肠造口致排便方式改变有关。

4. 知识缺乏:缺乏有关肠道准备及造口护理知识。

5. 潜在并发症:术后尿潴留、出血、感染、造口坏死或狭窄等。

【护理措施】

(一)手术前护理

1. 一般护理　鼓励病人进食少渣、易消化的高热量、高维生素饮食;必要时少量多次输血,纠正贫血和低蛋白血症。对于缺水明显的病人,应纠正水、电解质及酸碱平衡的紊乱,以提高病人对手术的耐受力。

2. 病情观察　观察病人生命体征,注意有无缺水、出血等征象;观察腹痛、腹胀及排便情况,了解有无肠梗阻征象。

3. 治疗配合

(1)做好肠道准备:肠道准备是术前护理的重点,目的是减少术中污染,防止术后切口感染,有利于吻合口愈合。具体措施为:

1)控制饮食:术前 2～3 日进流质饮食,有肠梗阻者应禁食、补液。

2)清洁肠道:①传统肠道准备:常在术前 2～3 日给予口服缓泻剂如液状石蜡 20～30ml 或硫酸镁 15～20g,以加速排出肠内容物;术前 1 日晚和术日晨做清洁灌肠,灌肠宜选用细肛管,轻柔插入,禁用高压灌肠,避免癌细胞扩散。②全肠道灌洗法:于术前 12～14 小时开始,口服温度为 37℃左右等渗电解质溶液(用氯化钠、碳酸氢钠、氯化钾配制)6 000ml,灌洗全程约 3～4 小时,引起容量性腹泻,以清洁肠道。年老体弱及心、肾功能障碍者不宜选用。③口服甘露醇肠道准备法:术前 1 日午餐后 0.5～2 小时内口服 5%～10% 甘露醇约 1500ml。高渗性甘露醇口服后可吸收肠壁水分,促进肠蠕动,起到有效腹泻而达到清洁肠道的作用。但甘露醇经肠道细菌酵解产气,术中使用电刀可能引起爆炸。对年老体弱,心、肾功能不全者禁用。

3)抑制肠道细菌:术前 2~3 日起,口服肠道不吸收的抗生素,如新霉素、甲硝唑等,以抑制肠道细菌;因控制饮食及服用肠道杀菌剂,致维生素 K 合成和吸收减少,故病人术前应补充维生素 K。

(2)其他准备:直肠癌病人术前 2 日每晚用 0.02% 高锰酸钾溶液坐浴,女病人同时作阴道冲洗。术日晨放置胃管和留置导尿管。

4. 心理护理 尊重和主动关心病人,加强沟通,了解其心理反应,鼓励病人及家属正视结、直肠癌的病情及治疗方式,增强战胜疾病的信心。

(二)手术后护理

1. 一般护理

(1)体位:病情稳定后取半卧位,以利呼吸和引流。

(2)饮食与营养:病人术后禁饮食、持续胃肠减压,由静脉补充水和电解质。肛门排气或结肠造口开放后解除胃肠减压,进流质饮食,1 周后可进软食,2 周左右可进普食。食物应选用营养丰富、易消化吸收的少渣饮食。

(3)导尿管护理:术后常规留置导尿管。Miles 手术后留置 1~2 周。

2. 病情观察 密切观察生命体征,遵医嘱测血压、脉搏,直至病情平稳。观察腹腔引流及骶前引流液的颜色、性状和量,同时观察腹部及会阴部创面敷料,若引流血液较多或敷料渗血较多时,应及时报告医生并协助处理。

3. 治疗配合

(1)结肠造口(人工肛门)护理:为术后护理的重点。

1)结肠造口开放前,及时更换渗湿的敷料,以防浸渍皮肤,注意肠管是否有回缩、出血、坏死等情况。

2)术后 2~3 日造口开放后,取左侧卧位;用塑料薄膜将腹部切口与造口隔开,以避免粪便污染手术切口造成感染;及时清理流出的粪便,用温水洗净并消毒造口的皮肤,造口周围皮肤涂氧化锌软膏保护;每次造口排便,以凡士林纱布覆盖外翻的肠黏膜,外盖厚敷料,起到保护作用;1 周后造口处伤口基本愈合时,每日扩张造瘘口 1 次,防止瘘口狭窄。

3)正确使用造口袋:病人起床活动时,协助病人佩戴造口袋。应注意:①选择袋口合适的造口袋。②造口袋内充满 1/3 粪便时,应及时更换。目前常用一次性造口袋。

4)恢复饮食后,应注意摄入蔬菜水果,适当增加活动量,保持排便通畅;若发生便秘,可用液状石蜡或肥皂水经结肠造口行低压灌肠,注意插入造口内的肛管不要超过 10cm,防止肠管损伤、甚至穿孔。

边学边练

实训十七 结肠造口病人的护理

(2)会阴部切口护理:①早期保持会阴部清洁,注意观察会阴部伤口外层敷料是否清洁干燥,如有渗湿应及时更换。②做好骶前引流管护理,Miles 术式会阴部残腔大,术后渗血、渗液较多,应注意骶前引流管负压吸引,保持通畅;观察记录引流液的量和性质;术后 5~7 日引流液减少时可拔除引流管;拔除引流管后每日 2 次用温热 0.02% 高锰酸钾溶液坐浴。③遵医嘱常规使用抗生素。

(3)Dixon 术后护理:病人常有排便次数增多或排便失禁,应指导调整饮食,注意饮食卫生,进行肛门括约肌舒缩训练,便后清洁肛门,并涂抹氧化锌软膏以保护肛周皮肤。

(4)术后化疗及放疗的护理:参见第九章肿瘤病人的护理。

4. 心理护理 术后病人的心理问题主要源自结肠造口。应鼓励病人正视现实,理解结肠造口的治疗价值,指导其正确进行结肠造口的自我护理,适应新的生活方式,重塑自我形象,增强生活的信心与勇气,积极配合治疗,促进病人身心康复。

5. 健康指导

(1)帮助病人及家属了解结、直肠癌的癌前疾病;改变高脂肪、高蛋白质、低纤维的饮食习惯。

(2)对疑有结、直肠癌或有家族史及癌前疾病者,应行筛选性及诊断性检查。

(3)做好造口护理的健康宣教:①介绍造口护理方法和护理用品。②指导病人出院后扩张造口,早期2~3个月内,每1~2周自戴手套,用示指和中指深入造口内,扩张结肠造口1次。③若发现造口狭窄或排便困难,及时就诊。④指导病人养成习惯性的排便行为。

(4)病人出院后维持营养均衡,定时进餐,避免生冷、辛辣饮食,避免进食易引起便秘、腹泻的食物。

(5)鼓励病人适量运动和参加一定社交活动,积极适应新的排便方式,有规律的生活,保持心情愉悦。

(6)出院后3~6个月来院复查1次,以便及时发现癌肿复发或转移情况。指导病人坚持术后化疗。

(杨 环)

 思考题

1. 李先生,56岁。高血压数年,近1个月来睡眠不佳,排尿困难,体重下降,且有腹部不适感,左侧腹股沟区出现肿块并逐渐增大,可进入阴囊,平卧时肿块消失。诊断为腹股沟斜疝。拟行手术治疗。

请问:

(1)该病人发生腹股沟斜疝的主要原因是什么?

(2)如何做好术后护理?

2. 张先生,42岁。从事销售工作,生活无规律,患十二指肠溃疡多年,近日,溃疡疼痛发作并伴呕吐,呕吐物为宿食,量大,不含胆汁,有腐败酸臭味,考虑十二指肠溃疡合并幽门梗阻,行胃大部切除术。术后2周,病人进食后约15分钟出现上腹饱胀、恶心、呕吐、头晕、心悸、出汗、腹泻等,考虑并发了倾倒综合征。

请问:

(1)针对病人目前的情况,应如何护理?

(2)胃大部切除术后还有可能出现哪些并发症?

3. 王先生,21岁。转移性右下腹痛1天,曾呕吐数次,为胃内容物。住院后查体见T 38.3℃,P 90次/分,R 20次/分,BP 120/76mmHg,右下腹肌紧张,有明显压痛及反跳,以麦氏点处最显著,未触及肿块,血常规检查:WBC 18×10^9/L,中性粒细胞90%。

请问:

(1)该病人最可能患的疾病是什么?

（2）最主要的护理诊断是什么？

（3）手术后 24 小时内,最常见的并发症是什么？如何护理？

4. 李先生,55 岁。昨晚暴饮暴食后出现脐周阵发性腹部绞痛伴呕吐,有轻度腹胀,肛门停止排气排便。查体:腹部可见肠型和肠蠕动波,脐周有压痛,肠鸣音亢进。病人去年曾做阑尾切除术。诊断为粘连性肠梗阻,拟采取非手术治疗。

请问:

（1）诊断该病人为肠梗阻的依据是什么？

（2）非手术治疗护理,最重要的措施是什么？病人应取什么体位？

（3）肠梗阻解除的标志是什么？

5. 王先生,56 岁。腹泻、便秘交替出现,并有脓血便半年余,近期出现腹痛、大便变细,直肠指诊距肛门 5cm 处触及质地坚硬,表面高低不平的肿块,约 $3cm \times 4cm \times 4cm$ 大小。诊断为直肠癌。拟行手术治疗。

请问:

（1）直肠癌根治手术方式的选择主要取决于什么？

（2）应怎样为该病人进行手术前肠道准备？

（3）病人直肠癌根治术后 3 天,有哪些主要的护理措施？

第十六章 肝胆胰疾病病人的护理

学习目标

1. 具有良好的人文精神和护患交流能力,关爱病人,减轻病人痛苦,维护健康。
2. 掌握肝胆胰常见疾病病人的护理评估与护理措施。
3. 熟悉肝胆胰常见疾病病人的常见护理诊断/问题。
4. 了解肝脓肿病人的护理。
5. 学会护理 T 管引流的病人。

第一节 门静脉高压症病人的护理

工作情景与任务

导入情景:

　　张先生十余年前患乙型肝炎,当时治疗未彻底痊愈,因无明显不适,没有引起重视。昨天晚上与朋友聚餐后,出现恶心、呕吐,呕出血性液体约 1000ml,随后排出柏油样大便 2 次。经 120 救护车送到医院。体检:体温 36.5℃,脉搏 110 次/分,呼吸 16 次/分,血压 80/60mmHg。贫血貌,胸前可见蜘蛛痣 3 个,腹壁可见静脉曲张,腹软,肝肋下未触及,脾肋下 2cm,移动性浊音阳性。四肢冰冷。根据病情,医生拟对张先生进行手术治疗。

工作任务:

1. 正确对张先生进行术前准备。
2. 手术后对张先生进行饮食指导,预防再出血。

　　门静脉高压症(portal hypertension)是指门静脉血流受阻、血液淤滞,引起门静脉系统压力增高,继而出现脾大及脾功能亢进、胃底食管下段静脉曲张破裂出血、腹水等一系列表现的疾病。门静脉正常压力为 $13 \sim 24cmH_2O$,平均值为 $18cmH_2O$。门静脉高压症病人,压力可增至 $30 \sim 50cmH_2O$。

　　肝炎后肝硬化所致的肝内型门静脉高压症,在我国最为多见。此外,肝外门静脉血栓形成、门静脉先天性畸形和肝门区肿瘤压迫等可造成肝前型门静脉高压症;巴德-吉亚利综合征、缩窄性心包炎及严重右心衰竭等可导致肝后型门静脉高压症。

门静脉压力增高可引起三方面的病理生理变化:①脾大、脾功能亢进:门静脉压力增高,造成脾静脉回流受阻,脾脏充血性肿大,久之脾内纤维组织增生,脾脏破坏血细胞的功能增加,可致不同程度的脾功能亢进;②交通支扩张:门、腔静脉间的交通支扩张,其中,胃底、食管下段交通支曲张最显著;③腹水:肝门静脉系毛细血管滤过压增高、肝硬化使肝内淋巴液回流受阻并从肝表面渗出、肝合成清蛋白减少使血浆胶体渗透压降低、体内醛固酮和抗利尿激素增加等多种因素促成腹水形成。

 知识窗

门、腔静脉间的交通支

门静脉系和腔静脉系之间,存在着四个交通支:①胃底、食管下段交通支:门静脉血流经胃冠状静脉、胃短静脉,通过食管胃底静脉与奇静脉、半奇静脉的分支吻合,流入上腔静脉;②直肠下端、肛管交通支:门静脉血流经肠系膜下静脉、直肠上静脉与直肠下静脉、肛管静脉吻合,流入下腔静脉;③前腹壁交通支:门静脉的血流经脐旁静脉与腹上深静脉、腹下深静脉吻合,分别流入上、下腔静脉;④腹膜后交通支:在腹膜后,有许多肠系膜上、下静脉分支与下腔静脉分支相互吻合。这些交通支在正常情况下,都很细小,血流量很少;当门静脉高压症时,这些交通支往往开放。

【护理评估】

（一）健康史

询问病人有无肝炎与肝硬化、血吸虫病病史;对于门静脉高压症上消化道大出血的病人,注意询问有无劳累、进食坚硬粗糙食物、咳嗽、呕吐、用力排便、负重活动等诱发因素。

（二）身体状况

1. 脾大和脾功能亢进 体格检查可见不同程度的脾大。伴脾功能亢进时,周围血白细胞及血小板减少,红细胞也可减少而致贫血。

2. 呕血和黑便 胃底、食管下段曲张静脉可发生破裂出血,出血量一般较大。病人呕吐鲜红色血液,排出柏油样黑便。由于肝功能损害引起凝血功能障碍及脾功能亢进导致血小板减少等因素,出血常难以自止。严重者,可导致出血性休克。大出血引起肝组织缺氧,容易诱发肝性脑病。

3. 腹水 是肝功能损害的表现。病人出现腹胀、移动性浊音。

4. 其他表现 可有营养不良、肝掌、蜘蛛痣、黄疸及肝功能异常等。

（三）心理-社会状况

门静脉高压症多因病程较长,反复发作,出现不同程度的焦虑;一旦并发急性大出血,往往产生极度恐惧等不良心理。

（四）辅助检查

1. 血常规检查 脾功能亢进时,全血细胞减少,白细胞和血小板计数下降最为明显。

2. 肝功能检查 可见血清清蛋白降低而球蛋白升高,清、球蛋白比例倒置;凝血酶原时间延长。

3. 食管吞钡X线检查 钡剂充盈时,食管轮廓呈虫蚀样改变;排空时曲张的静脉呈蚯蚓样或串珠状负影。

4. B超检查 可确定有无肝硬化、脾大和腹水,了解门静脉直径及血流方向。

（五）处理原则

外科治疗主要是预防和控制急性食管、胃底曲张静脉破裂出血；其次是解除或改善脾脏肿大及脾功能亢进和治疗大量顽固性腹水。根据病人具体情况，采取非手术或手术治疗。

1. 非手术治疗

（1）补充血容量：输血、输液。在预防和纠正休克的同时，有利于止血和预防肝性脑病。

（2）药物止血：使内脏小动脉收缩、减少门静脉血流量，降低门静脉压力；使曲张静脉破裂处形成血栓而达到止血作用。

（3）内镜治疗：采用双极电凝、微波、激光、注射硬化剂和套扎等方法止血。

（4）三腔二囊管压迫止血：通常用于食管、胃底曲张静脉破裂出血，对药物止血或内镜治疗无效的病人。

（5）经颈静脉肝内门体分流术：目前主要用于等待肝移植的病人，其次是内科治疗无效、肝功能差或手术失败的曲张静脉破裂出血病人。

2. 手术治疗

（1）断流术：是在脾切除的同时，阻断门-奇静脉的交通支反常血流，从而控制食管胃底静脉的曲张及破裂出血（图16-1）。

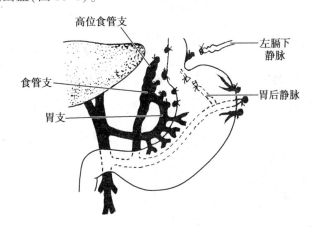

图16-1　贲门周围血管离断术

（2）分流术：选择肝门静脉系和腔静脉系的主要血管进行手术吻合，使压力较高的肝门静脉血分流入腔静脉，从而降低门静脉压力，预防出血。常用手术方式有门-腔静脉分流术、脾-腔静脉分流术、脾-肾静脉分流术、肠系膜上-下腔静脉分流术等（图16-2）。

此外，脾切除术可以矫正脾功能亢进。肝移植是治疗门静脉高压症的最彻底的手术方法。

【常见护理诊断/问题】

1. 恐惧　与大量呕血、便血及病情危重等有关。

2. 体液不足　与胃底、食管下段曲张静脉破裂出血有关。

3. 体液过多　与肝功能损害致低蛋白血症、血浆胶体渗透压降低及醛固酮分泌增加，导致腹水等有关。

4. 营养失调：低于机体需要量　与肝功能损害、胃肠消化吸收功能不良、出血等因素有关。

5. 潜在并发症：低血容量性休克、肝性脑病、静脉血栓形成等。

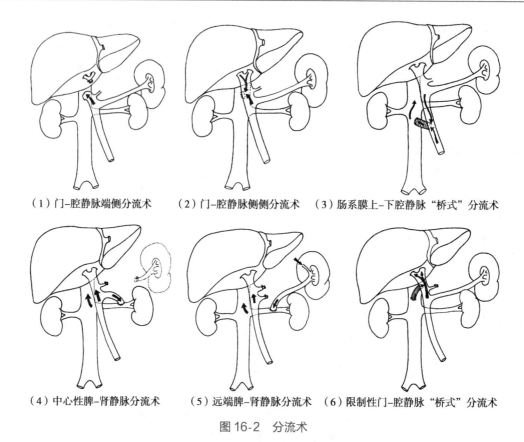

（1）门-腔静脉端侧分流术　　（2）门-腔静脉侧侧分流术　　（3）肠系膜上-下腔静脉"桥式"分流术

（4）中心性脾-肾静脉分流术　　（5）远端脾-肾静脉分流术　　（6）限制性门-腔静脉"桥式"分流术

图 16-2　分流术

【护理目标】

1. 病人恐惧减轻,情绪稳定。

2. 病人体液不足能及时得到纠正。

3. 病人腹水消退,体液平衡得到维持。

4. 病人营养不良得到纠正,体重增加。

5. 病人的并发症得到有效防治。

【护理措施】

（一）心理护理

及时了解病人的心理状态,多给予安慰和鼓励,减轻焦虑、恐惧心理,稳定情绪,帮助病人树立战胜疾病的信心,使之能积极配合各项治疗和护理。

（二）休息与活动

术前保证充分休息,必要时卧床,以降低肝脏的代谢率,减轻肝脏负担,保护肝功能。活动要适度,避免劳累,因劳累可使肝脏病变加重。

（三）加强营养,保护肝功能

根据病情需要,提供适当的饮食指导。肝功能尚好者,宜给高蛋白、高热量、高维生素、低脂饮食;肝功能严重受损者,补充支链氨基酸,限制芳香族氨基酸的摄入;如有腹腔积液,宜低盐饮食,以免加重水、钠潴留;有肝性脑病先兆者,应暂时给予低蛋白饮食;有明显低蛋白血症者,可静脉输入人白蛋白或血浆等;贫血及凝血功能障碍者可输鲜血,肌注或静脉滴注维生素 K。在出血性休克及肝性脑病的情况下,遵医嘱及时纠正休克,给予氧气吸入和保肝药物,适当使用肌苷、辅酶 A 等保肝药物,避免使用巴比妥类、盐酸氯丙嗪等有损肝脏的药物。并注意清除肠道内积血,防止肠道内血液在细菌作用下分解产氨,经肠道吸收而导致肝性脑病。可口服硫酸镁溶液导泻或用酸性溶液灌肠,禁用碱性溶液灌肠,以减少氨的吸收,预防肝性脑病。

（四）观察出血倾向，预防上消化道出血

观察病人是否有呕血、黑便现象,及时发现内出血的征兆。避免进食粗糙、干硬、多渣及辛辣食物,饮食不宜过热,少喝咖啡和浓茶,以免损伤食管黏膜而诱发上消化道出血。避免引起腹压升高的因素,如剧烈咳嗽、便秘、用力排便、恶心、呕吐等。

（五）三腔二囊管压迫止血的护理

1. 置管 置管前认真检查三腔二囊管的完好状态,并做好标识。确认插入胃内后,先向胃气囊充气 150~200ml,用止血钳夹住管尾以免空气逸出,轻轻外拉三腔管使胃气囊压迫贲门胃底,在管端系粗纱绳,利用滑轮装置,在管端悬以 0.5kg 重物作牵引压迫。然后抽取胃液观察止血效果,若仍有出血,再向食管气囊充气 100~150ml,同时压迫食管和胃底,胃管连接胃肠减压,持续引流。

2. 置管后

（1）保持有效牵引压迫,床边备气管切开盘和剪刀,若气囊破裂或漏气,气囊可上升阻塞呼吸道,引起呼吸困难甚至窒息。应立即剪断三腔二囊管并将之拉出,以保持呼吸道的通畅。

（2）放置三腔二囊管时间不宜持续超过 3~5 日,以免因长时间压迫食管和胃底黏膜而使其糜烂、坏死。因此,每隔 12 小时应放气 10~20 分钟,使局部血液循环暂时恢复。

（3）观察止血效果,记录胃肠减压引流液的色泽、量,注意有无新鲜血液流出,若无鲜血且生命体征稳定,说明出血已止,若有鲜血,说明止血失效或发生再出血。

（4）出血停止 48~72 小时后可考虑拔管。拔管前应先排空食管气囊,再排空胃气囊,继续观察 12~24 小时无再出血后,让病人吞服液状石蜡 30~50ml,缓慢轻巧地拔出三腔二囊管,切忌动作粗鲁,以免拔管时引起大出血。

（六）分流术后护理

为预防分流术后血管吻合口破裂出血,术后 48 小时内取平卧位或低半卧位(<15°);翻身时动作宜轻柔,避免过多活动;一般术后卧床 1 周,做好相应生活护理;保持排便、排尿通畅。分流术后短期内可发生下肢肿胀,下肢应适当抬高。

（七）健康指导

指导病人保持心情愉快;注意休息,避免过度劳累;做好饮食管理,禁忌烟酒和粗糙、干硬、过热及刺激性强的食物;按医嘱使用保肝药物,指导病人及家属了解上消化道出血先兆及应急措施,定期来医院复查。

【护理评价】

病人体液平衡是否得以维持;腹水是否消退;营养是否得到补充;是否发生低血容量性休克、肝性脑病等并发症。

第二节　原发性肝癌病人的护理

原发性肝癌(primary liver cancer)简称肝癌,是指发生于肝细胞和肝内胆管上皮细胞的癌。肝癌是我国常见的恶性肿瘤,东南沿海地区发病率高,好发于 40～50 岁,男性比女性多见。

肝癌的病因尚未明确,可能与以下因素有关:①肝硬化:肝癌合并肝硬化的发生率比较高;②病毒性肝炎:肝癌病人常有病毒性肝炎后肝硬化的病史,与肝癌有关的肝炎病毒有乙型、丙型和丁型三种;③黄曲霉毒素:肝癌高发地区粮食被黄曲霉毒素污染的程度高于其他地区;④其他:如亚硝胺、饮酒、遗传等因素与肝癌亦有一定关系。

肝癌大体病理形态分三型:结节型、巨块型和弥漫型。其中,结节型最为常见,且多伴有肝硬化。按组织学类型,可分为肝细胞型、胆管细胞型和两者同时出现的混合型。我国绝大多数是肝细胞型(约占 91.5%)。肝癌的转移途径有:①血行转移,最多见于肺,其次为骨、脑等;②淋巴转移;③直接蔓延;④腹腔种植性转移。

【护理评估】

（一）健康史

了解病人有无肝硬化、病毒性肝炎等病史;对原有肝炎和肝硬化的病人,应仔细询问疾病发生、发展情况,有无致癌物质接触史及不良饮食习惯;注意有无家族遗传病史。

（二）身体状况

肝癌早期缺乏特异性症状,随着病情的发展,可出现下列表现:

1. 肝区疼痛　多数病人以此为首发症状,多为持续性钝痛、刺痛或胀痛,以夜间或劳累后为重。当肝癌结节发生坏死、破裂时,可引起腹腔内出血,病人突然出现右上腹剧痛和压痛,有急性腹膜炎及腹腔内出血的表现。

2. 全身和消化道症状　早期不易引起重视,主要表现为乏力、消瘦、食欲减退和腹胀等。部分病人可伴有恶心、呕吐、发热和腹泻等症状。晚期则出现贫血、黄疸、腹水、下肢水肿、皮下出血及恶病质等。

3. 肝大　为中、晚期病人最常见的主要体征。肝呈进行性肿大,质地坚硬,边缘不规则,表面凹凸不平,呈大小不等的结节或巨块,可伴有压痛。癌肿位于肝右叶顶部者,可使膈肌抬高,肝浊音界上升。

（三）心理-社会状况

肝癌病人多伴有肝硬化或慢性肝炎病史,长期治疗效果不佳,经济负担较重;加之疼痛和对手术的担心,容易产生焦虑、恐惧、抑郁甚至绝望等心理变化。

（四）辅助检查

1. 血清甲胎蛋白(AFP)测定　是诊断肝癌常用而又重要的方法。血清 AFP≥400μg/L,持续性升高并能排除活动性肝病、生殖腺胚胎性肿瘤与妊娠等,即可考虑肝癌的诊断。

2. 影像学检查

（1）B 超检查:可显示肿瘤的大小、形态、部位以及肝静脉或门静脉内有无癌栓等,诊断符合率可达 90% 左右。是目前具有较高诊断价值的非侵入性检查方法,并可作为高危人群的普查手段。

（2）CT、MRI 检查:能明确显示肿瘤的位置、数目、大小及与周围脏器和重要血管的关系,对判断能否手术切除很有价值。

（3）选择性肝动脉造影:诊断正确率可达 95% 左右,对血管丰富的癌肿,其分辨率低限约 0.5cm。

（五）处理原则

早期诊断，早期采用以手术为主的综合治疗，是提高疗效的关键。

1. **手术治疗** 是目前肝癌治疗首选和最有效的方法。可以采用部分肝切除术，早期病人效果较好。也可进行肝移植术，但供肝匮乏，治疗费用较为昂贵，故临床应用较少。如为晚期，往往失去手术切除的机会，预后差。

2. **肿瘤消融** 通常在超声引导下经皮穿刺行微波、射频、冷冻、无水乙醇注射等治疗，适用于瘤体较小而又不能或不宜手术切除者，特别是肝切除后早期肿瘤复发者。优点是简便、创伤小，有些病人效果较好。

3. **经肝动脉和(或)门静脉区域化疗** 适宜于经手术探查，发现已不能切除者；或作为肝癌切除术后的辅助治疗。

其他包括放射治疗、中医中药治疗等。

【常见护理诊断/问题】

1. **急性疼痛** 与癌肿进行性增大、肝包膜张力增加或手术、化疗等有关。

2. **焦虑或恐惧** 与忍受较重的痛苦、担心预后不佳及经济拮据等有关。

3. **营养失调：低于机体需要量** 与厌食、化疗及放疗的胃肠道不良反应及肿瘤消耗有关。

4. **潜在并发症：肝癌破裂出血、上消化道大出血、肝性脑病等。**

【护理措施】

（一）一般护理

1. **改善营养状况** 术前宜给予高热量、高蛋白、高维生素饮食，为病人创造舒适安静的进食环境，增进食欲。必要时遵医嘱给予清蛋白、血浆及全血，纠正营养不良、贫血、低蛋白血症，提高手术耐受力。术后早期给予肠外营养支持，保证热量供给，维持体液平衡。肠蠕动恢复后拔除胃管，给流质饮食，以后酌情改为半流质和普食。

2. **维持体液平衡** 对肝功能不良伴腹水者，积极保肝治疗，严格控制水和钠盐的摄入量，准确记录24小时出入量，每日观察、记录体重及腹围变化。

3. **疼痛的护理** 帮助病人采取舒适的体位缓解疼痛。遵医嘱给予吗啡等止痛剂，或采用镇痛泵镇痛。

4. **其他护理** 术前一般放置胃管，备血。协助完成术前检查和其他有关准备。

（二）病情观察

1. **术前** 手术前病人可发生多种并发症，如肝癌破裂出血，应告诉病人尽量避免致癌肿破裂的诱因，如用力排便、剧烈咳嗽等致腹内压骤然增高的动作。加强腹部情况的观察，如病人突然出现腹痛和腹膜刺激征，应高度怀疑肝癌破裂出血，及时通知医生，积极配合抢救。

2. **术后** 注意监测体温、脉搏、呼吸、血压等生命体征，保持腹腔引流通畅，严密观察腹腔引流的量和性状，如出现腹腔引流血性液体过多、脉搏明显加快、血压下降等表现，说明有内出血发生，应立即通知医生，及时给予输液、输血、应用止血药物等相应处理。手术后密切观察病人神志情况，注意有无嗜睡、烦躁不安等肝性脑病前驱症状。观察腹腔引流管有无胆汁漏出，注意病人有无腹痛和腹膜刺激征，以判断有无胆瘘发生。肝癌多伴有肝硬化，手术后可因门静脉高压而发生胃底、食管下段曲张静脉破裂出血，出现上消化道出血，应注意观察胃管引流情况。

（三）治疗配合

1. 保肝治疗护理 遵医嘱采取必要的保肝措施,如补充清蛋白、维生素、GIK 溶液、血浆、支链氨基酸及保肝药物等,并避免使用对肝脏有损害的药物。

2. 改善凝血功能 合并肝硬化的病人,肝合成的凝血因子减少;门静脉高压者有脾功能亢进时血小板减少,因此,需了解病人的出、凝血时间、凝血酶原时间和血小板计数等,遵医嘱术前 3 日起补充维生素 K,以改善凝血功能,预防出血。

3. 预防肝性脑病 术前 3 日进行肠道准备,遵医嘱给予病人链霉素或卡那霉素口服,以抑制肠道细菌。手术前晚清洁灌肠,以减少氨的来源,禁用肥皂水灌肠,预防术后肝性脑病的发生。

4. 预防感染 术后遵医嘱常规给予抗生素预防感染;保持腹腔引流通畅是预防腹腔感染的重要措施,应加强对腹腔引流管的护理。

5. 引流管护理 肝手术后可能放置多种引流,应注意妥善固定,防止意外脱出;仔细观察并记录引流液的量和性状;注意无菌操作,及时更换引流接管和引流袋。

6. 经肝动脉和(或)门静脉区域化疗的护理

(1)治疗前准备:向病人解释肝动脉插管化疗的目的、方法及注意事项。注意出凝血时间、血常规、肝肾功能及心电图等检查结果。做好穿刺处皮肤准备。

(2)预防出血:术后嘱病人平卧位,穿刺处压沙袋 1 小时,穿刺侧肢体制动 6 小时。注意观察穿刺侧肢体皮肤的颜色、温度及足背动脉搏动。

(3)导管护理:妥善固定和维护导管;严格遵守无菌原则,每次注药前消毒导管,注药后用无菌纱布包扎,防止发生逆行性感染;为防止导管堵塞,注药后用肝素稀释液冲洗导管。

(4)栓塞后综合征的护理:肝动脉栓塞化疗后,多数病人可出现发热、肝区疼痛、恶心、呕吐、白细胞下降等,称为栓塞后综合征。发热、肝区疼痛、恶心、呕吐等可对症处理;当白细胞计数低于 $4 \times 10^9 / L$ 时,应暂停化疗,遵医嘱应用升白细胞药物。

(5)拔管护理:拔管后局部加压 15 分钟,卧床 24 小时,防止局部出血。

（四）心理护理

了解病人的饮食、睡眠、精神状态,观察其言行举止,分析评估病人的焦虑程度,为其创造一个安静的环境。适当进行手术前指导,介绍成功病例,消除病人的紧张心理,帮助病人树立战胜疾病的信心,使其积极配合治疗及护理。

（五）健康指导

注意防治肝炎;不吃霉变食物;肝癌高危人群,应定期进行体格检查,可行 B 超、AFP 普查;指导病人摄入高蛋白、高维生素饮食,以有利于术后康复;指导术后病人适当活动,注意休息;嘱病人坚持术后治疗,定期复查。

第三节 胆道疾病病人的护理

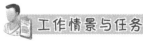
工作情景与任务

导入情景:

外科今天上午来了一位病人——仇阿姨,2 天前出现右上腹持续性疼痛,并向右肩背部

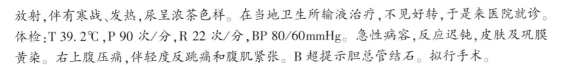

放射,伴有寒战、发热,尿呈浓茶色样。在当地卫生所输液治疗,不见好转,于是来医院就诊。体检:T 39.2℃,P 90 次/分,R 22 次/分,BP 80/60mmHg。急性病容,反应迟钝,皮肤及巩膜黄染。右上腹压痛,伴轻度反跳痛和腹肌紧张。B 超提示胆总管结石。拟行手术。

工作任务:

1. 正确对病人进行护理评估。
2. 手术后,正确进行 T 管引流的护理。

胆道疾病包括胆石症、胆道感染、胆道蛔虫病以及胆道的肿瘤和畸形等,而以前两者多见。胆道感染可引起胆石症,胆石症可导致胆道梗阻而诱发感染,因此,胆石症和胆道感染之间相互联系,相互影响,互为因果。胆石症在我国是常见病,女性比男性多见。

按其成分,胆石可分为胆固醇结石、胆色素结石和混合性结石三种。胆固醇结石以胆固醇为主要成分,由于饮食、代谢因素,胆汁中胆固醇呈过饱和状态,因而发生沉淀和结晶;胆囊收缩功能紊乱,胆囊内胆汁淤滞也是重要病因。胆色素结石以胆红素为主,其成因与胆道感染、胆道寄生虫、胆汁淤滞等有关。

按其所在的部位,胆石可分为胆囊结石、肝外胆管结石和肝内胆管结石。胆囊结石多为胆固醇结石或以胆固醇为主的混合性结石。胆管结石大多是胆色素结石或以胆色素为主的混合性结石。目前,我国的胆石症以胆囊结石最为多见,胆管结石所占比例较小。

急性胆囊炎的病理类型分三型:①急性单纯性胆囊炎:炎症初期,病变局限于黏膜层,仅有充血、水肿和渗出;②急性化脓性胆囊炎:炎症扩散到胆囊壁全层,白细胞弥漫性浸润,黏膜有散在的坏死和溃疡,胆汁呈脓性,浆膜面有脓性渗出物;③急性坏疽性胆囊炎:病变进一步加重,胆囊内压力持续增高,压迫胆囊壁致血运障碍,引起胆囊坏死、穿孔和胆汁性腹膜炎。致病菌以大肠埃希菌最为常见。急性胆囊炎反复发作,可使胆囊壁纤维化,结缔组织增生,胆囊萎缩,形成慢性胆囊炎。

急性梗阻性化脓性胆管炎(acute obstructive suppurative cholangitis,AOSC),或称急性重症胆管炎(ACST),是由于各种原因造成胆管梗阻和狭窄,使胆汁排出不畅,淤滞,继发感染。胆管组织充血、水肿、渗出,发生急性胆管炎。病变进一步发展,梗阻加重,形成胆管完全性梗阻,胆管壁糜烂、水肿、坏死,胆管内充满脓性胆汁,腔内压力增高,常形成胆源性脓毒症或感染性休克。其原因最常见为胆管结石,其次是胆道蛔虫、胆管狭窄、胆管及壶腹部肿瘤等。致病菌以大肠埃希菌为多见。

胆道蛔虫病是肠道蛔虫上行钻入胆道后造成的,多见于儿童和青少年。蛔虫寄生于人体中下段小肠内,有钻孔习性,喜碱厌酸。当其寄生环境发生变化时,如胃肠道功能紊乱、饥饿、发热、驱虫不当等,蛔虫可上窜至十二指肠,如有 Oddi 括约肌功能失调,蛔虫即可钻入胆道。蛔虫钻入的机械性刺激可引起 Oddi 括约肌痉挛,导致胆绞痛,并可诱发急性胰腺炎;虫体带入的肠道细菌可导致胆道感染,严重者可引起急性梗阻性化脓性胆管炎和肝脓肿等。蛔虫在胆道内死亡后,其残骸和虫卵可在胆道内沉积,成为结石形成的核心。

【护理评估】

（一）健康史

了解病人的年龄、性别及饮食习惯。应注意询问是否出现过腹痛、寒战、高热、黄疸等,有无胰腺炎发作病史;怀疑胆道蛔虫者,询问有无驱虫、便虫史,了解病人生活环境的卫生状况。

（二）身体状况

1. 胆囊结石与胆囊炎

（1）无症状胆囊结石：部分胆囊结石病人可无症状，在 B 超检查时被偶然发现，称为无症状胆囊结石。随着健康查体的普及，无症状胆囊结石的发现明显增多。

（2）急性胆囊炎：约95%的病人伴有胆囊结石，主要表现是：①胆绞痛：多于饱餐、进食油腻食物后发生，疼痛位于右上腹或上腹部，呈阵发性，或者持续性疼痛，阵发性加剧，可向右肩胛部和背部放射；②多伴有恶心、呕吐；③发热；④体格检查可出现墨菲（Murphy）征阳性，有时可触及肿大的胆囊；⑤并发症：急性化脓性和坏疽性胆囊炎可致局限性或弥漫性腹膜炎；脓性胆汁进入胆管和胰管，可致胆管炎或胰腺炎发生。

（3）慢性胆囊炎：其表现常不典型，多数病人有胆绞痛病史，其后有厌油、腹胀、嗳气等消化道症状。体格检查时右上腹胆囊区有轻压痛和不适感。

2. 胆管结石与胆管炎

（1）肝外胆管结石与急性胆管炎：肝外胆管结石一般可无症状，但当结石阻塞胆管并继发感染时，出现典型的临床表现，即腹痛、寒战高热、黄疸，称为夏柯（Charcot）三联征。

腹痛发生在剑突下及右上腹部，多为绞痛，呈阵发性发作，或持续性疼痛、阵发性加剧，可向右肩背部放射，常伴恶心、呕吐。胆管梗阻继发感染后，胆管内压力增高，感染向上扩散，细菌和毒素经毛细胆管进入肝窦，再入全身血流引起寒战、高热，体温可高达39～40℃。胆管梗阻后可出现黄疸，其轻重程度、发生和持续时间取决于胆管梗阻的程度、是否并发感染等因素。

肝外胆管结石如不及时治疗，可出现胆道出血、肝脓肿等并发症，亦有引起胆源性胰腺炎可能；反复发作，长期广泛性胆管结石阻塞，可导致胆汁性肝硬化。

（2）肝内胆管结石与胆管炎：肝内胆管结石常与肝外胆管结石并存，其临床表现与肝外胆管结石相似。当胆管梗阻和感染仅发生在部分肝叶、段胆管时，病人可无症状，或仅有轻微的肝区和患侧胸背部胀痛。若一侧肝内胆管结石合并感染，而未能及时治疗并发展为叶、段胆管积脓或肝脓肿时，病人由于长时间发热、消耗而出现消瘦、衰弱等表现，部分病人可有肝大、肝区压痛和叩痛等体征。

（3）急性梗阻性化脓性胆管炎（AOSC）：发病急骤，病情进展快，病人除具有腹痛、寒战高热、黄疸等夏柯三联征的表现外，还可出现休克、中枢神经系统抑制表现，称为雷诺（Reynolds）五联征。

起病初期即出现腹痛、寒战高热，绝大多数病人有较明显黄疸。神经系统症状主要为表情淡漠、嗜睡甚至昏迷；合并休克时也可表现为躁动、谵妄等。体格检查时，病人体温可持续升高达39～40℃，脉搏快而弱，达120次/分以上，血压降低。呈急性病容，可出现皮下瘀斑。剑突下或右上腹有压痛，可有腹膜刺激征。肝肿大，有压痛和叩击痛；有时可扪及肿大的胆囊。如未给予及时有效的治疗，病情将继续恶化，严重者可在短期内死亡。

3. 胆道蛔虫病　表现特点为临床症状与体征不相符，症状重而体征较轻。主要症状是病人突发性剑突下钻顶样剧烈绞痛，可向右肩背部放射，坐卧不安，大汗淋漓；常伴恶心、呕吐，有时可吐出蛔虫。疼痛可反复发作，持续时间不等，可突然自行缓解，间歇一段时间后又突然再次发作，间歇期内可无任何症状，如同常人。由于蛔虫的钻入引起的梗阻多为不完全性，因而黄疸较少见或较轻。病人体征轻微，可在剑突下或右上腹有轻度深压痛。若继发感染和胆道梗阻时，可出现胆管炎、胰腺炎、肝脓肿的相应症状和体征。

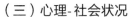

（三）心理- 社会状况

胆道疾病病人的症状可反复发作,常使病人焦虑;当症状明显,或被告知手术时,则易产生恐惧感;胆道结石多次手术治疗仍不能痊愈,经济负担加重,可使病人对治疗信心不足,甚至表现出不合作的态度。

（四）辅助检查

1. B超检查 是普查和诊断胆道疾病的首选方法。对胆囊结石的诊断准确率高达95%以上;对肝外胆管结石的诊断准确率80%左右;根据胆管有无扩张、扩张部位及程度,可对黄疸的原因进行定位和定性诊断。在检查前应禁食8小时,以减少肠管气体干扰。

2. CT检查 能提供胆道扩张的范围、梗阻的部位、胆囊、胆管及胰腺肿块等的情况。

3. 经皮肝穿刺胆管造影 可清楚地显示肝内外胆管的情况,包括病变部位、范围、程度和性质等,有助于胆道疾病,特别是黄疸的诊断和鉴别诊断。可能发生胆汁漏、出血、胆道感染等并发症,造影前应注意检查凝血功能,应用维生素K,必要时应用抗生素。

4. 内镜逆行胰胆管造影 可以直接观察十二指肠及乳头部的情况;能收集十二指肠液、胆汁、胰液行实验室检查;通过造影可显示胆道系统和胰腺导管的解剖和病变。对胆道疾病,特别是黄疸的鉴别诊断有较大价值。

5. 胆道镜检查 可在术中或术后经胆管腔内直接观察胆道系统,术中观察有无胆管狭窄或肿瘤,有无残余结石,或用胆道镜取出肝内胆管结石。术后如有残余结石,可经T管窦道送入胆道镜检查并取出残余结石。

6. 术中或术后胆道造影 胆道手术中,经胆管置管注入造影剂直接造影,可清楚地显示肝内、外胆管,了解胆管内病变。术后可经T管注入造影剂造影,以判定有无残余结石或胆管狭窄。T管拔管前,一般常规行胆道造影。

7. MRI、MRCP检查 可显示整个胆道系统的影像,在诊断梗阻性黄疸方面具有重要价值。

（五）处理原则

1. 胆囊结石与胆囊炎 胆囊切除术是最佳选择。胆囊切除术包括开腹胆囊切除术、腹腔镜胆囊切除术和小切口胆囊切除术。

知识窗

外科腹腔镜手术

腹腔镜手术是20世纪80年代开始应用于临床的一项新兴技术,近20多年来发展迅速。在我国,腹腔镜胆囊切除术已广泛开展并逐步完善。临床实践证明,腹腔镜胆囊切除术具有手术创伤小,对腹腔内脏器干扰小,术后恢复快,住院时间短等优点;然而也有血管损伤、胆道损伤等严重并发症。除了胆囊切除外,腹腔镜手术还在普通外科有很多应用,如腹腔镜阑尾切除术、疝修补术、高选择性迷走神经切断术、结肠癌切除术、脾切除术、肝囊肿开窗引流术等。

2. 胆管结石与胆管炎

(1)肝外胆管结石:以手术治疗为主,其原则是:手术中尽可能取尽结石,解除胆道狭窄和梗阻,去除感染病灶,手术后保持胆汁引流通畅,预防结石复发。常用手术方法有:①胆总管切开取石、T管引流术:可采用开腹或腹腔镜手术。②胆肠吻合术,常用的是胆管空肠

Roux-en-Y吻合术(图16-3)。

(2)肝内胆管结石:应采取以手术为主的综合治疗。合并感染时,给予有效抗生素,加强营养支持疗法,维持水、电解质及酸碱平衡。

(3)AOSC:紧急手术,解除胆道梗阻并引流,从而有效地降低胆管内压力,改善病情。术前应用足量有效的抗生素控制感染,纠正水、电解质和酸碱平衡失调,积极抗休克治疗。通常采用胆总管切开减压、T管引流术。

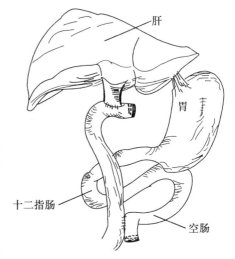

图16-3 胆管空肠Roux-en-Y吻合术

3. 胆道蛔虫病 以非手术治疗为主,仅在非手术治疗无效或出现严重并发症时,才考虑手术治疗。非手术治疗包括解痉镇痛,可用阿托品或山莨菪碱,必要时加用哌替啶;利胆驱虫,可口服食醋、中药乌梅汤,也可经胃管注入氧气驱虫;应用适当抗生素防治感染。当症状缓解后,可用驱虫药物治疗。手术采用胆总管切开探查、T管引流术,术后应行驱虫治疗,以预防复发。

【常见护理诊断/问题】

1. 急性疼痛 与胆石嵌顿、Oddi括约肌痉挛、感染等有关。

2. 体温过高 与胆道感染、细菌毒素吸收有关。

3. 营养失调:低于机体需要量 与食欲缺乏、高热、呕吐、感染等有关。

4. 焦虑 与胆道疾病病情反复发作、对手术的担忧等有关。

5. 潜在并发症:感染性休克、体液代谢失衡等。

【护理措施】

(一)一般护理

1. 体位 病人注意卧床休息,根据病情选择适当的体位,有腹膜炎者如不伴有休克,宜取半卧位。术后早期取平卧位,在血压平稳后取半卧位。

2. 饮食护理 胆道疾病病人对脂肪消化吸收能力低,而且常有肝功能损害,故应给予低脂、高糖、高维生素的易消化饮食。肝功能较好者可给予富含蛋白质的饮食。对病情较重,伴有急性腹痛者或恶心、呕吐者,应暂禁饮食,注意静脉补液,维持水、电解质和酸碱平衡。

3. 对症护理 黄疸病人出现皮肤瘙痒时,可外用炉甘石洗剂止痒,温水擦浴;高热时物理降温;重症病人有休克时,应积极进行抗休克治疗的护理;有腹膜炎者,执行急性腹膜炎的有关护理措施。

4. 手术前护理 做好备皮、药物皮试、配血等必要的术前准备护理。

(二)病情观察

术前注意观察病人生命体征及神志变化,有胆道感染时,体温升高,呼吸、脉搏增快;如果血压下降、神志改变,说明病情危重。观察腹痛的部位、性质、有无诱因及持续时间,注意黄疸及腹膜刺激征的变化,观察有无胰腺炎、腹膜炎等情况发生。及时了解辅助检查结果,准确记录24小时出入量。术后注意病人神志、生命体征、尿量、黄疸情况、腹部症状和体征的观察。

（三）治疗配合

1. 控制感染 遵医嘱应用抗生素,注意按时用药,观察药物的毒副作用。

2. 解痉止痛 对于胆绞痛发作的病人,遵医嘱给予解痉止痛药物,常用哌替啶、阿托品等;禁用吗啡,因其能使 Oddi 括约肌痉挛,加重胆道梗阻。

3. T 管引流的护理 凡切开胆管的手术,一般都放置 T 管引流。其主要目的是：①引流胆汁和减压,防止因胆汁排出受阻导致胆总管内压力增高、胆汁外漏而引起胆汁性腹膜炎;②引流残余结石,使胆道内残余结石,尤其是泥沙样结石通过 T 管排出体外;③支撑胆道,防止胆总管切开处瘢痕狭窄;④经 T 管溶石或造影等。其护理应注意以下几个方面：

(1)妥善固定:T 管除由皮肤戳口穿出后用缝线固定于腹壁外,一般还应在皮肤上加胶布固定。T 管接床边引流袋,连接管不宜太短,防止因翻身、起床活动时牵拉而脱落。

(2)保持引流通畅:病情允许时,鼓励病人下床,活动时引流袋可悬吊于衣服上,位置应低于腹壁引流口高度,防止胆汁逆流而引起感染。注意检查 T 管是否通畅,避免引流管受压、折叠、扭曲、阻塞,应经常向远端挤捏。如有阻塞,应用无菌生理盐水缓慢冲洗,不可用力推注。

(3)观察记录胆汁量及性状:注意观察胆汁颜色、性状,有无鲜血、结石及沉淀物。正常胆汁呈深绿色或棕黄色,较清晰,无沉淀物。颜色过淡或过于稀薄,说明肝功能不佳;混浊表示有感染;有泥沙样沉淀物,说明有残余结石。术后 24 小时内胆汁引流量一般 300～700ml;量少可能因 T 管阻塞或肝功能衰竭所致,量过多应考虑胆总管下端不通畅。

(4)观察病人全身情况:如病人体温下降,大便颜色加深,黄疸消退,说明胆道炎症消退,胆汁能顺利进入肠道;否则表示胆管下端尚不通畅。如有发热和腹痛,出现腹膜刺激征,应考虑胆汁渗漏致胆汁性腹膜炎的可能,及时报告医生处理。

(5)拔管:T 管一般放置 2 周左右,如无特殊情况可以拔管。拔管前必须先试行夹闭引流管 1～2 日,观察病人有无腹痛、发热、黄疸等表现。若出现以上现象,表示胆总管下端仍有阻塞,暂时不能拔管,应开放 T 管继续引流。必要时可在拔管前行 T 管造影,了解胆管内情况。拔管后引流口有少量胆汁流出,为暂时现象,可用无菌纱布覆盖,数日后即可愈合。

4. 腹腔镜胆囊切除术(LC)病人的护理

(1)术前准备:LC 进路多在脐部附近,术前应做好皮肤准备,特别注意脐周的清洁,以预防感染。LC 术中需将二氧化碳注入腹腔,形成人工气腹,保证手术视野清晰,避免损伤周围组织。二氧化碳可弥散

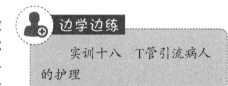

边学边练

实训十八 T管引流病人的护理

入血而导致高碳酸血症,故术前应让病人进行呼吸功能训练,戒烟,避免感冒,防止呼吸道并发症的发生。

(2)术后护理:术后禁食 6 小时。术后 24 小时内,饮食以无脂流质、半流质为主,逐步过渡至低脂普食。术后常规给予低流量吸氧,鼓励病人深呼吸及有效咳嗽,促进体内二氧化碳排出,防止高碳酸血症的发生。

（四）心理护理

胆道疾病往往起病急骤,常有剧烈疼痛,严重者有休克等情况,病人常常焦虑不安。护

士应根据病人具体心理状况,以亲切的语言予以安慰,适当解释,尽量缓解病人的心理压力,使其主动配合治疗及护理,取得理想的康复效果。

（五）健康指导

1. 指导病人合理饮食,一般选择低脂、高蛋白、高维生素的易消化饮食。

2. 注意自我监测,出现腹痛、发热、黄疸等情况时,及时到医院就诊。

3. 病人带 T 管出院时,应告之留置 T 管的目的,指导自我护理,定期复查。

第四节　胰腺癌病人的护理

胰腺癌是消化系统较常见的恶性肿瘤,其发病率有增高趋势。好发于 40 岁以上,男性多于女性。恶性程度高,预后较差。病理类型导管细胞腺癌占大部分,约占 90%,黏液性囊腺癌和腺泡细胞癌较少见。胰腺癌多发于胰腺头部,约占 70%～80%,其次为体、尾部,全胰癌较少见。其转移途径主要为淋巴转移和局部浸润,还可经血行转移至肝、肺、骨、脑等处,亦可发生腹腔内种植。

【护理评估】

（一）健康史

病因尚不清楚,可能与吸烟及遗传因素等有关。应注意询问病人有无吸烟情况及家族史等。

（二）身体状况

1. 上腹疼痛、不适　是常见的首发症状。早期因肿块压迫胰管,使胰管出现不同程度的梗阻、扩张、扭曲及压力增高,出现上腹隐痛、钝痛或胀痛,伴有上腹不适。中晚期肿瘤侵及腹腔神经丛时,出现持续性剧烈腹痛,向腰背部放射,严重影响睡眠和饮食。

2. 消化道症状　病人可出现消化道症状,如食欲缺乏、腹胀、消化不良、腹泻或便秘。部分病人可有恶心、呕吐。晚期癌肿侵及十二指肠,可出现上消化道梗阻或出血。

3. 黄疸　是胰头癌病人的主要表现,因肿瘤压迫或浸润胆总管所致。一般呈进行性加重。肿瘤距胆总管越近,黄疸出现越早。胆道梗阻程度越重,黄疸越深。病人尿液深黄,大便呈白陶土色,出现皮肤瘙痒。体格检查可见巩膜及皮肤黄染,肝大,多数病人可触及肿大的胆囊。

4. 消瘦和乏力　病人在短时期内即可出现明显的消瘦和乏力,同时可伴有贫血、低蛋白血症及营养不良症状。晚期可出现恶病质。

5. 腹部肿块　属晚期体征。肿块位于上腹部,形态不规则,大小不一,质硬,固定,可伴有压痛。

（三）心理-社会状况

病人常有疼痛,特别在夜间为重,严重影响病人的睡眠,易产生焦虑、悲观等情绪;因疾病预后差,常会出现否认、畏惧或愤怒情绪,甚至拒绝接受治疗。

（四）辅助检查

1. 实验室检查　可有血清碱性磷酸酶增高;血清胆红素进行性增高,尿胆红素阳性;胰头癌导致胰管梗阻时,血、尿淀粉酶可出现一过性升高;部分病人血糖增高。免疫学检查可有癌胚抗原及胰胚抗原增高。

2. B超检查　可发现胰腺占位肿块,胆管、胰管扩张,胆囊肿大等。

3. CT 检查　是检查胰腺疾病的可靠方法,能较清晰地显示胰腺的形态、肿瘤的位置、肿瘤与邻近血管的关系,以及腹膜后淋巴结转移情况。

4. MRI、MRCP 检查　能显示胰管、胆管梗阻的部位和胰胆管扩张的程度。

5. ERCP 检查　可了解十二指肠乳头部及胰管、胆管情况,了解阻塞部位和性质。

（五）处理原则

手术治疗为首选。胰头癌的根治性手术为胰头十二指肠切除术(Whipple 手术),切除范围包括胰头、远端胃、十二指肠、上段空肠、胆囊和胆总管(图16-4)。晚期病人无法行根治性手术时,可行姑息性手术,对黄疸者行胆-肠内引流术,也可经内镜下放置支架以解除黄疸。对伴有十二指肠梗阻者,同时施行胃-空肠吻合术。还可进行化疗和放疗。胰腺癌多数病人在发现时已属晚期,手术切除率低,预后差。

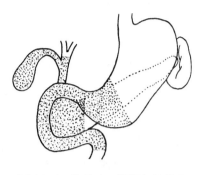

图 16-4　胰头十二指肠切除范围

【常见护理诊断/问题】

1. 慢性疼痛　与癌肿侵犯周围组织、脏器等有关。

2. 营养失调:低于机体需要量　与食欲下降、肿瘤消耗等有关。

3. 焦虑　与胰腺癌预后差有关。

4. 潜在并发症:术后出血、胰瘘、胆瘘、继发性糖尿病、切口感染等。

【护理措施】

（一）一般护理

1. 营养支持　术前给予病人高热量、高蛋白、高维生素饮食,必要时采取肠外营养支持。术后给予静脉输液,维持水、电解质和酸碱平衡;根据需要适当补给全血、血浆或清蛋白等。

2. 对症护理　皮肤瘙痒者,可用止痒药物涂抹,避免指甲抓伤皮肤。疼痛者给予有效止痛护理。

3. 其他　手术前安置胃管,做好其他常规术前准备的护理。

（二）病情观察

术后密切观察体温、脉搏、呼吸、血压等生命体征的变化,监测尿量、血常规、肝肾功能,注意意识和黄疸的变化,注意监测血糖、尿糖和酮体变化。

（三）治疗配合

1. 改善肝功能　术前进行保肝治疗的护理,改善凝血功能,注意补充维生素 K。

2. 控制糖尿病　部分胰腺癌病人手术前合并糖尿病。遵医嘱用胰岛素控制血糖在7.2～8.9mmol/L,尿糖为(-)～(+),无酮症酸中毒时考虑安排手术。

3. 预防感染　遵医嘱术前 1 日使用抗生素,必要时术前 3 日口服肠道抗生素,术前 1 日清洁灌肠。术后遵医嘱继续应用抗生素预防感染。

4. 做好引流护理　了解各种引流管的部位和作用,如胃肠减压管、胆道引流管、胰管引流管、腹腔引流管等。注意妥善固定,观察与记录各种引流管每日引流量和引流液的色泽、形状,警惕胆瘘和胰瘘的发生。腹腔引流管一般放置 5～7 日,胃肠减压管一般留至胃肠蠕动恢复,胆管引流管约需 2 周左右,胰管引流管在 2～3 周后可拔除。

5. 并发症的观察与护理　术后可能有各种并发症发生,如消化道出血、腹腔内出血、胰瘘、胆瘘、继发性糖尿病、切口感染等,注意做好观察和护理。

（四）心理护理

护士应多与病人沟通,了解其真实感受,有针对性地做好心理护理,使病人能配合治疗和护理,取得最好效果。

（五）健康指导

40岁以上病人,出现持续性上腹痛、闷胀、食欲减退、消瘦,应及时到医院就诊;合理饮食,戒烟酒;病人出院后如出现消化不良、腹泻等,多是由于胰腺切除后,剩余胰腺功能不足所致,适当应用胰酶可减轻症状;出院后按时复诊。

*第五节　肝脓肿病人的护理

肝受感染后形成的脓肿,称为肝脓肿。一般根据病原菌的不同,分为细菌性肝脓肿和阿米巴性肝脓肿。临床上细菌性肝脓肿较阿米巴性肝脓肿多见。

一、细菌性肝脓肿

细菌性肝脓肿系指细菌引起的肝内化脓性感染,最常见的致病菌为大肠埃希菌和金黄色葡萄球菌。多继发于胆道及肠道感染。全身其他部位的感染,也可因血行播散而形成肝脓肿。另外,邻近肝的部位发生感染时,细菌可经淋巴系统侵入肝。开放性肝损伤时,细菌可经伤口侵入肝,引起感染,形成脓肿。

【护理评估】

（一）健康史

评估病人发育营养状况;了解是否患有胆道疾病,有无其他部位感染及肝的开放性损伤等。

（二）身体状况

起病较急,主要表现是寒战、高热、肝区疼痛和肝肿大。体温常可高达39~40℃,伴恶心、呕吐、食欲减退和全身乏力。肝区钝痛或胀痛,多为持续性,可伴右肩部牵涉痛,肝大并有压痛,右下胸及肝区有叩击痛。如脓肿在肝前下缘比较表浅的部位时,可伴有右上腹肌紧张和局部明显触痛。肝脓肿巨大,可使右季肋部饱满,有时可见局限性隆起,局部皮肤出现凹陷性水肿。严重病人可出现黄疸。

肝右叶脓肿可破溃而形成膈下脓肿,也可向右胸穿破,形成胸部感染;左叶脓肿偶可穿入心包,发生心包积液;脓肿如向腹腔穿破,则可发生急性腹膜炎。少数情况下,脓肿穿破血管,引起出血,从胆道排出,表现为上消化道出血。

（三）心理-社会状况

由于突然发病,忍受较重的痛苦,担忧预后或经济拮据等原因,病人常有焦虑、悲伤或恐惧反应;发生严重并发症时反应更加明显。

（四）辅助检查

1. 实验室检查　血常规检查:白细胞计数增高,中性粒细胞可高达90%以上,有核左移现象和中毒颗粒。肝功能检查可见轻度异常。

2. 影像学检查　X线检查示肝阴影增大,右膈肌抬高和活动受限。B超能分辨肝内直径2cm的液性病灶,并明确其部位和大小。必要时可行CT检查。

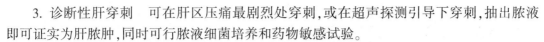

3. 诊断性肝穿刺 可在肝区压痛最剧烈处穿刺,或在超声探测引导下穿刺,抽出脓液即可证实为肝脓肿,同时可行脓液细菌培养和药物敏感试验。

（五）处理原则

加强全身支持疗法,应用足量、有效抗生素控制感染。脓肿形成后,可在 B 超引导下穿刺抽脓或置管引流,如疗效不佳应手术切开引流。注意细菌性肝脓肿是严重感染,应早期诊断,及时治疗,以取得良好治疗效果。

【常见护理诊断/问题】

1. 急性疼痛 与炎性介质刺激有关。

2. 体温过高 与感染后细菌毒素吸收有关。

3. 营养失调:低于机体需要量 与进食减少、感染引起分解代谢增加有关。

4. 潜在并发症:急性腹膜炎、膈下脓肿、胸腔内感染、休克。

【护理措施】

（一）一般护理

1. 降温 高热病人及时应用物理降温,必要时遵医嘱进行药物降温。

2. 镇静止痛 遵医嘱应用镇静止痛药物,以减轻疼痛,保证休息。

3. 加强营养 给予高热量、高蛋白、高维生素饮食,改善全身营养状况;必要时少量多次输血和血浆,以纠正低蛋白血症,增强机体抵抗能力。

（二）病情观察

加强对生命体征和胸、腹部情况的观察,注意脓肿是否破溃引起急性腹膜炎、膈下脓肿等严重并发症。

（三）治疗配合

1. 应用抗生素护理 遵医嘱给予足量、有效抗生素控制感染;注意用药时间、途径和配伍,观察药物的不良反应。

2. 配合抢救 若发生感染性休克时,配合医生,实施各项抢救护理工作。

3. 做好引流护理 病人取半卧位,有利于呼吸和引流;妥善固定引流管,防止意外脱落;每日用无菌生理盐水冲洗脓腔,注意观察引流液的量和性状;及时更换引流袋,注意无菌操作;当每日脓液引流量少于 10ml 时,可拔出引流管,适时换药,直至脓腔闭合。

（四）心理护理

关心、安慰病人,加强与病人的交流和沟通,减轻其焦虑情绪,使之积极配合治疗和护理,取得满意的治疗效果。

（五）健康指导

介绍细菌性肝脓肿防治知识;指导病人遵守治疗、护理要求;解释引流管的意义和注意事项;嘱病人出院后加强营养,定期复查。

二、阿米巴性肝脓肿

阿米巴性肝脓肿是肠道阿米巴病最常见的并发症。阿米巴原虫从结肠溃疡处经门静脉、淋巴管或直接侵入肝内。原虫产生溶组织酶,导致肝细胞坏死,液化的组织和血液形成脓肿。

阿米巴性肝脓肿与细菌性肝脓肿的鉴别见表 16-1。

表 16-1 阿米巴性肝脓肿与细菌性肝脓肿的鉴别

鉴别点	阿米巴性肝脓肿	细菌性肝脓肿
病史	有阿米巴痢疾史	常继发于胆道感染或其他化脓性疾病
症状	起病较缓慢、病程较长,可有高热或不规则发热	起病急骤,全身中毒症状明显,有寒战、高热
体征	肝大显著,可有局限性隆起	肝大不显著,多无局限性隆起
脓肿	较大,多为单发,多见于肝右叶	较小,常为多发性
脓液	大多为棕褐色,无臭味,镜检可找到阿米巴滋养体;若无混合感染,涂片和培养无细菌	多为黄白色脓液,涂片和培养可发现细菌
血液化验	白细胞计数可增加;若无混合感染,血细菌培养阴性;血清学阿米巴抗体检测阳性	白细胞计数及中性粒细胞可明显增加,血液细菌培养可阳性
粪便检查	部分病人可找到阿米巴滋养体或包囊	无特殊发现
治疗	抗阿米巴药物治疗,必要时手术	抗生素治疗,必要时手术

(马文宝)

 思考题

1. 昝女士,40 岁,3 小时前因赴酒宴后突感右上腹疼痛,呈持续性痛,阵发性加重,并向右肩背部放射。恶心,呕吐胃内容物一次。体格检查:T 38.5℃,P 100 次/分,R 16 次/分,BP 110/70mmHg。急性痛苦病容,巩膜无黄染,心肺未见异常。腹平坦,腹式呼吸存在;右上腹压痛,轻度肌紧张,Murphy 征阳性。辅助检查:WBC 18×10^9/L,B 超提示胆囊结石。入院诊断:急性结石性胆囊炎。

请问:

(1)护士在接诊后,针对病人的病情应配合医生采取哪些护理措施?

(2)病人同意手术后,护士需做哪些护理工作?

2. 小赵,男,12 岁,学生。因突发剑突下钻顶样剧痛 4 小时入院。既往有肠道蛔虫病史。疼痛呈间歇性,发作时腹痛剧烈,辗转不安,大汗淋漓,伴恶心、呕吐。疼痛可突然自行缓解,缓解期无任何症状。体格检查:剑突下轻度深压痛。入院初步诊断:胆道蛔虫病。

请问:

(1)护士应协助医生对小赵首先采取哪项辅助检查?

(2)小赵的主要护理诊断是什么?

第十七章　外科急腹症病人的护理

学习目标

1. 具有与病人及家属进行良好沟通的能力,尊重和关爱病人,认真负责、细致、严谨的职业素养。
2. 掌握急腹症腹痛的特点、外科急腹症病人的护理措施。
3. 熟悉外科急腹症的常见病因、常见护理诊断/问题。
4. 学会急腹症病人的护理评估、腹腔穿刺病人的护理。

工作情景与任务

导入情景:

　　李女士患胃病6年,今天晚餐后2小时突发上腹部剧痛,逐渐波及全腹,伴恶心呕吐5次,吐出胃内容物,急诊收住院。体检:体温36.9℃,脉搏106次/分,呼吸20次/分,血压100/65mmHg,全腹肌紧张、压痛及反跳痛,右上腹尤为明显。肝浊音界消失,肠鸣音消失。X线站立位腹部透视:膈下有游离气体。医嘱:腹腔穿刺,立即。

工作任务:
1. 正确对李女士进行护理评估。
2. 正确配合完成腹腔穿刺并做好护理。

　　外科急腹症是指以急性腹痛为主要表现,需要早期诊断和紧急处理的腹部外科疾病。其临床特点是起病急、病情重、发展迅速,病情多变,一旦延误诊断、治疗或护理不当,将会给病人带来严重危害甚至死亡。因此,加强病情观察,及时采取正确的护理措施是十分重要的。

　　引起外科急腹症的常见病因有以下几种:

1. **腹腔内脏器急性炎症**　如急性阑尾炎、急性胆囊炎、急性胆管炎、急性胰腺炎等。
2. **胃肠急性穿孔**　如胃十二指肠溃疡穿孔、阑尾穿孔、小肠穿孔、胃癌或结、直肠癌穿孔等。
3. **空腔脏器梗阻**　如胆石症、胆道蛔虫病、肠梗阻、尿石症等。
4. **腹腔内脏器破裂**　如急性肝破裂、脾破裂等。
5. **腹腔内血管病变**　如肠系膜动脉栓塞等。

知识窗

腹痛的分类

1. 内脏神经痛 由内脏神经感觉纤维传入的疼痛。其特点是：定位不精确,感觉模糊,腹腔内脏对刺、割、灼等刺激不敏感,但对牵拉、膨胀、痉挛和缺血等刺激较敏感,多为痉挛、不适、钝痛、灼痛,常伴恶心、呕吐、出汗等。

2. 躯体神经痛 由躯体神经痛觉纤维传入的疼痛。疼痛特点：感觉敏锐,定位准确,可因咳嗽、体位变化而加重,可伴有局部腹肌紧张、压痛及反跳痛等。

3. 牵涉性疼痛 也称放射痛,是指内脏病变产生的感觉信号被定位于远离该内脏的身体其他部位引起疼痛。

【护理评估】

（一）健康史

1. 了解发病前饮食情况 急性腹痛常与饮食有关,如溃疡病穿孔常发生在饱餐后,急性胆囊炎、胆石症发病常在进油腻食物后,急性胰腺炎多有过量饮酒或暴食史,肠扭转常有饱餐后剧烈运动史。

2. 询问既往疾病史 既往有腹部手术史而出现慢性或急性腹痛,多是粘连性肠梗阻。高血压、高血脂病人在动脉硬化的基础上易发生肠系膜动脉栓塞或血栓形成,导致肠管坏死。

3. 了解月经史 了解病人的月经史,对腹痛的诊断有重要意义。如宫外孕破裂多有停经史。

（二）身体状况

1. 腹痛的部位及范围 腹痛开始的部位或最显著的部位一般就是病变器官的部位,如胃、十二指肠、胆道、胰腺的病变,腹痛大多位于中上腹;但是某些炎症性、梗阻性疾病等早期腹痛的定位常不明确,当刺激波及壁腹膜时,疼痛才转移到病变器官所在部位即转移性腹痛,如急性阑尾炎的转移性右下腹痛。腹痛由一点开始,然后波及全腹者多为实质性脏器破裂或空腔脏器穿孔,如胃十二指肠溃疡穿孔开始出现上腹痛,可很快蔓延至全腹。腹痛的同时其他部位也发生疼痛即牵涉痛,如胆囊炎、胆石症常表现有右肩或右肩胛下角处疼痛,急性胰腺炎可伴左肩痛或左右肋缘至背部疼痛,肾、输尿管结石向下腹部、腹股沟区或会阴部的放射痛等。外伤后腹痛,外力作用处或腹壁擦伤处可能就是损伤脏器所在部位。

2. 腹痛发生的缓急 腹痛起始缓慢并逐渐加重多为炎性疾病。突然发生的腹痛且迅速加重,多见于空腔脏器穿孔或梗阻、腹内脏器扭转或绞窄、实质性脏器破裂等,如溃疡病穿孔、绞窄性肠梗阻、肝破裂等。

3. 腹痛的性质 常可反映腹内脏器病变的类型或性质：①持续性钝痛或隐痛多是腹腔炎症或出血引起,如胆囊炎、脾破裂;溃疡病穿孔可引起化学性腹膜炎而呈刀割样锐痛;持续性胀痛为麻痹性肠梗阻的特征。②持续性疼痛伴阵发性加剧多表示炎症和梗阻并存,如绞窄性肠梗阻早期和胆石病合并感染。③阵发性绞痛是因平滑肌痉挛所致,见于空腔脏器梗阻如机械性肠梗阻、胆石病、输尿管结石等,胆道蛔虫病常表现为剑突下间歇性"钻顶样"剧痛。

4. 腹痛的程度 一般情况下,不同的疾病腹痛程度可有差异。如炎症性刺激腹痛较

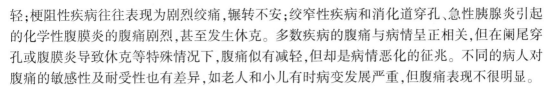

轻;梗阻性疾病往往表现为剧烈绞痛,辗转不安;绞窄性疾病和消化道穿孔、急性胰腺炎引起的化学性腹膜炎的腹痛剧烈,甚至发生休克。多数疾病的腹痛与病情呈正相关,但在阑尾穿孔或腹膜炎导致休克等特殊情况下,腹痛似有减轻,但却是病情恶化的征兆。不同的病人对腹痛的敏感性及耐受性也有差异,如老人和小儿有时病变发展严重,但腹痛表现不很明显。

5. 腹痛的伴随症状

(1)呕吐:腹痛初起常因内脏神经末梢受刺激而有较轻的反射性呕吐;机械性肠梗阻因肠腔积液与痉挛,呕吐可频繁而剧烈;腹膜炎病人的呕吐,可因肠麻痹所致,亦可因毒素吸收后刺激呕吐中枢所致,一般呈溢出性。幽门梗阻时呕吐物无胆汁;高位肠梗阻可吐出大量胆汁;低位肠梗阻呕吐物有粪臭;绞窄性肠梗阻呕吐物可为血性或咖啡色。

(2)腹胀:腹胀逐渐加重,应考虑低位肠梗阻,或腹膜炎病情恶化而发生了麻痹性肠梗阻。

(3)排便改变:肛门停止排便排气,是肠梗阻典型症状之一;腹腔脏器炎症伴有大便次数增多或里急后重感,考虑盆腔脓肿形成;果酱样血便或黏液血便是肠套叠等肠管绞窄的特征。

(4)发热:腹痛后发热,表示有继发感染。

(5)黄疸:可能系肝胆疾病或继发肝胆病变。

(6)血尿:应考虑泌尿系损伤、结石或感染等。

6. 腹部体征

(1)注意观察腹部形态及腹式呼吸运动,是否出现胃、肠型或蠕动波,有无局限性隆起或腹股沟肿块等。

(2)压痛最明显的部位通常就是病变所在位置。如有腹膜刺激征,应了解其部位、范围及程度,腹膜刺激征的程度常能反映病变的轻重。触及腹部包块时,注意部位、大小、形状、质地、活动度等,并结合其他表现或检查以区别炎性包块、肿瘤、肠套叠或肠扭转、尿潴留等。

(3)移动性浊音表明腹腔内有积液或积血,消化道穿孔时肝浊音界可消失;膈下感染时季肋区叩痛明显。

(4)肠鸣音亢进、气过水声、金属音是机械性肠梗阻的特征;腹膜炎、麻痹性肠梗阻、低钾血症时肠鸣音减弱或消失。

7. 直肠指检 是判断急腹症病因及病情变化的简便而有效的方法。如急性阑尾炎时直肠右侧触痛;有直肠膀胱陷凹(或直肠子宫陷凹)脓肿时直肠前壁饱满、触痛、有波动感;指套染有血性黏液应考虑肠管绞窄等。

(三)急腹症的鉴别

急腹症的鉴别涉及外科、内科、妇科等许多疾病,而外科急腹症又包括炎症、穿孔、出血、梗阻、绞窄等不同病理情况。护士只有掌握各科疾病急性腹痛特点,才能做好门诊的分诊、接诊工作,才能对住院病人做好及时、准确的病情观察和评估。

1. 内科腹痛特点 某些内科疾病如肺炎、胸膜炎、心肌梗死等可致上腹牵涉痛;急性胃肠炎、铅中毒、糖尿病酮症、尿毒症、腹型癫痫、腹型过敏性紫癜等可致痉挛性腹痛。内科腹痛的特点是:①常伴有发热、咳嗽、胸闷、胸痛、气促、心悸、心律失常、呕吐、腹泻等症状,但一般先发热或先呕吐,后出现腹痛,或呕吐、腹痛同时发生。②腹痛或压痛部位不固定,程度均较轻,无明显腹肌紧张。③查体或化验、X线、心电图等检查可明确疾病诊断。

2. 妇科腹痛特点 ①以下腹部或盆腔内疼痛为主,可向会阴部放射。②常伴有白带增多、阴道流血,或有停经史、月经不规则,或与月经周期有关。如育龄妇女月经周期前半期可发生卵巢滤泡破裂出血,后半期可发生黄体破裂出血;月经周期延长且本次血量少时,可能有异位妊娠破裂出血。急性盆腔炎有发热、白带多。卵巢囊肿蒂扭转有腹部肿块史,突发剧痛。③妇科检查可明确疾病诊断。

3. 外科腹痛特点 ①一般先有腹痛,后出现发热等伴随症状;②腹痛或压痛部位较固定,程度重;③常可出现腹膜刺激征,甚至休克;④可伴有腹部肿块或其他外科特征性体征及辅助检查表现。常见外科急腹症的临床特点如下:

(1)胃十二指肠溃疡急性穿孔:①有溃疡病史;②突然发生的上腹部持续性刀割样剧痛,很快扩散至全腹;③明显的腹膜刺激征,全腹压痛、反跳痛、肌紧张呈板状,肝浊音界缩小或消失;④立位 X 线检查可见膈下游离气体。

(2)急性胆囊炎:①常在进油腻食物后发病;②右上腹绞痛,向右肩背部放射;③右上腹有压痛、肌紧张,Murphy 征阳性;④B 超检查显示胆囊肿大、壁增厚,常可见胆囊结石。

(3)急性胆管炎:典型的症状为 Charcot 三联征,即腹痛、寒战高热、黄疸;感染加重引起急性梗阻性化脓性胆管炎时,除 Charcot 三联征外,还有休克和神经系统症状,即 Reynolds 五联征。B 超可见胆管扩张,多数伴有胆管结石。

(4)急性胰腺炎:①常在暴饮暴食或饮酒后发生,或有胆道疾病史;②突然发生上腹部持续性剧烈疼痛,常向左肩及左腰背部放射;③血、尿淀粉酶增高;④B 超和 CT 检查见胰腺肿大、胰周积液等表现。出血性坏死性胰腺炎可伴有休克症状,腹腔穿刺可抽出血性液体。

(5)急性肠梗阻:①腹痛:突然发生的腹部绞痛,呈阵发性发作。如腹痛加剧呈持续性,可能发生肠绞窄或穿孔;②呕吐:腹痛时常伴恶心呕吐;③腹胀:低位肠梗阻腹胀明显;绞窄性肠梗阻腹胀多为不对称;麻痹性肠梗阻则表现为均匀性全腹胀;④停止排便排气;⑤机械性肠梗阻者肠鸣音亢进,有气过水声或金属音;麻痹性肠梗阻者肠鸣音减弱或消失;⑥X 线检查见肠管内多个气液平面等。

(6)急性阑尾炎:典型表现为转移性右下腹痛和右下腹固定压痛。

(7)腹内脏器破裂出血:①有腹部外伤史;②受伤部位突发持续性剧痛;出血量大者可出现休克;③腹腔穿刺可抽出不凝固血液。

(8)肾或输尿管结石:上腹部和腰部钝痛或绞痛,可沿输尿管行径向下腹部和会阴部放射,可伴有呕吐和血尿。

(四)心理-社会状况

外科急腹症由于起病急、病情重、发展迅速,常需紧急手术,病人容易产生焦虑、急躁的心理,表现出无助、不合作,严重的可出现恐惧、绝望。

(五)辅助检查

1. 实验室检查 腹腔内出血病人血红蛋白、红细胞计数和血细胞比容降低;腹腔内感染病人白细胞计数及中性粒细胞比例升高;泌尿系损伤或结石病人尿液中可有大量红细胞;梗阻性黄疸病人尿胆红素阳性;消化道出血病人粪便隐血试验呈阳性;急性胰腺炎病人血、尿淀粉酶明显升高。

2. 影像学检查

(1)X 线检查:消化道穿孔或破裂可见膈下游离气体;机械性肠梗阻时站立位腹部平片可见肠管内多个气液平面,麻痹性肠梗阻时可见肠管普遍扩张;泌尿系结石时腹部可见阳性结石影。

（2）B超检查：是诊断实质性脏器损伤和占位性病变的首选方法，亦可了解腹腔内有无积液、积血及其部位和量；胆石病和泌尿系结石可见回声。

（3）CT、MRI检查：对实质性脏器损伤、腹腔内占位性病变及急性坏死性胰腺炎的诊断均极有价值。

（4）血管造影检查：对疑有腹腔内脏损伤、胆道出血或小肠出血及肠系膜血管栓塞的诊断有帮助。

3. 腹腔穿刺 根据所抽出液体的性质（脓性、血性、粪性）、颜色深浅、混浊度或涂片显微镜检查、淀粉酶值测定结果等，可初步判断急腹症的病因。

（六）处理原则

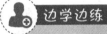

边学边练

实训十九 腹腔穿刺病人的护理

1. 非手术治疗 ①严密观察生命体征和腹部体征的变化；②禁食，胃肠减压，纠正水、电解质失衡；③解痉及应用抗生素；④动态监测各项辅助检查结果。

2. 手术治疗 ①对诊断明确，病情严重的病人应立即手术；②对诊断不明，但腹痛和腹膜炎体征加剧，全身中毒症状严重者，应在非手术治疗的同时，积极做好术前准备，及早手术治疗。

【常见护理诊断/问题】

1. 急性疼痛 与腹腔器官的炎症、穿孔、出血、梗阻或绞窄等病变有关。

2. 恐惧 与突然发病、剧烈疼痛、紧急手术、担忧预后等因素有关。

3. 体温过高 与腹部器官炎症或继发腹腔感染有关。

4. 体液不足 与限制摄入（禁饮食）和丢失过多（腹腔渗液、呕吐、肠腔积液、胃肠减压等）有关。

5. 潜在并发症：休克、腹腔脓肿。

【护理措施】

1. 一般护理

（1）体位：一般情况良好，血压稳定无休克，宜取半卧位。

（2）饮食：一般病人入院后都暂禁饮食。对诊断不明确或病情较重者必须严格禁饮食。

（3）其他：做好物理降温、口腔护理、生活护理等。

2. 严密观察病情变化 ①定时观察生命体征变化。注意有无脱水等体液紊乱或休克表现；②定时观察腹部症状和体征的变化，如腹痛的部位、范围、性质和程度，有无牵涉性痛。腹部检查见腹膜刺激征出现或加重，提示病情恶化。同时注意观察并分析有关伴随症状以及呼吸、心血管、妇科等其他系统相关表现；③动态观察辅助检查结果；④记录24小时出入量；⑤观察有无腹腔脓肿形成。

病情观察或非手术治疗期间，如发现以下情况，应及时与医师联系，考虑手术治疗：①全身情况不良或发生休克；②腹膜刺激征明显；③有明显内出血表现；④经非手术治疗短期内（6～8小时）病情未见改善或趋于恶化者。

3. 治疗配合

（1）胃肠减压：根据病情需要来决定是否实行胃肠减压。但急性肠梗阻和胃肠道穿孔或破裂者必须进行胃肠减压，并保持有效引流。

（2）输液或输血：建立通畅的静脉输液通道，必要时输血。防治休克，纠正水、电解质、酸碱平衡紊乱，纠正营养失调。

（3）抗感染：很多急腹症的病因都与感染有关，使用抗生素可改善病情，根据医嘱使用抗生素，注意给药剂量、时间、途径及配伍禁忌等。

（4）疼痛护理：病人腹痛时，安慰病人，并取半卧位，可使腹肌放松，有助于减轻疼痛。在病情观察期间应慎用止痛剂，对诊断明确的单纯性胆绞痛、肾绞痛等可给解痉剂和镇痛药，凡诊断不明或治疗方案未确定的急腹症病人，应禁用吗啡、哌替啶等麻醉性镇痛药，以免掩盖病情。对已决定手术的病人，为减轻其痛苦，可以适当使用镇痛药。

（5）手术病人的护理：①术前准备：及时做好药物皮肤过敏试验、配血、备皮、有关常规实验室检查或器官功能检查等。急腹症病人一般禁止灌肠，禁止服用泻药，以免造成感染扩散。但蛔虫性肠梗阻病人口服液状石蜡或肠套叠早期灌肠复位等治疗性措施例外。②术后护理：参考其他章节有关疾病的护理措施。

4. 心理护理　注意倾听病人主诉，安慰、关怀病人。适当地向病人或家属说明病情变化以及有关诊治方法、护理措施的意义，使其能很好配合医护工作。

5. 健康指导

（1）告诉病人积极控制急腹症的各种诱因，如消化性溃疡者要正规治疗，定时服药；反复发作粘连性肠梗阻者，应避免暴饮暴食及饱餐后剧烈运动。

（2）告知病人及家属非手术治疗的意义及手术治疗的指征。如疼痛突然中止或加重均提示病情的严重变化（如肠破裂、阑尾穿孔、憩室破裂）。须立即手术，以避免病情加重。

（3）加强营养，促进康复；术后注意早期活动，预防肠粘连。

（俞宝明）

 思考题

1. 王先生，32岁，工人，餐后1小时突发脐周疼痛，迅速扩散至右下腹，疼痛呈持续性，伴恶心呕吐，急诊入院。体检：体温 36.5℃，脉搏 80 次/分，血压 120/70mmHg，全腹压痛、反跳痛、肌紧张呈"板状"，肝浊音界不清，肠鸣音消失。既往有十二指肠溃疡病史 2 年。临床诊断：十二指肠溃疡急性穿孔。

请问：

（1）护士在接诊后，针对病人的病情应配合医生采取哪些护理措施？

（2）病人同意手术后，护士需做哪些护理工作？

2. 吴女士，30岁，因车祸伤及左季肋部1小时就诊，病人述左上腹疼痛，呈持续性，并逐渐扩散至全腹，伴有口渴、头晕，不能行走。站立时，头晕加剧，并有心悸、气短。

请问：

（1）护士应协助医生对吴女士进行哪些检查？检查时应注意什么？

（2）吴女士常见护理诊断/问题（写出主要的3个）有哪些？

第十八章 周围血管疾病病人的护理

学习目标

1. 具有与病人及家属进行良好沟通的能力,尊重和关爱病人,认真负责、严谨、细致的职业素质。
2. 掌握原发性下肢静脉曲张、血栓闭塞性脉管炎病人的护理措施。
3. 熟悉原发性下肢静脉曲张、血栓闭塞性脉管炎病人的护理评估。
4. 了解原发性下肢静脉曲张、血栓闭塞性脉管炎病人的发病因素。
5. 学会运用护理程序为周围血管疾病病人实施整体护理。

第一节 原发性下肢静脉曲张病人的护理

工作情景与任务

导入情景:

交通警察张叔叔,5 年前开始感觉久站后左下肢酸胀、沉重,踝关节及足背肿胀,休息可减轻,未进行处理。3 个月前左小腿内侧出现溃烂,换药治疗不愈收入院。检查:发现其左下肢浅静脉隆起、蜿蜒迂曲,站立时更明显,踝关节周围肿胀,手指按压有凹陷,左小腿内侧见一大小约 3cm×3cm 的溃疡,Perthes 试验显示深静脉通畅。医嘱:明天上午 8:30 行左大隐静脉高位结扎及主干与曲张静脉剥脱术。

工作任务:

1. 正确进行手术前护理。
2. 正确安置病人术后体位和指导病人术后活动锻炼。

下肢静脉曲张(lower extremity varicose veins)是指下肢因血液回流障碍,导致浅静脉伸长、迂曲而呈曲张状态,常并发小腿慢性溃疡,是外科的一种常见病。分为原发性(单纯性)和继发性(代偿性)两种。

1. 原发性下肢静脉曲张　多见,是指仅涉及浅静脉的曲张。主要原因是先天性静脉壁薄弱、静脉瓣膜缺陷,以及静脉内压力持久升高。

(1)先天性因素:静脉壁薄弱、静脉瓣膜缺陷是全身支持组织薄弱的一种表现,与遗传因素有关。

（2）后天性因素：长期站立工作、久坐少动、重体力劳动、妊娠、盆腔肿瘤、慢性咳嗽、习惯性便秘等，均可加强血柱重力，造成血流由上而下、由深而浅倒流，使缺乏肌肉有力支持的浅静脉逐渐伸长、弯曲、扩张，从而形成静脉瓣膜相对关闭不全，又会加重静脉曲张。

2. 继发性下肢静脉曲张　常继发于深静脉病变，如下肢深静脉因炎症、血栓形成而阻塞，深静脉瓣膜关闭不全；也可继发于其他病变，如盆腔肿瘤等压迫髂外静脉引起下肢静脉曲张。

【护理评估】

（一）健康史

询问病人是否长期站立工作、从事重体力劳动、慢性咳嗽、习惯性便秘等引起腹内压增高史，了解是否晚期妊娠，了解病人有无家族遗传病史。

（二）身体状况

原发性下肢静脉曲张以大隐静脉曲张多见，单独的小隐静脉曲张较少见；以左下肢多见，但双下肢可先后发病。

发病早期，病人在长时间站立后感下肢沉重、乏力、小腿酸胀、足部水肿等。可见下肢浅静脉扩张、迂曲呈蚯蚓状（图18-1）；病程较长者，皮肤可发生营养障碍，表现为足靴区皮肤萎缩、脱屑、瘙痒、色素沉着、湿疹等，可伴有血栓性浅静脉炎、小腿慢性溃疡。

（三）心理-社会状况

病人因慢性病程、下肢不适、溃疡创面经久不愈，影响正常生活和工作，而产生忧虑、悲伤等心理。

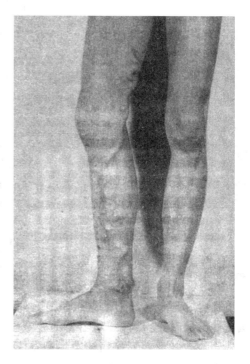

图18-1　下肢浅静脉曲张呈蚯蚓状

（四）辅助检查

1. 特殊检查

（1）深静脉通畅试验：病人站立，待下肢浅静脉明显充盈时，于腹股沟下方扎止血带以阻断浅静脉，嘱病人连续用力作下蹲、站立动作10余次，如果深静脉通畅，充盈的浅静脉程度减轻或消退，表示可以手术；如果深静脉阻塞，则浅静脉充盈更加明显，并有胀痛不适，禁忌结扎代偿曲张的浅静脉。

（2）大隐静脉瓣膜功能试验：病人仰卧，抬高下肢使浅静脉排空，在腹股沟下方扎止血带以阻断大隐静脉；嘱病人站立，仔细观察大隐静脉充盈情况。如在30秒内不充盈，放松止血带后见大隐静脉迅速由上而下充盈，表示交通支瓣膜功能良好，大隐静脉入股静脉处瓣膜功能不全，可选用大隐静脉高位结扎术；若上述试验在30秒内即充盈，表示交通支的瓣膜功能不全，如果放松止血带后充盈更为明显，表示交通支的瓣膜和大隐静脉入股静脉处瓣膜功能均不全，须行大隐静脉高位结扎加剥脱术。小隐静脉曲张检查法类同，但止血带应扎于小腿上1/3近腘窝处（图18-2）。

（3）交通静脉瓣膜功能试验（Pratt test）（图18-3）：病人仰卧，抬高下肢，在大腿根部扎止血带。然后从足趾向上至腘窝缠第一根弹力绷带,再自止血带处向下缠第二根弹力绷带。让病人站立,一边向下解开第一根弹力绷带,一边向下继续缚缠第二根弹力绷带,如果在两根绷带之间的间隙内出现曲张静脉,即提示该处有功能不全的交通静脉。

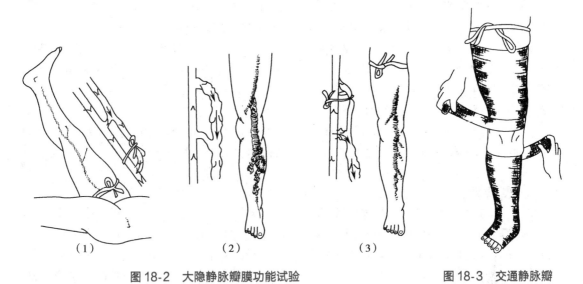

（1）　　　　　　　　（2）　　　　　　　　（3）

图 18-2　大隐静脉瓣膜功能试验　　　　　　图 18-3　交通静脉瓣
膜功能试验

2. 影像学检查

（1）下肢静脉造影:可观察下肢深静脉全程是否通畅、静脉的形态和瓣膜的功能以及病变程度,是确定诊断最可靠的方法。

（2）血管超声多普勒检查:可观察瓣膜关闭活动及有无逆向血流。

（五）处理原则

1. 非手术治疗　仅能改善症状。适用于病变局限、症状较轻又不愿手术,妊娠期发病或年老体弱、重要脏器功能不全不能耐受手术者。主要措施有:①促进下肢静脉回流:避免久坐、久站,间歇抬高患肢,穿弹力袜或用弹力绷带;②硬化剂注射和压迫疗法:常用5%鱼肝油酸钠注入排空的曲张静脉后引起炎症反应使之闭塞,注射后穿弹力袜或缠绕弹力绷带,大腿维持压迫1周,小腿维持压迫6周左右。

2. 手术治疗　是静脉曲张的根本治疗方法。适用于深静脉通畅、无手术禁忌者。有传统手术和微创疗法。传统手术为大隐或小隐静脉高位结扎及主干与曲张静脉剥脱、结扎功能不全的交通静脉;微创手术有静脉腔内激光治疗、内镜筋膜下交通静脉结扎术、旋切刀治疗等。

3. 慢性溃疡治疗　通过换药控制局部感染后,尽早对曲张静脉手术,术后局部血运情况改善后,溃疡一般很快愈合;如果溃疡仍未愈合,则可切除溃疡,植皮治愈。

【常见护理诊断/问题】

1. 活动无耐力　与下肢静脉曲张、血液回流障碍有关。

2. 皮肤完整性受损　与皮肤营养不良、慢性溃疡有关。

3. 潜在并发症:深静脉血栓形成、曲张静脉破裂、血栓性静脉炎。

知识窗

静脉腔内激光治疗

静脉腔内激光治疗(EVLT)主要是利用血管内血红蛋白在810nm波长的激光脉冲附近有较高的吸收峰而导致血管内壁凝固、收缩、纤维化,达到闭锁静脉的目的。

手术过程大致为:先进行大隐静脉高位结扎,再于患肢内踝前用18G穿刺针穿刺大隐静脉主干,置入超滑导丝,导入5F导管至大隐静脉结扎处,抽出导丝,置入激光纤维。设置激光功率为12W,一边发射激光,一边以2mm/s速度同步后撤导管和光纤。助手沿大隐静脉行程压迫,促使静脉管腔闭合。

优点:①无切开或小切口,不影响肢体美观;②创伤小,可以分次、分阶段治疗;③手术时间短,病人痛苦小;④术后恢复快;⑤住院时间短。但远期疗效有待观察。

【护理措施】

1. 一般护理 注意休息,加强营养,抬高患肢,指导病人行走时穿弹力袜或使用弹力绷带,促进静脉回流。穿弹力袜或使用弹力绷带时应注意:①宽度和松紧度适宜。弹力袜的选择必须适合病人腿部周径,穿着时保证平整无皱褶,短袜在膝下3cm处结束,长袜应在腹股沟下3cm结束;弹力绷带松紧度以能将一个手指伸入缠绕的圈内为宜;②包扎前应使静脉排空,故以清晨起床前进行为好;③包扎时从肢体远端开始,逐渐向上缠绕;④使用中注意观察肢端的皮肤色泽、下肢肿胀情况。

2. 病情观察 注意观察非手术治疗的效果。手术后注意观察末梢血液循环和足背有无水肿,了解弹力绷带的松紧度及有无患肢疼痛等不适,及时发现深静脉血栓形成、血栓性静脉炎等并发症,报告医生并协助处理。

3. 治疗配合

(1)非手术疗法及术前护理:①避免长时间站立,坐时尽量双膝不要交叉,以免压迫腘窝而影响静脉回流。患肢肿胀时,卧床休息并抬高患肢30°~40°,以利于静脉回流。保持大小便通畅,防止腹内压增高。②并发溃疡者,保持创面清洁,可用等渗盐水或1:5000呋喃西林液湿敷,手术日晨将溃疡处再换药一次,手术前遵医嘱使用抗生素控制感染。③手术前严格备皮,范围包括腹股沟部、会阴部和整个下肢。若需植皮,还应做好供皮部位的皮肤准备。④手术前用甲紫或记号笔画出曲张静脉的行径,便于术中准确操作。⑤注射硬化剂的部位用无菌敷料覆盖,弹力绷带包扎。

(2)手术后护理:①卧床休息,下肢抬高30°,并进行足部伸屈和旋转运动;②术后24小时鼓励病人下地行走,促进下肢静脉回流,避免深静脉血栓形成,避免过久站立、静坐或静立不动;③手术后将患肢用弹力绷带自足背向大腿方向加压包扎;④及时换药,遵医嘱使用抗生素。

4. 心理护理 与病人沟通,使病人了解静脉曲张的有关知识,消除其顾虑和担忧,积极配合治疗。

5. 健康指导 ①避免久站、久坐,坐时避免双膝交叉过久;②休息时适当抬高患肢,指导病人进行适当体育锻炼,增强血管壁弹性;③非手术治疗病人坚持长期使用弹力袜或弹力绷带,手术病人术后宜继续使用1~3个月。

边学边练

实训二十 下肢静脉曲张病人的护理

第二节 血栓闭塞性脉管炎病人的护理

 工作情景与任务

导入情景：

李先生，吸烟25年，每天30支左右，在冷库工作15年，每天有散步习惯。半年前开始，散步2km左右就出现左小腿持续性剧烈疼痛，被迫停下休息，疼痛缓解。近3天，左小腿因疼痛无法行走而就诊入院。体检：左小腿皮肤苍白，肌萎缩，足背动脉搏动消失。诊断：左下肢血栓闭塞性脉管炎。医嘱：盐酸哌替啶注射液50mg，肌内注射，必要时。

工作任务：

1. 给李先生实施正确的止痛措施。

2. 正确对李先生进行健康指导。

血栓闭塞性脉管炎(thromboangitis obliterans)又称Buerger病，是一种累及血管的炎症性、节段性和周期性发作的慢性闭塞性疾病。我国北方较多见，好发于青壮年男性。

病因尚不完全清楚，可能与下列因素有关：①外在因素：主要有吸烟、寒冷与潮湿的生活环境，慢性损伤和感染；②内在因素：自身免疫功能紊乱、性激素和前列腺素失调及遗传因素。上述诸因素中，主动或被动吸烟是诱发本病发生和发展的重要原因。

病变主要累及四肢中、小动脉，伴行静脉亦常受累，尤其是下肢血管。病变由远端向近端发展，呈节段性分布，两段之间血管比较正常。早期以血管痉挛为主，继而血管内膜增厚并有血栓形成，进一步导致血管完全闭塞。后期，血管壁炎症病变向周围扩展，血管周围纤维组织增生硬化，将动脉、静脉及其周围的神经粘连在一起。在血栓闭塞形成的同时，可有代偿性侧支循环形成，症状可暂时缓解，或周期性加重，最终可造成肢体远端坏疽和溃疡形成。

【护理评估】

（一）健康史

询问病人有无吸烟史，生活、工作环境是否寒冷和潮湿，有无损伤和感染病史。了解病人有无自身免疫功能紊乱、性激素失调及遗传史。

（二）身体状况

本病起病隐匿，进展缓慢，常呈周期性发作，经较长时间后症状逐渐加重。根据肢体缺血程度可分为三期：

1. 局部缺血期 由于动脉痉挛，下肢供血不足，出现肢端发凉、怕冷、小腿部酸痛、足趾有麻木感。尤其是在行走一定距离后，肌肉耗氧增多，代谢增强，但下肢供血不能相应增加，代谢产物聚积，引起刺激性疼痛和肌肉抽搐，被迫停下来，休息几分钟后，局部代谢产物被清除，疼痛等症状可缓解，但再行走后又可发作，这种现象称为间歇性跛行(intermittent claudication)，是此期的典型表现。少部分病人可伴有游走性静脉炎，表现为下肢浅小静脉条索状炎性栓塞，局部皮肤红肿、压痛，2周左右逐渐消失，后又在另一处发生。此期病人足背、胫后动脉搏动明显减弱。

2. 营养障碍期 此期除血管痉挛加重外，还有明显的血管壁增厚及血栓形成，即使休息也不能满足局部组织的血液供应,肢端出现持续性疼痛,尤以夜间为甚,病人不能安睡,常弯腰抱膝而坐,或将下肢置于下垂位,以增加血供,缓解疼痛。这种现象称为静息痛。此期足部和小腿皮肤苍白、干冷、肌肉萎缩、趾甲增厚或脆裂。足背、胫后动脉搏动消失。

3. 组织坏疽期 患肢动脉完全闭塞,供血中断,以致发生干性坏疽,先见于足趾尖端,逐渐累及全趾,甚至足部或更高平面。此后,坏死组织可自行脱落,形成经久不愈的溃疡;当继发感染时,可转为湿性坏疽,患处红、肿、热、痛,流出恶臭脓液,并有全身感染中毒症状。

（三）心理-社会状况

病人可因患肢疼痛及病情逐渐加重丧失劳动能力,严重影响生活而产生忧虑、急躁、悲观情绪;后期因疼痛剧烈,一般止痛剂难于奏效,发生肢端坏疽后须截肢,而对治疗、生活丧失信心;也可由于使用麻醉性镇痛剂,出现药物成瘾。

（四）辅助检查

1. 一般检查 ①跛行距离和跛行时间试验。②皮肤温度测定:双侧肢体对应部位皮肤温度相差2℃以上,提示皮温降低侧有动脉血流减少。③患肢远端动脉搏动情况:若搏动减弱或不能扪及常提示血流减少。④肢体抬高试验(Buerger试验):病人平卧,下肢抬高45°,3分钟后若出现麻木、疼痛、足趾和足掌皮肤呈苍白或蜡黄色为阳性;再让病人坐起,下肢自然下垂于床沿,足部皮肤出现潮红或发绀者,提示下肢有严重供血不足。⑤解张试验:通过蛛网膜下腔或硬脊膜外腔阻滞麻醉,对比麻醉前后下肢的温度变化。阻滞麻醉后皮肤温度升高明显,为动脉痉挛因素;若无明显变化,说明病变动脉已处于严重狭窄或完全闭塞。

2. 特殊检查 超声多普勒、肢体血流图、动脉造影等检查,可明确病变血管的部位、范围、程度和侧支循环等。

（五）处理原则

1. 非手术治疗 防治病变进展,改善和促进下肢血液循环。主要措施有:①一般治疗:严禁吸烟,防止受潮、受冷和外伤,肢体保暖但不做热疗,以免组织需氧量增加而加重症状;选择有效的止痛方法,早期患肢进行适度锻炼,促进侧支循环建立。②药物治疗:血管扩张剂能改善血液循环,缓解血管痉挛;低分子右旋糖酐能降低血液黏稠度,改善微循环,防止血栓形成;中医中药活血化瘀;并发感染的病人应用抗生素。③高压氧治疗:提高机体血氧含量,改善组织的缺氧程度。

2. 手术治疗 目的是重建动脉血流通道,增加肢体血液供应,改善因缺血引起的不良后果。手术方法主要有腰交感神经节切除术、动脉重建术、大网膜移植术、分期动-静脉转流术及截肢术。

【常见护理诊断/问题】

1. 慢性疼痛 与动脉痉挛、管腔狭窄或闭塞造成组织缺血有关。

2. 组织完整性受损 与肢端坏死、脱落有关。

3. 焦虑 与久治不愈,对治疗失去信心有关。

4. 知识缺乏:缺乏本病的预防及功能锻炼方法的知识。

【护理措施】

1. 一般护理 指导病人进行患肢适度锻炼,休息和睡眠时头高脚低位,使血液容易灌流至下肢。坐时应避免双膝交叉,防止腘动、静脉受压,阻碍血流。加强营养,提高机体修复能力。

2. 病情观察 定期测皮温并记录,两侧对照,以观察疗效。密切观察患肢远端的皮温、色泽、感觉和动脉搏动等。行抗凝治疗的病人,应注意其出血倾向。

3. 治疗配合　①疼痛的护理:早期病人可遵医嘱给予血管扩张药物及中医中药治疗;中晚期病人疼痛剧烈,常需使用麻醉性镇痛药,应注意成瘾性;疼痛难以解除者可实施病人自控镇痛(PCA)技术。②防治感染:保持足部清洁、干燥,防止组织损伤,湿性坏疽时遵医嘱使用抗生素。③手术后护理:动脉重建术后,患肢平置并制动 2 周,静脉重建术后,患肢抬高30°并制动 1 周;卧床期间做足背屈伸运动,以促进局部血液循环。密切观察患肢血运情况,及时发现血管痉挛和继发性血栓形成。

 知识窗

病人自控镇痛（PCA）技术的优点

病人自控镇痛(PCA)术,就是将一个特制的储药泵通过一条细管道安放在病人身上(硬膜外腔、静脉、皮下),止痛药物经过 PCA 泵以特定的速度持续地将药物泵入人体,起到止痛作用,根据疼痛程度不同可选择不同的泵入速度。泵的上面还有一个自控按钮,当病人感到疼痛时,可自己按压增加注药量。

与传统的肌内注射镇痛药相比,PCA 有明显的优点:①PCA 给药符合药代动力学的原理,更容易维持最低有效镇痛药浓度;②能克服镇痛药药效动力学的个体差异,做到按需给药,减少副作用的发生;③止痛药的使用真正做到及时、迅速,镇痛效果好;④便携式设计,治疗时不受体位及空间的限制。

4. 心理护理　向病人介绍有关血栓闭塞性脉管炎的知识,帮助病人树立信心,消除悲观情绪,积极配合治疗,促进早日康复。

5. 健康指导　①绝对戒烟,以消除烟碱对血管的刺激,提高治疗效果;②保护患肢,避免外伤;注意肢体保暖,但不能局部加温;穿合适的棉质鞋袜,勤更换,以防真菌感染;③指导病人进行 Buerger 运动:平卧,双下肢抬高45°,维持 2 ~ 3 分钟,然后坐起,双足下垂床边 2 ~ 5 分钟,同时做足背屈、跖屈和旋转运动,再将下肢平放 5 分钟,如此反复锻炼 5 次,每天数遍。

(俞宝明)

 思考题

1. 章师傅,男,50 岁,搬运工,左下肢酸胀、沉重 12 年入院,诊断为"左下肢原发性大隐静脉曲张",拟行大隐静脉高位结扎加曲张静脉剥脱术。

请问:

(1)术前应做好哪些护理工作?

(2)术后病情观察主要包括哪些内容?

2. 蒋先生,43 岁,近日久立或行走时出现左侧小腿沉重,酸痛,麻木,甚至因疼痛被迫停下休息。查体:患侧足部皮温降低,足背动脉搏动较健侧弱。诊断:左下肢血栓闭塞性脉管炎。

请问:

(1)该病人主要的护理诊断有哪些?

(2)你作为责任护士,应采取哪些护理措施?

第十九章 泌尿及男性生殖系统
疾病病人的护理

 学习目标

1. 具有细致严谨的工作作风和良好职业道德,尊重、关心和爱护病人,保护病人隐私,减轻病人痛苦,维护健康。
2. 掌握泌尿及男性生殖系统常见疾病的身体状况和护理措施。
3. 熟悉泌尿及男性生殖系统常见疾病的常见护理诊断/问题。
4. 了解泌尿系统常用的诊疗方法及其意义,泌尿及男性生殖系统常见疾病的病因、病理生理、护理目标和护理评价。
5. 学会正确运用护理程序对泌尿及男性生殖系统常见疾病病人实施整体护理。

第一节 常见症状及诊疗操作的护理

一、常见症状

(一)排尿改变

1. **尿频** 正常成人白天排尿 4~6 次,夜间排尿 0~1 次,尿频者排尿次数明显增多,但每次尿量减少。生理性和病理性的因素均可导致尿频。无器质性病变,因饮水过多、食用利尿食物等引起排尿次数增多称生理性尿频。因器质性病变(如膀胱炎症、前列腺增生、脑外伤、脑肿瘤、糖尿病等)引起排尿次数增多称病理性尿频。此外,精神因素也可引起尿频。

2. **尿急** 有尿意即迫不及待地要排尿,且难以自控。多见于膀胱炎症或膀胱容量过小、顺应性降低者,也可见无尿路病变的焦虑或精神紧张者。

3. **尿痛** 排尿时出现尿道疼痛,可在排尿初、中、末或排尿后。疼痛呈烧灼样,多与膀胱、尿道或前列腺感染有关。尿痛常伴尿频、尿急;三者同时出现时,合称为膀胱刺激征。

4. **排尿困难** 膀胱内尿液不能通畅地排出,可表现为排尿迟缓、费力,尿线无力、分叉、变细,尿不尽,尿滴沥等。由膀胱以下尿路梗阻所致,如良性前列腺增生。

5. **尿流中断** 排尿时,尿流突然中断伴疼痛。多见于膀胱结石。

6. **尿潴留** 膀胱内充满的尿液不能自行排出。尿潴留可分为急性和慢性两类。急性尿潴留见于膀胱出口以下尿路严重梗阻、腹部或会阴部手术后。慢性尿潴留见于膀胱颈部

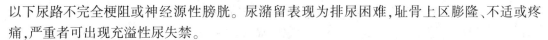

以下尿路不完全梗阻或神经源性膀胱。尿潴留表现为排尿困难,耻骨上区膨隆、不适或疼痛,严重者可出现充溢性尿失禁。

7. 尿失禁　尿液不能自主控制而流出。可分以下四种类型:①真性尿失禁:又称完全性尿失禁,指尿液持续从膀胱流出,膀胱空虚。常见于膀胱颈部和尿道括约肌受损者。②充溢性尿失禁:又称假性尿失禁,指膀胱功能完全失代偿,膀胱过度充盈,当膀胱内压超过尿道阻力时,尿液不断溢出。常见于各种慢性尿潴留者。③压力性尿失禁:指当腹内压突然增高如咳嗽、打喷嚏、大笑等时尿液不随意地流出。女性多见,特别是多次分娩或产伤者。④急迫性尿失禁:严重尿频、尿急,膀胱不受控制就开始排尿。常见于膀胱严重感染。

（二）尿液改变

1. 尿量　正常成人 24 小时尿量为 1000 ~ 2000ml。24 小时尿量少于 400ml 或每小时尿量少于 17ml 称少尿。24 小时尿量少于 100ml 称无尿,大于 3000ml 为多尿。

2. 血尿　尿液中含过多的红细胞称血尿。根据红细胞含量的不同,血尿可分为镜下血尿和肉眼血尿。

（1）镜下血尿:新鲜离心尿沉渣每高倍镜视野中红细胞 >3 个,但肉眼尚不能分辨有无血色。

（2）肉眼血尿:肉眼可见到尿液呈血色。通常 1000ml 尿液中含 1ml 血液即可呈肉眼血尿。肉眼血尿分为:①初始血尿,血尿见于排尿的初始阶段,提示膀胱颈或尿道出血;②终末血尿,血尿见于排尿的终末阶段,提示后尿道、膀胱颈部或膀胱三角区出血;③全程血尿,血尿见于排尿的全过程,提示膀胱或上尿路出血。

 知识窗

真假血尿

1. 尿液呈"血色"不一定是血尿。进食一些药物、食物可使尿液呈红色、橙色或褐色。如大黄、酚酞、利福平、四环素类、嘌呤类等。挤压伤或溶血反应可使尿液呈褐色,不是血尿,而是肌红蛋白尿或血红蛋白尿。

2. 尿液中含血不一定是血尿。前尿道病变出血或邻近脏器出血,滴入尿中,尿液中有红细胞,却不是真血尿。

3. 脓尿　尿液中含大量白细胞。离心尿沉渣每高倍镜视野中白细胞 >5 个有病理意义,提示泌尿系统感染。

4. 乳糜尿　尿液中含有淋巴液,使尿液呈乳白色。多见于丝虫感染者。

5. 晶体尿　尿液中盐类过饱和,其中物质沉淀、结晶,排出时尿液澄清,静置后有白色沉淀物。经稀释、加热、改变尿液 pH 等措施可使沉淀消失。

二、诊疗操作的护理

（一）X 线检查

1. 尿路平片（KUB）检查　是评估泌尿系统疾病常用的检查方法,无需使用造影剂作对比的普通腹部 X 线检查。摄片范围应包括两侧肾脏、输尿管和膀胱。为确保平片的质量,摄片前应尽量清除肠道内气体和粪便,护理重点是做好肠道准备:①摄片前 2 ~ 3 日禁用不透 X 线的药物,如铋剂、铁剂、钡剂等;②摄片前 1 日少渣饮食减少粪便形成,服缓泻剂促进肠道排空;③摄片日晨禁食并排便,若排出困难或积气过多,可采用低压灌肠。

2. 静脉尿路造影(IVU)检查　又称排泄性尿路造影,静脉注射有机碘造影剂,造影剂到达肾脏后,经滤过随尿液一起排出,从而使尿路显影。一般注射造影剂后 5、15、30、45 分钟分别摄片,根据显影时间和形态了解双肾排泄功能和尿路情况。禁用于碘过敏、妊娠、肾功能严重受损者。为保证病人安全和显影清晰,应做好以下护理:①肠道准备(同本节尿路平片检查);②造影前应做碘过敏试验,对离子型造影剂过敏时,可用非离子型造影剂;③禁食、禁水 6~12 小时提高尿路中造影剂浓度,造影前排空膀胱防止尿液稀释影响显影效果;④注射造影剂后,要密切观察病人,如有异常,及时协助医生处理;⑤摄片后鼓励病人适当多饮水,促进造影剂排出,并注意休息。

3. 逆行肾盂造影(RP)检查　经膀胱镜行输尿管插管并通过导管注入造影剂,造影剂逆尿路上行进而显示输尿管、肾盂、肾盏。适用于静脉造影显影不清或有禁忌者。禁用于急性尿路感染或尿道狭窄者。该检查主要护理:①肠道准备(同本节尿路平片检查);②严格无菌操作,操作中动作轻柔,避免损伤;③摄片后,鼓励病人多饮水、多排尿,遵医嘱给予抗生素防治尿路感染。

4. 血管造影　适用于肾血管疾病、肾损伤、肾实质肿瘤等。其中数字减影血管造影(DSA)能清晰显示直径为 1mm 血管,并可进行栓塞治疗。禁用于有出血倾向、碘过敏、妊娠、肾功能严重受损者。该检查主要护理:①造影前做好肠道准备(同本节尿路平片检查)和碘过敏试验;②造影后穿刺部位局部加压包扎,平卧 24 小时;③造影后密切观察生命体征,穿刺部位肢体动脉搏动,皮肤温度、颜色、感觉,尿量情况等,以便尽早发现出血和血栓形成等并发症;④造影后鼓励病人多饮水,必要时静脉输液以促进造影剂排出。

(二)膀胱尿道镜检查

膀胱尿道镜(图 19-1)可观察尿道、膀胱内面、双侧输尿管口有无病变。用活检钳可取可疑组织进行病理检查。还可用于输尿管插管、输尿管套石、膀胱内碎石等。膀胱尿道镜适用范围广,但严禁用于以下病人:①尿道狭窄;②急性膀胱炎;③膀胱容量 <50ml。

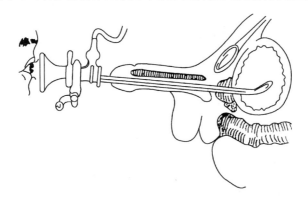

图 19-1　膀胱尿道镜检查

护理要点:

1. 心理护理　膀胱尿道镜检查属于有创操作,检查前应做好解释和说明,消除病人及家属顾虑。

2. 检查前护理　嘱病人排空膀胱,准备好检查用物,清洗病人会阴。

3. 检查中配合　将病人安置于截石位,协助医生消毒、铺巾、麻醉,及时提供所需物品,保证光源和膀胱持续灌洗,密切观察病人。

4. 检查后护理 膀胱尿道镜检查后常有肉眼血尿和尿道疼痛,嘱病人注意休息、多饮水、多排尿,遵医嘱给予止血药、抗生素和止痛剂。如出血多者应留院观察,进行补液、抗感染等治疗,必要时留置尿管。

（三）膀胱冲洗

膀胱冲洗是经留置尿管或耻骨上膀胱造瘘管,将冲洗液注入膀胱后再由导管排出,从而达到膀胱内冲洗、治疗尿路感染或防止尿道堵塞的目的。常用于长期留置导尿管、前列腺或膀胱手术后等病人。常用的冲洗液有:生理盐水、0.02%呋喃西林、0.02%乳酸依沙吖啶(雷佛奴尔)、3%硼酸、抗生素溶液等。常用的冲洗方法分密闭式(图19-2)和开放式。

护理要点:①根据病情选用合适的冲洗液;②冲洗液温度常保持在25~30℃,可防止膀胱痉挛,如膀胱内出血可使用4℃冷冲洗液;③冲洗速度、次数及冲洗液量应根据病情而定。一般尿色深则快,尿色浅则慢;每日冲洗2~3次;每次冲洗液量一般不超过100ml,膀胱手术后每次冲洗液量不超过50ml;④确保膀胱冲洗通畅,如不畅可采用挤捏导尿管、加快冲洗速度、增大冲洗压力等方法。⑤密切观察并准确记录引流情况,如血尿颜色在冲洗中加深,应警惕活动性出血,及时通知医生并协助处理。

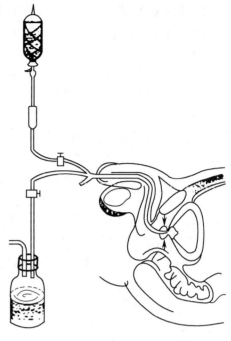

图19-2 密闭式膀胱冲洗

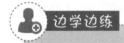

边学边练

实训二十一 膀胱冲洗病人的护理

第二节 泌尿系统损伤病人的护理

 工作情景与任务

导入情景:

大学生小李,边打手机边横穿马路,一辆小汽车从马路左侧急速驶来。司机急刹车,但因速度过快还是撞在小李左腰部。小李倒在马路上并感左腰部疼痛难忍。肇事司机立即送小李至附近医院。入院查体:T 36.5℃,P 90次/分,R 16次/分,BP 100/70mmHg,左腰部红肿,有压痛,表情痛苦,尿呈血红色。CT检查提示左肾挫伤。医嘱:林格液500ml静脉滴入,立即。

工作任务:

1. 对小李进行正确护理评估。

2. 指导小李卧床休息,密切观察生命体征、排尿等病情变化。

泌尿系统损伤以男性尿道损伤最多见,肾、膀胱损伤次之,输尿管损伤少见。

（一）肾损伤

1. 病因

（1）开放性肾损伤:火器或锐器由体表进入到肾脏,进而引起肾脏损伤。

（2）闭合性肾损伤:直接暴力(腰腹部撞击或挤压)或间接暴力(坠跌、扭转、对冲伤)导致肾脏损伤。

（3）医源性损伤:经皮肾穿刺活检、肾造瘘等手术或检查导致肾脏损伤。

2. 病理　根据损伤程度将闭合性肾损伤分为以下四种(图19-3):

（1）肾挫伤:肾包膜和肾盂肾盏黏膜均完整,部分肾实质损伤,形成肾瘀斑和包膜下血肿。如损伤集合系统可出现少量血尿。

（2）肾部分裂伤:裂伤近肾包膜并伴包膜破裂,可形成肾周血肿;裂伤近集合系统并伴肾盂肾盏黏膜破裂,可出现明显血尿。

（3）肾全层裂伤:肾包膜、肾实质、肾盂肾盏黏膜均破裂,可引起广泛的肾周血肿、尿外渗、血尿。肾横断或碎裂时,部分肾组织可出现缺血。

（4）肾蒂血管损伤:肾蒂血管部分或全部撕裂,可导致大出血、休克、肾动脉内血栓形成。

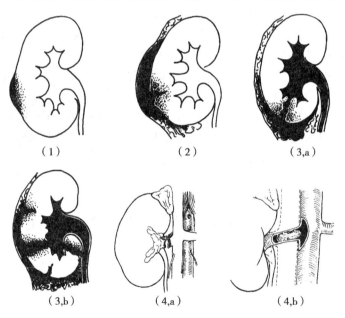

图19-3　肾损伤的类型

（1）肾挫伤　（2）肾部分裂伤　（3）肾全层裂伤:(3,a)肾周血肿、血尿、尿外渗出;
(3,b)肾横断、碎裂　（4）肾蒂血管损伤:(4,a)肾蒂血管断裂;(4,b)肾动脉内膜断裂及血栓形成

（二）膀胱损伤

1. 病因

（1）开放性膀胱损伤:多见于战伤,膀胱通过伤口与外界相通。

（2）闭合性膀胱损伤:发生率最高,多见于膀胱充盈时,下腹部受暴力撞击、挤压或骨盆骨折移位导致。

（3）医源性膀胱损伤:因膀胱镜检查或手术(如前列腺电切术)引起。

（4）自发性膀胱破裂:有病变的膀胱(如膀胱结核)过度膨胀进而发生破裂。

2. 病理

（1）膀胱挫伤:仅伤及膀胱黏膜或浅肌层,膀胱壁未穿透,无尿外渗,可出现血尿。

（2）膀胱破裂:可分为 2 种(图 19-4)①腹膜外型:膀胱壁破裂而腹膜完整,尿液易渗入膀胱周围和耻骨后间隙,可引起盆腔感染。多由膀胱前壁破裂引起,常伴骨盆骨折。②腹膜内型:膀胱壁和腹膜均破裂,膀胱和腹腔相通,尿液可进入腹腔引起腹膜炎。多见于膀胱后壁和顶部损伤。

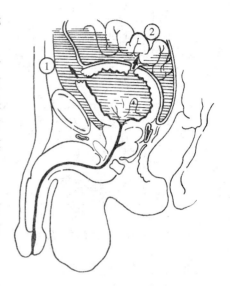

图 19-4 膀胱损伤

（三）尿道损伤

多见于男性。男性尿道以尿生殖膈为界,分前后两段。前尿道包括球部和阴茎部;后尿道包括前列腺部和膜部。其中球部和膜部损伤最多见。

1. 病因与分类

（1）前尿道损伤:球部固定在会阴,前尿道损伤多在球部,多由会阴骑跨伤所致。

（2）后尿道损伤:膜部穿尿生殖膈,后尿道损伤多在膜部,多因骨盆骨折所致。

2. 病理

（1）尿道挫伤:仅尿道黏膜或尿道海绵体部分损伤,阴茎和筋膜完整,有水肿和出血。

（2）尿道裂伤:部分尿道壁断裂,尿道周围有血肿和尿外渗,愈合后可出现瘢痕性尿道狭窄(图 19-5)。

（3）尿道断裂:尿道完全离断,断端退缩、分离,引起尿道周围血肿和尿外渗,可致尿潴留。根据断裂部位,可分为:①尿道球部断裂:血液和尿液可渗入会阴浅袋,导致会阴、阴囊及阴茎肿胀,甚至向上扩展至下腹壁。②尿道膜部断裂:血液和尿液渗入前列腺和膀胱周围,如耻骨前列腺韧带撕裂可使前列腺向后上方移位(图 19-6)。

【护理评估】

（一）肾损伤

1. 健康史　仔细询问受伤的时间、原因、姿势、部位、暴力性质、受伤经过;详细了解采取的诊疗措施及结果。此外,还应了解既往健康情况等。

2. 身体状况

（1）血尿:多数病人会出现血尿。肾挫伤者血尿较轻,表现为镜下血尿或轻度的肉眼血尿;肾部分裂伤或全层裂伤者血尿明显。血尿轻重与损伤程度并不一致。如血块堵塞尿路,肾蒂断裂,肾动脉血栓形成等情况时,血尿可不明显,甚至无血尿。

（2）疼痛:肾周软组织损伤、肾包膜下血肿形成、出血或尿外渗可引起患侧腰、腹部疼痛。血液、尿液进入腹腔或合并腹内脏器损伤,可出现全腹痛和腹膜刺激征。血块通过输尿管可引起肾绞痛。

（3）腰腹部肿块:血液、尿液进入肾周可形成肿块,有触痛。

（4）休克:严重肾裂伤、肾蒂血管损伤或合并其他脏器损伤者易发生休克。

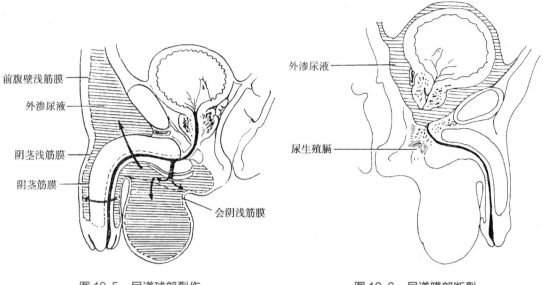

图 19-5　尿道球部裂伤　　　　　　图 19-6　尿道膜部断裂

（5）发热：肾损伤导致周血肿、尿外渗继发感染，甚至造成肾周脓肿或化脓性腹膜炎，伴全身中毒症状。

3. 心理-社会状况　损伤后疼痛、血尿等不适导致病人及家属出现焦虑或恐惧的心理。

4. 辅助检查

（1）实验室检查：可有镜下血尿甚至肉眼血尿。如红细胞计数、血红蛋白、血细胞比容进行性下降，则提示有活动性出血。如白细胞计数和中性粒细胞比例升高，则提示感染。

（2）影像学检查：B 超、CT、MRI 等检查，可显示肾损伤的部位、程度、有无包膜下和肾周血肿等，其中 CT 分辨率高、耗时短，是临床肾脏损伤常用检查。此外，血管造影和排泄性尿路造影对诊断有无肾损伤、损伤程度及范围有帮助，但临床上不作为首选。

5. 处理原则　多数闭合性肾损伤病人可经非手术治疗而愈，措施包括绝对卧床休息、抗休克、抗感染、止血和止痛。对于开放性肾损伤和经非手术治疗后休克无好转、血尿不减轻、腰部包块进行性增大或可能合并其他脏器损伤的病人，需及时手术治疗，可酌情施行肾修补术、肾部分切除术或肾切除术，充分引流尿外渗和处理合并伤。

（二）膀胱损伤

1. 健康史　仔细询问受伤的时间、原因、部位、暴力性质、受伤经过、受伤时膀胱是否充盈，伤后已采取的诊疗措施及其结果。此外，还应了解有无膀胱疾病或手术史等。

2. 身体状况

（1）腹痛：根据暴力大小和膀胱损伤的情况，病人可出现不同程度的腹痛。膀胱轻度挫伤，仅出现下腹部疼痛；膀胱腹膜外破裂，尿外渗和血肿形成除下腹痛外还可出现压痛、肌紧张；膀胱腹膜内破裂，尿液进入腹腔可引起急性腹膜炎症，腹腔内尿液多者，可出现移动性浊音。

（2）休克：骨盆骨折引起剧痛、大出血常发生休克。

（3）血尿和排尿困难：膀胱轻度挫伤者，血尿较轻且可自行消失；膀胱破裂者尿液进入腹腔或膀胱周围间隙，病人有尿意但不能排尿或仅能排少量血尿。

（4）尿瘘：开放性膀胱损伤者体表伤口与膀胱相通可出现尿瘘，如与直肠或阴道相通则

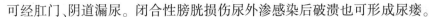

可经肛门、阴道漏尿。闭合性膀胱损伤尿外渗感染后破溃也可形成尿瘘。

3. 心理-社会状况 由于损伤后腹痛、血尿、排尿困难等不适及对预后的担心,病人及家属易出现焦虑或恐惧。

4. 辅助检查

(1)实验室检查:尿液可见大量红细胞,有活动性出血者血常规可见红细胞计数、血红蛋白、血细胞比容进行性下降;继发感染时白细胞可增多。

(2)影像学检查:X线检查可发现骨盆骨折。膀胱造影检查可发现造影剂漏至膀胱外,是确诊膀胱破裂的主要手段。

(3)导尿试验:对膀胱破裂的诊断很有价值。插入导尿管后,如引出300ml以上清亮尿液者基本可排除膀胱破裂。如无尿液引出或仅少量血尿,则膀胱破裂可能性大;需经导尿管注入灭菌生理盐水200~300ml,片刻后再吸出,吸出量与注入量差异大提示膀胱破裂。

5. 处理原则 膀胱挫伤或膀胱造影显示尿外渗少且症状轻者,经留置导尿7~10日和抗感染治疗可治愈。多数膀胱破裂需要手术治疗,术前尽可能纠正休克,手术包括裂口修补、耻骨上膀胱造瘘和充分引流尿外渗。注意处理骨盆骨折等合并伤和防治感染。

（三）尿道损伤

1. 健康史 仔细询问受伤的时间、原因、姿势、暴力性质、受伤经过,详细了解已采取的诊疗措施及结果。

2. 身体状况

(1)尿道出血:有鲜血从尿道外口滴出,为前尿道损伤最常见的症状。后尿道损伤者尿道外口常无流血或仅有少量血尿。

(2)疼痛和压痛:前尿道损伤者伤处常有疼痛、压痛和排尿痛,可有尿道口和会阴放射痛。后尿道损伤者常有下腹疼痛、局部压痛和肌紧张。

(3)排尿困难和尿潴留:尿道损伤病人因局部水肿、尿道括约肌痛性痉挛、尿道连续性中断或血块堵塞尿道,引起排尿困难或尿潴留。

(4)尿外渗:前尿道损伤者尿外渗至会阴、阴囊、阴茎,甚至向上扩展至腹壁。后尿道损伤者尿外渗至耻骨后间隙和膀胱周围。

(5)局部血肿和瘀斑:尿道骑跨伤或骨盆骨折造成尿生殖膈撕裂,可出现会阴、阴囊肿胀、瘀斑和血肿。

(6)休克:骨盆骨折引起剧痛、大出血者可出现休克。

3. 心理-社会情况 由于损伤后尿道出血、疼痛、排尿困难、尿潴留等不适及对能否正常排尿、性功能是否受影响的担心,病人易出现焦虑或恐惧。

4. 辅助检查

(1)实验室检查:尿液可见大量红细胞,合并活动性出血者可有红细胞计数、血红蛋白和血细胞比容进行性下降。

(2)影像学检查:X线检查可明确有无骨盆骨折。尿路造影可显示尿道损伤部位和程度。

(3)诊断性导尿:可检查尿道是否连续、完整。在严格无菌条件下轻柔地插入导尿管,如插入顺利说明尿道连续。如插入困难说明尿道可能裂伤或断裂,不应反复试插,以免加重损伤和引发感染。

5. 处理原则 尿道损伤的处理原则是重建尿道的连续性、解除尿潴留、引流尿外渗、防治感染和尿道狭窄。对有排尿障碍的病人,可试插导尿管,如试插成功,则将该导尿管留置2周左右。对于前尿道损伤等不能插入导尿管的病人,可酌情行尿道修补或尿道吻合术;后尿道损伤,一般行尿道会师复位术(图19-7),也可酌情行后尿道吻合或单纯膀胱造瘘术(二期行尿道吻合术)。术后留置导尿管,拔管后定期行尿道扩张以防止尿道狭窄。尿道损伤合并骨盆骨折、休克者,应平卧,勿随意搬动,立即抗休克治疗并做好手术准备。

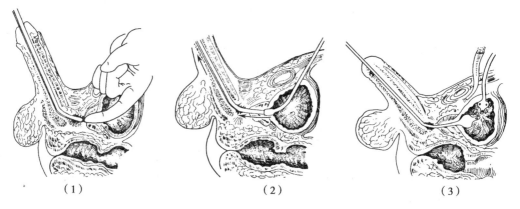

（1）　　　　　　　　　（2）　　　　　　　　　（3）

图 19-7　尿道会师复位术

【常见护理诊断/问题】

1. 急性疼痛　与组织损伤、尿外渗、肾包膜下血肿形成、血块堵塞输尿管或尿道等有关。
2. 体液不足　与肾裂伤、肾蒂损伤、骨盆骨折损伤血管、腹膜炎等有关。
3. 排尿障碍　与膀胱破裂、尿道损伤等有关。
4. 潜在并发症:休克、感染、尿道狭窄。

【护理目标】

1. 病人疼痛减轻。
2. 体液恢复正常。
3. 排尿恢复正常。
4. 潜在并发症得到有效防治。

【护理措施】

（一）一般护理

1. 体位与休息　有休克者采用平卧位或中凹卧位;合并骨折者应妥善固定,减少活动,多卧床休息。

2. 饮食　高热量、高蛋白、高维生素饮食促进组织愈合;多饮水,增加尿液排出,防止血块堵塞和减少尿路感染。

（二）病情观察

密切观察病人生命体征,定期测量体温、脉搏、呼吸、血压。注意尿液颜色、尿量变化,疼痛部位及程度,腰腹部包块和腹膜刺激征的变化,动态监测红细胞计数、血红蛋白和血细胞比容变化。如经非手术治疗,出现以下情况应及时报告医生并做好术前准备:①生命体征仍未好转;②血尿加重;③腰、腹部包块逐渐增大;④血细胞计数、血红蛋白和血细胞比容进行性下降。

（三）治疗配合

1. 非手术治疗和术前护理

（1）肾损伤：①快速建立静脉通道，遵医嘱及时补液、使用止血药和抗生素，必要时输血，维持有效循环血量，防治休克。②肾损伤非手术治疗者，应绝对卧床休息 2～4 周，即使血尿消失仍需继续卧床至预定时间。过早下床或活动不当可引发再次出血。③有手术指征者，在防治休克的同时积极做好术前准备。

（2）膀胱损伤：①留置导尿管，保持引流通畅，密切观察尿液情况，加强导尿管的护理，导尿管留置 7～10 日后拔除。②合并骨盆骨折者，应妥善固定，遵医嘱输液，必要时输血，防治休克。③鼓励病人多饮水，保持伤口、尿道口干燥、清洁，遵医嘱使用抗生素，防治感染。④有手术指征者，应尽快做好术前准备。

（3）尿道损伤：①嘱病人勿用力排尿，避免尿外渗。②加强伤口和导尿管护理，鼓励病人多饮水，遵医嘱使用抗生素防治感染。③合并骨盆骨折、大出血者做好相关护理。

2. 手术后护理

（1）体位与饮食：麻醉作用消失后，血压平稳者可取半卧位。术后常需禁食，胃肠功能恢复后开始进食，多饮水。

（2）引流管的护理：妥善固定，通畅引流，避免扭曲、受压或脱落，遵守无菌操作，定期消毒和更换引流袋，观察并记录引流情况。

（3）肾脏手术后护理：①密切观察切口引流和尿液的情况。如切口引流管持续引出鲜红的液体、量无减少趋势应警惕内出血，及时报告医生并配合治疗。血尿加重或尿量突然减少，应及时报告医生，查明原因并及时处理。②肾切除者术后需卧床休息 2～3 日，肾修补术、肾部分切除术或肾周引流术后需绝对卧床休息 1～2 周。③肾切除者注意输液速度不宜太快，不应使用对肾有毒性的药物。

（4）膀胱及尿道手术后护理：①膀胱造瘘术后，保持引流管通畅，防止逆行感染；保持瘘口周围皮肤清洁，及时更换敷料。为减少尿液刺激，可在瘘口周围涂氧化锌软膏。膀胱造瘘管一般留置 10 日左右。拔管前须先夹管，待病人排尿通畅方可拔除造瘘管，拔管后用纱布堵塞并覆盖造瘘口。②膀胱修补术后，应留置导尿管或耻骨上膀胱造瘘管，持续引流尿液 2 周。③尿道修补术后常留置导尿管 2～3 周，尿道吻合术后需留置 3 周，留置期间加强导尿管的护理。④尿道会师复位术后均留置尿管，除常规护理外，需有效牵引促进分离的尿道断面愈合。以尿管与人体纵轴呈 45°，牵引以 0.5kg 为宜。牵引 2 周左右松开，继续留置导尿管 1～2 周，创伤严重者可适当延长。⑤尿外渗切开引流者，保持引流通畅，密切观察引流情况，敷料浸湿或污染应及时更换。如尿外渗致阴囊肿大者抬高阴囊，有利于肿胀的消退。

（5）并发症的防治：①感染：严格无菌操作，做好生活护理，保持伤口等部位清洁、干燥，遵医嘱使用抗生素。一旦发生感染，立即查明并清除感染灶。②尿瘘：保持引流通畅和局部清洁，防治感染，加强营养，促进愈合。③尿道狭窄：尿道损伤者易发生尿道狭窄，正确留置导尿管。伤处愈合后配合医生定期施行尿道扩张术（先每周 1 次，持续 1 月后视情况定期扩张）。尿道扩张术后嘱其多饮水；必要时遵医嘱给予止血、抗感染治疗。

（四）心理护理

根据病人的具体情况制订合适的心理护理方案。向病人及家属解释病情和目前的治疗方案可行性，减轻焦虑、恐惧。

（五）健康指导

加强自我保护意识、避免损伤。肾损伤非手术和肾部分切除术者需严格遵守绝对卧床时间；出院后，3 个月内不宜从事重体力劳动和剧烈活动。肾切除术者注意保护健肾，防止外伤和禁用肾毒性药物。膀胱损伤者需注意尿外渗和尿瘘形成。尿道损伤者易发生尿道狭窄,需定期行尿道扩张术。

【护理评价】

1. 病人疼痛是否减轻。

2. 体液是否恢复正常。

3. 排尿是否恢复正常。

4. 潜在并发症是否得到有效的防治。

第三节 尿石症病人的护理

工作情景与任务

导入情景:

国庆长假,王叔叔陪儿子去游乐场坐过山车。坐完后感左腰部疼痛,疼痛较轻,以为扭到腰。在回家路上,王叔叔突感左腰部疼痛,呈阵发性加剧,难于忍受,小便呈淡红色。送至急诊科就诊,诊断为左肾结石,拟行体外冲击波碎石治疗。

工作任务:

1. 对病人实施体外冲击波碎石前、后的护理。

2. 指导病人今后的饮食。

尿石症是泌尿外科最常见的疾病之一。根据结石的位置,尿石症可分为上尿路结石(肾结石、输尿管结石)和下尿路结石(膀胱结石、尿道结石)。

（一）病因

尿石症的形成机制未明,可能与下列因素有关:

1. 尿液因素 形成尿结石的物质排出增加;尿液 pH 改变;尿液中抑制晶体形成物质不足;尿液浓缩。

2. 尿路因素 尿路梗阻、尿路感染可诱发结石形成,并且三者相互促进,不断加重,促进结石形成。

3. 其他因素 根据流行病学研究结果,性别、年龄、职业、环境、遗传、饮食习惯、营养状况等也与结石形成有关。

（二）病理生理

尿石多在肾和膀胱中形成,输尿管结石多继发于肾结石,尿道结石多继发于膀胱结石。尿石以草酸钙结石最为多见,磷酸盐、尿酸盐、碳酸盐结石次之,胱氨酸结石最少见。上尿路结石多为草酸钙结石,下尿路结石多为磷酸盐结石。

【护理评估】

（一）上尿路结石

1. 健康史 了解病人的年龄、性别、职业、生活和工作环境、饮食和饮水习惯;了解有无既往发病史及治疗情况。

2. 身体状况 主要表现是与活动相关的疼痛和血尿。

（1）疼痛：为最突出的症状。①体积大而活动度小的肾盂、肾盏内结石平时常无明显症状，可有肾区叩击痛，活动后可出现上腹或腰部钝痛。②体积小而活动度大的肾盂结石和输尿管结石易引起肾绞痛，典型表现为阵发性上腹部或腰部剧痛，可沿着输尿管行径放射至同侧腹股沟、睾丸或大阴唇，常伴恶心呕吐、面色苍白、冷汗甚至休克。如结石位于输尿管膀胱壁段者，可伴膀胱刺激征。

（2）血尿：结石移动可引起血尿，多为镜下血尿。

（3）其他：结石继发感染时可出现发热、膀胱刺激征。结石梗阻引起肾积水，可出现肾脏体积增大。如双侧上尿路结石梗阻，可引起肾功能损害甚至肾衰竭。

3. 心理-社会情况　肾绞痛、排尿异常、结石复发和手术创伤等常引起病人烦躁不安、焦虑及恐惧。

4. 辅助检查

（1）实验室检查：尿常规检查可见镜下血尿。合并尿路感染时，血常规可有白细胞计数和中性粒细胞比率升高。结石时间长，积水严重者可有肾功能异常。

（2）影像学检查：①B超：能显示各种结石，还能显示有无积水和肾萎缩情况，是目前尿石症首选检查。②尿路平片：可显示95%以上阳性结石（X线能显影），是临床常用检查。③排泄性尿路造影：能显示包括阴性结石在内各种结石。④逆行性肾盂造影：在其他方法不能确定结石的部位时选用。⑤CT：主要用于结石、肿瘤、凝血块的鉴别和了解肾脏有无畸形。⑥放射性核素肾显像：不能直接显示结石，但能显示分侧肾功能，多用于治疗前后肾功能评价。

（3）其他检查：①结石成分分析：可明确结石的性质，对结石治疗方案选择和预防有很大帮助。②内镜检查：常用于尿路平片未显影、静脉造影不能确诊的尿石症病人。经皮肾镜、输尿管镜等除可明确诊断外，还可用于治疗。

5. 处理原则　解痉止痛、去除梗阻、保护肾功能和预防结石复发。

（1）对症治疗：肾绞痛是泌尿外科常见急症，需紧急处理，用药前需与其他急腹症鉴别。一旦诊断明确可采用药物解痉止痛。

（2）病因治疗：如甲状旁腺功能亢进者切除腺瘤，可避免结石复发。

（3）药物治疗：结石直径<0.6cm、表面光滑、结石以下无尿路梗阻者可采用药物溶石、排石治疗。①溶石：根据结石性质使用溶石药物和调节尿pH可促进结石溶解。②中医中药：中药金钱草和车前子等有溶石作用，针灸三阴交、肾俞等穴位，可促进输尿管蠕动，有利于结石排出。③控制感染：感染和结石相互促进，控制感染可抑制结石形成。④解痉止痛：解痉药可缓解痉挛促进结石排出，止痛药可减轻肾绞痛。

（4）体外冲击波碎石（ESWL）：通过X线或超声定位，用高能冲击波聚焦后作用于结石，使结石裂解，直至细砂，随尿液排出体外。适用于直径≤2cm的肾结石及输尿管结石。禁用于结石远端尿路梗阻、出血性疾病、严重心脑血管疾病、妊娠等。术后常出现疼痛和血尿。如有结石残留可再次碎石，但间隔需10～14天以上，次数不宜超过3～5次。

（5）经皮肾镜碎石取石术（PCNL）：在超声或X线定位下，经腰背部细针穿刺直达肾盏或肾盂，扩张并建立皮肤至肾的通道，在肾镜下取石或碎石（图19-8）。

（6）输尿管镜取石术（URL）：经尿道插入输尿管镜，在膀胱内找到输尿管口，导丝引导下进入输尿管，直视下碎石、取石。

（7）腹腔镜输尿管取石（LUL）：适用于输尿管结石>2cm，经ESWL、URL失败者。一般不作为首选。

(8)开放手术:包括肾盂切开取石术、肾切开取石术、肾部分切除术、肾切除术、输尿管切开取石术。开放手术创伤大、恢复慢,随 ESWL、内镜技术的发展,应用逐渐减少。

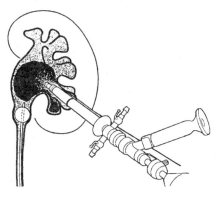

图 19-8　经皮肾镜碎石取石术

(二)下尿路结石

下尿路结石包括膀胱结石和尿道结石,多继发于上尿路结石,少数为原发。其中原发性膀胱结石多见于营养不良男孩;而继发性膀胱结石常见于前列腺增生、膀胱憩室、神经源性膀胱、异物或输尿管结石排入膀胱。尿道结石多见于男性,绝大多数来源于膀胱,多位于前尿道。

1. 健康史　注意了解病人营养状况,有无引起下尿路结石的相关因素。

2. 身体状况

(1)膀胱结石:典型表现为排尿突然中断,疼痛放射至远端尿道或阴茎头部,伴排尿困难和膀胱刺激症状。改变体位后,疼痛缓解、可继续排尿。

(2)尿道结石:排尿困难,尿滴沥,尿痛;重者可出现急性尿潴留和会阴部疼痛。

3. 心理-社会状况　排尿困难、疼痛、尿频、尿急等易使病人烦躁不安,睡眠不佳,焦虑等。

4. 辅助检查

(1)影像学检查:①B 超:可发现膀胱或尿道有结石影。②X 线检查:能显示绝大多数膀胱或尿道结石。

(2)膀胱尿道镜检查:能直接看到结石,同时可观察有无膀胱、尿道病变。

5. 处理原则

(1)膀胱结石:①经尿道膀胱镜取石或碎石:适用于膀胱结石 <2~3cm 者,较大的结石可用超声、激光或气压弹道等碎石。②耻骨上膀胱切开取石术:适用于结石过大、过硬或合并膀胱、前列腺病变不宜行经尿道膀胱镜取石或碎石者。

(2)尿道结石:①前尿道结石:局麻下,手法取石,避免尿道切开以防尿道狭窄。②后尿道结石:用尿道探条将结石推入膀胱,再按膀胱结石处理。

【常见护理诊断/问题】

1. 急性疼痛　与结石梗阻、平滑肌痉挛、合并感染等有关。

2. 排尿障碍　与结石梗阻有关。

3. 焦虑与恐惧　与疼痛、排尿异常以及担心手术或预后等有关。

4. 潜在并发症:出血、感染、肾功能不全等。

【护理措施】

(一)一般护理

1. 饮水与活动　每日饮水 2500~4000ml,保持每日尿量 2000ml 以上。稀释尿液有利于结石的溶解和排出;病情允许情况下多做一些跳跃运动或经常改变体位,有助于结石排出。

2. 调整饮食　根据结石的性质调整饮食结构,减少结石形成。

(二)病情观察

观察尿液的量、颜色、性状;监测尿常规,注意有无泌尿系出血、感染等并发症。

（三）治疗配合

1. **肾绞痛的护理** 嘱病人卧床休息，局部热敷；遵医嘱应用解痉止痛药物，如山莨菪碱、哌替啶等。

2. **药物治疗的护理**

（1）药物排石的护理：遵医嘱使用溶石排石、利尿、解痉等药物。指导病人观察排石情况和收集已排出的结石。

（2）感染的防治：有尿频、尿急、尿痛、发热等感染表现者，遵医嘱正确使用抗生素。

3. **体外冲击波碎石的护理**

（1）碎石前护理：①检查心、肝、肾等重要脏器和凝血功能；②向病人及家属说明 ESWL 的方法、碎石流程、碎石效果及配合要求，缓解精神紧张；③胃肠道准备：碎石前 3 日忌食产气食物（如肉、蛋、奶等），碎石前 1 日服缓泻药或灌肠，碎石日晨禁食；④碎石前复查尿路平片，再次确定结石位置。

（2）碎石后护理：①休息与活动：碎石后宜先卧床休息 6 小时，而后可适当活动（如跳跃、叩击腰背等）促进排石。②体位：碎石后采取合适体位可促进结石排出。如结石位于中肾盂、肾盏、输尿管上段者采用头高脚低位；结石位于肾下盏取头低位；肾结石碎石后常取健侧卧位，同时叩击患侧腰部，有利于碎石下排；巨大肾结石碎石后，为防止碎石积聚于输尿管形成"石街"发生堵塞，宜取患侧卧位 48～72 小时，其后间断起立，让结石随尿液缓慢排出。③碎石可出现感染、"石街"形成等并发症，应密切观察，如有异常及时报告，并协助医生处理。④指导病人收集结石碎渣。⑤定期复查尿路平片或 B 超，观察结石排出情况。

4. **手术治疗的护理**

（1）术前护理：尿石症病人手术多采用截石位或俯卧位，为减少不适和配合手术，术前可指导病人进行体位练习；注意做好术前常规准备。

（2）术后护理：胃肠功能恢复后，可恢复饮食。鼓励病人多饮水、适当输液，以增加尿量达到冲刷尿路和改善肾功能的目的。注意观察生命体征、造瘘口、切口及尿液的情况。肾实质切开取石或肾部分切除者应绝对卧床休息 2 周，防止出血。

（3）肾造瘘管的护理：①妥善固定：引流管位置不得高于肾造瘘口，防止逆流引起感染；告知翻身、活动时勿牵拉，以免造瘘管脱出；②通畅引流：勿压迫、折叠引流管，定期挤压；如导管堵塞挤压无效，可协助医生在无菌条件下做造瘘管冲洗。用注射器吸取 5～10ml 生理盐水，缓慢注入造瘘管内再缓慢吸出，反复多次直至引流通畅。注意冲洗时不可过度用力，以免压力过大造成肾损伤；③观察和记录：密切观察引流情况，注意引流液的量、颜色和性状并做好记录；④拔管：术后 3～5 日，引流尿液转清、体温正常，可考虑拔管。拔管前先夹闭 24～48 小时，无漏尿、腰腹痛、发热等不良反应，经瘘管造影检查证实上尿路通畅后方可拔管。为防止拔管后漏尿，应采用健侧卧位。拔管后 3～4 日内，嘱病人每 2～4 小时排尿 1 次，以免膀胱过度充盈。

（4）双"J"管的护理：上尿路结石术后通常输尿管内放置双"J"管，可达到引流、支持、扩张输尿管的作用，有利于小结石的排出，防止输尿管内"石街"的形成。鼓励病人尽早下床活动，但应避免剧烈活动、过度弯腰、突然下蹲等不当活动，以免双"J"管的滑脱或移位。双"J"管一般留置 4～6 周，复查 B 超或腹部平片确定无结石残留后，在膀胱镜下取出双"J"管。

（5）并发症的防治：①出血：肾造瘘术后早期引流液为血性，一般 1～3 日内颜色可转清，无需特殊处理。如术后短时间内引流出大量鲜红液体，应警惕大出血发生；及时报告医生并嘱病人卧床休息、勿过分紧张。遵医嘱夹闭造瘘管1~3小时(夹闭后,肾盂内压增高,可达到压迫止血的目的)、使用止血药、抗生素等。出血停止,生命体征平稳后,重新开放肾造瘘管。②感染:密切观察体温、排尿和引流情况,保持引流通畅,加强基础护理,遵医嘱使用抗生素。如发现感染,应及时处理。

（四）心理护理

结石复发率高、治疗方法多样,在治疗方案的选择上易出现困扰。护士应耐心解释,取得病人及家属的理解和配合。

（五）健康指导

1. 饮食指导 ①含钙结石者:限制钙的摄入,适当减少牛奶、奶制品、豆制品、巧克力、坚果等含钙丰富的食物。②草酸盐结石者:限制富含草酸的食物,如浓茶、菠菜、番茄、芦笋、花生等。③尿酸结石者:不宜食用高嘌呤食物,如动物内脏、豆制品、啤酒等。④胱氨酸结石者:限制富含蛋氨酸的食物,如蛋、禽、鱼、肉等;宜增加水果、蔬菜、粗粮等纤维丰富的食物。

2. 药物预防 ①草酸盐结石者:维生素 B_6 可减少草酸盐排出,氧化镁可增加尿中草酸盐的溶解度,进而起到预防作用。②尿酸结石者:别嘌呤醇和碳酸氢钠,可抑制尿酸结石形成。③胱氨酸结石者:α-巯丙酰甘氨酸、乙酰半胱氨酸、碳酸氢钠可促进胱氨酸结石溶解。

3. 定期复查并拔除双"J"管,一般术后4周拔除,最长不超过3个月。若出现腰痛、血尿等症状应及时就诊。

第四节 良性前列腺增生病人的护理

良性前列腺增生简称前列腺增生,是引起老年男性排尿障碍中最常见的一种良性疾病。良性前列腺增生的病因未明,老龄和有功能的睾丸是目前公认前列腺增生的重要因素。随着年龄增大,体内性激素水平失调和雄、雌激素的协同效应等因素促使前列腺组织增生。

前列腺增生主要发生于前列腺尿道周围的移行带(图19-9)。尿道梗阻程度与前列腺体积增大不成比例,而与增生位置有关。如增生腺体突向后尿道,使尿道伸长、弯曲、受压变窄,尿道阻力增加,易引起排尿困难(图19-10)。前列腺的平滑肌富含α肾上腺素能受体,激活后可收缩,进而增加尿道的阻力。前列腺增生和平滑肌兴奋后收缩导致膀胱出口梗阻,排尿阻力增大,进而膀胱逼尿肌代偿性增生肥大,出现小梁,严重时形成假性憩室。失代偿后,膀胱不能完全排空,残余尿增多,膀胱壁变薄和膀胱无力扩大,可出现充溢性尿失禁或尿潴留,甚至尿液反流、上尿路积水和肾功能损害等(图19-11)。

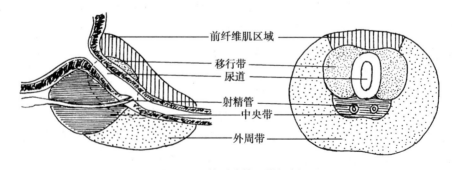

图19-9 前列腺的正常解剖

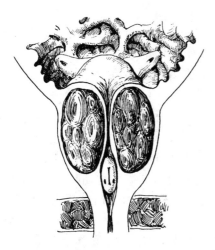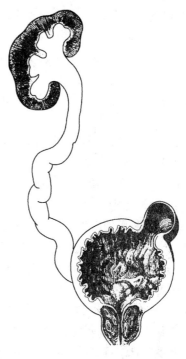

图 19-10 前列腺增生引起尿道及膀胱改变　　图 19-11 前列腺增生引起的病理改变

【护理评估】

（一）健康史

了解病人年龄、生活和饮食习惯，有无烟酒等不良嗜好，平时饮水和排尿情况，有无定时排尿或憋尿习惯。既往有无尿路梗阻、尿潴留、尿失禁、腹外疝等病史。

（二）身体状况

1. 尿频　是前列腺增生最常见的早期症状，夜间更为明显。

2. 排尿困难　进行性排尿困难是前列腺增生最主要的症状。典型表现为排尿延迟、断续、尿线细、尿无力、射程短、终末滴沥、排尿时间延长。

3. 尿潴留、尿失禁　受气候变化、饮酒、劳累、久坐等刺激，前列腺突然充血、水肿可导致急性尿潴留。代偿期，逼尿肌肥大、顺应性降低，发生不稳定收缩后可出现急迫性尿失禁。失代偿期，增加腹内压也很难排尿可导致慢性尿潴留和充溢性尿失禁。

4. 其他　前列腺增生合并感染或结石可有尿频、尿急和尿痛。增生腺体表面黏膜血管破裂可有肉眼血尿。长期排尿困难可并发腹股沟疝、痔、脱肛等。长期尿液反流可引起肾积水、慢性肾衰竭。

5. 直肠指检　可触及增大的前列腺，表面光滑、质韧而有弹性，边缘清楚，中间沟变浅或消失。

（三）心理-社会状况

长期的尿频、排尿困难等常影响病人休息和生活，易产生烦躁、焦虑等。担心手术风险产生恐惧。

（四）辅助检查

1. 实验室检查　前列腺特异性抗原（PSA）检查，有助于排除前列腺癌。PSA 敏感性高，

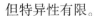

但特异性有限。

2. 影像学检查

（1）B超检查：可显示前列腺增生的情况，测定膀胱残余尿量，有无膀胱结石和上尿路积水等。

（2）CT、MRI检查：对PSA高，B超结果不清楚者应行CT或MRI检查，排除前列腺癌的可能。

3. 尿流率测定　可确定尿道梗阻程度。检查时要求排尿量 >150ml，如最大尿流率 <15ml/s表明排尿不畅；如 <10ml/s表明梗阻较严重，有手术指征。

4. 病理　其他检查无法排除前列腺癌时，应行前列腺穿刺活检。

（五）处理原则

原则上无明显梗阻者无需处理；梗阻较轻或不能耐受手术者，可采用非手术治疗；梗阻严重、残余尿 >50ml、出现并发症者和非手术治疗无效者，可采用手术。

1. 药物治疗　常用药物有 α_1 受体阻滞剂、5α 还原酶抑制剂和植物类药物。

2. 手术治疗　经尿道前列腺切除术（TURP）、经尿道前列腺汽化切除术（TUVP）、耻骨上经膀胱前列腺切除术、耻骨后前列腺切除术、膀胱造瘘术。其中TURP适用于大多数良性前列腺增生者，是目前最常用的手术方式。

3. 其他疗法　①经尿道激光治疗：如钬激光、绿激光等；②经尿道球囊高压扩张术；③前列腺尿道网状支架；④经直肠高强度聚焦超声（HIFU）等。

【常见护理诊断/问题】

1. 排尿障碍　与膀胱出口梗阻有关。

2. 睡眠型态紊乱　与夜尿次数增多有关。

3. 有感染的危险　与尿路梗阻、尿液反流、留置导尿管等有关。

4. 潜在并发症：经尿道切除综合征（TUR综合征）、出血、尿失禁等。

【护理措施】

（一）急性尿潴留的护理

前列腺增生突发急性尿潴留者，应及时配合医生留置导尿管引流尿液，保护膀胱功能和预防肾功能衰竭。普通导尿管插入困难时，宜选用尖端细、稍弯的前列腺导尿管。无法经尿道留置尿管时，配合医生行耻骨上膀胱穿刺造瘘引流尿液。留置导尿管或膀胱造瘘后，需做好导尿管和膀胱造瘘管的护理。

（二）一般护理

1. 饮食　进食易消化，营养丰富，含粗纤维的食物，防止便秘；鼓励病人白天多饮水、勤排尿、不憋尿。

2. 预防急性尿潴留　避免受凉、过度劳累、饮酒、便秘、久坐等，减少急性尿潴留发生。

3. 安全防范　夜尿频繁者，嘱病人睡前少喝水，床边备便器。起床如厕时应有人陪护，以防跌伤。

（三）病情观察

前列腺增生多见于老年男性，常合并慢性疾病。除观察病人的排尿情况外，同时应注意观察病人有无慢性疾病，心、肝、肾、肺等重要脏器的功能。药物治疗者，应注意药物不良反应，加强血压等监测。手术治疗者，应加强监测，密切观察生命体征和各重要脏器功能。及时发现并发症并报告医生。

（四）治疗配合

1. 药物治疗的护理　遵医嘱给病人服用 α_1 受体阻滞剂和 5α 还原酶抑制剂。服药后密切观察排尿情况和药物不良反应。

2. 手术治疗的护理

（1）术前护理：①完善术前检查：前列腺增生者多为老年男性，常合并慢性病，术前应全面检查重要脏器功能，评估对麻醉、手术的耐受力；②慢性尿潴留者应先留置导尿管引流尿液，改善肾功能；③尿路感染者，遵医嘱使用抗生素控制感染；④术前常规准备：指导病人正确咳嗽、排痰，术前晚灌肠。

（2）术后护理

1）一般护理：①体位：术后平卧，6 小时后生命体征平稳、无特殊不适和活动性出血者改用半卧位；②饮食：术后 6 小时，无恶心呕吐即可进食，先流质，1～2 天后无腹胀，可恢复正常饮食。留置尿管期间鼓励病人多饮水，多排尿，预防感染。③活动：卧床期间，指导病人在床上适当活动，预防下肢静脉血栓形成和压疮。下床后，应加强陪护，防止意外损伤。

2）导尿管的护理：前列腺手术后常留置导尿管，利用导尿管的水囊压迫前列腺窝和膀胱颈，预防出血。护理：①妥善固定：取无菌小纱布缠绕导尿管并打一活结置入尿道外口，将纱布结往尿道口轻推，直至压迫尿道外口；将导尿管固定于大腿内侧，稍加牵引，防止因坐起或肢体活动致水囊移位，影响压迫止血效果；②保持引流通畅：防止导尿管受压、扭曲、折叠；③保持会阴部清洁：用碘伏擦洗尿道外口，每天 2 次；④拔管：TURP 术后 5～7 日尿色清亮即可拔除导尿管；耻骨上前列腺切除术后 7～10 日后可拔除导尿管。

3）膀胱冲洗的护理：术后持续膀胱冲洗 3～7 日，防止血凝块形成致尿管堵塞（参加本章第一节中的膀胱冲洗）。

4）膀胱痉挛的护理：前列腺切除术后病人可因逼尿肌功能紊乱、导管刺激、血块堵塞等诱发膀胱痉挛。表现为：尿意强烈、肛门坠胀、下腹痉挛、膀胱冲洗液流速减慢甚至逆流，冲洗液血色加深，尿道及膀胱区疼痛难忍等。护理：①及时安慰，缓解病人的紧张和焦虑；②术后留置硬脊膜外麻醉导管者，按需定时注射小剂量吗啡；③口服硝苯地平、地西泮或生理盐水内加维拉帕米冲洗膀胱，可缓解膀胱平滑肌的痉挛。

（3）并发症的防治

1）TUR 综合征：行 TURP 的病人术中需持续冲洗，大量的冲洗液被吸收后，血容量急剧增加，出现稀释性低钠血症。病人可在几小时内出现烦躁、恶心、呕吐、抽搐、昏迷，严重者可出现肺水肿、脑水肿、心力衰竭等，称为 TUR 综合征。应密切观察病情，定期监测血清电解质变化；一旦出现，立即吸氧、减慢输液速度，遵医嘱使用利尿剂、脱水剂，静滴 3% 氯化钠溶液纠正低钠血症。

2）尿失禁：术后尿失禁与尿道括约肌功能受损、膀胱逼尿肌功能紊乱、膀胱出口梗阻等有关，多为暂时性。可行膀胱区和会阴部热敷、针灸；鼓励病人进行提肛和膀胱功能训练。

3）出血：前列腺切除术后出血多与导尿管水囊移位未能有效压迫前列腺窝有关。指导病人正确下床活动，预防便秘和避免用力排便，术后早期禁灌肠或肛管排气，以预防出血。

（五）心理护理

长期睡眠不好，药物治疗后不良反应，手术风险，长期服药等给病人及其家属带来不同程度心理负担。术后疼痛、尿失禁、出血等不适可使病人及家属紧张和焦虑。护士应有针对性实施心理疏导，减轻其心理负担。

（六）健康指导

避免受凉、饮酒、劳累等诱发急性尿潴留因素。术后 1～2 个月内避免久坐、负重、剧烈活动等，防止出血和急性尿潴留。溢尿者，做提肛训练，以尽快恢复尿道括约肌功能。前列腺经尿道切除术后 1 月内、经膀胱切除 2 个月内避免性生活。术后性生活病人常会出现逆行射精，少数可出现阳痿，先可心理干预，查明原因后针对性治疗。

第五节　泌尿系统肿瘤病人的护理

泌尿系统各部位都可发生肿瘤，最常见的是膀胱癌，其次是肾肿瘤。

1. **肾肿瘤**　多为恶性，包括：①肾癌：起源于肾小管，多为透明细胞癌，一般为单发，成人多见。瘤体为类圆形，外有包膜，可向内浸润破坏肾盂、肾盏引发血尿（图 19-12）；②肾母细胞瘤：又称肾胚胎瘤或 Wilms 瘤，发生于胚胎性肾组织，是小儿最常见的恶性肿瘤；③肾盂癌：起源于肾盂黏膜，多为移行细胞乳头状癌（图 19-13）。

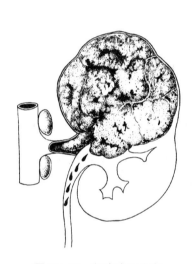

图 19-12　肾癌病理改变

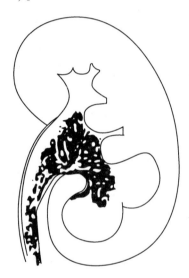

图 19-13　肾盂癌病理改变

2. **膀胱癌**　绝大多数为移行细胞乳头状癌，少数为鳞癌或腺癌。多见于膀胱侧壁、后壁、三角区和顶部。

【护理评估】

（一）健康史

泌尿系统肿瘤病因未明。肾癌可能与吸烟、环境污染、职业暴露（石棉、皮革）、遗传等有关。膀胱癌与吸烟、长期接触 β-萘胺、联苯胺、4-氨基双联苯等有关，此外，还与膀胱结石、慢性膀胱炎等有关。

（二）身体状况

1. **血尿**　间歇性无痛性肉眼全程血尿是泌尿系肿瘤主要症状。肾盂癌早期可出现血尿。肾癌出现血尿表明已侵犯肾盂、肾盏。血尿是膀胱癌最早和最常见的症状。

2. **疼痛**　随着肾脏肿瘤生长，肾包膜紧张或压迫腰肌等易出现腰部钝痛或隐痛。肾脏肿瘤出现血尿者，血块通过输尿管发生嵌顿时可出现肾绞痛。

3. 肿块 肾脏肿瘤瘤体较大时,腰腹部可触及肿块。腹部肿块是肾母细胞瘤最常见也是最重要的症状,常在给小儿洗澡或更衣时发现。膀胱癌晚期,在下腹部耻骨上区可触及肿块、质硬,排尿后不消退。

4. 膀胱刺激征 膀胱癌晚期因肿瘤坏死、溃疡或并发感染常出现尿频、尿急和尿痛。

5. 排尿困难或尿潴留 膀胱三角区、膀胱颈部肿瘤或肿瘤坏死物堵塞易堵塞膀胱出口,造成排尿困难甚至尿潴留。

6. 其他 可有发热、高血压、血沉增快、贫血、体重减轻、恶病质等表现。肿瘤发生转移时,可出现相应的表现。

（三）心理-社会状况

肿瘤早期大多无明显表现,随着病情加重,出现疼痛、肿块等,一旦确诊为肿瘤常使病人产生恐惧甚至绝望等情绪。

（四）辅助检查

1. 实验室检查 ①尿常规:可了解血尿和尿路感染情况。②血常规:可明确有无感染、贫血。

2. 影像学检查 ①B超:是目前泌尿系肿瘤常用的检查方法;②X线检查:尿路平片可显示肾的形态,静脉尿路造影可显示肾盂、肾盏、输尿管和膀胱内壁的情况。③CT和MRI检查:除直接观察肿瘤形态和性质外,还可观察肿瘤浸润情况。

3. 其他检查 ①尿细胞学检查:收集尿沉渣,如能找到脱落的肿瘤细胞,有助于泌尿系肿瘤的诊断。②膀胱镜:能直接观察膀胱内情况,对可疑组织可进行活检,同时还可进行治疗。

（五）处理原则

目前肿瘤治疗多采用以手术为主,化疗、放疗等其他治疗为辅的综合治疗方案。肾癌、肾盂癌、肾母细胞瘤目前最主要的方法是根治性肾切除术。膀胱肿瘤可行经尿道的电切、膀胱部分切除和膀胱全切术,膀胱全切术术后须行尿流改道和膀胱替代(常用回肠或结肠)。此外,膀胱内灌注化疗,可减少膀胱肿瘤复发。

【常见护理诊断/问题】

1. 焦虑与恐惧 与血尿、疼痛、肿块、手术和肿瘤愈后等有关。

2. 营养失调:低于机体需要量 与长期血尿、肿瘤消耗、手术创伤等有关。

3. 体像紊乱 与膀胱全切、尿流改道术后排尿方式改变有关。

4. 潜在并发症:出血、感染、尿瘘、尿失禁等。

【护理措施】

（一）一般护理

1. 休息与活动:多休息,保证充足的睡眠,适当运动,提高抵抗力。

2. 饮食与营养:给予高热量、高蛋白、高维生素、易消化的食物,改善就餐环境和尽量满足病人口味促进食欲,改善营养状况。胃肠功能障碍者可经静脉途径给予营养支持。严重贫血者可输血。鼓励病人多饮水,稀释尿液,减少膀胱刺激和血块堵塞的发生。

（二）病情观察

观察生命体征和血尿、腰腹部疼痛、肿块、膀胱刺激征和排尿困难等主要症状。手术治疗者,除生命体征外,重点观察引流和排尿情况,警惕并发症的发生,一旦发现及时报告

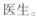

医生。

（三）治疗配合

1. 术前护理　做好手术前各项常规准备。膀胱癌拟行全膀胱切除肠道代膀胱手术者，应充分做好肠道准备：①术前 3 日少渣半流质软食，术前 1～2 日起无渣流质饮食；②术前 3 日遵医嘱给予抗生素，减少肠道细菌；③手术前晚和术晨清洁灌肠；④术前禁食 8～12 小时，禁饮 4 小时；⑤术前留置胃管。

2. 术后护理

（1）体位与活动：①体位：麻醉作用消失，生命体征平稳者，肾肿瘤行肾切除术者可采用健侧卧位或半卧位，膀胱肿瘤术后多采用半卧位；②活动：根治性肾切除术者术后卧床 3～5 日，肾部分切除术者需绝对卧床 1～2 周。

（2）引流管的护理：①妥善固定：防止受压、弯曲或脱出，保持引流通畅，定期挤压、消毒引流管和更换引流袋。②观察与记录：密切观察引流液的颜色、性质、量并做好记录。③拔管：膀胱全切放置输尿管支架者，一般术后 10～14 日拔除；代膀胱造瘘管术后 2～3 周经造影检查新膀胱无尿瘘及吻合口狭窄后可拔除；原位新膀胱术后留置导尿管待新膀胱容量 >150ml 后方可拔除；切口引流管引流通畅，24 小时无明显液体引出即可拔管。

（3）代膀胱冲洗：肠道代膀胱者，因肠黏液的分泌易导致管道堵塞，术后第 3 日开始应行代膀胱冲洗，每日 1～2 次，黏液多者可适当增加。病人取平卧位，注射器抽吸温度为 36℃ 的生理盐水或 5% 碳酸氢钠溶液 30～50ml，从代膀胱造瘘管低压缓慢注入，然后开放导尿管引出冲洗液。如此反复多次，至冲洗液澄清为止。

（4）造口护理：及时清理造口及周围皮肤黏液，使尿液顺利流出，及时清空集尿袋内的尿液。可使用一次性集尿袋或数个交替使用。鼓励病人尽可能养成定时排尿的习惯，最终达到不佩戴集尿袋。注意保护造口周围皮肤，保持干燥和清洁，可涂抹氧化锌软膏。造口周围皮肤常可见白色粉末状结晶物，系细菌分解尿酸产物，可先用白醋、后再清水清洗。造口皮肤灰暗、发绀，可能血供障碍，需立即通知医生。

（5）膀胱灌注化疗的护理：膀胱癌保留膀胱者为减少复发，术后早期需每周 1 次膀胱灌注化疗。灌注前 4 小时禁饮，排空膀胱；常规消毒外阴及尿道口，置入导尿管，将化疗药物或卡介苗（BCG）溶于 30～50ml 的生理盐水中经导尿管注入膀胱。为让药液充分进入膀胱，可抽取 10ml 的空气冲注导管内残余药液，然后夹闭或拔出尿管。药物需在膀胱内保留 1～2 小时，协助病人每 15～30 分钟变换体位 1 次，分别取俯、仰、左、右侧卧位。灌注后病人每日饮水 2500～3000ml，多排尿起到生理性膀胱冲洗的作用，可减少化疗药物对尿道的刺激。

（四）心理护理

根据病人的病情及心理状况，采取相应措施，尽可能消除焦虑和恐惧心理。全膀胱术后众多管道及尿流改道，易产生恐惧和交往障碍。应耐心解释和疏导，帮助病人调整不良心理，积极面对和配合治疗。

（五）健康指导

膀胱部分切除的病人，术后定期膀胱灌注化疗，减少复发。膀胱全切的病人，指导正确更换尿袋和做好造口的自我护理。定期复查。

（凌志杰）

思考题

1. 李先生,男,40 岁。因左腰部撞伤 1 小时急诊入院。左腰胀痛,小便呈淡红色。查体:T 36.5℃,P 98 次/分,R 17 次/分,BP 100/70mmHg,左肾区红肿,瘀斑,有压痛和叩击痛。急诊 CT 提示:左肾挫伤。

请问:

(1)李先生目前最主要的护理诊断是什么?

(2)如果李先生经积极非手术治疗有效,何时可下床活动?

(3)李先生出院时,该如何进行健康指导?

2. 王同学,男,18 岁。打篮球时,突发左腰部绞痛,疼痛剧烈,呈阵发性,并向下腹部放射。查体:T 36.5℃, P 98 次/分,R 16 次/分,BP 120/80mmHg。辅助检查:尿常规红细胞(+ + +)。初步诊断为:上尿路结石。

请问:

(1)目前对王同学该如何护理?

(2)医生欲行静脉尿路造影,检查前后该如何护理?

(3)经输尿管镜治疗,王同学顺利出院。该如何进行健康指导?

3. 黄大爷,男,70 岁。进行性排尿困难 5 年,夜尿 4~5 次,排尿时间延长、费力、尿细无力、尿不尽、尿滴沥。诊断为良性前列腺增生。

请问:

(1)黄大爷目前的主要护理诊断是什么?

(2)如黄大爷突发急性尿潴留,该如何护理?

(3)黄大爷行 TURP 后,易出现哪些并发症? 该如何防治?

第二十章 运动系统疾病病人的护理

 学习目标

1. 具有健康的体质、良好的心理素质和较好的医护团队合作能力,关心、爱护病人,减轻病人痛苦,维护健康。
2. 掌握骨折、关节脱位和骨肿瘤病人的护理评估和护理措施;骨折和关节脱位病人的处理原则。
3. 熟悉骨折、关节脱位的病因、分类和临床表现;颈椎骨折、脊髓损伤、腰椎间盘突出症病人的护理评估和护理措施。
4. 了解骨折的概念、影响骨折愈合的因素、脊柱骨折的主要护理要点;产伤骨折与产瘫患儿的护理评估。
5. 学会对骨折和关节脱位病人的固定、搬运及护理方法。

 工作情景与任务

导入情景:

72岁的陈老太太,在洗澡时不慎滑倒,出现右侧髋部疼痛,无法起身。查体见右下肢呈现轻度屈髋屈膝、内收、外旋、短缩畸形,大粗隆上移,右髋部有压痛,纵向叩击痛阳性。医嘱:髋关节正侧位X线检查,立即。

工作任务:

1. 正确对病人进行搬运。
2. 对病人进行护理评估。
3. 对病人实施护理措施。

运动系统疾病是指发生在骨、关节、肌肉、韧带、肌腱、软骨以及营养和支配它们的血管、神经的疾病。这些疾病主要影响人的活动,给病人的日常生活、工作、劳动、学习带来一定的困难,严重时造成肢体残疾。护理病人时,要充分调动病人及家属的积极性,使其共同参与疾病的治疗、护理,使患肢功能得到最大程度的恢复,以提高病人的生存质量。

第一节　骨折病人的护理

一、概述

骨折(fracture)是指骨的连续性和(或)完整性的中断。主要由外伤引起,少数因为骨质的严重病变而继发骨折。

【分类】

（一）根据骨折原因分类

1. 外伤性骨折　外伤性骨折可见于以下情况:

（1）直接暴力:骨折发生在受力的部位(图20-1),多为横断骨折和粉碎骨折。

（2）间接暴力:骨折发生在远离暴力作用的部位(图20-2),多为斜形骨折、螺旋形骨折、压缩性骨折。

（3）牵拉暴力,当肌肉猛烈收缩,牵拉其附着处的骨质,使其发生骨折。

（4）疲劳应力,伤力较弱,但长期反复作用于骨的某个部位,导致骨折,如长途行军所致的第2、3跖骨颈骨折。

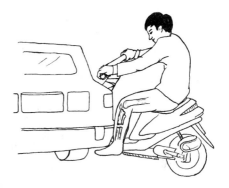

图20-1　直接暴力引起骨折

2. 病理性骨折　骨质被肿瘤、结核、骨髓炎等疾病破坏,在轻微外力作用下即可导致骨折。

（二）根据骨折端是否与外界相通分类

可分为闭合性骨折和开放性骨折。闭合性骨折者皮肤黏膜完整,细菌不易侵入骨折端。开放性骨折者皮肤黏膜的完整性破坏,骨折端与外界相通,易发生感染。

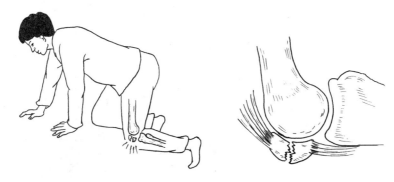

图20-2　间接暴力引起骨折

（三）根据骨折的程度及形态分类

1. 不完全性骨折　骨折后,骨的完整性或连续性仅有部分破坏中断。如颅骨、肩胛骨及长骨的裂缝骨折,儿童的青枝骨折等均属不完全性骨折。

2. 完全性骨折　骨折后,骨的完整性或连续性完全中断,多见于管状骨。根据骨折线的方向和形态可分为横形骨折、斜形骨折、螺旋形骨折、粉碎性骨折、嵌插骨折、压缩骨折、凹陷性骨折和骨骺分离等。

（四）根据骨折处的稳定性分类

1. **稳定性骨折** 骨折端不易移位或复位固定后不易发生再移位者。例如裂缝骨折、青枝骨折、横形骨折、嵌插骨折等。

2. **不稳定性骨折** 骨折端易移位或复位固定后易发生再移位者。例如斜形骨折、螺旋形骨折、粉碎性骨折等。

（五）根据骨折时间长短分类

分为新鲜骨折和陈旧骨折，3 周以内为新鲜骨折，3 周以上为陈旧骨折。

【骨折愈合】

（一）骨折愈合过程

根据组织学和细胞学的变化，通常将骨折的愈合过程分为三个阶段（图 20-3）：

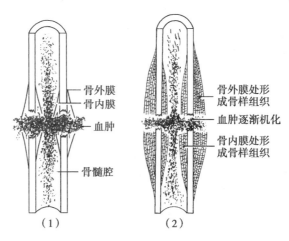

（1）骨折后血肿形成 （2）血肿逐渐机化；
骨内、外膜开始形成骨样组织

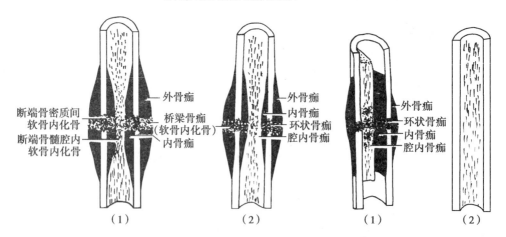

（1）膜内化骨及软骨内化骨过程逐渐完成 （2）膜内 （1）外骨痂、内骨痂、环状骨痂及
化骨及软骨内化骨过程基本完成 腔内骨形成后的立体剖面示意图
（2）骨痂塑造形已完成

图 20-3 骨折愈合过程

1. 血肿机化期　这一过程持续 2~3 周才能初步完成,骨折断端形成纤维连接,断端附近骨内外膜处形成骨样组织。

2. 原始骨痂形成期　一般需 4~8 周。断端处逐渐形成内骨痂、外骨痂、桥梁骨痂、环状骨痂和腔内骨痂,这些骨痂不断钙化加强,当其达到足以抵抗肌收缩及剪力和旋转力时,则骨折达到临床愈合。病人可拆除外固定,进行功能锻炼,逐渐恢复日常活动。

3. 骨痂改造塑型期　原始骨痂逐渐被改造成为永久骨痂,具有正常的骨结构。骨髓腔可再通,恢复骨的原形,此时可进行正常的劳动。这一过程成人大约需要 1~2 年。

（二）影响骨折愈合因素

骨折的愈合过程可受多种因素的影响而致愈合延迟、不愈合或畸形愈合。影响骨折愈合因素有全身因素、局部因素和治疗因素。全身因素有年龄、性别、发育、营养及健康状况等;局部因素有骨折的类型和数量、引起骨折的原因、骨折部位血运情况、周围软组织损伤程度、神经功能障碍、感染、软组织的嵌入;治疗因素有过度牵引、复位不及时或复位不当、固定不妥、手术操作不当、过早或不当的康复治疗。

知识窗

骨折临床愈合标准

①局部无压痛及纵向叩击痛;②局部无异常活动;③X 线片显示骨折处有连续性骨痂,骨折线已模糊;④拆除外固定后,上肢能向前平举 1kg 重物持续达 1 分钟;下肢不扶拐能在平地步行 3 分钟,并不少于 30 步;连续观察 2 周骨折处不变形。

【护理评估】

（一）健康史

评估病人的受伤经过,明确外力的大小、性质和作用方向,了解受伤后的急救处理经过;既往有无骨质疏松、骨肿瘤史或骨折和手术史;询问病人近期有无服用激素类药物及药物过敏史。

（二）身体状况

1. 一般表现　可有肿胀、瘀斑或出血、疼痛和压痛、功能障碍等表现。开放性骨折病人可见到伤口出血并可有骨质外露。

2. 专有表现　畸形、反常活动、骨擦音或骨擦感。畸形是由于骨折段的移位导致受伤肢体外形改变,表现为肢体短缩、成角、弯曲等。反常活动是指在没有关节的部位发生了类似关节样的活动。骨擦音或骨擦感是指在活动骨折端时可以感觉到粗糙物体之间的摩擦感觉或听到粗糙物体之间摩擦的声音。在检查骨折专有体征时,应在初次检查病人时注意,切忌反复检查,以免增加病人的痛苦或造成神经血管的损伤。

3. 并发症的评估　骨折的并发症较多,早期并发症有感染、休克、血管损伤、神经损伤、脂肪栓塞、骨筋膜室综合征、内脏损伤等;晚期并发症有关节僵直、畸形愈合、损伤性骨化、骨形成异常、创伤性关节炎、缺血性骨坏死等。尤其需要重点关注的并发症如下:

（1）休克:严重创伤,骨折引起大出血或重要器官损伤所致。病人有休克征象时,应积极止血、输液,有重要脏器损伤时及时处理。

（2）神经、血管损伤:骨折端刺破神经或压迫神经,使其支配肢体的感觉减退或消失,肌力减退,肢体运动功能障碍,生理反射减弱或消失。邻近的血管被骨折端刺破或压迫,使其肢体远端血液循环障碍,出现皮肤苍白、发凉、脉搏减弱或消失、肢体坏死。搬运病人时注意避免继续损伤,出现肢体远端血液循环障碍,报告医生处理。

(3)感染:多见于开放性骨折,细菌进入伤口内,引起化脓性骨髓炎或脓毒症。

(4)骨筋膜室综合征:最多见于前臂和小腿闭合性骨折。是由于骨折时出血、水肿,导致骨筋膜室内的压力增高,压迫血管造成急性缺血。主要表现是局部剧烈疼痛、肿胀、皮肤张力增高、有时可见到水疱,肢体呈微屈曲状态,被动伸展剧痛,远端动脉搏动减弱或消失。骨筋膜室综合征处理不当可导致缺血性肌挛缩严重并发症。

(5)关节僵硬:这是骨折和关节损伤最为常见的晚期并发症。患肢长时间固定,静脉和淋巴回流不畅,关节周围组织中浆液性渗出和纤维蛋白沉积,发生纤维粘连,并伴有关节囊和周围肌挛缩,致使关节活动障碍。及时固定和积极进行康复治疗是预防和治疗关节僵硬的有效方法。

(三)心理-社会状况

骨折引起的疼痛、行动障碍等,常使病人表现出忧虑、失眠、烦躁、情绪异常。多发性损伤病人多需住院和手术等治疗,由此形成的压力可影响病人与家庭成员的心理状态和相互关系。

(四)辅助检查

1. 实验室检查 血常规检查可了解骨折是否合并感染;尿常规检查可了解有无泌尿系损伤。

2. 影像学检查 所有骨折和可疑骨折的病人都要行X线正侧位平片检查,以明确骨折的程度及类型,判断治疗的效果及骨折愈合情况等。CT、MRI检查可以帮助了解结构复杂的骨折和其他组织的损伤,如脊柱骨折引起脊髓损伤的情况。

(五)处理原则

骨折的治疗原则是复位、固定和功能锻炼。复位有手法复位、手术复位、牵引复位。固定方法有外固定和内固定,外固定包括小夹板、石膏、外固定架、牵引固定(皮牵引、骨牵引、牵引带牵引);内固定包括螺丝钉、钢板、髓内针、克氏针、张力带内固定等。功能锻炼分为三个阶段,早期(2周内)、中期(2周~2个月)、后期(2个月以上)锻炼。此外,内外用药(主要是用活血化瘀的药物)对骨折愈合有一定的促进作用。

【常见护理诊断/问题】

1. 急性疼痛 与骨折、肢体肿胀、感染等有关。

2. 躯体活动障碍 与疼痛、制动、外固定有关。

3. 潜在并发症:感染、骨筋膜室综合征、关节僵硬等。

【护理目标】

1. 病人疼痛得到缓解。

2. 逐渐消除能在不影响固定的前提下得到有效的活动。

3. 未发生感染等并发症,积极配合医疗与护理。

【护理措施】

(一)现场急救护理

1. 抢救生命 骨折病人出现呼吸心跳停止、休克、大出血、窒息、张力性或开放性气胸时,配合医生或独立进行现场急救,包括人工呼吸、胸外按压、压迫止血、给氧、输液等处理。注意观察呼吸、脉搏、血压、神志情况,并作详细记录。

2. **处理伤口** 伤口用无菌敷料或现场最为清洁的布类进行包扎,以压迫止血和避免伤口进一步污染;伤口出血用绷带加压包扎,不能止血时可用止血带止血,使用止血带止血时,注意标明止血带的使用时间,每40~60分钟放松1次。如果骨折端外露,远端肢体动脉搏动减弱,可沿肢体方向稍作牵拉,使压迫解除,但不能使骨折端复位,以免细菌侵入。

3. **妥善固定** 固定是骨折急救的重要措施。凡疑有骨折者均应按骨折处理。用简单的方法做骨折肢体的固定,最好用小夹板固定,也可现场取材,如树枝、木棍、木板等。必要时可利用人体进行固定,上肢用纱布绷带固定于躯干上,下肢用纱布绷带固定于健侧,以达到防止继续损伤、减轻疼痛、便于搬运的目的。

4. **搬动转运** 经过简单的现场处理后,快速将病人送往附近医院进行治疗。转运病人应选用合适的转运工具,如救护车等。搬动骨盆骨折者,在搬动时,先行骨盆兜固定、平拉下肢翻动或将病人平行托起,防止骨盆分离和上移;脊柱骨折者,尽量减少搬动,必须搬动时,3~4人平行托起,平行放下,始终保持脊柱中立位,切忌背驮、抱托或坐立;颈椎骨折者,须用双手牵引头部,使颈椎维持中立位,平置病人于硬板上,在头颈两侧放置沙袋或布团以限制头颈活动,现场有条件者可在牵引下安放颈托,保持头颈躯干平直,不能屈曲、旋转,防止发生移位,损伤颈部脊髓。

(二)一般护理

1. **卧床护理** 骨科病人常需要长时间卧硬板床。对长期卧床者,定时协助翻身、按摩、沐浴、洗头、剪指甲、更衣等,做好口腔及皮肤护理;保持病室环境和床单整洁,空气新鲜,增加病人舒适感;指导病人深呼吸,预防下肢静脉血栓形成以及呼吸系统等并发症。

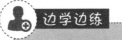

边学边练
实训二十二 骨折病人的固定与搬运

2. **饮食护理** 给病人提供高蛋白、高热量、富含维生素饮食,多吃水果蔬菜,以防便秘;长期卧床者易发生骨质脱钙,应多饮水,预防泌尿系结石形成。

(三)病情观察

1. **生命体征** 创伤严重者观察体温、脉搏、呼吸、血压。

2. **肢端血运状况** 患肢末梢皮肤的色泽、温度,了解有无肿胀、青紫、感觉异常及肢体运动障碍情况;对比双侧肢体的周径,评估患肢肿胀程度,是否发生骨筋膜室综合征。

3. **伤口情况** 对于开放性损伤或手术者,观察伤口渗血情况;观察伤口有无红、肿、热、痛、流脓等感染迹象。

(四)治疗配合

1. **小夹板固定病人的护理** 小夹板固定是利用小夹板在适当部位加固定垫,绑在骨折部位肢体的外面,外扎横带,以固定骨折。护理时注意:①协助医生选择大小、型号合适的小夹板,准备衬垫物及固定垫。②夹板固定松紧适度,夹板固定的布带能上下可移动1cm或两块夹板之间能容纳成人一横指。③抬高患肢,促进血液循环,减轻肿胀和疼痛。④门诊病人,需告知亲属及病人,如果出现末梢肿胀、青紫、麻木、疼痛、活动障碍、脉搏减弱或消失,及时返院复诊;前3天每日来院复查一次,随着肿胀的加重或减轻,可能出现固定过紧或过松,以便及时调整。⑤定期拍X线片,以便了解骨折有无移位,避免发生畸形愈合,影响外观和功能。⑥指导病人进行功能锻炼。

2. **牵引病人护理** 向病人及其亲属介绍牵引的意义、目的、步骤、注意事项,以取得其配合。牵引肢体局部皮肤必须用肥皂水和清水擦洗干净,去除油污。必要时剃毛,行颅骨牵引时,应剃除全部头发。了解药物过敏史。准备好牵引用物。牵引操作过程中,摆好并维持病人患肢位置,协助医生麻醉、做牵引。操作后保持有效牵引,应注意:①皮牵引时胶布绷带有无松脱,扩张板位置是否正确;若出现移位,应及时调整。颅骨牵引时,每日检查牵引弓,并拧紧螺母,防止牵引脱落。②保持有效牵引,牵引绳不可随意放松,也不应有其他外力作用,以免影响牵引力。牵引重锤应保持悬空,牵引重量不可随意增减或移去,以免影响骨折的愈合。③保持对抗牵引力量。颅骨牵引时,应抬高床头;下肢牵引时,应抬高床尾 15 ~ 30cm。若身体移位、抵住了床头或床尾,应及时调整,以免失去了牵引作用。④骨牵引病人,应保持牵引针孔周围皮肤清洁,在针孔处滴 75% 乙醇,每日 2 次,预防感染。⑤每日测量肢体长度,两侧对比,防止牵引力量不足或过度牵引。⑥告知病人和亲属牵引期间始终保持正确位置,牵引方向与肢体长轴应成直线,以达到有效牵引。

3. 石膏固定病人的护理

(1)准备工作:向病人及亲属解释说明石膏固定的必要性。解释操作过程中石膏散热属正常现象,并告知病人肢体关节必须固定在功能位或所需的特殊体位,中途不能随意变动,以取得病人配合。做好石膏固定处的皮肤准备:用肥皂水及清水清洁皮肤并擦干;有伤口者更换敷料;发现皮肤异常应记录并报告医生。准备一盆温水(35 ~ 40℃);根据固定范围的大小,选择适合的石膏卷并折叠;将准备好的石膏卷平放并完全浸没在水中,待其停止冒气泡,完全浸透后,两手持石膏卷两头取出,并向中心轻挤,以挤出过多水分。

(2)协助包扎:石膏绷带固定的类型分为石膏托固定和石膏管型固定。在石膏固定处的皮肤表面覆盖一层衬垫以防局部受压形成压疮。石膏托固定时,应注意用手掌托起石膏,切忌用手指捏、提,协助医生使用纱布卷轴绷带将石膏托妥善固定好;石膏管型固定时强调石膏绷带自肢体近端向远端包扎,松紧度适中,每圈压前一圈的1/3。暴露肢体末端,便于观察血运、感觉及运动。修整石膏边缘,伤口处开窗,以便日后换药。

(3)加速石膏凝固:石膏从硬固到完全干固需 24 ~ 72 小时;应创造条件加快干固,可适当提高室温或用灯泡烤箱、红外线照射烘干。但应注意石膏传热,温度不宜过高,以防灼伤。潮湿的石膏容易断裂和变形,需要搬运时,用手掌平托石膏固定的肢体,维持肢体的位置,避免石膏折断。

(4)保持石膏清洁、干燥:石膏污染时可用布蘸洗涤剂擦拭,清洁后立即擦干,避免浸湿。及时更换断裂、变形或严重污染的石膏。

(5)石膏切开与更换:肢体肿胀时,为防止血管和神经受压,可将石膏切开。切开时注意全层切开以充分减压和避免伤及皮肤。石膏管型固定后,若因肢体肿胀消退或肌萎缩而失去固定作用时,应予重新更换,以防骨折错位。

(6)石膏拆除:拆除石膏管型前向病人解释拆除的过程及感觉,协助医生保护肢体,拆除后石膏下的皮肤一般有一层暗褐色的痂皮或死皮、油脂等,其下的新生皮肤较为敏感,避免搔抓,可用温开水清洗后,涂抹护肤霜。

石膏固定病人的常见并发症有压疮、失用性骨质疏松和关节僵硬、化脓性皮炎、骨筋膜室综合征、石膏综合征等。骨筋膜室综合征的预防方法是包扎不要过紧,密切观察,及时发现,迅速减压;石膏综合征多由于大型石膏或包扎过紧,导致病人呼吸费力,进食困难,胸部发憋,腹部膨胀。预防方法包扎石膏时适当留有余地,食量不要过多,上腹开窗等。

4. 手术病人的护理

(1)手术前护理:重点是皮肤准备,术前2 ~ 3 日每日用肥皂水彻底清洗手术区皮肤,用

75%乙醇消毒后用无菌布单包扎手术区,手术早晨重新消毒后更换无菌巾包扎,送手术室。开放性骨折,给予紧急处理后,进行清创术,遵医嘱注射 TAT 以及抗生素。

（2）手术后护理:制动、抬高患肢以促进血液循环,减轻水肿;遵医嘱使用有效的抗生素预防感染。

（五）心理护理

骨折病人及亲属的心理变化比较复杂,多与病人进行交流,耐心听取病人诉说,同情病人的心理感受,有针对性地消除病人产生焦虑的因素。

（六）健康指导

告知病人出院后继续康复治疗的方法和意义;向病人和亲属详细说明有关夹板、石膏或外固定器的应用和护理知识;指导病人使用轮椅、步行辅助物,提高病人自我照顾的能力;告知病人若出现肢体肿胀或疼痛明显加重,骨折远端肢体感觉麻木、肢端发凉,夹板、石膏或外固定器械松动等,应立即到医院复查并评估功能康复的情况。

【护理评价】

1. 病人的疼痛是否消失。

2. 是否能在有效固定下适度活动,生活得到照顾。

3. 感染等并发症是否发生,若发生是否及时发现并得到有效控制。

二、常见骨折

（一）桡骨下端骨折

桡骨下端骨折是指距桡骨下端关节面3cm 以内的骨折。伸直型骨折(Colles 骨折)最多见,多为腕关节处于背伸位、手掌着地、前臂旋前时受伤。骨折的远端向桡、背侧移位,近端向掌、尺侧移位。临床表现为伤侧腕关节肿胀、疼痛、活动受限,侧面呈"餐叉状"畸形,正面呈"枪刺刀样"畸形(图 20-4）。

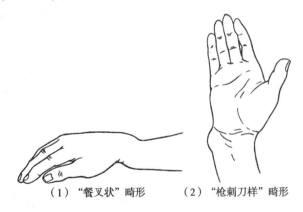

（1）"餐叉状"畸形　　　（2）"枪刺刀样"畸形

图 20-4　Colles 骨折畸形示意图

护理要点:用吊带或三角巾将患肢托起,避免患肢下垂引起的静脉回流障碍。石膏固定时注意观察患肢皮肤颜色、温度、有无肿胀及桡动脉搏动情况。指导病人早期进行拇指及其他手指的主动运动、用力握拳、充分屈伸五指的练习,以减轻水肿,增加静脉回流。同时进行肩、肘关节康复治疗,防止关节僵硬或肌萎缩。伤后 2 周进行腕关节背伸和桡侧偏斜练习,同时进行前臂旋转运动。

（二）肱骨髁上骨折

肱骨髁上骨折是指肱骨干与肱骨髁的交界处发生的骨折。多发生于10岁以下儿童,主要由间接暴力引起,可分为伸直型和屈曲型两种,以伸直型多见。主要表现手掌着地受伤后肘部出现疼痛、肿胀、皮下瘀斑,肘部后突处于半屈位。肘后三角关系正常。可有骨擦音、反常活动等;可伴有正中、桡、尺神经损伤,表现为手的感觉、运动功能障碍。可致肱动脉挫伤或受压,发生血管痉挛致前臂缺血,出现剧痛、手部皮肤苍白、发凉、麻木,被动伸指疼痛,桡动脉搏动减弱或消失,严重者可造成前臂缺血性肌痉挛(爪形手)等表现(图20-5)。

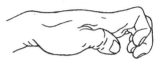
图20-5 前臂缺血性肌痉挛——爪形手畸形

护理要点:上肢制动,固定于功能位。注意观察患肢是否出现疼痛、麻木、肿胀、苍白或发绀。开放性骨折和手术后病人注意伤口有无红、肿、热、痛、分泌物等,一旦发现及时通知医生。观察神经损伤的恢复情况。伤后第1周,患侧肢体避免活动;1周后逐渐开始握拳、伸指、腕关节屈伸及肩关节活动;4～5周后在去除外固定后,进行肘关节屈伸康复治疗。

（三）股骨颈骨折

股骨颈骨折多发生于中、老年人,与骨质疏松导致的骨质量下降有关。股骨颈血供较差,尤其头下型骨折又造成血管损伤,不愈合率高,易发生股骨头坏死及塌陷。按骨折的部位分为头下型骨折、经颈型骨折、基底部骨折(图20-6)。病人跌倒后髋部疼痛,移动患肢时疼痛更明显,不能站立或行走,患肢呈现轻度屈髋屈膝、内收、外旋、短缩畸形(图20-7)。大粗隆上移,髋部有压痛,纵向叩击痛阳性。

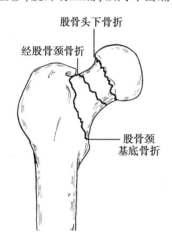

图20-6 股骨颈骨折按骨折部位分类

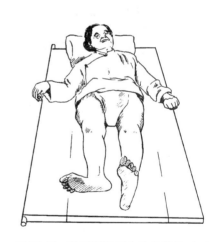

图20-7 股骨颈骨折伤肢的外旋畸形

护理要点:保守治疗时患肢制动,卧床时两腿之间放一枕头,使患肢呈外展中立位,防止髋关节外旋或脱位。通过下肢支架或沙袋固定保持患肢于合适体位。有手术指征时可采用内固定术、人工股骨头置换术、人工关节置换术等。观察患肢的血液循环,如有异常及时报告医生。卧床病人,若条件允许,定期翻身拍背、排痰,鼓励深呼吸,防止肺部并发症;定时翻身、局部按摩、沐浴、保持床单清洁、干燥,骨质隆起处放置气圈,防止压疮发生;多饮水,多食粗纤维食物,防止便秘。后期指导病人练习股四头肌的等长收缩、双上肢及健侧下肢的全范围关节活动和康复治疗;一般8周后复查X线片,若无异常可去牵引后在床上坐起;3个月可先扶拐患肢不负重活动,后逐渐换单拐部分负重活动;6个月后复查X线片检查显示骨折愈合牢固后,可完全负重行走。

(余宜龙)

第二节 脊柱骨折及脊髓损伤病人的护理

一、脊柱骨折

脊柱骨折(fracture of the spine)以胸、腰椎骨折多见,颈椎骨折常伴有脱位、脊髓损伤,易致残或危及生命。主要原因是暴力,多数由间接暴力引起,少数因直接暴力所致。直接暴力所致的脊柱骨折,多见于战伤、爆炸伤、直接撞伤等。

【护理评估】

（一）健康史

应询问致伤原因,了解受伤的时间、部位、当时所处姿势以及伤后处理经过。

（二）身体状况

局部疼痛、肿胀、脊柱活动受限,骨折处棘突有明显压痛和叩击痛;胸、腰椎骨折常有后突畸形;合并截瘫时,损伤脊髓平面感觉、运动、反射障碍,高位截瘫可出现呼吸困难,甚至呼吸停止。

（三）心理-社会状况

病人因担心治疗效果出现焦虑、恐惧等不良情绪反应,尤其是长期卧床、生活不能自理的病人心理负担重,焦躁不安,性格改变,甚至产生轻生念头。

（四）辅助检查

1. X 线检查 显示骨折部位、类型和程度,关节脱位,棘突间隙改变等。

2. CT、MRI 检查 进一步显示骨骼、关节和椎管的变化。

（五）处理原则

病人伴有多发性损伤,如颅脑损伤、胸部损伤、腹部损伤、严重的内外出血以及休克等危及生命的急症应优先处理。

1. 胸、腰椎骨折

(1)单纯压缩骨折:椎体压缩不足 1/3 的病人或老年病人不能耐受复位和固定者,应卧硬板床,骨折部位加后枕,使脊柱过伸,3 日后开始腰背肌锻炼,初起臀部不离床左右移动,以后背伸,使臀部离开床面,逐渐加大力度,伤后第 3 个月可以少许下床,3 个月后逐渐增加下床活动时间。椎体压缩大于1/3 的年轻病人,可用双踝悬吊法过伸复位,复位后石膏背心固定 3 个月,固定期间坚持每日背肌锻炼。

(2)爆破型骨折:有神经症状和有骨折片挤入椎管内者,需手术治疗。

2. 颈椎骨折

(1)稳定型骨折:牵引复位,复位后石膏固定。①颌枕带牵引:轻度压缩骨折采用颌枕带卧位牵引复位,牵引重量3kg,复位后头颈胸石膏固定 3 个月,石膏干固后可起床活动。②颅骨牵引:收缩明显或双侧椎间关节脱位采用持续颅骨牵引复位,牵引重量 3 ~ 5kg,复位后再牵引 2 ~ 3 周,头颈胸石膏固定 3 个月。

(2)爆破型骨折:原则上手术治疗,一般经前路手术、祛除骨片、减压、植骨融合及内固定。该类损伤一般病情严重,若存在严重并发伤,待病情稳定后再行手术。

263

【常见护理诊断/问题】

1. 有皮肤完整性受损的危险　与活动障碍和长期卧床有关。

2. 潜在并发症:脊髓损伤、失用性肌萎缩、关节僵硬等。

【护理措施】

1. 急救搬运　脊柱骨折、脱位、搬运不当很容易引起脊髓损伤,正确的搬运方法是:三人平托病人,同步行动,将病人放在脊柱板、木板或门板上;也可将病人保持平直体位,整体滚动到木板上。严禁弯腰、扭腰。如有颈椎骨折、脱位,需要另加一人牵引固定头部,并与身体保持一致,同步行动。

2. 保持皮肤的完整性,预防压疮发生

(1)轴式翻身:损伤早期应每2~3小时翻身一次,分别采用仰卧和左、右侧卧位。侧卧位时,两腿之间应垫软枕。每2小时检查皮肤一次。

(2)保持病床清洁干燥和舒适:有条件的可使用特制翻身床、小垫床、明胶垫床、电脑分区充气床垫、波纹气垫等。保持个人清洁卫生和床平整干燥。

(3)避免营养不良:保证足够的营养素摄入,提高机体抵抗力。

3. 心理护理　观察病人心理反应,及时进行心理疏导。消除病人的不良情绪反应,增强治疗信心,积极配合治疗。

4. 健康指导　病人出院后须继续康复锻炼,预防失用性肌萎缩和关节僵硬的发生。

二、脊髓损伤

脊髓损伤(spinal cord injury)是脊柱骨折的严重并发症,由于椎体的移位或碎骨片突入椎管内,使脊髓或马尾神经产生不同程度的损伤。多发生于胸腰段。脊髓损伤最常见的原因是闭合性钝性外伤。根据脊髓损伤的程度和部位可分为脊髓震荡、脊髓挫伤、脊髓断裂、脊髓受压、马尾神经损伤。

【护理评估】

(一)健康史

了解病人受伤的时间、暴力的性质、方向和大小、作用部位,受伤的体位、搬运方法、治疗过程及疗效。

(二)身体状况

1. 脊髓震荡　损伤平面以下的感觉、运动、反射及括约肌功能完全丧失。在数分钟或数小时内可完全恢复。

2. 脊髓挫伤　表现为受伤平面以下单侧或双侧同一水平的感觉、运动、反射及括约肌功能全部暂时消失或减弱。其预后取决于脊髓挫伤程度、出血量、受压程度及解除压迫时间。

3. 脊髓圆锥损伤　会阴部表现为皮肤鞍状感觉障碍,大小便失禁、尿潴留和性功能障碍。双下肢感觉、运动功能正常。

4. 脊髓断裂　损伤平面以下的感觉、运动、反射及括约肌功能完全丧失。

5. 马尾神经损伤　损伤平面以下弛缓性瘫痪,有感觉及运动功能障碍,括约肌功能丧失,肌张力下降,腱反射消失。

脊髓胸腰段损伤使下肢的感觉与运动产生障碍,称为截瘫。

截瘫指数

估计瘫痪程度常以截瘫指数来衡量,截瘫指数由运动、感觉和内脏括约肌功能(大小便)障碍程度来决定,一般分为0、1、2三个级,0表示功能正常,1表示部分功能丧失,2表示功能完全丧失。将此三项的级别相加所得到的数值,则为截瘫指数。从截瘫指数可以大致反映脊髓损伤的程度、发展情况等,还可以比较治疗效果。

(三)心理-社会状况

评估病人和家属对疾病的心理承受能力,对疾病治疗的态度。

(四)辅助检查

1. X线检查　了解脊柱损伤情况。

2. CT、MRI检查　主要了解脊髓受压或损伤程度、损伤范围。

(五)处理原则

及早稳定骨折,及早解除脊髓压迫,减轻脊髓水肿和继发性损害。后期重点是预防并发症,鼓励生活自理。

【常见护理诊断/问题】

1. 躯体活动障碍　与疼痛及神经损伤有关。

2. 有体温失调的危险　与脊髓损伤、自主神经功能紊乱有关。

3. 有皮肤完整性受损危险　与长期卧床、躯体不能自主活动有关。

4. 潜在并发症:肺部感染、泌尿系感染等。

【护理措施】

(一)一般护理

1. 生活护理　及时进行康复治疗,教会病人如何自行完成进食、穿衣、沐浴等,提高自理能力。教会丧失行走能力的病人使用拐杖及轮椅。

2. 皮肤护理　参见脊柱骨折病人的皮肤护理。

(二)病情观察

1. 手术前观察　注意定时监测生命体征;持续监测感觉平面有无上升趋势;观察有无咳嗽、咳痰、呼吸困难;有无尿频、尿急、尿痛;骨质隆突处有无红肿、糜烂。

2. 手术后护理　继续监测生命体征;观察伤口的出血情况、有无感染发生;观察运动、感觉、反射、自主神经功能有无改善。

(三)治疗配合

1. 手术后护理　遵医嘱补液、营养支持,使用抗生素防止感染;做好术后各种引流管的护理。

2. 呼吸道并发症护理　禁止吸烟;鼓励病人进行深呼吸和咳嗽排痰;每2~3小时翻身、拍背一次;痰液黏稠时,给予雾化吸入,保持呼吸道畅通;对于四肢截瘫者,及早吸氧,必要时行气管切开或辅助机械呼吸。

3. 泌尿系统并发症护理　按常规进行膀胱冲洗;持续导尿2~3周后改为定时开放,每隔4~6小时开放导尿管一次,以训练膀胱的自主节律性,防止膀胱萎缩;鼓励病人多饮水,使每日尿量在1500ml以上。

4. 维持正常体温 严密监测体温变化,高热时物理降温,低温时注意保暖。

（四）心理护理

应关心体贴病人,随时了解病人及其家属的心理变化和情绪波动,帮助病人最大限度的自理,保持病人自尊感,增强病人自信心。

（五）健康指导

指导病人按计划进行功能锻炼;指导病人进行排尿、排便训练;教会病人正确起坐和使用轮椅;教会病人及家属皮肤护理及预防压疮的方法。

（彭晓艳　肖　凯）

第三节　关节脱位病人的护理

一、概述

组成关节的各骨面失去正常的对合关系称为关节脱位(dislocation)。多发生于青壮年和儿童,上肢关节脱位多于下肢关节脱位。

【病因与分类】

1. 病因

（1）创伤:有外来暴力作用于正常关节引起的脱位,多发生于青壮年;是脱位最常见的原因。

（2）病理改变:由于关节疾病导致关节结构发生病变,骨端遭到破坏,不能维持关节面正常的对合关系。

（3）先天性关节发育不良:胚胎发育异常导致关节先天性发育不良,出生后即发生脱位且逐渐加重。

（4）习惯性脱位:创伤性脱位后,关节囊及韧带松弛或在骨附着处被撕脱,使关节结构不稳定,轻微外力即可导致再脱位,如此反复,形成习惯性脱位。

2. 分类

（1）按脱位程度分类:分为全脱位与半脱位。前者指关节面对合关系完全丧失,后者指关节面对合关系部分丧失。

（2）按脱位发生的时间分类:分为新鲜性脱位与陈旧性脱位。脱位发生在2周以内称新鲜性脱位;关节脱位发生在2周以上称陈旧性脱位。

（3）按脱位后关节腔是否与外界相通分类:分为开放性脱位和闭合性脱位。开放性脱位者脱位关节腔与外界相同;闭合性脱位病人局部皮肤完好,脱位处不与外界相通。

【护理评估】

（一）健康史

了解受伤的经过,暴力的大小、性质、受伤部位、受伤的时间及治疗情况;了解有无其他疾病史。

（二）身体状况

1. 一般表现 关节疼痛、肿胀、局部压痛,关节功能障碍。

2. 专有表现

（1）畸形:关节脱位后骨端移位导致外形的改变,产生畸形。

（2）弹性固定：关节脱位后，患肢固定于异常位置，被动活动时感到有弹性阻力称弹性固定。

（3）关节腔空虚：关节脱位后在体表触摸关节腔，其内空虚，附近可触及脱位的骨端。

（三）心理- 社会状况

脱位后关节疼痛、功能障碍以及关于预后等的忧虑，常使病人产生焦虑和烦躁情绪。

（四）辅助检查

1. X 线检查　可了解脱位的程度、类型、是否合并骨折。

2. CT 检查　可进一步了解是否合并有骨折及骨坏死。

（五）处理原则

关节脱位治疗的原则是：复位、固定、功能锻炼。对于新鲜的闭合性脱位，采用手法复位外固定。对于开放性脱位及早进行清创缝合，复位固定。对于陈旧性脱位、手法复位失败或合并有关节内骨折者应切开复位外固定。

1. 复位　包括手法复位和切开复位，以手法复位为主。

2. 固定　复位后将关节固定于功能位 2 ~ 3 周，使损伤的关节囊、韧带、肌肉等软组织得以修复。

3. 功能锻炼　目的是防止肌肉萎缩及关节僵硬。在固定期间要经常进行关节周围肌肉的伸缩活动和患肢其他关节的主动活动。固定解除后，逐步进行患部关节的主动功能锻炼，可配合理疗、按摩等方法，促使关节功能早日恢复。

【常见护理诊断/问题】

1. 急性疼痛　与关节脱位及关节周围软组织损伤有关。

2. 躯体移动障碍　与脱位后关节功能障碍及伤肢固定有关。

3. 潜在并发症：周围神经、血管损伤等。

【护理措施】

（一）急症护理

开放性脱位，积极做好清创前的准备，及时配合医生实施清创术。闭合性脱位，及时配合医生进行复位、固定。固定期间做好常规的护理工作。

（二）非手术治疗的护理及手术前的护理

1. 病情观察　观察局部肿胀和血肿情况，复位后症状和体征是否消失，有无再脱位的危险。复位后病情有无好转，如感觉、运动、反射是否正常，末梢血运有无改变，动脉搏动是否正常。

2. 治疗配合　①解除疼痛：及时复位，妥善固定，必要时遵医嘱使用止痛剂。②固定：复位后保持有效的固定。③体位：抬高患肢，以利静脉回流，减轻肿胀。关节脱位经手法复位后，应注意保持患肢于关节的功能位。

3. 心理护理　了解病人的心理反应，正确引导病人正视疾病。给予解释安慰，减轻紧张心理，使其树立起战胜疾病的信心，配合治疗和护理。

（三）手术后的护理

1. 病情观察　手术后密切观察生命体征，直至平稳。观察伤口有无渗血，渗血的量和速度；观察肢体远端动脉搏动情况，有无肿胀；观察肢体远端的感觉和运动情况，了解神经是否损伤。

2. 治疗配合　伤口出血较多，协助医生包扎止血；伤口有感染迹象，及时进行换药，必要时遵医嘱使用有效的抗生素。

（四）健康指导

向病人讲述复位后固定、防止习惯性脱位的重要性。指导病人进行正确的功能锻炼：在固定期间，非固定关节进行关节的活动锻炼，固定关节进行肌肉舒缩活动。在外固定解除后逐渐地进行肢体功能的主动锻炼，防止肌肉萎缩及关节粘连。肩关节脱位主要锻炼前屈、后伸、旋转、环转、上举等功能；肘关节脱位主要锻炼屈、伸功能；髋关节脱位主要锻炼屈、伸、内收、外展、负重、行走功能。

二、常见关节脱位

临床上常见的关节脱位有肩关节，肘关节，髋关节。其中以肩关节脱位最多见。

（一）肩关节脱位

肩关节脱位（dislocation of the shoulder joint）多由间接暴力所引起。可分为前脱位、后脱位、下脱位和盂上脱位四种类型，以前脱位多见。主要表现为患肩疼痛、肿胀、功能障碍，弹性固定，功能受限，常用健手托扶患侧前臂。三角肌塌陷，呈"方肩"畸形（图20-8），关节盂空虚，在关节盂外可触及肱骨头。杜加试验（Dugas 试验，也称搭肩试验）阳性：患侧手掌搭于健侧肩上时，肘部不能紧贴胸壁；如果肘部紧贴胸壁，患侧手掌不能搭于健侧肩上。临床可通过 X 线检查明确脱位的类型及有无合并骨折。

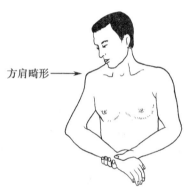

方肩畸形 →

图 20-8 肩关节前脱位，方肩畸形

处理原则：一般在局麻下行手法复位，常用手牵足蹬法及牵引旋转法。少数手法复位失败者采用手术切开复位。复位后可用长臂石膏托将关节固定于内收、内旋位，屈肘90°，患侧前臂用三角巾悬吊于胸前，一般固定 3 周左右。固定期间须活动腕部与手指，解除固定后，鼓励病人主动进行肩关节各方向活动的锻炼。

（二）肘关节脱位

肘关节脱位（dislocation of the elbow joint）发生率仅次于肩关节脱位，好发于 10～20 岁青少年，多为运动损伤。肘关节脱位多由间接暴力所引起，根据脱位的方向可分为后脱位、侧方脱位和前脱位，以后脱位多见（图20-9）。主要表现为肘部疼痛、肿胀、活动障碍，畸形，弹性固定于半屈位，患者以健手托住患侧前臂。肘后空虚，可摸到凹陷，尺骨鹰嘴明显向后突出，肘后三角失去正常关系。临床通过 X 线检查，可了解脱位情况及有无合并骨折。

处理原则：尽早手法复位，对于手法复位失败者及超过 3 周的陈旧性肘关节脱位应施行切开复位。复位后用长臂石膏托固定肘关节于屈曲 90°位，前臂用三角巾悬吊于胸前，一般固定 2～3 周。在固定期间即开始肌肉的伸缩锻炼，如伸掌、握拳、手指屈伸等活动，同时在外固定保护下做肩、腕关节活动。解除固定后应尽早练习肘关节屈、伸和前臂旋转活动。

（三）髋关节脱位

髋关节脱位（dislocation of the hip joint）的发生率较低，只有在强大的暴力作用和特殊姿势下才能导致脱位，往往同时合并骨折。按股骨头脱位后的位置可分为后脱位、前脱位和中心脱位，其中以后脱位最为常见主要表现为患侧髋关节疼痛，主动活动功能丧失，被动活动时引起剧痛。髋关节后脱位时，患侧下肢呈屈曲、内收、内旋和短缩畸形，臀后隆起，可触及

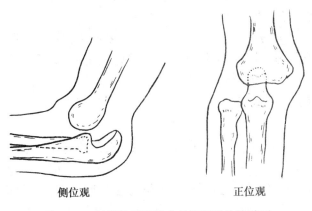

图20-9 肘关节后脱位合并桡侧脱位的畸形

脱位的股骨头。髋关节前脱位时,患侧下肢呈外展、外旋和屈曲畸形。临床主要通过 X 线检查,可了解脱位及有无合并髋臼或股骨头骨折。

处理原则:髋关节脱位后,最好于 24 小时在麻醉下行手法复位,常用的复位方法有提拉法和旋转法。对于闭合复位失败者应采用手术切开复位加内固定。复位后置下肢于外展中立位,持续皮肤牵引或穿丁字鞋固定患肢 2~3 周。制动早期,应鼓励病人进行患肢股四头肌的等长收缩锻炼,3 周后开始活动关节,4 周后可扶拐下地,3 个月内患肢不能负重。

（余宜龙）

第四节 化脓性骨髓炎病人的护理

化脓性骨髓炎(pyogenic osteomyelitis)是化脓性细菌引起的骨膜、骨质、骨髓的化脓性感染。按病程和病理改变分为急性骨髓炎和慢性骨髓炎;按感染途径分为血源性骨髓炎、外来性(邻近感染灶)骨髓炎和创伤性骨髓炎,以急性血源性骨髓炎最常见。

引起化脓性骨髓炎的主要原因是细菌入侵,多见于抵抗力低下的儿童,好发于长骨的干骺端。最常见致病菌是金黄色葡萄球菌,其次是乙型溶血性链球菌。基本病理变化是骨质破坏、骨吸收和死骨形成。早期以骨质破坏和坏死为主,晚期以新生骨形成为主。

【护理评估】

（一）健康史

了解病人发病前身体其他部位有无疖、痈、扁桃体炎、中耳炎等化脓性感染病灶存在;发病前有无局部损伤及感冒等全身抵抗力下降的病史;了解病人的生活条件及卫生状况。

（二）身体状况

1. 急性血源性骨髓炎 本病起病急骤,出现寒战高热,达 39℃ 以上。有明显的毒血症状。患儿可烦躁、惊厥。严重时发生休克或昏迷。患处持续性剧痛及深压痛,患肢活动受限。当骨膜下脓肿形成或已进入软组织中,患肢局部红、肿、热、痛或有波动感。脓肿可穿破皮肤形成窦道。

2. 慢性骨髓炎 在病变不活动阶段可以无症状,骨失去原有的形态,患肢增粗变形,缩短畸形,局部皮肤色素沉着,窦道口肉芽组织突起。体质不好或身体抵抗力低下可以导致急性发作,表现为发热,患肢疼痛,局部软组织红、肿、热及压痛,窦道口排出脓液和死骨。

（三）心理-社会状况

儿童病人因疾病疼痛的折磨、活动受限及学习中断而影响身心健康和成长；病人亲属会因突如其来的打击产生焦虑和担心；慢性骨髓炎因病程长，反复发作，行动不便以及对预后的担心常会使病人及亲属产生绝望的情绪反应。

（四）辅助检查

1. 实验室检查

（1）血液检查：急性期血液中白细胞计数增高，可达 $10 \times 10^9/L$ 以上，中性粒细胞可达 90% 以上。

（2）细菌学检查：血液细菌培养阳性；排出脓液应作细菌培养及药物敏感试验，以供治疗时选择敏感的抗生素。

2. 影像学检查

（1）X 线检查：早期 X 线表现不明显。发病 2 周后可出现上干骺端散在的虫蚀样骨质破坏，骨密质破坏变薄，亦可见密度很高的死骨形成。

（2）CT 检查：可以较早发现骨膜下脓肿及死骨。

3. 局部分层穿刺　抽出脓液可以确诊。

（五）处理原则

1. 急性骨髓炎　非手术治疗应早期、联合、大剂量应用抗生素。患肢制动并固定于功能位，预防关节挛缩畸形及病理性骨折。给予全身支持疗法。若早期应用抗生素治疗 48～72 小时不能控制感染，局部分层穿刺抽得脓液或炎性液体，即应手术治疗。手术方式有局部钻孔引流和开窗减压引流，在钻孔或开窗的骨洞内，留置两根硅胶引流管作闭式灌洗引流。

2. 慢性骨髓炎　以手术治疗为主，其原则是清除死骨、炎性肉芽组织、消灭无效腔和切除窦道。慢性骨髓炎急性发作时不宜行病灶清除，仅行脓肿切开引流。

【常见护理诊断/问题】

1. 体温过高　与急性化脓性感染毒素吸收有关。

2. 急性疼痛或慢性疼痛　与炎症刺激及骨髓腔内压力增加有关。

3. 躯体活动障碍　与疼痛及患肢制动有关。

4. 潜在并发症：病理性骨折、脓毒血症等。

【护理措施】

（一）一般护理

1. 体位　卧床休息，局部用皮肤牵引或石膏托固定，抬高患肢，搬动肢体时，应协助支托上、下关节，动作轻柔，以防诱发病理性骨折，床上安置护架避免棉被直接压迫患处。

2. 饮食　高蛋白、高热量、高维生素、富含纤维饮食，多吃水果和蔬菜。高热期间，给予流质或半流质饮食。

3. 其他　降温、输液同时加强生活护理。

（二）病情观察

观察生命体征及局部红、肿范围变化，了解治疗效果；观察畸形、反常活动判断是否出现病理性骨折；测量肢体的周径，了解骨骼增粗变形情况；观察邻近关节运动度，了解关节强直情况；观察并记录引流液及灌洗液的量及性状。

（三）治疗配合

1. 控制体温　高热者予物理降温，必要时遵医嘱予药物降温。

2. 控制感染　遵医嘱选用敏感而有效的抗生素。体温正常后，应继续使用抗生素3周，以巩固疗效。

3. 全身支持　遵医嘱补液，纠正水、电解质紊乱及酸碱平衡失调。遵医嘱少量多次输新鲜血液或血浆，以提高病人的机体抵抗力、纠正贫血、低蛋白血症。

4. 缓解疼痛　制动并抬高患肢；搬动病人时动作应轻柔；必要时遵医嘱使用镇痛剂。

5. 闭式灌洗引流的护理　干骺端钻孔或开窗，在骨髓腔内放置2根引流管作持续冲洗引流。应保持冲洗、引流的通畅，防止管道扭曲、受压。高处的引流管以1500~2000ml抗生素溶液作连续24小时滴注；置于低位的引流管接负压吸收瓶。滴入管应高出床面60~70cm，引流瓶应低于患肢50cm，以防引流液逆流（图20-10）。冲洗期间，密切观察并记录冲洗液的量、颜色、性状。若出入量差额较大时，提示有管道的堵塞，应调整引流管位置，加大负压吸引力或加压冲洗，以冲出管道内的阻塞物。引流管一般放置3周，当体温正常、引流通畅、引流液连续三次培养阴性即可拔除引流管。

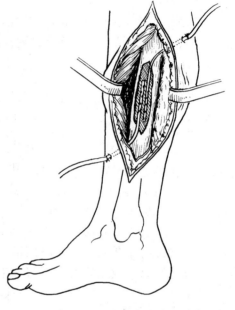

（四）心理护理

护理人员应关心病人及其亲属，尤其是小儿更需要同情和关爱。骨髓炎的脓性引流液常因有恶臭味使病人自尊受损，耐心向病人解释，同时做到室内空气流通、使用空气清新剂减少病人不安。

图20-10　骨腔内闭合冲洗吸引法

（五）健康指导

1. 加强饮食营养，提高机体抵抗力，防止疾病复发。

2. 慢性骨髓炎易复发，出院后应注意自我观察，定期复诊。

3. 告知病人每日进行肌肉的等长收缩练习及关节的被动活动或主动活动，避免患肢功能障碍。

4. 指导病人使用拐杖、助行器等辅助器材，减轻患肢负重防止发生病理性骨折。

（余宜龙）

第五节　颈肩痛与腰腿痛病人的护理

引起颈肩痛、腰腿痛的主要疾病包括颈椎病和腰椎间盘突出症。

一、颈椎病病人的护理

颈椎病（cervical spondylosis）是因颈椎间盘退行性变及其继发性椎间关节退行性变所导致的脊髓、神经、血管等结构受压而表现出的一系列临床症状和体征。颈椎病主要分为神经根型、脊髓型、椎动脉型及交感神经型四型，以神经根型最常见。

【病因和病理】

1. 颈椎间盘退行性变 是最基本的原因。退行性变引起颈椎之间不稳定、骨质增生与椎间盘突出,导致椎间孔与椎管狭窄,刺激与压迫神经根、脊髓及椎动脉。

2. 损伤 急性损伤加重已退行性变的颈椎和椎间盘损害而诱发颈椎病;慢性损伤加速颈椎退行性变过程。

3. 颈椎先天性椎管狭窄 颈椎先天性椎管狭窄基础上的轻微退行性变,都可出现压迫症状。

【护理评估】

（一）健康史

了解病人的年龄、职业等情况,其职业是否与头颈部的频繁活动或长期伏案工作有关。有无颈部损伤史、伤后治疗及康复情况。

（二）身体状况

根据受压或刺激的组织不同,临床上将颈椎病分为以下几种类型:

1. 神经根型 此型最常见。由于颈椎退行性变压迫或牵拉脊神经根所致。主要表现为与脊神经根分布区相一致的感觉、运动及反射障碍。其典型表现为颈肩痛、前臂桡侧痛、手的桡侧三指痛。检查颈部活动受限,颈肩部有压痛;相应的神经根支配区出现感觉异常、肌肉萎缩;腱反射早期活跃,中后期减退或消失;牵拉试验阳性(Eaton 试验):检查者一手扶患侧颈部,一手握患腕,向相反方向牵拉。此时因臂丛神经被牵张,刺激已受压之神经根而出现放射痛。压颈试验阳性(Spurling 征):病人端坐,头后仰并偏向患侧,检查者用手掌在其头顶加压,出现颈痛并向患手放射。

2. 脊髓型 此型最严重。因颈椎退行性变导致脊髓受压。缓慢起病,先有双下肢无力,发麻及步态不稳,踩棉花感,随病情加重出现自下而上的上运动神经源性瘫痪;躯干有紧束感;大小便功能障碍。检查肢体有不同程度的瘫痪,手精细活动障碍;腱反射亢进,Babinski 征阳性、髌阵挛、踝阵挛阳性。

3. 交感神经型 表现为交感神经兴奋或抑制。兴奋症状有:头痛或偏头痛、视物模糊、畏光、眼窝胀痛,心跳加快,耳鸣、听力障碍,多汗。抑制症状有:头昏、眼花、流泪、鼻塞,心动过缓、血压下降等。

4. 椎动脉型 眩晕是主要症状,转动头部时眩晕加重,有时出现猝倒;视觉障碍表现为弱视或失明、复视,短期可恢复。

（三）心理-社会状况

颈椎病症状复杂,反复发作,病人常因此焦虑或烦躁。

（四）辅助检查

1. 颈椎 X 线检查 正、侧位片可见颈椎病变,椎间隙狭窄或增生,颈椎生理前凸减少或消失;斜位片可见椎间孔变形、缩小;过伸、过屈位片可见颈椎不稳。

2. CT、MRI 检查 可见椎间盘突出,椎管、神经根管狭窄及脊髓、脊神经受压情况。

（五）处理原则

颈椎病的处理原则是:改善受压,减轻症状,促进循环。

1. 非手术治疗 包括牵引治疗、应用颈托、理疗、药物治疗、推拿按摩等。

2. 手术治疗 采用经颈椎前路椎间盘摘除加椎体间植骨术,或经后路椎板切除或椎板成形椎管扩大术。因手术部位解剖位置特殊,手术有一定的风险。

【常见护理诊断/问题】

1. 疼痛 与炎症、神经根受刺激或压迫、交感神经兴奋、椎动脉供血不足等有关。

2. 焦虑 与担心治疗效果不佳、手术风险较大有关。

3. 躯体活动障碍 与脊髓受压或术后活动受限有关。

【护理措施】

（一）术前护理

1. 一般护理

（1）体位：自由体位，避免长久静坐。椎动脉型颈椎病避免头颈急速旋转，以防猝倒。

（2）饮食：高热量、高蛋白、丰富维生素与粗纤维食物，多饮水，以预防便秘。

2. 病情观察 观察牵引效果，头颈痛的变化，肢体运动和感觉改变。观察药物疗效及副作用。

3. 治疗配合

（1）牵引治疗：常用颌枕带牵引，适用于脊髓型以外的各型颈椎病。取坐位或卧位，头微屈。牵引重量 2～6kg，每次 0.5～1 小时，每日 1～2 次，15 日为一疗程，牵引后症状加重者，应改用其他方法。

（2）应用颈托：适用于慢性病例，能限制颈椎过度活动，不影响病人行动。

（3）物理治疗：可加速炎性水肿消退和松弛肌肉，如超短波、红外线热疗等。

（4）遵医嘱用药：非甾体抗炎药、肌松弛剂及镇静剂等均属对症治疗药物，但长期使用可产生一定副作用，故宜在症状剧烈、严重影响生活及睡眠时才短期交替使用。

（5）推拿按摩：对减轻肌痉挛、改善局部血液循环有一定效果，但对脊髓型颈椎病易导致脊髓损伤，因而要慎用。

4. 心理护理 由于病程长，手术风险较大，病人及家属均担忧预后，恐惧手术，应做好心理疏导，使其有充分的思想准备，同时也应向他们说明手术的必要性；解除脊髓、神经根和动脉的压迫，稳定脊柱，以减轻症状、预防瘫痪或防止瘫痪加重，从而增强信心，配合治疗。

（二）术后护理

1. 一般护理

（1）体位：平卧位或半卧位，颈部两侧置沙袋或佩戴颈围，松紧适度，搬动病人或翻身时切勿旋转颈部。

（2）其他：做好自理能力缺陷病人的生活护理、皮肤护理、呼吸道护理、大小便护理。

2. 病情观察 术后观察生命体征；观察切口出血情况，出血较多者，报告医生；密切观察呼吸情况，呼吸困难多系喉头水肿或局部血肿所致，床旁应备气管切开包、气管插管、呼吸机、吸引器、氧气等，一旦发现异常，及时报告医生并协助处理；观察肢体感觉、运动功能，术后脊髓水肿反应，可致肢体感觉、运动功能障碍，术后 48 小时为水肿高峰期，应每 1 小时观察一次，发现肢体麻木、肌力减退时，立即告之医生作相应处理。观察引流液的量、性状、颜色，如有异常及时报告医生处理。

3. 治疗配合 术后如有感染迹象，遵医嘱使用抗生素；及时更换引流袋，协助医生进行局部换药。

4. 健康指导

（1）鼓励病人生活自理：病情许可时，帮助和指导病人作颈部功能锻炼，逐渐加大活动范围，促进恢复自理能力。

（2）选择正确睡眠姿势：枕头宜选用透气性好、松软适宜的材料，中间低两头高，长度以超过肩宽 10～16cm，高度以头颈部枕后 10cm 高为宜，睡姿以保持颈胸腰自然屈曲，髋膝略屈曲为佳。

（3）避免颈部受伤：长期伏案工作者应间歇远视以缓解颈部肌肉慢性劳损，乘车时应抓好扶手，系好安全带，以防急刹车扭伤颈部。

二、腰椎间盘突出症病人的护理

腰椎间盘突出症（herniation of lumbar intervertebral disk）是因腰椎椎间盘变性，纤维环破裂、髓核组织突出，刺激或压迫脊神经或脊髓引起的一系列症状和体征的疾病，是腰腿痛最常见的原因之一。好发于 $L_4 \sim L_5$ 和 $L_5 \sim S_1$ 椎间隙。可分为膨隆型、突出型、脱垂游离型、Schmorl 结节及经骨突出型。腰椎间盘退行性变和损伤是腰椎间盘突出症的主要原因。

【护理评估】

（一）健康史

了解有无腰部急性或慢性损伤史，了解受伤经过及诊疗情况，排除结核病史；了解有无其他部位的肿瘤，治疗经过及疗效。

（二）身体状况

1. 腰痛　是最早出现的症状。为急性剧痛或慢性隐痛，弯腰负重、咳嗽、打喷嚏、长时强迫体位时加重，休息后可减轻；腰痛向下肢放射。

2. 坐骨神经痛　约95%的病人出现坐骨神经痛，这是由于腰椎间盘突出多发于 $L_4 \sim L_5$ 及 $L_5 \sim S_1$ 椎间隙的缘故。多为单侧。痛初为痛觉过敏或钝痛，逐渐加重，放射至臀部、大腿后外侧、小腿外侧至足跟部或足背，严重者相应区域感觉迟钝或麻木。咳嗽、打喷嚏等增加腹内压的行为都可使腿痛加重。腿痛重于腰痛是椎间盘突出症的重要表现。

3. 马尾综合征　中央型腰椎间盘突出症或脱垂游离型常压迫马尾神经，出现大小便功能障碍，鞍区感觉异常。

4. 腰椎检查　生理曲度变直或侧凸，是一种为减轻疼痛的姿势性代偿畸形。腰部活动受限，其中以前屈受限最为明显。腰部及骶棘肌痉挛，棘间及椎旁 1cm 处多有压痛，压痛可沿坐骨神经放射。

5. 直腿抬高实验及加强试验阳性　为神经根受刺激表现。

6. 神经系统检查　下肢感觉异常，小腿痛触觉减退，肌力下降，踝反射减弱或消失；马尾神经受压时肛门反射减弱或消失。

（三）心理-社会状况

病人病程较长，呈慢性过程，时轻时重，迁延不愈，给生活和工作带来不便，病人常焦虑或抑郁。

（四）辅助检查

1. X 线检查　一般摄腰椎正、侧位。正位片可见腰椎侧弯，侧位片可见生理前凸减少或消失，椎间隙狭窄。也可用来鉴别有无结核、肿瘤等骨病。

2. CT 和 MRI 检查　CT 可显示骨性椎管形态，黄韧带是否增厚及椎间盘突出的大小、方向等，有较大诊断价值。MRI 可全面地观察各腰椎间盘是否病变，也可在矢状面上了解髓核突出的程度和位置，并鉴别是否存在椎管内其他占位性病变。

3. 肌电图检查　有助于腰椎间盘突出的诊断，并可以推断神经受损的节段。

（五）处理原则

早期症状较轻,通常采用非手术治疗,治疗措施包括:卧床休息、骨盆牵引、理疗和推拿按摩、应用腰围、皮质激素硬膜外注射、髓核化学溶解法。症状较重时可采取手术治疗,常用手术有:全椎板或半椎板切除髓核摘除术,经皮腰椎间盘切除术,显微外科腰椎间盘摘除术,人工椎间盘置换术。

【常见护理诊断/问题】

1. 急性疼痛或慢性疼痛　与髓核压迫引起的炎症有关。

2. 躯体活动障碍　与疼痛、肌肉痉挛有关。

3. 知识缺乏:缺乏腰椎间盘突出的预防及功能锻炼知识。

【护理措施】

（一）一般护理

1. 体位与休息　急性期应严格卧硬板床休息,3~4周后多数可好转,起床活动时须戴腰围,以防扭伤加重。卧床期间坚持深呼吸和四肢肌肉关节的功能锻炼,以促进血液循环,预防肺内感染及肌肉萎缩。3个月内不做弯腰拾物动作。手术后平卧2周,戴腰围起床活动,以防神经根粘连。

2. 饮食　卧床期间给予易消化与吸收的食物,多饮水,以防泌尿系发生感染。

3. 其他　卧床病人注意皮肤、呼吸道、大小便的护理。

（二）病情观察

牵引期间,观察牵引是否有效,牵引带有无松动,疼痛是否减轻。手术后观察生命体征,切口出血情况,引流液的性质和量。

（三）治疗配合

1. 骨盆牵引　牵引增宽椎间隙,促进突出物回缩,减轻对神经根的刺激或压迫。牵引重量根据个体差异在7~15kg,抬高床足作反牵引,共2周。孕妇、高血压和心脏病病人禁用。

2. 理疗和推拿　可缓解肌痉挛,对部分早期病例有较好的效果。

3. 佩戴腰围　卧床3周后,可戴腰围下床活动。

4. 引流护理　手术后放置引流管的病人,保持引流通畅,及时更换引流瓶。一般引流管于术后24~48小时拔除。

5. 换药　手术后保持切口敷料清洁干燥,及时进行换药。

6. 指导腰背肌功能锻炼　腰背肌功能锻炼有利于增加脊柱的内在稳定性,应指导病人进行锻炼。非急性期病人及手术后恢复期均可进行。术后第7日即可开始,用五点支撑法,1~2周后改为三点支撑法(图20-11)。循序渐进,逐渐增加次数。但腰椎有破坏性改变、内固定物植入、感染性疾患、年老体弱及心肺功能不佳者不宜进行腰背肌锻炼。

（四）心理护理

向病人解释手术的必要性和重要性,病情加重的原因,常用的非手术治疗方法及注意事项,使病人解除焦虑心理。

（五）健康指导

1. 传播知识　教会病人及家属有关腰腿痛的防治知识。

2. 腰背肌训练　应循序渐进加强腰背肌功能训练,以增加脊柱的稳定性。

3. 正确姿势　指导正确坐、卧、立、行和劳动姿势,以减少急、慢性损伤发生的机会。

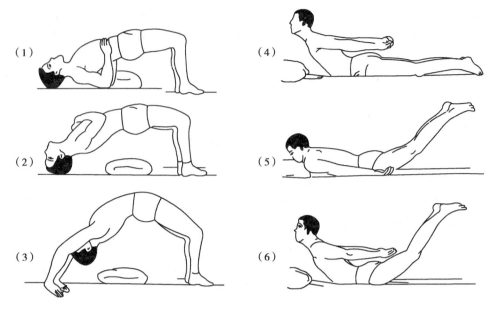

图 20-11　腰背肌锻炼仰卧法和俯卧法
(1)五点支撑法　(2)三点支撑法　(3)四点支撑法　(4)上肢及头后伸
(5)下肢及腰后伸　(6)整个身体后伸

知识窗

骨质疏松症

　　骨质疏松症是一种以骨量低下,骨微结构破坏,导致骨脆性增加,易发生骨折为特征的全身性骨病(世界卫生组织,WHO)。主要可分为原发性骨质疏松症和继发性骨质疏松症。原发性骨质疏松症又可分为绝经妇女的骨质疏松症(Ⅰ型)、老年性骨质疏松症(Ⅱ型)和特发性骨质疏松(青少年多见)。临床主要表现为疼痛、脊柱变形、骨折等。骨质疏松诊断可行骨密度和骨矿含量测定。双能 X 射线骨密度检测是诊断骨质疏松症的金标准。临床防治骨质疏松症的药物主要有基础补充剂:钙剂、维生素 D;骨吸收抑制剂:降钙素、双膦酸盐类、雌激素类;骨形成促进剂:氟化物、甲状旁腺激素;其他药物:如锶盐、维生素 K 等。

（肖　凯）

第六节　骨肿瘤病人的护理

　　凡发生在骨内或起源于各种骨组织成分的肿瘤统称为骨肿瘤。可发生于骨组织(骨膜、骨和软骨)及骨附属组织(骨的血管、神经、脂肪、纤维组织等),病因不明。男性多于女性。按来源分为原发性和继发性,来自于骨组织及其附属结构者称为原发性;来自于其他组织的恶性肿瘤者称为继发性。按组织学可分为良性骨肿瘤和恶性骨肿瘤。良性骨肿瘤生长较慢,预后良好,以骨软骨瘤和软骨瘤多见。恶性骨肿瘤发展迅速,容易发生转移,死亡率高,以骨肉瘤和软骨肉瘤多见。

【护理评估】

（一）健康史

了解病人的年龄、性别、发育、营养状况；了解生活与工作环境以及与放射性物质接触情况；有无癌前病变和其他器官的肿瘤；家族中有无类似疾病发生。

（二）身体状况

有些肿瘤平时表现不被人发现，一旦发生病理性骨折和功能障碍时才被发现。

1. 肿块 是肿瘤最常见、最早、最重要的症状。为肢体或躯干的异常隆起，多见于膝关节上下，有肿块应注意肿块部位、大小、局部皮肤温度、质地、边界、有无压痛、表面性质、活动度及其生长速度。

2. 疼痛 是恶性骨肿瘤的最常见、最主要症状。早期疼痛较轻，可以忍受，呈间歇性疼痛。随着病程的进展，疼痛逐渐加剧且呈持续性，以夜间疼痛为重。

3. 浸润、压迫症状 压迫神经和血管，可使神经支配范围内的运动、感觉、反射、自主神经功能障碍。侵犯到邻近关节，关节出现肿胀、疼痛、功能障碍。侵犯压迫脊髓，出现压迫部位以下截瘫。转移到其他器官，出现相应功能障碍。

（三）心理-社会状况

骨肿瘤病人对于预后、手术、康复知识了解很少，害怕手术，害怕肢体缺如，引起焦虑心理；担忧巨额医疗费用，家庭经济承担困难，得不到社会的有效支持；担忧残疾、化疗、放疗引起的自我形象改变、对生活丧失信心，产生悲观绝望心理。

（四）辅助检查

1. 影像学检查

（1）X线检查：①良性骨肿瘤具有界限清楚、密度均匀的特点。骨皮质因膨胀而变薄，但仍保持完整，无骨膜反应（图20-12）。②恶性肿瘤的病灶多不规则，呈虫蛀样或筛孔样，密度不均，界限不清，溶骨现象较明显，骨质破坏、变薄、断裂、缺失。原发性恶性肿瘤常出现骨膜反应，如骨肉瘤其形状可呈日光放射状及Codman三角（图20-13）。

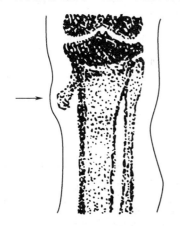
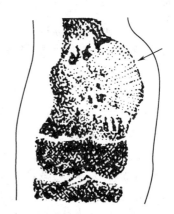

图20-12 良性骨肿瘤的肿块外形　　图20-13 日光放射状及Codman三角

（2）CT、MRI检查：可更清楚地显示肿瘤的范围，识别肿瘤侵袭的程度，以及与邻近组织的关系。

2. 生化检查 溶骨性的肿瘤，血钙浓度增高。成骨性的肿瘤，如骨肉瘤，血中碱性磷酸酶明显升高。男性酸性磷酸酶升高，要注意前列腺癌发生骨转移。尿液中出现本-周蛋白，要考虑浆细胞性的骨髓瘤。

3. 病理学检查　病理学检查是骨肿瘤的确定性诊断检查。骨肿瘤的病理学检查主要是活组织检查。

（五）处理原则

良性肿瘤多以局部刮除、灭活、植骨或肿瘤切除为主,预后良好。

恶性肿瘤治疗尚无特效方法,多采用以手术为主、辅助放疗、化疗、中医中药、免疫治疗的综合方法,旨在挽救生命,最大限度保留肢体功能。截肢、关节离断是最常用的手术方法。有人作瘤段骨切除或全骨切除,用人工假体置换,近期效果较好,但远期效果仍很差。

【常见护理诊断/问题】

1. 焦虑　与肢体功能障碍和对预后担忧有关。

2. 慢性疼痛　与肿瘤浸润和压迫神经有关。

3. 潜在并发症:病理性骨折、关节脱位。

【护理措施】

（一）一般护理

1. 体位与休息　患肢置于舒适的体位,关节保持功能位,必要时进行固定、制动。对无法休息和睡眠的病人,应注意改善环境,必要时睡前给予适量的镇静止痛药物,以保证病人的休息。

2. 饮食　肿瘤的消耗较大,化疗、放疗的副作用,使病人的营养低下,应合理供给高蛋白、高能量、高维生素、高纤维饮食,必要时进行静脉补充营养。

3. 皮肤护理　卧床病人及时翻身、拍背、局部按摩,保护皮肤,防止压疮发生。加强放疗病人的皮肤护理,防止发生糜烂和溃疡。

（二）病情观察

1. 非手术及手术前观察　注意局部有无疼痛、肿胀和畸形。如果疼痛、畸形明显,可能是病理性骨折,及时报告医生采取相应措施。病人如有体温升高,胸痛、咳嗽、呼吸困难或有神经系统表现时,应警惕肺、脑转移。

2. 手术后观察　手术后密切观察体温、脉搏、呼吸、血压,直至生命体征平稳。观察伤口有无出血,出血量的多少;伤口有无红、肿、热、痛等感染迹象。观察引流管的引流情况,如通畅程度、引流量和引流液性状。远端肢体有无肿胀、感觉有无障碍、运动反射有无异常等。截肢后注意有无髋、膝关节挛缩,有无幻肢痛。

（三）治疗配合

1. 协助检查　骨肿瘤病人需要做许多诊断性检查,耐心向病人及其家属解释检查的目的、意义、检查过程、注意事项,减轻病人及家属的焦虑心理,使其主动配合。

2. 手术前准备　详见本章第一节中的骨折手术前的准备。

3. 化疗与放疗　护理详见第九章肿瘤病人的护理中的化疗、放疗护理。

4. 缓解疼痛　采取舒适的体位;分散病人的注意力;压迫引起者,解除压迫;必要时遵医嘱使用镇痛剂,采用三级镇痛,详见本书第九章肿瘤病人的护理。

（四）心理护理

了解病人的心理变化,给予安慰和心理支持,消除恐惧和焦虑,正视肢体的缺如、放化疗的副作用,保持乐观的人生,积极配合医护治疗。

（五）健康指导

根据病人的情况制订功能锻炼计划,使用各种助行器。锻炼协调性、平衡性,最大程度的促进病人的生活自理能力。出院后继续坚持放疗和化疗,定期门诊检查,防止复发。

功能锻炼:对骨质无破坏的良性肿瘤,伤口愈合后,即可进行功能锻炼;对骨质有破坏或恶性肿瘤切除术后,均需固定,固定期间进行肌肉舒缩锻炼,固定解除后进行功能锻炼;截肢术后,鼓励病人利用辅助设备(如轮椅、拐杖、吊架)进行功能锻炼,早期下床活动,保持平衡,为安装假肢做好准备。

（肖　凯）

*第七节　产伤骨折与产瘫患儿的护理

产伤骨折是指分娩时胎位不正,牵拉不当所引起的骨折。产瘫是指在分娩时胎儿发生严重的窒息,大脑细胞因缺氧发生变性坏死,导致姿势异常和运动障碍,同时伴有智力发育迟滞。产伤性骨折愈合较快,如不及时发现,将发生畸形愈合。产瘫重在预防,及早诊断及早治疗,对患儿的预后有较重要的意义。

在胎儿分娩的过程中,胎位不正,尤其是臀位、肩位,过度牵拉,导致肢体发生骨折。胎儿在分娩过程中因难产、产程延长、供血不足所导致的胎儿窒息、早产儿、未成熟儿产伤所致的颅内出血均会使大脑皮质神经细胞发生变性坏死和纤维化,使大脑皮质萎缩、脑沟变宽、脑回变窄、神经元数减少,产生发育迟缓,智力低下。

【护理评估】

（一）健康史

了解分娩情况,有无早产、难产;有无产程延长,胎儿宫内窒息(胎心变慢或消失);是否施行胎头吸引、产钳钳夹;小儿出生后有无窒息、青紫,有无哭声,哭声的大小,肢体有无畸形、触痛、运动及其程度如何;新生儿的发育是否正常;是否治疗,效果如何。

（二）身体状况

1. 骨折表现　新生儿啼哭不止,肢体出现肿胀,活动患肢时啼哭加剧,10～14日骨折愈合,出现肢体畸形愈合。

2. 产瘫表现　产瘫表现较多,大体可分为五型:

(1)痉挛型:主要表现为骨骼肌张力增高,睡眠时消失。常出现单侧瘫、双侧瘫、四肢瘫。表现为交叉剪刀步态及马蹄内翻足畸形,伸屈关节时有折刀样感。患侧腱反射亢进,病理反射阳性,髌阵挛、踝阵挛阳性。智力发育正常或低下。

(2)手足徐动型:以不自主的无意识的运动为特点。不自主的频繁运动、挤眉弄眼、坐卧不稳。检查时肌力正常,肌张力降低,发育迟缓,反射正常。常合并呼吸障碍、听力障碍。

(3)共济失调型:表现为躯体平衡障碍、肌力低下、智力多正常,可伴有眼球震颤和语言障碍,无不自主运动。

(4)强直型:临床表现类似痉挛型,但症状更严重。全身肌张力增高,呈强直状,肢体表现为角弓反张,智力低下。

(5)混合型:同时出现两种以上类型的表现。

（三）心理-社会状况

对于患儿的姿势畸形、运动障碍、智力低下，使家长心理产生沉重的思想负担；家长担心治疗效果不理想，费用较大，表现出焦虑、烦躁等反应。

（四）辅助检查

1. X线检查　主要了解有无骨折及治疗效果如何。

2. CT、MRI检查　了解大脑发育情况。

3. 脑电图检查　通过脑电变化来判断大脑损伤程度。

（五）处理原则

产伤骨折及时复位、固定，可完全恢复功能。产瘫重在预防，采取综合措施治疗，包括对症治疗、针灸、理疗、手术治疗。手术治疗的原则是减少痉挛，恢复和平衡肌力，矫正肌肉挛缩畸形，为功能恢复创造条件。

【常见护理诊断/问题】

1. 有受伤害的危险　与智力低下、运动障碍有关。

2. 焦虑　与患儿姿势畸形、其家长担心治疗效果有关。

3. 知识缺乏：患儿家长缺乏智力训练、语言训练、运动训练和防止畸形的知识。

【护理措施】

（一）一般护理

1. 怀孕期间护理　进行孕期教育，宣传有关孕期的保健知识，避免有害因素侵袭孕妇及胎儿；按期进行胎位检查，对于胎位不正者，及时进行矫正；在医生的指导下进行适当的锻炼，增强体力，使分娩能顺利进行。

2. 分娩期护理　进入分娩期时，准确测量产道大小，判断是否顺产，决定是否剖宫产；严密注意产程、胎心心率，如有产程延长、心率改变，及时报告医生采取有效措施；尽量减少胎头吸引、产钳牵拉，牵拉肢体时切勿用力过猛，造成损伤。

（二）病情观察

密切观察新生儿肢体活动及啼哭，有无肿胀、畸形，以判断有无骨折；观察出生后皮肤的色泽、肢体的活动、自主呼吸、哭声的大小，以判断有无窒息及严重程度；随着小儿的生长发育，观察其姿势、运动、语言、智力，是否有发育障碍。

（三）治疗配合

痉挛发作时，遵医嘱使用肌松剂，如左旋多巴、美多巴、苯海索（安坦），此类药物应避免长久或过量使用，以免造成运动功能低下；如有癫痫发作时，遵医嘱应用地西泮、苯妥英钠；遵医嘱使用促进脑神经代谢性药物，如 γ-氨基酸、谷氨酸、维生素B、脑活素、吡拉西坦（脑复康）。

（四）心理护理

介绍治疗方法、治疗目的、治疗中的不良反应、并发症，消除病人家属的紧张、焦虑情绪，积极配合治疗。

（五）健康指导

做好孕期保健，定期门诊检查；指导病人家属对患儿进行训练，包括智力训练、语言训练、运动训练，尽量恢复其功能；指导病人家属对婴儿肌肉痉挛者，采用轻柔手法牵引，矫正畸形，对于较大儿童，采用支具矫正畸形，以恢复功能。

（肖　凯）

思考题

1. 女童 8 岁,不慎跌倒时以手掌撑地,倒地后自觉右肘部剧烈疼痛,大哭,被立即送往医院。查体:右肘部肿胀,可见上臂成角畸形,肘后三角关系正常,不敢用右手取物。医生初步诊断为:右肱骨髁上骨折。

请问:

(1)该患儿的护理评估要点是什么?

(2)主要的护理诊断是什么?

(3)如何对患儿进行石膏固定的护理?

(4)对该患儿的观察重点是什么?

2. 8 岁男孩,急性化脓性骨髓炎已 3 个月,胫骨中上段有 4cm 长整段死骨,周围少许包壳,有瘘道流脓,近 3 日脓液减少,发热 39℃,局部红肿。

请问:

(1)该病人发病的原因是什么?

(2)如何进行治疗配合?

(3)应采取哪些护理措施?

3. 张女士,30 岁,车祸后造成截瘫,现在下肢肌肉瘫痪,感觉减退,大小便失禁。

请问:

(1)其截瘫指数是多少? 有何临床意义?

(2)其并发症主要有哪些? 如何进行护理?

第二十一章　皮肤病与性传播疾病病人的护理

学习目标

1. 具有良好的职业道德、法律意识和较好的护患交流能力,尊重病人,保护病人隐私,关爱病人,减轻病人痛苦。
2. 掌握常见皮肤病与性传播疾病病人的护理措施。
3. 熟悉皮肤的结构、功能及常见皮肤病、性传播疾病病人的护理评估。
4. 了解皮肤病、性传播疾病的病因、分类及常见的护理问题。
5. 学会对常见皮肤病、性传播疾病病人进行护理评估,熟练掌握指导病人正确使用外用药的方法。

第一节　概　　述

皮肤是人体最大的器官,覆盖于身体表面,在口、鼻、肛门、尿道口、阴道口等处与黏膜交接。成人皮肤总面积约为 $1.5 \sim 2m^2$,总重量约占体重的16%。皮肤厚度约 $0.5 \sim 4mm$ (不含皮下组织),其厚度因年龄、部位不同而异,以后枕、项、臀部和掌、跖部的皮肤最厚,眼睑、外阴、乳房处皮肤最薄。皮肤表面有很多沟嵴形成的皮纹,以指(趾)末节掌面最明显,称指(趾)纹,其形状各不相同,且终生不变,所以常用于身份识别。皮肤颜色主要与种族、年龄、性别、部位有关,另外还受生活环境、健康状况等影响。

一、皮肤的结构和功能

(一)皮肤的结构

皮肤由表皮、真皮和皮下组织构成,其间除有毛发、汗腺、皮脂腺、指(趾)甲等皮肤附属器外,还有丰富的血管、淋巴管、神经、肌肉等结构。

1. 表皮　表皮为复层鳞状上皮,主要由角质形成细胞、黑素细胞、朗格汉斯细胞等构成。①角质形成细胞:具有合成角蛋白的功能,由深至浅依次为基底层、棘层、颗粒层、透明层、角质层。②黑素细胞:其功能是产生黑素,保护细胞核免受辐射损伤。日光照射可促进黑素的生成。黑素的量决定皮肤颜色的深浅。③朗格汉斯细胞:能清除和吞噬来自于角质层和真皮层的变应原物质,在皮肤的迟发型过敏反应、同种异体皮肤移植免疫和免疫监视等方面均起着重要作用。表皮借基底膜与真皮相连接。

2. 真皮 位于表皮和皮下组织之间,属于致密结缔组织,由纤维、基质和细胞构成,分为浅、深两层。①浅层为较薄的乳头层,其内含有丰富的毛细血管、毛细淋巴管、游离的神经末梢和触觉小体。②深层为网状层,内有交织成网的胶原纤维束和弹性纤维,使皮肤具有较强的韧性和弹性。真皮内有各种皮肤附属器、血管、淋巴管、神经和肌肉。

3. 皮下组织 又称浅筋膜,位于真皮下方,由疏松结缔组织和脂肪小叶构成,内含有汗腺、血管、淋巴管和神经等,其厚度随个体、年龄、性别、部位和营养状况不同而异,具有保温、缓冲、贮能、参与体内脂肪代谢等作用。

4. 皮肤的附属器 包括毛发、皮脂腺、汗腺和甲等。①毛发:除掌跖、唇、龟头、阴蒂、小阴唇等处无毛外,毛发遍及全身。②皮脂腺:能分泌和排泄皮脂,润泽毛发和皮肤。当青春期面部皮脂腺分泌旺盛且导管阻塞时,可形成粉刺。③汗腺:分大汗腺和小汗腺。大汗腺主要分布于腋窝、肛周、外阴等处,若排出的分泌物被细菌分解,即产生臭味,如腋臭。其分泌主要受性激素影响,青春期分泌较为旺盛。小汗腺遍布全身,有分泌汗液和调节体温的作用。④甲:由甲板、甲根、甲床、甲母组成。指甲每日生长约0.1mm(图21-1)。

5. 皮肤的血管、淋巴管、神经和肌肉 ①血管:主要有皮下、真皮下、乳头下三个血管丛。②淋巴管:起源于真皮乳头层毛细淋巴管,在乳头下层及真皮深部分别汇合成浅、深淋巴管网,经皮下组织随血管走行,并汇入局部淋巴结,最后被吞噬处理或引起免疫反应。③神经:皮肤含有丰富的感觉神经和运动神经,前者来自脑脊神经,能感受痛觉、温度觉、触觉、压觉和痒觉;后者来自交感神经的节后纤维,支配皮肤血管、汗腺和立毛肌。④肌肉:皮肤的肌肉主要是平滑肌和横纹肌。

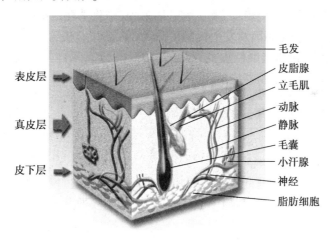

表皮层 → 真皮层 → 皮下层 →

毛发
皮脂腺
立毛肌
动脉
静脉
毛囊
小汗腺
神经
脂肪细胞

图21-1 皮肤解剖结构模式图

(二)皮肤的生理功能

皮肤是人体的第一道屏障,能接受来自外界的各种刺激,具有吸收、分泌排泄、保护、感觉、调节体温、代谢、免疫等功能。

1. 屏障功能 完整的皮肤是一道天然的屏障,不仅具有耐受物理性、化学性刺激的能力,还可阻止外界生物性有害物质的侵入,防止体内组织液的外渗,具有重要的保护作用。

2. 感觉功能 皮肤有丰富的神经末梢,能感受外界的各种刺激,使人体产生痛觉、温度觉、触觉、压觉和痒觉等,并做出相应反应。

3. 体温调节功能 在体温调节中枢的控制下,皮肤通过辐射、对流、蒸发、传导等方式

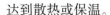

达到散热或保温。

4. 吸收功能　正常皮肤由于角质层的屏障作用,吸收能力很弱。但当皮肤受损时,吸收能力明显增强,这是皮肤病外用药物治疗的理论基础。吸收作用的强弱,与药物性质、浓度、剂型、使用范围、部位、年龄等有关。

5. 分泌和排泄功能　主要是通过大小汗腺和皮脂腺来完成的。小汗腺的分泌主要受体内外温度的影响,通过汗液分泌来调节体温,同时通过汗液排泄部分代谢废物。皮脂腺受各种激素的调节,排出的皮脂有润泽毛发和保护皮肤的作用。

6. 代谢功能　参与水、电解质、蛋白质、糖、维生素和脂肪类的代谢。皮下脂肪为人体提供必要的能量;表皮内 7- 脱氢胆固醇经紫外线照射后可生成维生素 D_3,对防治骨质疏松有一定作用。

7. 免疫功能　皮肤免疫系统是人体免疫系统的重要组成部分,该系统由角质形成细胞、朗格汉斯细胞、淋巴细胞、内皮细胞、肥大细胞和巨噬细胞组成。其同样具有免疫系统的防御功能、自稳功能和免疫监视功能。

二、皮肤病的病因与分类

皮肤病的病因复杂,对皮肤病发生有影响的包括一般因素、内在因素和外在因素。①一般因素:年龄、性别、职业、季节、个人卫生及社会因素等。②内在因素:精神因素(如精神紧张、情绪激动、劳累)、内分泌及代谢改变(如月经紊乱、妊娠、糖尿病)、慢性感染病灶(如扁桃体炎、慢性胆囊炎)、遗传因素等。③外在因素:物理性(如日光、食物、吸入物等)、化学性(如化妆品、肥皂、合成纤维、染料等)和生物性因素,其中化学性因素最常见。

皮肤病种类繁多,按照病因及发生机制可分为:感染性皮肤病(如真菌性、细菌性、病毒性)、变态反应性皮肤病(如接触性皮炎、湿疹、荨麻疹、药疹等)、其他皮肤病及性传播疾病(如梅毒、淋病、尖锐湿疣、生殖器疱疹、非淋菌性尿道炎、艾滋病等)。

三、皮肤病病人的护理

【护理评估】

（一）健康史

应详细询问病人发病经过,包括皮损发生特点、与疾病发生发展的关系、诊疗经过及疗效、环境因素(季节、气候、饮食、药物、接触物等)等,同时要收集病人既往史、过敏史和家族遗传史。

（二）身体状况

1. 自觉症状　亦称主观症状,是病人自己感觉到的症状,包括局部和全身症状。局部症状主要有瘙痒、疼痛、烧灼、麻木感和蚁行感等,瘙痒是皮肤病最常见的自觉症状,其轻重程度与皮肤病的性质、严重程度和病人的个体感觉能力的差异性有关。可轻可重,可持续性、阵发性或间断性发作,范围可为局限性或泛发性。某些皮肤病还伴发有畏寒、发热、乏力、食欲减退、关节疼痛等全身症状。

2. 他觉症状　亦称皮损或皮疹,是指可以看得到或摸得着的皮肤及黏膜损害,其性质和特点是诊断皮肤病的基础。一般分原发性和继发性两种,但有时两者不能截然分开,如脓疱疮的原发性皮损为脓疱,但继发于丘疹或水疱而产生的脓疱则属于继发性皮损。另一方面,在疾病的发展过程中,各种皮疹不断演变,如湿疹中红斑可发展为丘疹、水疱,水疱破裂后形成糜烂,干燥后形成痂,炎症消退后形成磷屑等。

(1)原发性皮损:为皮肤病病理变化直接产生的最原始的皮肤损害,不同的皮肤病一般都有不同的原发性皮损,准确地识别原发疹对皮肤性病的诊断和鉴别诊断具有特别重要的价值。常见的皮肤原发性皮损有斑疹(红斑、出血斑、色素沉着斑、色素减退或脱失斑)、丘疹、斑块、风团、结节、水疱、血疱、脓疱、囊肿等。

(2)继发性皮损:由原发性皮损演变而来或因搔抓、治疗不当引起。常见的皮肤继发性皮损有鳞屑、糜烂、浸渍、溃疡、痂、瘢痕、抓痕、萎缩、皲裂、苔藓样变。

(三)心理-社会状况

在与病人接触、交谈中评估病人对疾病的认识,有无烦躁、焦虑、自卑等心理。

(四)辅助检查

某些检查结果对诊断具有一定的参考价值,如斑贴试验可以发现致敏物,细菌学检查可以找到致病菌,活组织病理学检查可以作为肿瘤和银屑病确诊的依据,免疫荧光检查可以发现未知的抗原或抗体。

(五)治疗原则

皮肤病的治疗原则是病因治疗和对症治疗相结合。主要治疗方法有全身疗法、局部疗法、物理疗法和手术治疗。①全身疗法,即内用药物疗法,常用的药物有抗组胺类药、糖皮质激素、抗生素、抗真菌药、抗病毒药、维生素和免疫抑制剂等。②局部疗法,即外用药物疗法,通过局部应用不同剂型的有效药物以发挥镇静、止痒、安抚、收敛、润滑、腐蚀等作用而使皮损消退。③物理疗法包括电疗(电烙、电凝)、光疗(红外线、紫外线、激光)、冷冻疗法、放射治疗等。

1. 皮肤病外用药物种类　皮肤病外用药物种类繁多,其常用药物类型和剂型、浓度及其作用见表21-1。

表21-1　外用药物的种类

类型	药物名称	常用剂型	常用浓度	作用
清洁剂	氯化钠	溶液	0.9%	清除皮损处的渗出物、鳞屑、痂皮等
	硼酸	溶液	2%～4%	
保护剂	炉甘石	洗剂	10%～15%	润滑、收敛、凉爽、保护
	氧化锌	粉剂/糊剂/软膏	20%～50%	
	滑石粉	洗剂/粉剂	10%～70%	
止痒剂	樟脑	酊剂	5%～10%	清凉、止痒
	苯唑卡因	霜/软膏	5%	
	达克罗宁	霜/软膏	1%	
收敛剂	硝酸银	溶液	0.1%～0.3%	凝固蛋白质,减少创面渗出,促进炎症消退
	醋酸铝	溶液	3%～5%	
抗菌剂	依沙吖啶	溶液	0.1%	抑菌、杀菌
	红霉素	软膏	0.5%～3%	
	氯己定	霜/酊剂	0.5%	

类型	药物名称	常用剂型	常用浓度	作用
杀虫剂	硫黄	软膏	5%~10%	杀灭疥螨、虱、蠕形螨等寄生虫
	丙体666	霜	1%	
抗真菌剂	硫黄	洗剂/霜/软膏	5%~10%	抑、杀真菌
	克霉唑	霜/软膏	2%~3%	
	酮康唑	霜/乳剂	2%	
角质促成剂	水杨酸	霜/软膏	5%~10%	促进表皮恢复正常角化，可收缩血管、减轻炎性渗出和浸润
	煤焦油	软膏	2%~5%	
角质松解剂	水杨酸	软膏	6%~15%	松解角质细胞，使之脱落
	尿素	霜/软膏	10%~12%	
糖皮质激素	地塞米松	霜/软膏	0.1%	抗炎及止痒
	氟轻松(肤轻松)	霜/软膏	0.5%	
避光剂	二氯化钛	霜	5%	遮光、防止紫外线透入
	氧化锌	霜/软膏	10%	
腐蚀剂	三氯醋酸	溶液	33%~50%	腐蚀、去除肉芽组织及赘生物、止血
	乳酸	溶液	10%~20%	

2. 皮肤病外用药物剂型 皮肤病外用药物剂型有溶液、粉剂、软膏、糊剂等,其组成、作用、适应证见表21-2。

表21-2 外用药物的剂型

剂型	组成	作用	适应证
溶液	药物溶解于水	清洁、散热、消炎、吸收	急性皮炎和湿疹有大量渗液
粉剂	干燥粉末状药物	干燥、保护、散热、收敛	急性、亚急性皮炎,无渗液
洗剂	不溶于水的粉剂与水混合	同粉剂	同粉剂
油剂	不溶性药粉与植物油混合	润滑、保护、消炎	亚急性皮炎有鳞屑、结痂
酊剂	不挥发药物的酒精溶液	消炎、杀菌、止痒	慢性皮炎,瘙痒症
醑剂	挥发药物的酒精溶液	消炎、杀菌、止痒	慢性皮炎,瘙痒症
糊剂	含25%~50%粉剂的软膏	保护、收敛、消炎、止痒	皮炎、亚急性湿疹渗出少量者
乳剂	油和水经乳化而成,并加入各种药物,有水包油型(霜)和油包水型(脂)两种	保护、软化痂皮、消炎止痒	无渗液的各期皮炎
软膏	药物加入油脂基质中混匀	保护、润滑、软化、痂皮、消炎、止痒,穿透力强	神经性皮炎、慢性湿疹

续表

剂型	组成	作用	适应证
硬膏	药物溶于或混于黏着性基质中并涂布于裱褙材料上	阻止皮肤水分蒸发,使角质软化,利于药物吸收,使用方便,作用持久	慢性皮炎无渗液者

【常见护理诊断/问题】

1. 皮肤完整性受损 与皮肤破损有关。

2. 睡眠型态紊乱 与皮肤瘙痒有关。

3. 焦虑 与突然发病、皮损有关。

【护理目标】

1. 病人局部皮损炎症反应减轻或消失。

2. 能得到充足的休息。

3. 焦虑、烦躁减轻或消失。

【护理措施】

(一)一般护理

1. 饮食护理 指导病人多吃新鲜的瓜果蔬菜,食物宜清淡富含营养,禁浓茶、咖啡、烟酒辛辣等刺激性饮食。变态反应性皮肤病病人应避免鱼、虾、蟹等动物蛋白。

2. 生活护理 保持皮肤清洁、干燥、完整;不要用碱性强的洗涤剂和沐浴液,避免热水烫洗;选择柔软、宽松的棉质类内衣;避免搔抓,防止感染;对长期卧床病人要定时翻身,预防压疮。

(二)病情观察

观察皮损的发生、发展变化,对伴全身中毒症状较重的病人,要定时监测生命体征变化。

(三)对症护理

1. 瘙痒的护理

(1)给病人解释瘙痒的原因和搔抓的弊端,避免皮肤直接接触羊毛和化纤织物。

(2)维持凉爽的环境,减少被盖与衣物,给予温水或凉水浴,局部使用冷湿敷等措施可使微血管收缩,减轻瘙痒不适。

(3)应注意瘙痒的部位和性质,观察病人抓痒的时间、方式,分散病人对痒的注意力,必要时安排一些有兴趣的活动。

(4)必要时遵医嘱用止痒的药水、乳霜或油膏,施行治疗性药浴,以减轻瘙痒;遵医嘱使用抗组胺药、镇静催眠药、10%葡萄糖酸钙,必要时睡前可加大剂量;晚间睡眠前可嘱病人戴手套,避免无意搔抓。

2. 皮损护理 及时清洁创面,有毛发的部位应剪去毛发;有大疱时用消毒空针抽去疱液;有脓疱时用消毒剪刀剪去疱壁,并遵医嘱选择外用药物涂敷。

(1)涂药法:①粉剂:可用棉球蘸粉或纱布包粉后撒布,每日3~4次。②洗剂:使用前先摇匀,用药刷蘸药外涂,每日数次。③糊剂或软膏:将药物均匀涂于纱布上,贴敷于患处包扎固定。④乳剂:将药物涂抹于皮损处,轻轻用力按摩直至其消失。

(2)湿敷法:是用4~6层纱布蘸药汤敷患处来治疗疾病的一种方法。此法有抑制渗出、收敛止痒、消肿止痛、控制感染、促进皮肤愈合等作用。临床常应用于急性湿疹、皮炎有肿胀、水疱、大疱性及糜烂渗出性皮肤病病人。

（四）用药护理

指导病人遵医嘱全身和局部用药，不可随意调换、增减剂量或停药，教会病人外用药的使用方法。说明药物的不良反应和使用注意事项等。

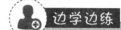

实训二十三　皮肤病外用药的使用方法及护理

（五）心理护理

热情接待就诊病人，注意病人和家属的心理反应，随时提供针对性的心理支持，同时主动解释精神因素对治疗的直接影响，消除病人各种顾虑和烦躁，鼓励病人树立信心，积极配合治疗。

（六）健康指导

1. 嘱咐病人在治疗期间，尽量避免各种不良刺激，如搔抓、烫洗等，忌辛辣、腥膻等刺激性饮食。

2. 对病因不明的病人，应协助寻找病因，注意饮食、药物、接触物等致敏因素。

3. 指导病人正确使用外用药，并密切观察药物的不良反应。

【护理评价】

1. 病人皮肤炎症反应是否减轻或消退。

2. 睡眠有无改善。

3. 焦虑是否减轻或消除。

第二节　变态反应性皮肤病病人的护理

 工作情景与任务

导入情景：

林阿姨在超市买了一盒染发剂，回家自己染发后出现面部红斑、肿胀、头皮瘙痒，她自行捣碎草药外敷，后来出现水疱、流水、瘙痒加重，有灼热感来院就诊。诊断为接触性皮炎。医嘱：10% 葡萄糖酸钙 10ml，静脉推注，立即；氯雷他定 10mg，口服，立即；3% 硼酸湿敷，立即。

工作任务：

1. 指导病人正确的使用外用药。

2. 指导病人正确护理皮损。

3. 对病人正确进行健康指导。

（一）接触性皮炎

接触性皮炎（contact dermatitis）是皮肤或黏膜接触某些物质后，在接触部位发生的急性或慢性炎症反应。

按接触物的来源可分为动物性（如皮革、毛类、羽绒制品、昆虫毒毛及分泌物等）、植物性（如花粉、油漆等）和化学性（如化妆品、化学药物、化工原料及产品、农药及镍铬汞等重金属盐类等）三大类，其中化学性接触物是引起接触性皮炎的主要原因。接触性皮炎分为原发刺激性和变态反应性两种。原发刺激性是接触物本身具有强烈的刺激性或毒性（如强酸、强碱），任何人接触都可发生皮炎；变态反应性是接触物质本身并无强烈刺激性，少数有过敏体质的人在首次接触后，经4~20日的潜伏期，当再次接触时即可发生超敏反应性炎症，属于Ⅳ型即迟发型变态反应。

（二）湿疹

湿疹（eczema）是由多种内外因素引起的真皮浅层和表皮炎症反应。

病因比较复杂，一般认为是由多种内、外因素相互作用所引起的迟发型变态反应。个体的过敏性体质是发病的主要原因，与遗传有关，常见的诱因有神经精神因素、内分泌及代谢改变、慢性感染病灶、日光、食物、吸入物及某些化学物质等。

（三）荨麻疹

荨麻疹（urticaria）又称风疹块，是机体受内外因素刺激导致皮肤黏膜小血管扩张及渗透性增加而出现的一种局限性水肿反应。

荨麻疹病因和发病机制复杂，以变态反应为主，多数属Ⅰ型变态反应，少数为Ⅱ型或Ⅲ型。常见的诱因有食物（以鱼、虾、蟹、蛋、海鲜最常见）、药物（见药疹）、感染（细菌、病毒、寄生虫）、昆虫叮咬、吸入物（如花粉、动物皮屑、羽毛）、物理性刺激、精神紧张、遗传等。

（四）药疹

药疹（drug eruption）又称药物性皮炎，是指药物通过各种途径进入人体后，引起皮肤、黏膜的炎症反应，严重者可累及机体其他系统，药疹是药物不良反应的一种表现形式。

任何药物在一定条件下都可能引起药疹，变态反应是药疹的主要发生机制，其次毒性作用、光感作用及药物直接诱导炎症介质的释放，酶缺陷或抑制均可导致药疹。过敏性体质是产生药疹最重要的原因，不同个体对药物反应的敏感性差异较大，同一个体在不同时期，对药物的敏感性也不同，过敏反应程度与药物剂量无一定的相关性。

临床上引起药疹的常见药物有：①异种血清制剂及疫苗：如破伤风抗毒素、狂犬疫苗、蛇毒免疫血清等。②抗生素类：以青霉素、头孢类最多见。③磺胺类。④解热镇痛药：以吡唑酮类、水杨酸类较常见。⑤安眠镇静药及抗癫痫药：如苯巴比妥、苯妥英钠等。⑥中药：如板蓝根、穿心莲注射液等。

【护理评估】

（一）健康史

应详细询问病人皮损发生的时间、部位、先后顺序，有无全身症状，治疗经过及疗效。病人是否有可疑致敏物质接触史，既往有无类似症状发生，疑为药疹者要了解病人近期内的药物应用史。

（二）身体状况

1. 接触性皮炎 一般起病较急，好发于面部、颈部、手、前臂等接触部位，皮损形态单一，表现为红斑、丘疹、丘疱疹、水疱、大疱，甚至发生组织坏死。病人可有不同程度的瘙痒、烧灼感或疼痛，少数可有畏寒、发热、头痛等全身症状。该病有一定的自限性，去除病因并经适当处理后1~2周痊愈。但如再次接触过敏原可再发。

2. 湿疹 根据病程分为急性、亚急性、慢性三种类型。急性湿疹以丘疱疹为主的多形性皮损、对称泛发、易渗出、剧痒为特点;亚急性湿疹以丘疹、鳞屑、痂、少量渗出为特征;慢性湿疹以皮损局限、肥厚、苔藓化为主,病程可迁延数月或数年。

表21-3 急性湿疹与接触性皮炎的鉴别

	急性湿疹	接触性皮炎
病因	复杂,不易寻找	常有致敏物或刺激物接触史
发病部位	对称、泛发	常限于接触部位
皮损特点	皮损多形,易渗出,境界不清	皮疹形态较单一,境界清楚
自觉症状	瘙痒剧烈	瘙痒、灼痛
病程	常迁延复发	去除病因,适当处理即可较快痊愈

3. 荨麻疹 典型表现为时隐时现的风团和剧痒,持续数分钟至数小时后消退,不留痕迹,但此起彼伏。少数患者可伴腹痛、腹泻、恶心呕吐、发热,严重者可伴有心慌、烦躁、甚至血压降低等过敏性休克症状。病程一般 1~2 周,若反复发作达 2 个月以上则为慢性。

4. 药疹 其特点为:①有一定的潜伏期,初次用药后 4~20 日(平均 7~8 日),再用此药在 24 小时内发病。②皮疹多样,常见的有固定性红斑型、荨麻疹型、麻疹样或猩红热样、大疱性表皮松解型、剥脱性皮炎型等。固定性红斑型药疹最多见,皮疹为红色圆形斑,表面可形成水疱或大疱,愈合后可留下色素沉着,复发时在同一部位反复出现同样皮疹,但范围扩大。③伴有发热、瘙痒,停用致敏药物后症状很快消退。严重者可伴有高热及心、肝、肺、肾、造血系统功能损害,甚至可出现过敏性休克。

（三）心理-社会状况

了解病人的情绪,对疾病的认识和态度,有无焦虑、顾虑、恐慌等异常心理。评估病人家属对病人的态度及对疾病的认识。

（四）辅助检查

1. 斑贴试验 是诊断接触性皮炎最简单可靠的方法。试验时间选择在皮损治愈后或接近治愈时进行,使用物品的浓度以不发生刺激为度,试验的部位常在前臂内侧或背部。

2. 药疹 药物过敏试验分体内和体外过敏试验,其中体内试验有皮肤过敏试验、药物激发试验,皮肤过敏试验有皮肤划痕法和皮内试验法。

3. 皮肤划痕实验 用钝器划擦皮肤,所划之处出现风团者为阳性,可诊断为荨麻疹。

（五）处理原则

1. 接触性皮炎 查找病因、脱离接触、对症处理、避免再次接触。

2. 湿疹 去除病因,消炎、止痒,避免过度搔抓、烫洗。

3. 荨麻疹 抗过敏和对症治疗,但应争取做到对因治疗。急性荨麻疹发生喉头水肿、呼吸困难及休克的病人,必须立即抢救。

4. 药疹 停用可疑致敏药,促进体内致敏药排泄,应用抗过敏药或解毒药,预防和控制继发感染,加强全身支持。

临床应用

过敏性休克的急救措施

一旦发生过敏性休克,必须分秒必争,就地抢救,并严密观察血压、呼吸、脉搏变化。①立即停用或清除引起过敏反应的药物;②皮下或肌内注射肾上腺素:0.5 ~ 1.0mg 或 0.01 ~ 0.02mg/kg。根据病情,可隔 15 ~ 30 分钟重复注射一次;③应用糖皮质激素;④保持呼吸道通畅,必要时行气管插管或气管切开;⑤应用抗组胺药;⑥补充血容量;⑦应用血管活性药,如收缩压低于 80mmHg 时给予升压药多巴胺、间羟胺等;⑧10% 葡萄糖酸钙 10 ~ 20ml 静脉推注,支气管痉挛者静脉注射氨茶碱 0.25g;⑨呼吸、心跳骤停时,进行心肺复苏。

【常见护理诊断/问题】

1. 皮肤完整性受损　与皮肤破损有关。

2. 睡眠型态紊乱　与夜间皮肤剧痒有关。

3. 焦虑　与瘙痒明显、症状反复发作有关。

4. 潜在并发症:休克、感染、肝肾功能障碍等。

【护理措施】

（一）一般护理

1. 常规护理　注意皮肤和饮食护理。

2. 口腔护理　口腔黏膜有破溃或感染者,每日用 2% $NaHCO_3$ 溶液漱口。

3. 严格消毒隔离　对于重症药疹病人严格遵循无菌原则和消毒隔离制度,如病人单独安排病房,病房内每天紫外线消毒 1 次,接触病人时穿隔离衣等。

（二）病情观察

及时观察皮损进展情况、轻重程度,特别是对于病情急、泛发性荨麻疹和重症药疹,要密切观察病情变化,每天定时测体温、脉搏、呼吸、血压,记录 24 小时液体出入量,对心、肝、肾等器官和造血系统的功能异常,应及时报告医生。

（三）对症护理

1. 对泛发性荨麻疹出现过敏性休克征象时,应立即让病人平卧,解开衣领,保持呼吸道通畅,并迅速建立静脉通路,配合医生实施心肺复苏。

2. 对重症药疹遵医嘱立即停用一切可疑致敏药物,及时抢救,减少并发症。护理时严格执行消毒隔离制度,及时观察皮损的变化,保持创面清洁干燥,及时清除坏死上皮,抽尽大疱内液体。

3. 为预防药疹的发生,用药前需仔细询问药物过敏史;避免滥用药物;采取安全的给药途径;对过敏体质者尽量选用致敏性较低的药物;加强用药后观察,避免药物交叉过敏。

（四）用药护理

1. 指导病人正确使用外用药,若出现糜烂、渗出或继发感染迹象时,应遵医嘱局部涂擦抗生素软膏。

2. 长期使用内用药者,应随时注意观察药物的不良反应。服用抗组胺药和镇静催眠药者,应避免从事高空及驾驶等工作,以免发生意外。

（五）心理护理

关心和同情病人，注意他们的心理反应，介绍疾病的有关预防保健知识，解释精神因素对治疗的直接影响，消除病人各种顾虑和烦躁，帮助病人树立信心，积极配合治疗和护理。

（六）健康指导

1. 积极寻找致病因素，避免接触已知的致敏因素。已确诊为药疹者，应记入病历并嘱病人牢记致敏药物，不得再用或自行滥用药物。

2. 指导病人多吃新鲜的瓜果蔬菜，清淡饮食，生活规律，避免刺激性饮食。

3. 注意个人卫生，经常保持皮肤清洁与干燥，贴身内衣选质地柔软的棉质衣服。

4. 药疹病人疾病后期表皮有大片脱落时，告诫病人勿强行剥脱。

第三节 感染性皮肤病病人的护理

（一）脓疱疮

俗称黄水疮。多为金黄色葡萄球菌感染，也可为溶血性链球菌或两者混合感染，传染性强，可接触传染。流行于夏秋季节，2~7岁儿童多见，好发于暴露部位。

（二）浅部真菌病

是真菌侵犯表皮、毛发、甲板而引起的一种皮肤病，又称皮肤癣菌病，简称癣。根据感染部位不同，分为头癣、体癣、股癣、手足癣、甲癣及花斑癣等。通过直接或间接接触被污染的用物而感染。气候温暖炎热、环境潮湿多汗更有利于本病的发生。

（三）带状疱疹

由水痘-带状疱疹病毒感染引起的一种急性炎症性皮肤病。成年人多见，好发于春秋季节。病人初次感染后，该病毒持久地潜伏于脊髓后根神经节的神经元内，当宿主的免疫功能降低时发病。外伤、感染、过度劳累、全身疾病、放疗、化疗等也可诱发本病。病人愈后可获得较持久的终身免疫，极少复发。

（四）疥疮

疥疮主要是由人型疥螨引起的接触传染性皮肤病，易在家庭和集体宿舍内传播流行。疥疮好发于冬季，传染性很强，主要通过同卧、握手等直接接触传染，少数为间接传染，如使用病人的被褥或衣服等。

【护理评估】

（一）健康史

评估病人的个人卫生习惯、家庭生活环境和工作环境，详细询问有无瘙痒性皮肤病，皮损出现的时间、部位和先后顺序，有无发热、疼痛、局部淋巴结肿大等。

（二）身体状况

1. 脓疱疮

（1）寻常型脓疱疮：最常见，多为金黄色葡萄球菌和（或）乙型溶血性链球菌感染引起，传染性很强，多在学龄前儿童中流行。皮损好发于暴露部位，如面部、口鼻周围及四肢。病变开始为点状红斑，迅速出现水疱，很快变为脓疱，周围绕以红晕，疱破后迅速干涸结成黄色厚痂，愈后不留瘢痕。病人自觉瘙痒，附近的淋巴结可肿痛。重者可有发热等全身症状，少数可发生败血症或急性肾小球肾炎。

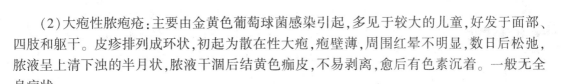

（2）大疱性脓疱疮：主要由金黄色葡萄球菌感染引起，多见于较大的儿童，好发于面部、四肢和躯干。皮疹排列成环状，初起为散在性大疱，疱壁薄，周围红晕不明显，数日后松弛，脓液呈上清下浊的半月状，脓液干涸后结黄色痂皮，不易剥离，愈后有色素沉着。一般无全身症状。

发生于新生儿称新生儿脓疱疮，此外，还有葡萄球菌性烫伤样皮肤综合征、深脓疱疮等特殊类型。

2. 浅部真菌病

（1）头癣：可分为黄癣、白癣、黑点癣3种。①黄癣，俗称"癞痢头"，农村儿童多见，以蝶形黄癣痂、永久性秃发和萎缩性瘢痕为特点。毛发干枯无光泽、易折断而导致永久性秃发和萎缩性瘢痕。可有轻度瘙痒，皮损处有鼠臭味。②白癣，是目前最常见的头癣，城市儿童多见，以白色鳞屑斑（母斑）和病发周围有白色菌鞘（子斑）为特征。病发长出头皮数毫米即折断（称高位断发）。自觉有轻度瘙痒。至青春期由于皮脂分泌增多而自愈，不留瘢痕。③黑点癣，较少见，儿童和成人都可发病，典型的损害为头皮散在性斑片，不融合，表面有灰白色鳞屑斑。头发长出头皮即折断（称低位断发），呈黑点状。自觉不同程度瘙痒。病程慢性，愈后留有点状瘢痕和局灶性脱发。

（2）手、足癣：常见于成年人，在浅部真菌病中发病率最高。手足癣病人多数是先患足癣，经搔抓传染到手部引起手癣。手足癣的皮损大致相同，依皮损表现可分为浸渍糜烂型、水疱鳞屑型、角化过度型，可同时或交替出现，或以某一型为主。有不同程度的瘙痒。①浸渍糜烂型：最常见于足癣，趾间皮肤由于潮湿、汗液的浸渍，变软发白，起皱，表皮剥脱后露出红色糜烂面，剧痒，有奇臭，易继发细菌感染并发淋巴管炎、淋巴结炎、丹毒和蜂窝织炎。②水疱鳞屑型：反复出现深在性厚壁半透明小水疱，成群或散在分布，数天后疱液吸收，呈衣领状脱屑，瘙痒明显。③角化过度型：散发红斑、丘疹，角化过度致皮肤增厚，粗糙、脱屑、干燥，冬季易发生皲裂。一般无瘙痒，有皲裂时感疼痛。

（3）体、股癣：体癣又称金钱癣或环癣，初为红斑、水疱逐渐向四周离心性扩展，中心部位皮损逐渐消退，边缘呈堤状隆起，可有少许鳞屑。皮损排列成环状，界限清楚，自觉瘙痒。股癣多发生于腹股沟内侧及臀部，皮损形态与体癣相同，久病者皮肤增厚或苔藓样变，常有色素沉着。

（4）甲癣：俗称"灰指甲"，多继发于手足癣。表现为甲板增厚变脆，表面高低不平，甲下鳞屑堆积，呈灰白色或灰褐色虫蛀样损害。一般无自觉症状，若继发感染可引起甲沟炎。

（5）花斑癣：俗称"汗斑"，好发于青壮年男性多汗者前胸、腋窝和背部。皮损初起是以毛囊口为中心的细小斑点，表面有细薄鳞屑，境界清楚。邻近皮损可相互融合成斑片，可呈灰白至黄棕色不等，有时多种颜色共存，状如花斑。自觉轻度瘙痒，夏季多汗时症状加重，传染性小。

3. 带状疱疹 多数病人出现皮疹前1~4日有全身乏力、食欲减退、低热及患部皮肤感觉过敏或神经痛等前驱症状，继而患部出现红斑或丘疱疹，沿神经分布，呈带状排列，互不融合，为单侧，一般不超过体表正中线。数天后疱液吸收干涸，结痂，不留瘢痕，病程约2~3周。少数严重病人可遗留顽固性神经痛。

知识窗

特殊类型及部位的带状疱疹

1. 顿挫型带状疱疹,病人仅表现为红斑和丘疹而无水疱。

2. 泛发型带状疱疹,皮损广泛,且全身症状严重,见于年老体弱或恶性肿瘤病人。

3. 眼部带状疱疹,病毒侵犯三叉神经眼支,病人除剧烈头痛外,可发生溃疡性角膜炎、全眼球炎或脑炎,可致失明或死亡。

4. 带状疱疹面瘫综合征,膝状神经节受累而影响面神经的运动和感觉纤维导致面瘫、耳痛、外耳道疱疹三联征,也称 Ramsay-Hunt 综合征。

4. 疥疮 好发于皮肤薄嫩处,如指缝、腕部、下腹部、股内侧等部位,除婴幼儿外,一般不侵犯头面、掌跖等处,多对称分布。皮损为米粒大小的丘疹、丘疱疹及灰白色线状隧道,丘疹为正常肤色或淡红色。自觉奇痒,夜间尤甚。男性长期患病或病情严重时可在阴囊、阴茎、龟头等部位出现直径 3 ~ 5mm 的暗红色的疥疮结节。搔抓过度可出现湿疹样变或继发脓皮病、淋巴结炎。

（三）心理- 社会状况

评估病人的精神状态,有无焦虑、恐慌等异常心理,评估家属及周围人群对病人的态度和对疾病的认识。

（四）辅助检查

1. 脓疱疮病人行脓液培养可找到病原菌。

2. 浅部真菌感染病人取病发、鳞屑或甲屑在显微镜下检验,可发现真菌的菌丝和孢子。也可做真菌培养和荧光检查。

3. 带状疱疹病人刮取物涂片可找到多核巨细胞和包涵体,疱液可分离出病毒。

4. 疥疮病人在新鲜丘疱疹内刮取物直接显微镜检查可发现疥虫或虫卵。

（五）处理原则

根据不同的病因选择有效的抗生素、抗真菌药物、抗病毒药物、杀虫剂,保持局部清洁、干燥,防止并发症。

【常见护理诊断/问题】

1. 皮肤完整性受损 与皮肤感染有关。

2. 自我形象紊乱 与皮损在身体暴露部位,影响美观有关。

3. 急性疼痛 与水痘-带状疱疹病毒侵犯神经节及相应神经节段的皮肤有关。

4. 潜在并发症:感染、肾炎、脓毒症等。

【护理措施】

（一）一般护理

做好饮食和皮肤护理;严格执行消毒隔离措施,防止交叉感染;眼部带状疱疹应注意加强眼部护理,防止发生病毒性角膜炎。

（二）病情观察

密切观察皮损的发生发展和变化,根据病情监测体温、血压、外周血象、尿液的变化,及时发现可能出现的并发症。

（三）对症护理

1. 高热病人的护理　监测体温变化,保持病房环境温度适宜,给予物理或药物降温。

2. 手足癣病人的护理　在治疗的同时,应将与皮损接触的衣裤、鞋袜、生活用品等进行开水浸泡、清洗、日晒等处理,以免再接触传染。同时遵医嘱外用抗真菌药物。

3. 疼痛病人的护理　操作时动作轻柔、迅速,以减轻病人恐惧感和疼痛;指导病人分散注意力、进行适当的文体活动,以减轻病人疼痛、促进睡眠;遵医嘱给予镇静、止痛、神经营养药和理疗等措施。

（四）用药护理

1. 外用药使用方法　疥疮病人遵医嘱外用 10% ~20% 硫黄软膏(小儿用 5%)或 10% ~25% 苯甲酸苄酯乳膏。先用热水及肥皂洗澡,然后搽药,先搽皮损部位,再搽遍全身(头面部除外),每天早、晚各 1 次,连用 3 ~4 日,搽药期间不洗澡、不换衣,第 4 日晚彻底洗澡,并更换衣被。用药 2 周后如发现新疹需重复一疗程。

2. 头癣病人的用药　采用“服、搽、洗、剃、消”等综合措施,连续 2 个月。①服:遵医嘱应用灰黄霉素及酮康唑,期间嘱病人多进脂肪性食物,以促进药物的吸收;②搽:用 10% 硫黄软膏或 3% 碘酊涂搽患处,每日一次;③洗:每天用热水、硫黄皂洗头一次;④剃:每周剃发一次,剃下的头发、鳞屑、痂皮应焚烧;⑤消:对病人用过的毛巾、衣服、帽子、枕巾、被褥及理发工具等应消毒处理,以防再感染。

3. 手足癣病人用药　强调治疗应遵医嘱坚持正规治疗,不得自行停药,在皮损消退后仍需继续用药 2 周,以防复发。内服抗真菌药物时,应注意消化道症状等副作用,每月需检查肝功能及血常规一次。

（五）心理护理

充分体谅病人因外形改变造成的心理压力,指导病人根据当前身体状况,调整生活及工作方式。同时向病人强调耐心、正规的治疗,增强病人彻底治愈疾病的信心。

（六）健康指导

1. 养成良好的生活习惯,注意个人卫生,勤洗澡,勤换衣,保持皮肤清洁与干燥。

2. 指导病人在治疗的同时,应将衬衣、鞋袜、帽子等用开水浸泡、清洗、日晒等处理,内衣、被褥应勤洗勤晒。

3. 幼儿园、学校若发现脓疱疮、疥疮患儿,应做好消毒隔离措施,防止交叉感染。

4. 向病人及家属讲明疾病的发病原因、传染途径,不与他人共用浴巾、拖鞋、擦脚巾。

第四节　其他皮肤病病人的护理

（一）银屑病

银屑病又称牛皮癣,是一种以银白色成层鳞屑的丘疹或斑丘疹为特征的慢性炎症性皮肤病,春重夏轻,病程慢性,易于复发。目前认为是由多种因素引起的表皮细胞增殖加速、角化不全及炎症反应。遗传、感染、内分泌及代谢障碍、免疫功能异常等与发病密切相关。此外,情绪紧张、精神创伤、外伤、手术、环境、饮食等均可诱发或加重本病。

（二）神经性皮炎

又称慢性单纯性苔藓,是一种以阵发性剧痒和皮肤苔藓样变为特征的慢性炎症性皮肤病。以青壮年多见,夏重冬轻,病程慢性,常迁延不愈或反复发作。其发病一般认为系大脑

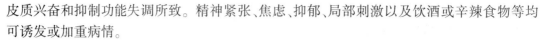

皮质兴奋和抑制功能失调所致。精神紧张、焦虑、抑郁、局部刺激以及饮酒或辛辣食物等均可诱发或加重病情。

【护理评估】

（一）健康史

评估病人的生活环境和工作环境，详细询问皮损出现的时间、部位，有无瘙痒及加重或诱发的因素等。

（二）身体状况

1. 银屑病　根据银屑病特征分寻常型、脓疱型、关节病型、红皮病型四种。

（1）寻常型银屑病：最常见。好发于四肢的伸侧、头部及躯干，呈对称分布。其基本损害为多层银白色鳞屑性斑丘疹，轻轻刮去表面鳞屑后，露出一层淡红发亮的半透明薄膜，称为薄膜现象。再刮去此薄膜则可见小的出血点，称为点状出血现象（Auspitz征）。银白色鳞屑、薄膜现象和点状出血现象是寻常型银屑病的三大临床特征，具有诊断价值。甲损害时，甲板呈顶针样凹陷。自觉有不同程度的瘙痒。按病情发展可分为进行期、稳定期（或静止期）、消退期三期。

（2）脓疱型银屑病：基本损害为无菌性小脓疱，不破，自行干涸、脱屑，屑下又出现脓疱，如此反复。分为泛发性和局限性两种，以局限性多见，限于掌跖部，指（趾）甲也可受累变形增厚，一般无全身症状；泛发性常伴发热、关节痛等全身症状。

（3）关节病型银屑病：男性多见。除皮损外，同时伴关节肿痛，类似类风湿关节炎，大小关节均可发病，以手、腕、足等小关节为多见。

（4）红皮病型银屑病：多因局部处理不当所致，皮损特点为全身皮肤弥漫性潮红、肿胀、浸润、表面大量糠秕样鳞屑。常伴发热、畏寒等全身不适。反复发作，预后不佳。

2. 神经性皮炎　初起时局部皮肤阵发性剧痒，无皮疹发生。因搔抓或摩擦等机械性刺激可出现丘疹，并迅速融合成片，皮纹加深，皮嵴隆起，呈苔藓样变。有局限性和播散性两种，以局限性最常见。局限性多见于青壮年，好发于摩擦部位，如颈后侧、眼睑、肘窝、腘窝、腰骶部、外阴等部位；播散性多见于中老年人，对称泛发于全身。

（三）心理-社会状况

因慢性病程，易于复发，有不同程度的瘙痒、皮损等引起身体不适和自我形象紊乱，病人易出现焦虑、烦躁、悲观、抑郁等心理。

（四）辅助检查

银屑病可进行血常规检查、X线检查，类风湿因子检验及皮损处的活组织病理学检查等。

（五）处理原则

1. 银屑病　尚无特效疗法。首先解除病人精神负担，避免各种诱发因素。一般不系统使用糖皮质激素、免疫抑制剂等。急性期避免外用刺激性强的药物。局限性银屑病以外用药物治疗为主，皮损广泛严重时给予综合治疗。近年来，用8-甲氧沙林（8-MOP）和黑光（UVA）联合治疗寻常型银屑病有一定疗效。

2. 神经性皮炎　避免各种刺激，切断瘙痒→搔抓→瘙痒的恶性循环。瘙痒剧烈或外用药效果欠佳者可联合应用抗组胺药，也可于睡前加用镇静催眠类药物，严重者用普鲁卡因封闭。局部可用各种糖皮质激素软膏或维A酸（维甲酸）软膏，封包疗效更佳。

【常见护理诊断/问题】

1. 皮肤完整性受损　与皮肤出现鳞屑改变有关。

2. 自理能力下降 与关节活动障碍有关。

3. 睡眠型态紊乱 与瘙痒难忍有关。

4. 焦虑 与病情反复发作,外表形象改变和长期不愈有关。

【护理措施】

（一）一般护理

1. 常规护理 注意饮食和皮损护理,减少沐浴次数,并在洗澡水中加入少许油脂,以润滑皮肤。尽量减少对皮肤的刺激,避免搔抓。

2. 生活护理 冬季适当保暖,避免寒冷刺激,选择无刺激性且可以保暖的衣服。指导银屑病病人进行患关节的功能锻炼,制订训练计划,每天规律地施行肢体运动,以维持关节活动度,预防因关节活动障碍而导致自理能力下降。

（二）用药护理

1. 服药期间注意药物的毒性反应和副作用,并定期检查血尿常规、肝功能等。

2. 每次用药前应先沐浴,将鳞屑洗去,以提高药效。急性期首次用药应从低浓度小面积开始,皮损范围较大时,可分批分区用药,防止药物吸收过多而中毒。注意观察,发现皮肤不良反应立即停用,糖皮质激素类药宜选择两种交替使用。

（三）心理护理

加强与病人的沟通,做好耐心细致的解释工作,增强病人信心和良好的精神状态,积极配合治疗和护理。

（四）健康指导

1. 耐心指导病人掌握局部及全身用药的方法,按时用药,不随意增减剂量,不滥用药物,若出现异常情况,应及时就诊。

2. 指导病人去除诱发因素,如消除精神创伤,生活、饮食规律,防止过度劳累和外伤,控制上呼吸道感染,治疗感染病灶。

3. 保持皮肤清洁,注意个人卫生,选择透气良好的棉制品衣服,避免一切不良的刺激。

第五节 常见性传播疾病病人的护理

 工作情景与任务

导入情景:

工程承包商王先生,因在外地工作长期不在家,2个月前在洗头房与一按摩女发生过性行为,近几天发现尿道口长出一些像菜花一样的东西,今来院就诊。醋酸白试验阳性。诊断为尖锐湿疣,准备行激光治疗。

工作任务:

1. 对尖锐湿疣病人进行护理评估。

2. 配合治疗,对尖锐湿疣病人实施正确的护理。

3. 对尖锐湿疣病人及家属进行健康指导。

性传播疾病(STD)是以性行为为主要传播途径的传染性疾病,简称性病。传统的性病

（经典性病）是指梅毒、淋病、软下疳、性病性淋巴肉芽肿和腹股沟淋巴肉芽肿。近二十多年来，国际上扩大了性病的范围，现代的性传播疾病把与性行为有关的各种传染病如尖锐湿疣、生殖器疱疹、生殖器念珠菌病、非淋菌性尿道炎、细菌性阴道炎、阴道毛滴虫病、阴虱、乙型肝炎、股癣、疥疮、传染性软疣、艾滋病等均归属性病的范围。性病属于世界范围的传染病，病原体多（如细菌、真菌、螺旋体、衣原体、支原体、病毒、寄生虫等），传染性强（可通过性接触而直接传染，也可通过间接接触传染侵入人体），流行性广，危害性大。

（一）淋病

由淋病双球菌引起的泌尿生殖系统化脓性感染，多由不洁性行为引起，极少数可通过被淋病病人分泌物污染的衣裤、被褥、毛巾、浴盆等间接感染，新生儿可通过患淋病孕妇的产道而被感染引起淋菌性结膜炎。淋病病人是主要的传染源。淋球菌是一种革兰染色阴性菌，离开人体后不易生存，在60℃环境下1分钟内死亡，完全干燥环境中1~2小时死亡，对一般消毒剂敏感。

（二）梅毒

由梅毒螺旋体引起的一种慢性全身性传染病，早期主要侵犯皮肤、黏膜，晚期可侵犯全身各组织、器官。主要通过性接触和血液传播，其次通过母婴传播、间接接触、接吻、握手、哺乳等感染。人体感染梅毒螺旋体后至发病，大约2~3周。感染1~2年内传染性最强，4年以上者基本无传染性。梅毒螺旋体系厌氧微生物，离开人体不易生存。不耐温，但耐寒力强。干燥、阳光、肥皂水和一般消毒剂很容易将梅毒螺旋体杀死。

（三）尖锐湿疣

由人类乳头瘤病毒（HPV）感染引起的皮肤黏膜良性增生性疾病，发病率仅次于淋病。主要通过性接触而传播，少数可通过日常生活用品如内裤、浴巾、浴盆而间接接触感染，与尖锐湿疣病人性接触后是否发病还取决于机体免疫功能，尤其是细胞免疫功能。HPV主要感染上皮组织，临床研究已证实HPV在肛门生殖器癌发生中的致命作用。HPV易在潮湿温热环境下生存繁殖，对冷冻、干燥和乙醚耐受性强。

【护理评估】

（一）健康史

应详细询问病人有无不洁性交史以及应用过血液制品，了解病人的发病经过、诊治过程及疗效，同时了解病人家属的发病情况。

（二）身体状况

1. 淋病 临床上有20%男性和60%的女性感染后无明显症状。潜伏期2~10日，平均3~5日。

（1）男性淋病：以急性化脓性尿道炎为主，初起尿道口瘙痒、灼痛、红肿，分泌物稀薄逐渐变为黄色黏稠脓液，清晨时分泌物可糊住尿道口，称"糊口现象"。有尿频、尿急、尿痛症状，可引起前列腺炎、精囊炎、附睾炎、膀胱炎等并发症。严重时出现腹股沟淋巴结肿大及发热、头痛、乏力等全身症状。若病情超过2个月，即进入慢性期，此时症状缓解，但仍可有尿道口痒感，排尿时烧灼感，尿流变细分叉，排尿无力等症状。慢性期可因饮酒或性行为等刺激而急性发作。

（2）女性淋病：症状较轻，易被漏诊或误诊，但却是主要的传染源。先有尿道炎，表现为尿频、尿急、尿痛、尿道口红肿及脓性分泌物，后为宫颈炎，表现为白带增多，呈脓性，宫颈糜烂、会阴坠胀、下腹痛。可引起盆腔炎、子宫内膜炎、输卵管炎等造成不育或宫外孕。

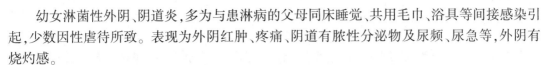

幼女淋菌性外阴、阴道炎,多为与患淋病的父母同床睡觉、共用毛巾、浴具等间接感染引起,少数因性虐待所致。表现为外阴红肿、疼痛、阴道有脓性分泌物及尿频、尿急等,外阴有烧灼感。

(3)非性器官淋病:①新生儿淋菌性结膜炎,为出生时通过患淋病母亲的产道而感染,表现为结膜充血、水肿,有大量脓性分泌物,严重时角膜溃疡、穿孔,导致失明。②淋菌性咽炎,主要见于口交者,表现为咽部红肿、吞咽疼痛和咽部脓性分泌物。③淋菌性直肠炎,主要见于肛交者,表现为排便疼痛和里急后重感。

2. 梅毒 根据传染途径不同,可将梅毒分为后天(获得性)梅毒和先天(胎传)梅毒;根据感染时间(以2年为界),分为早期(一期、二期)梅毒和晚期(三期)梅毒。

(1)后天梅毒:①一期梅毒,主要表现为单个无痛性硬下疳和硬化性淋巴结炎。一般无全身症状,传染性极强。②二期梅毒主要表现为梅毒性玫瑰疹。除有皮肤黏膜损害外,可伴有全身症状,也可有骨、内脏、眼的损害。传染性强。③三期梅毒主要表现为梅毒性树胶肿和结节性梅毒疹,还可累及心血管和神经系统。传染性弱或无传染性。

(2)胎传梅毒:孕妇体内的梅毒螺旋体经胎盘及脐静脉进入胎儿体内所致。胎传梅毒分为早期胎传梅毒和晚期胎传梅毒。①早期胎传梅毒:多为2岁内患儿。患儿往往早产,营养不良,消瘦,皮肤干燥脱水,呈老人貌,哭声低弱嘶哑。肛门、口周线状皲裂及呈放射状糜烂,可有梅毒性鼻炎、骨损害、淋巴结及脾肿大等表现。②晚期胎传梅毒:一般多在2岁以后发病。皮疹与后天三期梅毒疹相似,出现哈钦森三联征有诊断意义,表现为间质性角膜炎、神经性耳聋、半月形门牙(即哈钦森齿)。

(3)潜伏梅毒:有梅毒感染史,无临床症状或临床症状已消失,梅毒血清阳性,脑脊液检查正常,无阳性体征。

3. 尖锐湿疣 潜伏期1~8个月。好发于外生殖器及肛门附近的皮肤黏膜湿润区,同性恋者好发于肛周及直肠。典型的皮损表现为乳头状、菜花状或鸡冠状增生物,呈白色、粉红色或污灰色,表面渗出糜烂甚至继发感染,可有恶臭。多数病人无明显症状,少数可有瘙痒、灼痛或性交不适等。

(三)心理-社会状况

了解病人和家属对性病的发生、发展、传播方式及防治方法的知晓程度。由于性病传染的特殊性,加之担心社会舆论及家庭和睦等,成年病人可出现羞愧、自责、自卑、焦虑等心理反应。还应了解家属对病人的态度和支持程度。

(四)辅助检查

1. 细菌培养 尿道或宫颈分泌物涂片检查发现革兰染色阴性双球菌。淋球菌培养阳性是诊断淋病的重要依据。

2. 梅毒螺旋体检查 为最简便、可靠的检查方法,早期梅毒病人皮损标本中可查见梅毒螺旋体。梅毒血清学检查,为诊断梅毒的必需检查,对潜伏期梅毒更为重要,一期梅毒呈阳性,二期强阳性,三期弱阳性。脑脊液检查可用于诊断神经性梅毒。

3. 醋酸白试验 对诊断尖锐湿疣有意义,在可疑皮损处外涂5%醋酸3~5分钟,肛周皮肤处15分钟,若局部变为白色即为阳性,

(五)处理原则

1. 淋病 选用对淋病双球菌敏感的抗生素,及时、足量、规则、全程,常用药物有大观霉素、头孢菌素类、氧氟沙星等。鼓励病人多饮水,并及时排尿。对淋菌性眼结膜炎在治疗的

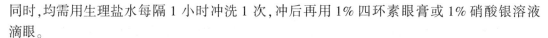

同时,均需用生理盐水每隔 1 小时冲洗 1 次,冲后再用 1% 四环素眼膏或 1% 硝酸银溶液滴眼。

2. 梅毒 首选青霉素类药物,过敏者可用红霉素类、多西环素、四环素等。及早、足量、规则治疗,尽可能避免心血管梅毒、神经梅毒及严重并发症的发生,性伴侣应同时接受治疗。

3. 尖锐湿疣 以外用药物治疗为主,外搽 20% 足叶草脂酊、50% 三氯醋酸、5% 5- 氟尿嘧啶霜等。可酌情选用激光、冷冻、电灼、微波等物理治疗。疣体巨大者,可采用手术切除。有较高的临床复发率,为防止复发,在局部治疗的基础上可选用各种免疫调节剂,如干扰素、聚肌胞、转移因子等,也可采用抗病毒药物,如阿昔洛韦或伐昔洛韦等。

【常见护理诊断/问题】

1. 皮肤或组织完整性受损 与皮损引起的溃疡有关。

2. 有个人尊严受损的危险 与因疾病而导致的遭遗弃感、夫妻不和及歧视有关。

3. 知识缺乏:缺乏性病传播和防治的知识。

【护理措施】

(一)一般护理

1. 常规护理 在治疗期间忌酒、浓茶、咖啡及刺激性食物等,鼓励病人多饮水,并及时排尿,保持皮肤黏膜清洁。

2. 严格执行消毒隔离制度 病人使用过的用物如衣服、毛巾、便桶、浴盆等应进行消毒,避免与他人混用。

 知识窗

吉海反应

吉海反应是梅毒患者初次接受高效抗梅毒螺旋体药物治疗 4 小时后,由于梅毒螺旋体被迅速杀死并释放出大量异种蛋白,引起机体发生的急性变态反应。病人表现为不同程度的发热、寒战、头痛、乏力等流感样症状,并伴有梅毒症状和体征的加剧,严重者可危及生命。为防止吉海反应,可遵医嘱在治疗前一日或同时给予泼尼松 5mg,口服,每日 4 次,连续 4 日,抗组胺药对吉海反应无效。

(二)用药护理

1. 密切观察病人的疗效、毒副反应及是否耐药,一旦发生不良反应或耐药,应及时报告医生处理。

2. 合理掌握涂药的次数及面积;激光或冷冻治疗后,应保持创面干燥,避免摩擦或其他刺激。

(三)心理护理

尊重病人的人格,保护病人的隐私,凡与疾病有关的交谈及患病部位的检查、治疗和护理等,均应安排在能让病人感到安全的环境中进行。关心和体贴病人,鼓励病人倾诉心理感受,帮助病人丢下思想包袱,克服心理障碍,积极配合治疗。鼓励病人勇敢地面对生活,积极参与各项社会活动。

(四)健康指导

1. 消除传染源 病人是性病的主要传染源,要早期发现病人,并向病人讲解疾病的传播途径、发病过程、临床特征和防治措施。治疗期间应避免性生活,注意采取消毒隔离措施,性伴侣须同时接受治疗。

2. **阻断传播途径** 告知病人要有良好的性道德观,洁身自爱,避免婚外不洁性生活,注意个人卫生与防护等,并推广使用安全套。严禁使用不洁的血液制品或生物制品,严禁重复使用一次性无菌用品和器械。

3. **保护健康人群** 加强保护第二代的宣传,让病人、家属及全社会了解性病的危害性。梅毒病人治愈后才能结婚或怀孕,梅毒孕妇应积极正规治疗,为了保护下一代的健康,在有条件的地区,应作 HIV 检测。

4. **定期随访** 告知病人定期复查以判断疗效。梅毒病人治疗后第一年每 3 个月复查一次,以后每半年复查一次,连续 2 ~ 3 年,若检查结果均正常,则视为彻底治愈,停止复查。淋病病人治疗结束 2 周后,无性病接触史的情况下,符合下列标准者可视为治愈:①症状体征全部消失。②尿常规检查阴性。③治疗结束后第 4 日和第 8 日,做分泌物涂片和培养,两次均为阴性。④以后每月复查一次,共 3 次均为阴性。

 边学边练

实训二十四 常见性传播疾病病人的护理

（曾 芍）

 思考题

1. 陈先生,24 岁,2 小时前因外伤用过破伤风抗毒素、青霉素等药物,5 分钟前出现头晕、呼吸急促、全身乏力、出冷汗等。既往无药物过敏史。体查:呼吸 29 次/分,脉搏 40 次/分,血压 80/50mmHg,神清,面色苍白,唇绀,四肢冰冷,两肺呼吸音清,心率 40 次/分,心音弱,律齐,无杂音。在面颈、胸壁等处发现弥漫性紫红色斑,和大小不等的大水疱、糜烂呈灰红色,剥露面疼痛,呈浅Ⅱ度烫伤样。

请问:

(1)你作为护士,请你作出初步诊断。

(2)护士应如何配合医生急救?

(3)针对病人目前的皮损应如何护理?

2. 唐先生,37 岁。3 周前曾有过一次不洁性交史而感到不适来就诊,既往体健。查:在阴茎处发现暗红色斑丘疹,表面有溃烂。实验室检查:发现梅毒螺旋体及梅毒血清试验阳性。

请问:

(1)病人首次使用大剂量的青霉素,护士应对他如何做用药指导?

(2)怎样预防此病的传播?

(3)对病人和家属应如何做健康指导?

实 训 指 导

实训一　外科体液代谢失衡病人的护理

【实训目的】

1. 具有高度的责任心,关爱病人,维护病人健康。

2. 熟练掌握液体疗法实施要点。

3. 学会对外科体液失衡病人进行护理评估,提出主要的护理诊断/问题,初步制订护理计划。

【组织形式】

案例分析、分组讨论、教师指导

【资源准备】

案例资源:病人,男,36 岁,体重 60kg。腹痛、腹胀、呕吐 5 天,近 2 天上述症状加重,呕吐频繁。体检:T 36.6℃,P 95 次/分,R 18 次/分,BP 100/80mmHg。口渴、尿少、口唇及舌较干燥,眼窝凹陷,心肺检查未见异常。血清钠 142mmol/L,血清钾 4.1mmol/L。讨论:

1. 该病人出现了哪种类型的体液代谢失衡? 依据是什么?

2. 病人当前主要的护理诊断/问题有哪些?

3. 针对该病人目前的情况如何初步制订护理计划?

【方法与过程】

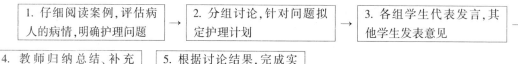

1. 仔细阅读案例,评估病人的病情,明确护理问题 → 2. 分组讨论,针对问题拟定护理计划 → 3. 各组学生代表发言,其他学生发表意见 →

4. 教师归纳总结、补充拓展 → 5. 根据讨论结果,完成实训报告

【实训报告】

1. 写出病人的护理评估要点。

2. 列出病人目前主要的护理诊断/问题。

3. 写出病人的护理计划。

【实训评价】

1. 采用教师评价、小组互评与学生自评相结合的方法。

2. 以学生在案例讨论中的表现以及完成实训报告的情况等方面进行综合评价。

3. 正确对外科体液代谢失衡病人进行护理评估、提出主要的护理诊断/问题、制订正确的护理计划以及是否具有团队合作精神是本次实训评价的重点内容。

（康　萍）

实训二　外科休克病人的护理

【实训目的】

1. 具有良好的职业道德和法律意识、较好的团队协作能力；具有健康的体质、健全的人格和良好的心理素质,珍视生命,关爱病人。

2. 熟练掌握扩容疗法的护理要点。

3. 学会对外科休克病人进行护理评估,提出主要的护理诊断/问题,初步拟定护理计划。

【组织形式】

案例分析、分组讨论、教师指导。

【资源准备】

案例资源:王先生,45 岁,车祸后 2 小时,120 急救入院。表情痛苦,神情紧张,面色苍白;查体:肢体湿冷,左大腿变形,中段外侧伤口可见骨折断端,有活动性出血,BP 95/70mmHg,P 106 次/分,呼吸急促。讨论:

1. 该病人是否发生了休克？ 若有,诊断依据是什么？

2. 当前主要的护理诊断/问题有哪些？

3. 首要的处理措施是什么？

4. 护士针对该病人目前的情况如何制订护理计划？

【方法与过程】

| 仔细阅读案例,评估病人的病情,明确问题。 | → | 分组讨论,初步得出问题的答案。 | → | 每组学生代表发言,其他学生发表意见。 | → |

| 教师指导、归纳总结、反馈指导。 | → | 根据讨论结果,完成实训报告。 |

【实训报告】

1. 写出对病人进行护理评估的要点。

2. 列出病人目前主要的护理诊断。

3. 制订出对病人的护理计划。

【实训评价】

1. 采用教师评价、小组互评与学生自评相结合。

2. 案例讨论中的表现以及完成实践报告等情况。

3. 正确对休克病人进行护理评估、提出主要的护理诊断/问题、制订护理措施以及团队合作是本次实训评价的重点内容。

（李　勇）

实训三　麻醉病人的护理

【实训目的】

1. 具有良好的职业道德,重视护理伦理,保护病人隐私。

2. 熟练掌握麻醉后病人的护理要点。

3. 学会对麻醉病人进行护理评估,提出主要的护理诊断,初步制订护理计划。

【组织形式】

案例分析、分组讨论、教师指导

【资源准备】

案例资源:李先生,65 岁,在全麻下行"甲状腺癌切除术"。术后意识尚未恢复,P 95 次/分,BP 120/90mmHg,呼吸急促,有鼾声,之后出现鼻翼扇动、三凹征。讨论:

1. 病人目前出现什么危机状态?原因可能有哪些?

2. 该病人当前主要的护理诊断有哪些?

3. 根据病人当前主要的护理诊断拟定护理计划。

4. 麻醉后病人护理观察中应注意哪些问题?

【方法与过程】

| 仔细阅读案例,评估病人的病情,明确问题 | → | 分组讨论,初步得出问题的答案 | → | 各组学生代表发言,其他学生发表意见 | → |

| 教师归纳总结、补充拓展 | → | 根据讨论结果,完成实训报告 |

【实训报告】

1. 写出该病人的护理评估要点。

2. 列出病人目前主要的护理诊断。

3. 制订出病人的护理计划。

4. 写出麻醉后病人的护理观察内容。

【实训评价】

1. 采用教师评价、小组互评与学生自评相结合的方法。

2. 从学生在案例讨论中的表现以及完成实训报告的情况等方面进行综合评价。

3. 正确对麻醉病人进行护理评估并提出主要的护理诊断、麻醉病人的护理技能以及团队合作精神是本次实训评价的重点内容。

(王海平)

* 实训四　手术区皮肤准备

【实训目的】

1. 具有的良好职业道德、细致严谨的工作作风,尊重病人,保护病人隐私。

2. 学会手术区皮肤准备的方法。

【组织形式】

教师讲解、集中示教;学生分组实训,互为病人角色扮演;教师指导、归纳总结、反馈指导。

【过程与方法】

实训前准备	护士	着装整洁,剪指甲,洗手,戴口罩
	病人	评估病人疾病情况及手术部位;向病人说明手术区皮肤准备的目的;解释操作过程中配合及注意事项
	用物	一次性备皮包、治疗巾、纱布、棉签、乙醇、手电筒。另备毛巾、软液、脸盆及温水
	环境	病室清洁、光线、温度适宜,适当遮挡
备皮操作	核对解释	核对病人姓名、科室、床号、年龄、住院号、疾病名称等信息;向病人解释,取得合作
	检查	确定手术部位,检查手术区域皮肤完好情况,铺防渗治疗巾保护床单位,暴露备皮部位
	清洁	用温水及皂液擦洗局部皮肤
	剃毛	用海绵刷蘸取皂液涂擦备皮区域,一手绷紧皮肤,一手持备皮刀,分区、顺毛发生长方向剃净毛发,腹部需用乙醇棉签清除脐部污垢和油脂
	检查	仔细检查毛发是否剃净,观察皮肤有无刮痕或皮疹,一旦发现应记录并通知医生
	清洗	用毛巾浸热水洗去局部毛发、皂液。如病情允许可督促或协助病人沐浴、修剪指甲,更换清洁衣裤
操作后处置	病人安置	协助病人取舒适卧位
	用物处理	用物分类处理
	记录	洗手、取下口罩、记录
总体要求		1. 严格执行操作规程
		2. 操作熟练,动作轻柔,保证病人安全
		3. 操作过程中注意沟通、保护病人隐私,体现人性化服务

【注意事项】

1. 注意保暖,备皮时尽量少暴露病人,擦洗局部时不浸湿衣服、被褥。

2. 操作时动作平稳、轻柔,避免刮伤皮肤。

3. 备皮范围正确。

4. 四肢手术者,入院后应每日用温水浸泡手足 20 分钟,并用肥皂水刷洗,剪去指(趾)甲和已浸软的胼胝;颅脑手术者,术前 3 日剪短头发,并每天洗头一次(急症例外),术前 2 小时剃净头发并洗头,戴清洁帽子。

【实训评价】

1. 采用教师评价、小组互评与学生自评相结合。

2. 从学生实践主动性、操作技能、人文关怀与沟通礼仪等方面进行综合评价。

3. 操作正确与熟练程度、对病人的人文关怀是本次实践评价的重点内容。

(卢玉彬)

实训五 常用手术器械、物品识别和应用

【实训目的】

1. 具有健康的体质、良好的心理素质、严格的无菌观念、严谨的工作作风。
2. 学会识别常用的手术器械及使用方法、传递配合。

【组织形式】

教师讲解、集中示教;学生分组实训、自评互评;教师指导、反馈示教、归纳总结。

【过程与方法】

实训准备	护士	着装整洁,符合手术室工作要求,剪指甲、洗手
	用物	手术刀,剪刀,血管钳,镊子,持针器,组织钳,卵圆钳,布巾钳,直角钳,肠钳,胃钳,缝针,缝线,牵开器,吸引器
	环境	室内清洁、空气清新
识别手术器械	手术刀	由刀柄和可装卸的刀片两部分组成
	手术剪	分为组织剪和线剪两大类,有直弯两型,大小长短不一,主要用于分离、解剖和剪开组织。线剪多为直剪,又分剪线剪和拆线剪
	血管钳	主要用于止血、分离、解剖、夹持组织等。依齿槽床的不同可分为弯、直、直角、弧形、有齿、无齿等,钳柄处均有扣锁钳的齿槽。分为: (1)蚊式止血钳:精细手术的止血和分离 (2)直钳:浅部组织的止血 (3)弯钳:深部组织的止血 (4)有齿钳:夹持较厚、易滑脱的组织,也可用于切除组织的夹持
	手术镊	夹持、提取组织。分为: (1)有齿镊:提取皮肤,皮下组织,筋膜等 (2)无齿镊:用于手术开始前探测麻醉和术后缝合皮肤
	持针钳	也叫持针器,结构与血管钳类似,前端齿槽床部短,柄长,钳叶内有交叉齿纹,主要用于夹持缝合针缝合组织
	各种钳类器械	(1)卵圆钳:也叫持物钳。分为有齿纹,无齿纹两种,有齿纹的主要用以夹持、传递已消毒的器械、物品等。也用于钳夹蘸有消毒液的纱布,消毒手术野的皮肤。无齿纹的用于夹持脏器,协助暴露 (2)组织钳:又叫鼠齿钳,用以夹持软组织,不易滑脱 (3)布巾钳:用于固定铺盖手术切口周围的手术巾 (4)直角钳:用于游离和绕过主要血管,胆道等组织的后壁 (5)肠钳:用于夹持肠管,齿槽薄,弹性好,对组织损伤小 (6)胃钳:用于钳夹胃以利于胃肠吻合,轴为多关节,力量大,压榨力强,齿槽为直纹且较深,组织不易滑脱

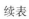

识别手术器械	缝合针	(1)圆针:用于缝合神经,腹膜,胃肠壁,血管 (2)三角针:缝合皮肤,韧带,瘢痕等组织。但不宜用于颜面部的皮肤缝合
	手术用线	用于缝合组织和结扎血管。分为可吸收线和不吸收线两大类
	牵开器	牵开组织,显露手术野,便于探查和操作。分为: (1)直角:牵开腹膜 (2)爪形:牵开头皮和肌腱 (3)S形:牵开内脏
	探针	探查窦道、伤口和管腔
	刮匙	刮宫,刮除坏死组织和炎性细胞
	吸引器	由吸引头、橡皮管、玻璃接头、吸引瓶及动力部分组成。用于吸除手术野中的出血、渗出物、脓液、空腔脏器中的内容物,使手术野清晰,减少污染机会
手术器械的使用与传递	手术刀	(1)持法(实训图5-1):①执弓式;②执笔式;③握持式;④反挑式 (1)执弓式　　　　(2)执笔式 (3)握持式　　　　(4)反挑式 实训图5-1　手术刀的持法 (2)传递(实训图5-2) (1)　　　　(2) 实训图5-2　手术刀的传递

手术器械的使用与传递	手术剪	（1）持法（实训图5-3） 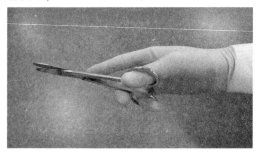 实训图5-3　手术剪的持法 （2）传递（实训图5-4） 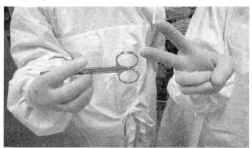 实训图5-4　手术剪的传递
	血管钳	（1）持法（实训图5-5） 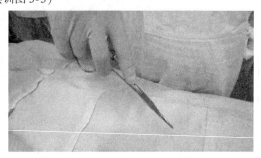 实训图5-5　血管钳的持法 （2）传递（实训图5-6） 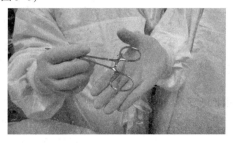 实训图5-6　血管钳的传递

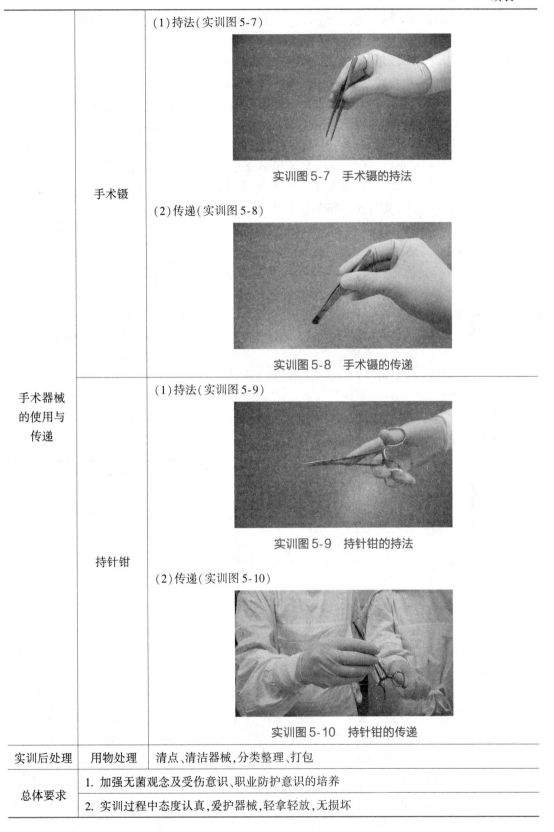

手术器械的使用与传递	手术镊	(1)持法(实训图 5-7) 实训图 5-7　手术镊的持法 (2)传递(实训图 5-8) 实训图 5-8　手术镊的传递
	持针钳	(1)持法(实训图 5-9) 实训图 5-9　持针钳的持法 (2)传递(实训图 5-10) 实训图 5-10　持针钳的传递
实训后处理	用物处理	清点、清洁器械,分类整理、打包
总体要求	1. 加强无菌观念及受伤意识、职业防护意识的培养	
	2. 实训过程中态度认真,爱护器械,轻拿轻放,无损坏	

【注意事项】

1. 手术时根据实际需要,选择合适的刀柄和刀片。刀柄与刀片应分开存放和消毒。刀片应用持针器夹持安装,切不可徒手操作,以防割伤手指。

2. 使用手术剪时不能用组织剪代替线剪,以免损坏刀刃。

3. 血管钳不宜夹持皮肤、脏器及较脆弱的组织,以免造成损伤。

4. 传递手术刀时,不可将刀刃指着术者传递以免造成损伤。

5. 操作动作要轻稳,不可损坏器械。

【实训评价】

1. 采用教师评价、小组互评与学生自评相结合。

2. 从学生实践主动性、识别能力、应用掌握程度等方面进行综合评价。

3. 无菌观念、识别正确与熟练程度是本次实践评价的重点内容。

（卢玉彬）

实训六　手术人员的无菌准备

【实训目的】

1. 具有高度健康的体质、健全的人格、良好的心理素质和较好的医护团队合作能力。

2. 熟练掌握手术人员无菌准备的操作原则。

3. 学会术前外科手消毒、穿无菌手术衣、戴无菌手套的方法。

【组织形式】

教师讲解、集中示教;学生分组实训;教师指导、归纳总结、反馈指导。

【过程与方法】

实训前准备	护士	洗手上衣扎入洗手裤中,戴专用手术帽、口罩,手部皮肤无破损及感染,剪短指甲,甲下无积垢
	用物	洗手用物:洗手液或肥皂,消毒肥皂液或消毒洗手液,无菌手刷,无菌小毛巾,外科手消毒液
		穿手术衣用物:无菌手术衣包,无菌手套
	环境	环境洁净、宽敞,室温适宜
操作过程	外科手消毒	洗手:将双手及前臂用洗手液或肥皂按"七步洗手法"洗手,流水冲净
		刷手:用无菌手刷蘸取适量消毒肥皂液或压取 3～5ml 洗手液于洗手刷毛面上,双手交替刷手,顺序:指尖→指间→手掌→手背→腕部(环形)→前臂(螺旋形)→肘部→上臂下 1/3(肘上 10cm)。时间 3 分钟
		冲洗:指尖向上流水冲净,换无菌手刷,同法进行第 2、3 遍刷洗,共约 10 分钟
		擦手:抓取无菌巾中心部位,擦干双手后将无菌巾对折呈三角形,底边置于腕部,角部向下,以另手拉对角向上移动至上臂下 1/3,擦去水迹,不得回擦;擦对侧时,将无菌巾翻转或换另一无菌巾,方法相同
		消毒:取适量外科手消毒液同刷手顺序,搓揉双手至上臂下 1/3,待干后,再按上法重复一遍,待药液自行挥发至干燥。保持拱手姿势,进入手术间

操作过程	穿无菌手术衣	取衣:从已打开的无菌包内取出无菌手术衣,看清衣服的上下和正面
		抖开:双手提起衣领的两角,在较空旷处充分抖开手术衣,正面朝前
		穿袖:将手术衣轻轻上抛,双手顺势同时插入袖筒,两臂向前平伸
		系带:①对开式手术衣:巡回护士在背后协助系好衣领后带,穿衣者双手交叉将腰带递向后方由巡回护士系好;②全遮盖式手术衣:戴好无菌手套后,松开腰带,将腰带一端提起,由巡回护士用无菌持物钳夹持,绕穿衣者一周后交穿衣者自行将左右两端系于腰前
	戴无菌手套	闭合式:右手隔衣袖取左手套,将手套指端朝向手臂,放于左手衣袖上,拇指隔衣袖插入手套反折部并将之翻转于袖口;同法戴右手套
		开放式:捏住手套口的翻折部将右手插入手套内,用已戴上手套的右手指插入左手手套口反折部的内面,帮助左手插入手套并戴好;分别将左、右手套的反折部翻回,盖住手术衣的袖口,用无菌盐水冲净手套外面的滑石粉
		协助他人戴手套:被戴者的手自然下垂;由洗手护士用双手撑开一手套,拇指对准被戴者,协助其将手伸入手套并包裹于袖口上,同法戴另一只手套
操作以后	保持无菌	穿好手术衣后,双手保持在肩以下、腰以上前胸部位,如手术不能立即开始,应将双手插入胸前特制的衣袋中
总体要求	1. 严格执行无菌技术操作原则	
	2. 操作熟练,流程合理,动作规范,保证安全	
	3. 操作全过程态度认真,严谨细致	

【注意事项】

1. 外科手消毒

(1)刷手前仔细检查手部皮肤有无破损,修剪指甲。不佩戴戒指、手镯等饰物。

(2)刷手和消毒时均应按从指尖至肘上10cm的顺序,同一遍刷洗中不可上下来回刷,特别注意洗净指甲缘、甲沟和指蹼等皱褶处。

(3)冲洗时,保持肘关节于最低位,避免前臂部的水流向手部。

(4)擦过肘部的毛巾不可再擦手部,以免污染。使用后的海绵、刷子等,应放在指定的容器中,一用一消毒。

(5)消毒手毕,应保持拱手姿势,手臂不可下垂,不可接触未经消毒的物品。

(6)使用外科高效手消毒剂时亦可根据产品的使用说明,采用冲洗手消毒法或免冲洗手消毒法,按"七步洗手法"清洗,消毒液揉搓双手、前臂和上臂下1/3完成。

2. 穿无菌手术衣、戴无菌手套

(1)认清衣服的上下和正反面,注意勿碰触其他物品。

(2)穿无菌手术衣必须在手术间内比较空旷的地方进行,避免两臂过度外展或过高上举。穿遮盖式手术衣时,必须先带好无菌手套,方可接取腰带。

(3)穿好手术衣后,肩以上、背部、腰以下均视为污染区不可接触。如手术不能立即开

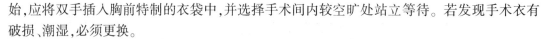

始,应将双手插入胸前特制的衣袋中,并选择手术间内较空旷处站立等待。若发现手术衣有破损、潮湿,必须更换。

(4)戴无菌手套时应选择大小适合的手套,手术过程中如手套破损须及时更换。

【实训评价】

1. 采用教师评价、小组互评与学生自评相结合。

2. 从学生实践主动性、无菌观念、操作技能、团队协作、沟通礼仪等方面进行综合评价。

3. 无菌操作原则、操作正确与熟练程度、团队协作是本次实践评价的重点内容。

(卢玉彬)

实训七 常用手术体位的安置、手术区皮肤消毒及铺巾、器械台管理和手术配合

【实训目的】

1. 具有健康的体质、良好的心理素质和较好的医护团队合作能力。

2. 熟练掌握操作中的无菌原则。

3. 学会常用手术体位的安置、手术区消毒、无菌巾铺法、器械台管理和手术配合。

【组织形式】

教师讲解、集中示教;学生分组实训;教师指导、归纳总结、反馈指导。

【过程与方法】

实训前准备	护士	巡回护士穿手术室专用服装,戴专用手术帽、口罩 器械护士穿无菌手术衣、戴无菌手套、戴专用手术帽、口罩
	用物	安置体位用物:各种软垫、衬垫、固定带
		无菌手术敷料包、器械包
	环境	环境洁净、整齐,室温、光线适宜
操作过程	常用手术体位的安置	仰卧位:病人仰卧,头部垫软枕,用中单固定两臂于体侧,膝下放一软枕,并用较宽的固定带固定膝部,足跟部用软垫保护
		侧卧位:病人90°健侧卧,头下垫头圈,腋下垫腋垫(距腋窝约10cm),四个支架分别固定于两乳之间、两肩胛骨之间、耻骨联合、腰骶部,支架与受压皮肤之间用海绵垫保护,暴露手术野;双上肢伸直固定于托手架上;上腿屈曲,下腿伸直,两腿间垫软枕;固定髋部及膝部
		俯卧位:病人俯卧于手术台上,头偏向一侧或使口鼻部位置于头托之空隙处;上肢半屈,置于头旁;胸部、耻骨及髂嵴垫以软垫,两腿胫前横置软垫;固定下肢,保持小腿呈微曲状态,腿带固定腘窝部
		截石位:病人仰卧,臀部位于手术床尾部摇折处,臀下安放长垫;两腿套腿套,分别置于两侧搁脚架上,两腿间角度约为60°~90°;腘窝垫以软枕,并用约束带固定
		半坐卧位:手术床后仰15°,头端摇高75°,足端摇低45°,双腿半屈,头与躯干依靠在手术台上,两臂固定于体侧

续表

操作过程	手术区皮肤消毒	核对:再次核对手术部位,检查消毒区皮肤情况
		用物:将盛有浸蘸消毒液敷料的消毒弯盘与敷料钳递给手臂消毒后(不戴手套)的第一助手
		消毒:第一助手夹持消毒敷料对手术区域皮肤进行消毒,范围包括手术切口周围15~20cm的区域,第一遍消毒由手术区中心开始(如为感染伤口或肛门区手术,则自手术区外周涂向感染伤口或会阴、肛门处),向周围皮肤无遗漏地涂擦消毒液,待干后换敷料钳同法消毒第二遍
	铺无菌巾	递巾:器械护士将无菌手术巾折边1/4,传递时第1、2、3块无菌巾的折边向手术医师,第4块的折边向器械护士
		铺巾:先铺切口的下方→对侧→上方→操作者近身侧,也可先铺对侧→下方→上方→操作者近身侧
		递布巾钳:递布巾钳于手术医生,将手术巾交角处用布巾钳钳夹固定
		协助铺单:铺两块无菌中单于切口上、下方;铺剖腹单,单孔正对切口,短端向头部,长端向下肢,短端向上方展开盖住麻醉架,下端向下方展开盖住器械托盘
	器械台管理和手术配合	打开包布:于手术区皮肤消毒前,由巡回护士将无菌包放于器械台上,用手打开第一层包布,用持物钳打开第二层包布;器械护士刷手后,可用手打开第三层包布
		铺巾:器械台面上铺无菌巾共4~6层,无菌单垂下台面不少于30cm
		整理:器械护士穿好无菌手术衣、戴无菌手套后,整理器械台:用物分类、定位放置
		清点:与巡回护士清点器械及物品数目
		配合手术:正确、主动、迅速地传递所需器械和物品,及时收回用过的器械,擦净血迹,保持器械干净,器械台清洁、整齐、有序
		核对:手术关闭切口前、皮肤缝合后与巡回护士共同核对术中所用的所有器械、物品数目。
操作后处置	病人	术后擦净病人身上的血迹,协助包扎伤口
	器械	确认数量无误后,用多酶溶液浸泡15分钟,初步处理后送消毒供应中心集中处理,不能正常使用的器械做好标识及时更换
	护士	由他人帮助或个人自行脱下手术衣;翻转脱下手套
总体要求		1. 严格执行无菌技术操作原则
		2. 操作熟练,流程合理,动作规范,保证病人及自身安全
		3. 操作过程态度认真,严谨细致

【注意事项】

1. 常用手术体位的安置:

(1)保证病人的舒适和安全。

（2）充分暴露手术部位,减少不必要的暴露。

（3）保证呼吸和循环通畅。肢体托垫妥当,防止神经、血管受压和关节、肌肉损伤。

2. 手术区皮肤消毒:

（1）蘸消毒液量不可过多,一般从切口中心向四周涂擦,但肛门或感染伤口手术,应由外周涂向肛门或感染伤口。

（2）已经接触污染部位的药液纱布不应再返回擦清洁处皮肤。

（3）对婴儿、面部皮肤、口腔、肛门、外生殖器等部位,不能用碘酊消毒,应选用刺激性小的消毒剂。

3. 铺无菌巾:

（1）递巾时器械护士的手不可接触接巾者的手臂及未消毒的物品。

（2）铺巾顺序原则为:先铺相对不洁区(如会阴部、下腹部)或操作者对侧,最后铺靠近操作者的一侧。已经铺好的手术巾不得随意移位,如果必须移动少许,只能向外移动,不能向切口部位内移,否则须更换手术巾。

（3）手术区周围一般要求有 4~6 层无菌单,大小适合。布单一经水或血浸湿,即失去无菌隔离的作用,应另加无菌单保护无菌区。

4. 器械台管理和手术配合:

（1）铺器械台的无菌单应下垂台缘下 30cm 以上,台缘下应视为污染区,不可将器械物品置于其外缘。凡垂落于台缘以下的器械或物品视为污染,不可再用或向上拉提,需再用时必须重新更换。无菌台面如被水或血液浸湿,应及时加盖无菌巾以保持无菌效果。

（2）小件物品如刀片、线卷、针盒、注射器等,应妥善保管,避免丢失。及时清理器械台上的器械及用物,以保持器械台清洁、整齐、有序,及时供应手术人员所需,保证手术顺利进行。

【实训评价】

1. 采用教师评价、小组互评与学生自评相结合。

2. 从学生实践主动性、操作技能、人文关怀与团队协作等方面进行综合评价。

3. 严格执行无菌操作原则,操作正确与熟练程度、对病人的人文关怀是本次实践评价的重点内容。

（卢玉彬）

实训八　外科感染病人的护理

【实训目的】

1. 具有较好的护患沟通能力,关爱病人,减轻病人痛苦,维护健康。

2. 熟练掌握脓肿切开引流术后的护理方法。

3. 学会对外科感染病人进行护理评估,提出主要的护理诊断/问题,初步制订护理计划。

【组织形式】

案例分析、分组讨论、教师指导

【资源准备】

案例资源:王女士,30 岁,因右小腿被锐器割伤后局部红肿痛伴发热入院。自诉 5 天前右小腿不慎被锐器割伤,当时伤口有血液流出,自行简单包扎处理,3 天后感到发热、全身乏力、伤口疼痛加重。查体:T 39.6℃,P 82 次/分,R 20 次/分,BP 110/70mmHg,烦躁不安。右小腿内侧有一开放性伤口,伤口周围红肿明显,有脓性渗出液。血常规检查:白细胞计数 $20 \times 10^9/L$,中性粒细胞89%,核左移。在局麻下行清创及脓液引流术。讨论:

1. 该病人当前主要的护理诊断/问题有哪些?
2. 清创及脓液引流术病人的护理观察中应注意哪些问题?
3. 根据病人当前主要的护理诊断制订护理计划。

【过程与方法】

| 仔细阅读案例,评估病人的病情,明确问题 | → | 分组讨论,初步得出问题的答案 | → | 各组学生代表发言,其他学生发表意见 | → |

| 教师归纳总结、补充拓展 | → | 根据讨论结果,完成实训报告 |

【实训报告】

1. 列出病人目前主要的护理诊断/问题有哪些。
2. 写出清创及脓液引流术后病人的护理观察内容。
3. 写出病人的护理计划。

【实训评价】

1. 采用教师评价、小组互评与学生自评相结合的方法。
2. 从学生在案例讨论中的表现以及完成实训报告的情况等方面进行综合评价。
3. 正确对外科感染病人进行护理评估并提出主要的护理诊断/问题、脓肿切开引流术后的护理方法以及团队合作精神是本次实训评价的重点内容。

(彭晓艳)

实训九　换　药　术

【实训目的】

1. 具有的良好职业道德,保护病人隐私,关爱病人,减轻病人痛苦,维护健康。
2. 熟练掌握一般换药术的操作方法及操作中的无菌原则。

【组织形式】

医院见习、教师讲解、集中示教;学生分组实训;教师指导、归纳总结、反馈指导。

【过程与方法】

实训前准备	护士	着装整洁,剪指甲,洗手,戴口罩
	病人	核对病人、评估其疾病情况;向病人说明换药的目的;告诉病人换药过程中配合要点及注意事项;安慰病人,缓解紧张情绪
	用物	换药车、无菌换药包(治疗碗2个,镊子2把)、药物(据伤口具体情况而定)、敷料、胶布(绷带)、棉球、治疗巾、弯盘、无菌手套、垃圾桶等
	环境	首选换药室。若床旁换药,须病室清洁、空气清新、光线明亮,适当遮挡
换药操作	核对及解释	核对病人姓名、科室、床号、年龄、住院号、疾病名称等信息;向病人解释换药目的,以取得合作

续表

	检查	换药的物品是否齐备
换药操作	换药	(1)给病人安置合适体位,充分暴露伤口 (2)洗手,戴口罩 (3)铺治疗巾于伤口下,并将弯盘放至伤口旁 (4)检查并按要求打开换药包,用无菌持物钳夹取适量药物棉球及无菌敷料至换药碗内 (5)去除固定敷料的胶布,用手揭开外层敷料,用镊子取下内层敷料(方向与伤口纵轴平行),若敷料与伤口粘连,用盐水棉球湿润后取下,用过的敷料放入弯盘内 (6)评估伤口 (7)一般伤口用酒精棉球由内向外消毒2次待干,化脓伤口由外向内消毒,待干后根据医嘱敷药。消毒范围应超出敷料覆盖范围 (8)无菌敷料覆盖伤口,妥善固定 (9)整理用物
	安置病人	换药室换药后将病人送回病房,床旁换药后协助病人取舒适体位,告知注意事项
操作后处置	用物处理	用物分类处理,传染性伤口敷料焚毁;器械清洗擦干后浸泡消毒;换药碗、镊子清洗后重新打包灭菌
	记录	护士洗手、脱口罩、记录
总体要求	1. 严格执行无菌技术操作原则	
	2. 操作熟练,流程合理,动作轻柔,保证安全	
	3. 操作全过程注意沟通,体现人性化服务	

【注意事项】

1. 换药前应了解当日所有需换药的病人,根据伤口情况安排换药顺序,先清洁伤口、再污染伤口、后感染伤口。

2. 换药操作中注意事项:

(1)换药碗内放置药物棉球和敷料时应注意分隔,以防互相渗透。

(2)从伤口揭下的敷料放置时,朝向伤口的一面向上。

(3)严格执行"双手执镊操作法",即换药碗内的2把镊子,1把用于接触伤口,另1把用于从换药碗里夹取无菌物品,递给接触伤口的镊子,传递物品时两镊不可接触,操作中两镊不可互换。

(4)处理肉芽创面时,采用蘸拭的方法,不可用力擦拭。

(5)固定敷料的胶布在粘贴时,应尽量与伤口或肢体的长轴相垂直。

3. 伤口的评价及用药

(1)缝合伤口 若针眼稍发红,为缝线反应,酒精纱布湿敷即可;针眼处脓疱,用干棉球拭去脓液后涂碘伏或碘酒;若伤口红、肿、热、痛,有波动感,则应拆线引流。

(2)浅表肉芽创面 ①健康肉芽鲜红,呈致密细小颗粒,触之易出血,只需用盐水棉球拭去分泌物后,外敷等渗盐水纱布或凡士林纱布。②生长过度的肉芽高出创面,应将其剪平或以10%硝酸银烧灼。③水肿肉芽苍白或淡红,肿胀,触之不易出血,可用高渗盐水湿敷。

④感染的肉芽创面色深红,肿胀,表面有分泌物或脓苔,若脓液稀薄量多,用0.1%依沙吖啶湿敷,若脓液稠厚且坏死组织较多,应清洁创面后用优锁纱布湿敷。

【实训评价】

1. 采用教师评价、小组互评与学生自评相结合的方法。

2. 从学生实践主动性、操作技能、人文关怀与沟通礼仪等方面进行综合评价。

3. 操作正确与熟练程度、对病人的人文关怀是本次实践评价的重点内容。

(王 宁)

*实训十 肿瘤病人的护理

【实训目的】

1. 具有良好的职业道德,重视护理伦理,保护病人隐私,珍视生命,关爱病人,减轻病人痛苦,维护健康。

2. 学会对肿瘤病人进行护理评估,提出主要的护理诊断,初步拟定护理计划。

3. 熟练掌握肿瘤病人的护理要点。

【组织形式】

案例分析、分组讨论、教师指导

【资源准备】

案例资源:王女士,50岁,因食管癌进行化疗,在治疗期间出现恶心、呕吐、腹痛、腹泻、食欲不振、消瘦、脱发、情绪低落,血常规示:白细胞2.5×10^9/L。讨论:

1. 该病人当前主要的护理诊断有哪些?

2. 根据病人当前主要的护理诊断拟定护理计划。

3. 如何对病人进行健康指导?

【方法与过程】

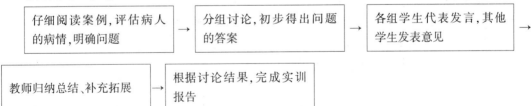

【实训报告】

1. 列出病人目前主要的护理诊断。

2. 制订出病人的护理计划。

3. 写出对病人进行健康指导的内容。

【实训评价】

1. 采用教师评价、小组互评与学生自评相结合的方法。

2. 从学生在案例讨论中的表现以及完成实训报告的情况等方面进行综合评价。

3. 正确对肿瘤病人进行护理评估并提出主要的护理诊断、肿瘤病人的护理技能以及团队合作精神是本次实训评价的重点内容。

(王海平)

实训十一　颅脑损伤病人的护理

【实训目的】

1. 具有良好的人文精神和医护团队合作能力,珍视生命,关爱病人,维护健康。

2. 熟练掌握降低颅内压的主要护理措施、脑脊液漏的护理方法及病情观察的主要内容。

3. 学会对脑损伤病人进行护理评估,提出主要的护理诊断/问题,初步拟定护理计划。

【组织形式】

教师讲解案例、集中指导;学生分组实践;教师归纳总结、反馈指导。

【资源准备】

案例资源:李先生,45 岁,因车祸致头部外伤,当即昏迷,30 分钟后清醒。随之出现躁动,多次呕吐,此后又逐渐昏迷,急诊入院。护理查体:T 36℃,P 58 次/分,R 13 次/分,BP 140/85mmHg,神志浅昏迷状态,右侧瞳孔散大,对光反应消失。CT 检查,提示颅盖骨折,骨折线通过脑膜中动脉沟,右侧硬脑膜外血肿。讨论:

1. 该病人目前主要的护理诊断/问题有哪些?

2. 如何对该病人进行急救处理?

3. 根据病人目前的病情,如何拟定护理计划?

【方法与过程】

```
仔细阅读案例,评估病人     →   分组讨论,提出完成任务    →   每组学生代表发言,其他    →
的病情,明确任务。             的方案。                     学生补充。
```

```
教师指导、归纳总结、反馈    →   根据讨论结果,完成实训
指导。                         报告。
```

【实训报告】

1. 写出对病人进行护理评估的要点及主要的护理诊断/问题。

2. 列出病人目前的急救措施。

3. 制订出病人的护理计划。

【实训评价】

1. 开展学生互评、自我评价和教师评价,激发学生的学习主动性,了解知识掌握的完整性和实际应用能力。

2. 案例讨论中的表现、小组学习成果展示以及完成实训报告等情况进行综合评价。

3. 正确对颅脑损伤病人进行护理评估、提出主要的护理诊断/问题、实施降低颅内压及脑脊液漏的护理以及团队合作是本次实训评价的重点内容。

（辛长海）

实训十二　甲状腺功能亢进外科治疗病人的护理

【实训目的】

1. 具有良好的心理素质和护患交流能力,尊重病人人格,保护病人隐私,减轻病人痛

苦,维护健康。

2. 学会对甲亢病人进行术前护理评估、术后并发症的观察和护理,提出主要的护理诊断,并拟定护理措施。

【组织形式】

教师讲解案例、集中指导;学生分组讨论;教师归纳总结、反馈指导。

【资源准备】

案例资源:王女士,35 岁。甲状腺肿大 2 年,近半年来性情急躁,心悸,怕热、多汗,食欲亢进,明显消瘦,伴有突眼。体检:P 116 次/分,BP 130/80mmHg,甲状腺弥漫性肿大,质地柔软,随吞咽上下移动,可闻及血管杂音,双手震颤。诊断为原发性甲亢,拟行甲状腺大部切除术。讨论:

1. 该病人目前主要的护理诊断/问题有哪些?

2. 如何根据基础代谢率评估甲亢程度?

3. 术前药物准备的护理措施有哪些?

4. 如何为该病人制订术后的护理计划。

【方法与过程】

| 仔细阅读案例,评估病人的病情,明确任务。 | → | 分组讨论,提出完成任务的方案。 | → | 每组学生代表发言,其他学生补充。 | → |

| 教师指导、归纳总结、反馈指导。 | → | 根据讨论结果,完成实训报告。 |

【实训报告】

1. 列出病人目前主要的护理诊断。

2. 写出该病人的甲亢程度。

3. 列出该病人术前药物准备的护理措施、制订术后的护理计划。

【实训评价】

1. 采用教师评价、小组互评与学生自评相结合。

2. 案例讨论中的表现、小组学习成果展示以及完成实训报告等情况进行综合评价。

3. 正确对甲亢病人进行护理评估、提出主要的护理诊断、术前用药、术后并发症的护理以及团队合作是本次实训评价的重点内容。

(辛长海)

实训十三　乳房自我检查

【实训目的】

1. 具有良好的职业道德和较好的护患交流能力,尊重病人人格,保护病人隐私,关爱病人,维护健康。

2. 学会并能指导病人正确进行乳房自我检查。

【组织形式】

教师讲解、集中示教;学生分组实训;教师指导、归纳总结。

【过程与方法】

实训前准备	护士			向病人说明乳房自我检查的目的;告诉病人乳房自我检查过程中的操作要点及注意事项
	病人			两侧乳房充分显露
	用物			穿衣镜、椅子、床等
	环境			光线明亮、温暖舒适、安静安全,必要时准备屏风或床帘以适当遮挡
乳房自查操作	视诊(镜前检查)	体位		立位前提下,分别取三种体位(两臂下垂;双臂高举过头;双手叉腰且两肘努力向后)进行观察
		项目		1. 乳房大小和形状 观察两侧乳房的形状、大小和位置是否对称,有无局限性隆起或凹陷,乳房浅表静脉是否扩张
				2. 乳头 观察两侧乳头是否在同一水平,有无乳头内陷或牵向病变侧,并注意乳头、乳晕有无糜烂
				3. 乳房皮肤 观察乳房皮肤有无发红、水肿及"橘皮样"改变
	触诊	体位		取立位或端坐位,将被检侧上肢上举,手置于枕后,乳房肥大下垂明显者,可取平卧位,被检侧肩下垫一小枕,被检侧手臂高举过头,尽量放松肌肉使被检乳房平铺在胸壁
		手法		实施检查一侧手指并拢,用手指掌面轻柔平按,扪触被检乳房
		顺序		先查健侧,后查患侧。一般是从乳房内上象限开始,依次为内下、外下、外上(包括腋尾部)象限,最后按触中央(乳头、乳晕)区,也可从乳房外周开始,以圆圈状触诊方式,向内部移动,直至触到乳头处
		项目		1. 乳房肿块 发现乳房肿块后,应注意肿块位置、大小、硬度、表面是否光滑、边界是否清楚以及活动度。良性肿瘤的边界清楚,表面光滑,活动度大。恶性肿瘤的边界不清,质地硬,表面不光滑,活动度小
				2. 乳头溢液 非哺乳期内,用拇指和示指轻挤乳头或双手合拢,环握乳房,用掌根适当用力挤压,检查乳头有无液体溢出以及液体的性质
				3. 腋窝淋巴结 双手交叉,扪查两侧腋窝有无肿大的淋巴结
操作后处置				整理衣物,用物归位,记录检查结果
总体要求				操作规范,动作轻柔。操作过程注意尊重护理对象人格,保护其隐私

【注意事项】

1. 触诊宜在月经期后 7~10 天进行,以免经前乳腺增生影响检查效果,月经不规则者和已绝经的女性每月应固定一个时间进行检查。

2. 采用手指掌面而不是指尖作触诊,勿用手指抓捏乳房组织,否则会将捏到的腺组织误认为肿块,同时切忌重按乳房。

【实训评价】

1. 教师评价、小组互评与学生自评相结合。

2. 实训过程中是否有护患沟通,实训操作是否规范,是否能正确指导病人进行乳房肿块自我检查。

(黎玉辉)

实训十四　乳腺癌病人术后功能锻炼

【实训目的】

1. 具有良好的职业道德、法律意识和较好的护患交流能力,尊重病人人格,保护病人隐私,珍视生命,关爱病人,维护健康。

2. 学会并能指导乳腺癌病人术后正确进行患肢功能锻炼。

【组织形式】

教师讲解、集中示教;学生分组实训;教师指导、归纳总结。

【过程与方法】

实训前准备	护士		向病人说明术后患肢功能锻炼的意义和重要性,并讲解术后功能锻炼的时机、阶段及注意事项
	病人		提高对术后功能锻炼的认知和心理接受程度,取得合作
	用物		墙壁刻度标志、运动辅助设施(因地制宜)等
	环境		温暖舒适、安静安全
术后功能锻炼	第一阶段	卧床期间的功能锻炼	期限	术后 1～3 天为患者卧床期
			意义	为下一阶段的患肢功能锻炼奠定基础
			方法	主要进行手部、腕部及肘关节的活动锻炼——伸指、握拳和屈腕活动,4～5 遍/次,3～4 次/天
	第二阶段	下床活动期的功能锻炼	期限	从拔除引流管后,病人开始下床活动至出院,为下床活动期
			意义	患肢功能锻炼最重要的环节,对患肢功能的恢复有至关重要的作用
			方法	主要锻炼患侧肩关节 1. 术后 3～4 天可坐起,开始进行曲肘活动,3 遍/次,3～4 次/天 2. 术后第 5 天解除固定患肢的胸带后,可做以患侧手掌扪对侧肩部及同侧耳部的练习 3. 术后第 7 天可做肩部活动,鼓励病人用患侧手洗脸、刷牙和进食等 4. 术后 9～10 天拆除切口缝线,可锻炼抬高患肢,将患侧肘关节屈曲抬高,患侧手掌置于对侧肩部 5. 术后 14 天,练习将患侧手掌置于颈后,开始时头低位,逐渐达抬头挺胸位,进而能以患侧手掌越过头顶并触摸到对侧耳部为止。为了扩大肩关节的活动范围,此时还可进行手指爬墙运动(逐渐递增幅度)、转绳运动及拉绳运动

续表

术后功能锻炼	第三阶段	出院后患肢功能锻炼	意义	使患侧上肢及肩关节的功能逐渐恢复正常
			方法	可重复做以上的各项练习,努力自行完成日常的生活活动,如刷牙、洗脸、梳头、吃饭、扫地、提轻物等。要求在术后 1~2 个月能完全恢复肩部运动,基本达到抬举自如的程度。
实训后处置	整理衣物,用物归位			
总体要求	患肢功能锻炼应注意按照不同阶段做适应性活动,循序渐进,避免过度疲劳,适可而止			

【注意事项】

1. 卧床期间的功能锻炼忌做肩关节上抬外展活动,可用三角巾支撑固定,以避免术侧上肢过早外展。

2. 出院后患肢功能锻炼应逐渐增加活动量,时间宜每天 3~4 次,每次 20~30 分钟。对有特殊情况者,应酌情减少锻炼时间或次数,但不可停止练习。

【实训评价】

1. 教师评价、小组互评与学生自评相结合。

2. 实训过程中是否有护患沟通,实训操作是否规范,是否能正确指导病人进行功能锻炼。

(黎玉辉)

实训十五　胸腔闭式引流病人的护理

【实训目的】

1. 具有良好的人文精神和护患交流能力,关爱病人,减轻病人痛苦,维护健康。

2. 熟练掌握胸腔闭式引流病人的护理措施。

3. 学会胸腔闭式引流管的护理方法。

【组织形式】

教师讲解、集中示教;学生分组实训;教师指导、归纳总结、反馈指导。

【过程与方法】

实训前准备	护士	着装整洁,剪指甲,洗手,戴口罩
	病人	评估病人病情及心理状态;向病人说明胸腔闭式引流的目的;告诉病人操作过程中的配合要点及注意事项;安慰病人,缓解紧张、焦虑情绪
	用物	治疗车、治疗盘、治疗巾、消毒水封瓶、换药碗(内装无齿镊二把,碘伏棉球、纱布一块)、血管钳二把,外用生理盐水,胶布、别针、弯盘、无菌手套
	环境	病室清洁、空气清新、室温适宜
更换引流瓶	核对及解释	核对医嘱及病人信息;向病人解释,取得合作
	观察	仔细观察引流管的水柱波动情况;观察局部有无皮下气肿、伤口渗血、渗液情况

续表

更换引流瓶	检查	检查一次性腔闭式引流装置的有效期及包装是否完好,连接是否准确、紧密
	接引流瓶	1. 将 500ml 生理盐水倒入打开的引流瓶中→使长管位于水面下 3~4cm→安装好引流瓶瓶塞→将长管上端与橡皮引流管连接紧密→短管上端用无菌纱布包裹 2. 协助病人取半卧位 3. 将治疗巾铺于胸腔引流管下方→用 2 把止血钳双向夹闭胸腔引流管近端→弯盘置于胸腔引流管与闭式引流瓶接口下方→戴无菌手套→消毒后分离接口处→连接胸腔引流管与新闭式引流瓶→无菌纱布保护接口处→引流装置放置于胸腔引流口水平面下方 60~100cm 处→撤除弯盘和治疗巾→脱无菌手套→松开止血钳→嘱病人深吸气后咳嗽→观察水封瓶中水柱波动情况
	固定	妥善固定,整理用物
引流期间的护理	保持引流通畅	引流装置正确安装,保证接口处密封良好;定时挤捏引流管
	保持无菌	定时更换引流瓶和引流接管,操作过程中严格遵守无菌原则
	观察记录	观察记录引流液的量和性质,密切观察长玻璃管内水柱波动情况
拔管	评估	病情好转,呼吸困难消失;X 线检查示肺膨胀良好,引流瓶内无气体逸出或引流液量明显减少且颜色变淡
	准备	护士洗手、戴口罩,准备用物
	拔管	核对、解释→安置病人于半卧位→夹闭引流管→嘱病人深吸气后屏气→迅速拔除引流管→凡士林纱布和敷料覆盖引流处伤口并包扎固定
操作后处置	用物处理	用物分类处理,妥善处理一次性胸腔闭式引流装置
	记录	洗手、取口罩、记录
总体要求		1. 严格执行无菌技术操作原则
		2. 操作熟练,流程合理,动作轻柔,保证安全
		3. 操作全过程注意沟通、礼仪,体现人性化服务

【注意事项】

1. 严格无菌操作,水封瓶每日更换。

2. 保持引流管道的密闭性:定期检查引流管接口处,避免脱落。

3. 注意观察胸壁引流口处敷料是否保持清洁、干燥,一旦渗湿应及时更换。

4. 置管 48~72 小时后,若引流瓶内无气体逸出或引流液量明显减少且颜色变淡,24 小时引流液<50ml 或脓液<10ml,X 线检查示肺膨胀良好,病人无呼吸困难,即可拔除引流管。

【实训评价】

1. 采用教师评价、小组互评与学生自评相结合。

2. 从学生实践主动性、积极性、操作技能、人文关怀与沟通礼仪等方面进行综合评价。

3. 操作正确与熟练程度、对病人的人文关怀是本次实践评价的重点内容。

(贾　欣)

实训十六　胃肠减压病人的护理

【实训目的】

1. 具有良好的人文精神和护患交流能力,关爱病人,减轻病人痛苦,维护健康。
2. 熟练掌握胃肠减压病人的护理措施。
3. 学会胃肠减压的操作方法。

【组织形式】

教师讲解、集中示教;学生分组实训;教师指导、归纳总结、反馈指导。

【过程与方法】

实训前准备	护士	着装整洁,剪指甲,洗手,戴口罩
	病人	核对病人、评估其疾病情况;向病人说明胃肠减压的目的;告诉病人胃肠减压的过程中配合要点及注意事项;安慰病人,缓解病人紧张、焦虑情绪
	用物	治疗盘内放置物品(治疗巾、弯盘、治疗碗、止血钳、无菌手套、纱布、胃管或双腔管、20或50ml注射器)、负压吸引器或电动胃肠减压器、液体石蜡、棉签、胶布、听诊器、别针等
	环境	病室清洁、空气清新、调节室温
插胃管护理操作	核对及解释	核对病人信息;向病人解释操作目的和配合方法
	检查物品	胃管是否通畅,减压装置是否有效,各管道连接正确
	插胃管	安置体位→润滑胃管→指导病人吞咽→插进胃管→连接负压引流装置→妥善固定并安置病人
胃肠减压期间护理	持续负压吸引	维持有效负压在 −6.6kPa,电动胃肠减压器,负压不应超过 −6.67kPa
	饮食及用药	减压期间禁饮食,停用口服药;胃管内注药,夹管并暂停减压1小时
	引流管	为防止阻塞,每4小时用生理盐水冲洗胃管1次;引流瓶(袋)及引流接管应每日更换1次并妥善固定;观察记录引流液的量和性质
	更换减压器	安置体位→消毒铺巾→带一次性手套→夹闭胃管→分离接头→撤除减压器→确定胃管通畅→脱手套、消毒双手→检查新减压器性能→连接新减压器→纱布包裹接头处→妥善固定→打开管夹→观察引流
	嘱咐病人	鼓励病人深呼吸;禁食,口干时可用清水或温盐水漱口;翻身或活动时防止管道扭曲,连接处脱落;不可自行调节负压
拔胃管护理操作	评估	病情好转,腹胀消失;肠蠕动(肠鸣音)恢复,肛门排气
	准备	护士洗手、戴口罩,准备物品
	拔管	核对、解释→分离减压器与胃管→捏闭胃管末端→嘱病人深吸气后屏气→缓慢外拉胃管→估计管头近咽喉部时,迅速拔出胃管→边拔边盘曲胃管、脱下手套一同放于弯盘内→清洁鼻腔→整理用物

续表

操作后处置	用物处理	用物分类处理,妥善处理胃肠减压装置
	记录	护士洗手、取口罩、记录
总体要求	1. 严格执行无菌技术操作原则	
	2. 操作熟练、流程合理、动作轻柔、保证安全	
	3. 操作全过程注意沟通、礼仪,体现人性化服务	

【注意事项】

(1)插管时动作轻稳,以免损伤黏膜;插管过程中如果病人发生呼吸困难、发绀等症状,应立即拔出胃管,略休息后再重新插入。

(2)减压过程中,病人不能自行调节负压;观察引流液并记录24小时引流总量;留置胃管期间严格禁食并做好口腔护理。

(3)保持管道通畅,下床活动时打开连接并夹闭胃管;引流不畅时,可用生理盐水反复冲洗胃管,直至通畅。

(4)长期留置胃管者,普通胃管每周更换一次,硅胶胃管每月更换一次;引流瓶(袋)及引流接管应每日更换一次。

【实训评价】

1. 采用教师评价、小组互评与学生自评相结合。

2. 从学生实践主动性、操作技能、人文关怀与沟通礼仪等方面进行综合评价。

3. 操作正确与熟练程度、对病人的人文关怀是本次实践评价的重点内容。

(杨　环)

实训十七　结肠造口病人的护理

【实训目的】

1. 具有良好的职业道德,尊重病人人格,关爱病人,减轻病人痛苦,维护健康。

2. 熟练掌握结肠造口病人护理措施。

3. 学会结肠造口护理操作方法。

【组织形式】

教师讲解、集中示教;学生分组练习;教师指导、归纳总结、反馈指导

【过程与方法】

实训前准备	护士	着装整洁、剪指甲、洗手、戴口罩
	病人	核对病人、评估心理状态、造口类型;向病人说明结肠造口的目的;告诉病人结肠造口的护理方法、配合要点及注意事项;安慰病人,缓解紧张、焦虑情绪
	用物	造口测量尺、造口袋、洗手消毒液、两脸盆内置两条小毛巾、40℃温水、剪刀、纸巾、手套、弯盘、治疗巾、氧化锌软膏、人工肛门袋、0.5%碘伏、消毒棉签
	环境	病室清洁、温暖舒适、空气清新、适当遮挡

续表

结肠造口护理操作	核对及解释	携用物至床旁,核对病人信息;向病人解释操作目的和配合方法
	暴露造口,铺垫巾	屏风遮挡→病人取半或平卧位→暴露造口部位→治疗巾垫于身下→弯盘放于造口袋前紧贴皮肤处→造口袋尾端放于弯盘内
	剥除造口袋	戴手套→一手轻按皮肤,一手由上向下取下造口袋→观察造口袋内容物
	清洁造口及周围皮肤	纸巾擦除造口周围排泄物→温水环形擦洗清洁造口周围皮肤→换另一脸盆和毛巾清洁造口黏膜→脱手套、洗手
	观察	观察造口颜色及造口周围皮肤情况
	测量造口大小	测量造口大小→封闭造口袋尾端→根据大小用剪刀裁剪造口袋底盘(比造口约大 1～2mm)→手指摩擦柔化剪裁口边缘→将修剪的造口袋与造口比对
	粘贴底板	造口袋尾端置弯盘、除去底盘粘胶→底盘口置于造口由下向上紧密粘贴→由外向内压紧底盘使充分粘贴→撤去弯盘和治疗巾
	嘱咐病人	忌食生冷辛辣及易产气食物;防止便秘,避免过分使用腹内压;衣着宽松舒适;指导病人造口自护(食指戴手或指套,涂液状石腊,轻插入造口至第 2 指关节处,在内停留 5～10 分钟,每天一次,保持造口直径 2～2.5cm 为宜)
操作后处置	安置病人	整理病人衣物及床单位,协助取舒适体位
	用物处理	用物分类处理,污物入污物桶
	记录	护士洗手、取口罩、记录(排泄物量、性状,造口及周围皮肤情况)
总体要求		1. 严格执行无菌技术操作原则
		2. 操作熟练,流程合理,动作轻柔,保证安全
		3. 操作全过程注意沟通、礼仪,体现人性化服务

【注意事项】

1. 术后 2～3 天造口开放,取左侧卧位,造口周围皮肤涂氧化锌软膏;为防止造口狭窄,手术一周后每日扩张造瘘口一次,出院后造瘘口每 1～2 周扩张一次,持续 3 个月。

2. 清洁造口周围皮肤的小毛巾与清洁造口粘膜的毛巾勿混用,以免交叉感染。

3. 裁剪造口袋的底盘口与造口大小应合适,过大污染皮肤,过小易损伤黏膜。

4. 造口袋与皮肤粘贴要紧密,以免造成周围皮肤污染。

【实训评价】

1. 采用教师评价、小组互评与学生自评相结合。

2. 从学生实践主动性、操作技能、人文关怀与沟通礼仪等方面进行综合评价。

3. 操作正确与熟练程度、对病人的人文关怀是本次实践评价的重点内容。

（杨　环）

实训十八　T 管引流病人的护理

【实训目的】

1. 具有良好的人文精神和护患交流能力,关爱病人,减轻病人痛苦,维护健康。

2. 熟练掌握 T 管引流病人护理措施。

【组织形式】

教师讲解,集中示教;学生分组实践;教师指导,归纳总结,反馈指导。

【过程与方法】

实训准备	护士	着装整洁,剪指甲,洗手,戴口罩
	病人	核对病人、评估其疾病情况;向病人说明T管引流过程中配合要点及注意事项;安慰病人,缓解其紧张、焦虑情绪
	用物	治疗盘、无菌引流袋、纱布、胶布、线剪、乙醇棉球、碘伏消毒液、快速消毒洗手液、棉签、卵圆钳、治疗巾、弯盘、标签、手套、医嘱本、出入量记录本等
	环境	病室环境清洁,空气清新,温度适宜,保护病人的隐私,适当遮挡
更换引流袋	查对	携用物至病人床旁,核对床号、姓名,解释操作的目的、注意事项和配合方法
	体位	协助病人取平卧位或半卧位,暴露T管及右侧腹壁
	评估引流情况	注意T管周围敷料是否清洁、干燥,周围皮肤是否正常,胆汁的颜色、量和性状,检查引流是否通畅
	夹闭引流管,取下引流袋	取治疗巾平铺于T管与引流袋连接管的下方,用卵圆钳夹闭T管;戴手套,将引流袋取下置于污物桶内
	消毒	脱手套,用快速消毒洗手液洗手;用浸有碘伏的消毒棉签消毒T管外口
	连接引流袋	将新引流袋检查后挂于床边,出口处拧紧;取无菌纱布,用纱布内层包裹消毒后的T管外口,连接新的引流袋,松开卵圆钳
	妥善固定	妥善固定T管,从上向下挤压T管,保持通畅;在标签上注明引流袋更换的日期和时间,贴于其正面
	整理床单位	协助病人取舒适体位,整理床单位
	记录	记录胆汁的颜色、量和性状
拔管操作	评估	术后2周,经过夹管试验,病人无腹痛、发热和黄疸等不适,经T管造影证实胆管内无残余结石,无狭窄,胆总管下端通畅,可以遵医嘱拔管
	拔管	取治疗巾平铺于病人的腹部右侧,揭除敷料,暴露T管腹壁口,乙醇棉球消毒2遍,用线剪拆除固定T管的缝线,轻轻转动T管,拔出。再用乙醇棉球消毒管口处皮肤2遍,无菌凡士林纱布填塞腹部管口,外敷无菌纱布,胶布固定
	观察	注意观察病人引流口有无胆汁渗出、体温变化及腹部症状与体征
操作后处置	安置病人	协助病人取舒适体位
	用物处理	用物分类处理,污物入污物桶;妥善处理其他用物
	记录	护士洗手、取口罩、记录
总体要求	1. 严格执行无菌技术操作原则	
	2. 操作熟练,流程合理,动作轻柔,保证安全	
	3. 操作全过程注重人文关怀,体现人性化服务	

【注意事项】

1. 注意保护T管周围皮肤,如有胆汁渗漏,可用氧化锌软膏涂擦保护。

2. 妥善固定,操作时避免牵拉,以防 T 管脱落。

3. T 管拔除后,局部伤口一般 1~2 日会自行封闭。如有胆汁渗漏,嘱病人取左侧卧位,及时换药。

4. 需带管出院者,教会病人或家属固定、消毒、更换引流袋的方法及有关注意事项。嘱如有异常,及时到医院就诊;定期复查。

【实训评价】

1. 采用教师评价、小组互评与学生自评相结合的方法。

2. 从学生实践主动性、操作技能、团队配合、人文关怀、实践报告等方面进行综合评价。

3. 操作正确与熟练程度、无菌观念及对病人的人文关怀是本次实训评价的重点内容。

(马文宝)

实训十九　腹腔穿刺病人的护理

【实训目的】

1. 具有与病人及家属进行良好沟通的能力,尊重和关爱病人,认真负责、细致、严谨的职业素养。

2. 熟练掌握腹腔穿刺病人护理措施。

【组织形式】

教师讲解、集中示教;学生分组实训;教师指导、归纳总结、反馈指导。

【过程与方法】

实训前准备	护士	着装整洁,剪指甲,洗手,戴口罩
	病人	核对病人,评估其疾病情况;与医生一起向病人说明腹腔穿刺的目的、意义;取得病人的合作,并签署腹腔穿刺同意书
	用物	(1)常规消毒治疗盘 1 套 (2)腹腔穿刺包(弯盘、治疗碗、小药杯、止血钳、镊子、5ml 注射器、6 号及 7 号针头、腹腔穿刺针、洞巾、纱布、棉球、培养瓶等)一个 (3)其他用物:无菌手套、20ml 注射器、50ml 注射器、无菌长橡皮管(70~80cm)、0.5%~2%碘伏消毒液、腹带、皮尺、盛腹水容器及化验单、2%利多卡因 10ml、棉签、胶布
	环境	病室清洁、空气清新、光线与温度适宜
操作与护理	核对及解释	核对病人姓名、性别、年龄、床号、住院号、疾病名称等信息。将备好的用物携至床旁,用屏风遮挡病人;再次向病人解释腹腔穿刺的目的;协助病人排空尿液,以免刺伤膀胱;告诉其在腹腔穿刺过程中的配合要点,以取得合作
	体位准备	根据病情,安排适当的体位,如平卧位或半卧位。协助病人解开上衣,松开腰带,暴露腹部,背部铺好腹带,腹下部垫好橡皮布及治疗巾
	协助确定穿刺部位	(1)脐与髂前上棘连线中、外 1/3 交界点 (2)脐与耻骨联合连线的中点上方 1cm,偏左或右 1~1.5cm 处 (3)经脐水平线与腋前线相交处
	协助消毒	打开穿刺包,协助医生常规消毒已选定的穿刺部位

操作与护理	协助穿刺及留取标本	戴口罩及无菌手套,铺无菌洞巾,协助医生进行局部麻醉。配合医生行腹腔穿刺,穿刺成功后协助固定针头及留取标本。穿刺完毕,局部碘伏消毒,覆盖无菌纱布,胶布固定
穿刺后处置	整理床单位	测量腹围,束紧腹带,协助病人平卧,整理床单位
	用物处理	用物分类处理,污物入污物桶
	记录	详细记录腹水量、性质、颜色,及时送检
	术后观察	注意观察病人有无不适;随时观察穿刺部位有无渗液、渗血;观察穿刺部位皮肤有无红肿等感染迹象。如有渗液,可用纱布加压或用蝶形胶布固定
总体要求		1. 严格执行无菌技术操作规程,防止感染
		2. 配合操作熟练,流程合理,动作轻柔,保证安全
		3. 操作全过程注重人文关怀,体现人性化服务

【注意事项】

1. 穿刺中的注意事项

(1)穿刺点应视病情需要而定,不能在腹部手术瘢痕部位或肠袢明显处穿刺。

(2)少量腹水进行诊断性穿刺时,穿刺前嘱病人先侧卧于拟穿刺侧3~5分钟。对腹水量多者,进行腹腔穿刺时,应先将其腹壁皮肤向下、向外牵拉,然后穿刺,拔针后可使皮肤针孔与腹肌针孔错开,以防腹水沿针眼外溢。

(3)术中应密切观察病人面色、脉搏、呼吸和血压等,如有头晕、出汗、心悸、气短、恶心、脉搏增快及面色苍白,发生晕厥、休克时应立即终止放液,并予以输液、扩容等对症治疗。

(4)大量放腹水,应在放液前测量体重、血压、脉搏。大量放液速度不可过快,液量不宜过多(初次放液不宜超过3000ml),因大量放腹水可能引起电解质紊乱,血浆蛋白大量丢失。血性腹水留取标本后应停止放液。随着腹水的流出,将腹带自上而下逐渐束紧,以防腹内压骤降而发生虚脱或休克。

2. 穿刺后的注意事项

(1)术后嘱病人平卧,注意使穿刺针孔位于上方,以免腹水继续漏出。询问病人有无不适。大量放腹水后,需束以多头腹带以防腹压骤降。

(2)腹带不宜过紧,以免造成呼吸困难。

(3)术后穿刺处如有腹水外溢,可用蝶形胶布粘贴,及时更换敷料,防止伤口感染。

(4)大量放液者,应卧床休息8~12小时,并密切观察病情变化。

(5)诊断性穿刺针头不宜过细,否则易得假阴性结果。

【实训评价】

1. 采用教师评价、小组互评与学生自评相结合的方法。

2. 从学生实践主动性、操作技能、人文关怀与沟通礼仪等方面进行综合评价。

3. 操作正确与熟练程度、无菌观念及对病人的人文关怀是本次实践评价的重点内容。

(俞宝明)

实训二十　下肢静脉曲张病人的护理

【实训目的】

1. 具有与病人及家属进行良好沟通的能力,尊重和关爱病人,认真负责、严谨、细致的职业素质。

2. 学会下肢静脉曲张病人的评估方法,能初步运用护理工作程序,进行观察评估,提出主要护理诊断/问题,制订相应的护理计划,实施护理措施,评价护理结果。

【组织形式】

案例分析、分组讨论、教师指导。

【资源准备】

案例资源:李先生,56 岁,农民,因"右侧下肢静脉曲张 10 年"入院。自述 10 年前久站后右侧小腿酸胀,皮下静脉迂曲隆起,未做处理。此后缓慢加重,近来发现右侧大腿也出现静脉迂曲隆起,活动耐力明显减弱,今收住院治疗。体检:T 36.5℃,P 80 次/分,R 20 次/分,BP 112/76mmHg。神志清楚,心肺腹未发现异常,右下肢静脉曲张,站立时明显,小腿下段及踝部皮肤萎缩、变薄、光亮,右踝关节周围有色素沉着。深静脉通畅试验(-),大隐静脉瓣膜功能试验(+),交通静脉瓣膜功能试验(-)。讨论:

1. 引起本病的主要原因是什么?

2. 该病人能否行大隐静脉高位结扎及主干与曲张静脉剥脱术? 为什么?

3. 该病人目前有哪些主要的护理诊断/问题?

4. 如何进行术后护理和健康指导?

【方法与过程】

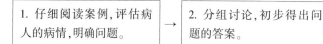

1. 仔细阅读案例,评估病人的病情,明确问题。 →	2. 分组讨论,初步得出问题的答案。 →	3. 每组将讨论结果进行展示,回答他组同学提问。 →
4. 教师指导、归纳总结、反馈指导。	5. 根据讨论结果,完成实训报告。	

【实训报告】

1. 写出对病人进行护理评估的要点。

2. 列出该病人目前主要的护理诊断/问题。

3. 拟订该病人的护理计划。

【实训评价】

1. 采用教师评价、小组互评与学生自评相结合的方法。

2. 从学生在案例讨论中的表现以及完成实训报告情况等方面进行综合评价。

3. 对病人的正确护理评估、提出的主要护理诊断/问题、制订的护理措施以及团队合作精神是本次实训评价的重点内容。

(俞宝明)

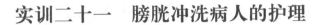

实训二十一　膀胱冲洗病人的护理

【实训目的】

1. 具有细致严谨的工作作风和良好职业道德,尊重、关心和爱护病人,保护病人隐私减轻病人痛苦,维护健康。

2. 熟练掌握膀胱冲洗病人的护理措施。

3. 学会膀胱冲洗的方法。

【组织形式】

教师讲解、集中示教;学生分组实训;教师指导、归纳总结、反馈指导。

【过程与方法】

实训前准备	护士	着装整洁,剪指甲,洗手,戴口罩
	病人	核对病人、评估其疾病情况,说明膀胱冲洗的目的、意义,取得病人的合作
	用物	治疗盘内放置物品(30℃左右无菌生理盐水 500ml、一次性输液器、无菌接头、无齿血管钳、治疗巾、碘伏、棉签、碗盘、无菌手套、无菌尿袋)
	环境	关闭门窗、屏风遮挡,保护隐私
操作流程	核对及解释	核对医嘱和治疗单,并核对病人信息(病人姓名、科室、床号、年龄、住院号、疾病名称等信息),告知病人冲洗过程中配合要点及注意事项,安慰病人,缓解病人紧张、焦虑情绪
	评估病人	评估病人病情,观察尿液引流情况
	体位准备	协助病人取平卧位
	冲洗液准备	将 30℃左右的无菌生理盐水悬挂在输液架上并排气
	连接冲洗装置	暴露导尿管引流部分,铺无菌巾,无齿血管钳夹闭导尿管远端,关闭导尿管。断开导尿管和引流管连接处,分别消毒导尿管和引流管并分别用纱布妥善包裹。取无菌接头,连接一次性输液器和导尿管
	冲洗	松开无齿血管钳,打开冲洗管,关闭引流管。根据医嘱调节冲洗滴速
	观察	观察病人反应,冲洗液的量和色,并做好记录
	引流	冲洗完毕,取下冲洗管,让无菌生理盐水在膀胱内停留 30 分钟。消毒导尿管口接引流袋,妥善固定,置于低置,引出冲洗液
	整理	协助病人取舒适体位,整理床单位及用物
操作后处置	用物处理	用物分类处理,污物入污物桶
	记录	护士洗手、取口罩、记录
操作总体要求	1. 严格执行无菌技术操作原则	
	2. 操作熟练,流程合理,动作轻柔,保证安全	
	3. 操作全过程注重人文关怀,体现人性化服务	

【注意事项】

1. 严格执行无菌操作,防止医源性感染。

2. 冲洗时若病人感觉不适,应当减缓冲洗速度,必要时报告医生遵医嘱停止冲洗。密切观察,若病人感到剧痛或者引流液中有鲜血时,应当通知医生。

3. 冲洗时,冲洗液瓶内液面距床面约60厘米,以便产生一定的压力,利于液体流入,冲洗速度根据流出液的颜色进行调节,一般为80~100滴/分钟;若滴入药液,须在膀胱内保留15~30分钟后再引流出体外,或者根据需要延长保留时间。

4. 气候寒冷时,冲洗液应加热至25~30℃,以防冷水刺激膀胱,引起膀胱痉挛。

5. 冲洗过程中注意观察引流是否通畅。

【实训评价】

1. 采用教师评价、小组互评与学生自评相结合的方法。

2. 从学生实践主动性、操作技能、团队配合、人文关怀与沟通礼仪、实训报告等方面进行综合评价。

3. 操作正确与熟练程度、无菌观念、对病人的人文关怀是本次实训评价的重点内容。

(凌志杰)

实训二十二　骨折病人的固定与搬运

【实训目的】

1. 具有健康的体质、良好的心理素质和较好的医护团队合作能力,关心、爱护病人,减轻病人痛苦,维护健康。

2. 熟练掌握骨折病人的搬运方法。

3. 学会主动配合医生进行石膏固定、小夹板固定、皮牵引、骨牵引操作。

【实训方法】

教师讲解、集中示教;学生分组临床见习;教师指导、归纳总结、反馈指导。

【过程与方法】

	护士	着装整洁,剪指甲、洗手
实践准备	病人	核对病人姓名、床号,协助病人取舒适体位。向病人说明石膏固定、小夹板固定、皮牵引的目的;告诉病人在固定或搬运过程中的配合要点及注意事项;安慰病人,缓解病人紧张、焦虑情绪
	用物	搬运病人:担架或推车,干净床单和被套
		小夹板固定:小夹板、捆扎带、纯棉毛巾、棉花垫
		石膏固定:卷轴石膏、卷轴绷带、脱脂棉、一盆温水、石膏剪、石膏刀、平整的木板
		皮牵引:保安刀、10cm宽的胶布、卷轴绷带、牵引绳、牵引架、滑轮、牵引重量;各种牵引带
	环境	病室清洁、空气清新、调节室温
操作流程	解释与检查	向病人解释操作目的,以取得合作;担架或推车完好,各种牵引带连接正确
	骨折病人的外固定	选择学生模拟病人,教师示范石膏固定、小夹板固定、皮牵引过程,指明护士配合要点。骨牵引到病房见习

续表

操作流程	骨折病人的搬运	上肢骨折者,先做小夹板固定,一人双手扶住患肢,先让病人坐起,再站立行走到推车旁,上车平卧
		下肢骨折者,先作暂时固定,一人扶住患侧下肢,其余人扶肩、臀平抬,放于推车或床上
		脊柱骨折者,3~4人平抬病人,保持脊柱中立位,平放于硬板或担架上搬运。颈椎骨折者专人负责头部的牵拉固定,保持颈椎中立位,平置病人于硬板上,在病人颈下放一小垫,头部两侧用卷起的衣服或沙袋固定后搬运
操作后处置	安置病人	协助患者取舒适体位,抬高患肢,观察肢端感觉、血运情况并指导患者做石膏内或小夹板内的肌肉收缩活动
	用物处理	用物分类处理,污物入污物桶
	记录	护士洗手、记录
总体要求		操作熟练,流程合理,动作轻柔,保证安全
		操作全过程注意沟通、礼仪,体现人性化服务

【注意事项】

（一）骨折外固定注意事项

1. 石膏固定

（1）在石膏未干以前勿活动关节或搬动病人,注意勿使石膏折断或变形,用手掌托起石膏,忌用手指捏压。

（2）抬高患肢,以减轻肢体肿胀,注意有无受压症状,随时观察指(趾)端血运、皮肤颜色、温度、感觉情况。

（3）保持石膏的干燥与清洁。

（4）石膏外固定期间,应遵照医嘱定期门诊复诊及功能锻炼。

2. 小夹板固定

（1）固定用的夹板长短、宽窄要适当,应能将骨折处上下两个关节都固定。

（2）简易夹板要用绷带或软布包缠后再用,夹板的两端、骨突部和空隙处要用棉花或软布垫好,以防局部受压。

（3）夹板固定松紧适度。绑缚带应先绑在骨折处的上下端,然后分别绑上下关节,结打在肢体的外侧。

（4）四肢骨折固定时要露出指(趾)端,以便观察肢体的血液循环情况。

（二）搬运病人注意事项

1. 搬动时,动作应轻柔、稳准、用力得当。

2. 脊柱骨折搬动时,避免扭曲、折叠、坐起、站立行走。

3. 用力应与病人用力同步。

【实训评价】

1. 采用教师评价、小组互评与学生自评相结合。

2. 从学生实践主动性、操作技能、团队配合、人文关怀与沟通礼仪等方面进行综合评价。

3. 操作正确与熟练程度、对病人的人文关怀是本次实践评价的重点内容。

（肖　凯）

实训二十三　皮肤病外用药的使用方法及护理

【实训目的】

1. 具有良好的职业道德和较好的护患交流能力,尊重病人,保护病人隐私,关爱病人,减轻病人痛苦。

2. 熟练掌握皮肤病外用药物的使用方法、步骤及注意事项。

3. 学会湿敷的基本操作方法。

【组织形式】

教师讲解、集中示教;学生分组实训;教师指导、归纳总结、反馈指导。

【过程与方法】

实训前准备	护士	仪表端庄,态度和蔼,着装整洁,剪指甲、洗手、戴口罩
	病人	核对病人,向病人说明湿敷的目的;告诉病人湿敷过程中配合要点及注意事项;给病人取舒适合理的体位,暴露湿敷部位,注意保暖,保护患者隐私;安慰病人,缓解病人紧张、焦虑情绪,能够理解与配合
	用物	治疗盘、药液及容器、敷布(纱布)、镊子(两把)、水温计、治疗碗、橡胶单、中单、弯盘、治疗卡、笔、备屏风(必要时)
	环境	病室清洁,光线充足,温度适宜,按需遮挡
操作流程	核对	核对医嘱和治疗单 核对病人信息(病人姓名、年龄、病室、床号、住院号、疾病名称、患病部位等信息)
	评估及解释	评估病人的主要症状、临床表现、既往史、药物过敏史、湿敷部位的皮肤情况、体质及心理状况;向病人解释湿敷的原因、作用,以取得合作;告知可能出现的不适,有不适要及时报告
	步骤	摆放体位→暴露部位→配制药液→浸透敷布→夹取敷布→敷盖皮损→密切观察→清洁皮肤→整理用物→护理记录
操作后处置	整理	用物分类处理
	记录	护士洗手、取口罩、记录
操作总体要求		1. 严格执行无菌技术操作原则
		2. 操作熟练,流程合理,动作轻柔,保证安全
		3. 操作全过程注意沟通、礼仪;注意保护病人隐私,体现人性化服务

【注意事项】

1. 外用药的使用

(1)使用原则:①不同的皮损应选择不同的药物剂型。②根据病因、病理变化和自觉症状等选用合适的药物。

(2)注意事项:①药物的浓度应适宜,一般从低浓度到高浓度,范围从小到大。②性质从温和到强烈,刺激性强的药物不应用于嫩皮区(如颜面部、乳房、会阴等)和婴幼儿皮肤。③根据皮损的性质和治疗需要采用不同的用药方法。④注意药物的不良反应,一旦发生应立即停药并报告医生作适当处理。

2. 湿敷法

(1)严格掌握湿敷的适应证和禁忌证。

(2)注意保持药液的温度和湿度,防止烫伤或受凉;湿度以不滴水为宜,以免弄湿病人的衣物和床单。

(3)根据皮损的范围和程度,注意敷布大小适宜,时间充分,每次湿敷约 30～60 分钟。

(4)严格执行无菌操作,防止交叉感染。

(5)操作过程中密切观察皮肤反应,如出现苍白、红斑、水疱、痒痛或破溃等症状时,立即停止湿敷,报告医师,配合处理。

【实训评价】

1. 采用教师评价、小组互评与学生自评相结合。

2. 从学生实践主动性、操作技能、团队配合、人文关怀与沟通礼仪、实训报告等方面进行综合评价。

3. 操作正确与熟练程度、无菌观念、对病人的人文关怀是本次实训评价的重点内容。

(曾 芍)

实训二十四　常见性传播疾病病人的护理

【实训目的】

1. 具有良好的职业道德、法律意识,具有良好的护患交流能力,尊重病人,保护病人隐私,关爱病人,减轻病人痛苦。

2. 学会对淋病病人进行护理评估,提出主要的护理诊断,初步拟定护理计划。

【组织形式】

案例分析、分组讨论、教师指导

【资源准备】

案例资源:张先生,40 岁,2 周前有不洁性交史,近 2 天发现有黄色脓液从尿道口溢出,同时伴有尿频、尿急、尿痛、发热、头痛、全身乏力及会阴部坠胀感来就诊。病人满面愁云、情绪低落,他担心会传染给家人。体检:T 39℃,P 76 次/分,心肺检查正常。专科检查:尿道口有轻度红肿,并有黄色脓液封住尿道口,双侧附睾有肿胀和压痛,腹股沟淋巴结无肿大。脓液涂片发现革兰阴性双球菌。讨论:

1. 该病人初步诊断是什么?

2. 当前主要的护理诊断/问题有哪些?

3. 对该病人应采取哪些护理措施?

4. 如何针对该病人目前的情况制订护理计划?

【方法与过程】

| 1. 仔细阅读案例,评估病人的病情,明确问题。 | → | 2. 分组讨论,初步得出问题的答案。 | → | 3. 每组学生代表发言,其他学生发表意见。 | → |

| 4. 教师指导、归纳总结、反馈指导。 | 5. 根据讨论结果,完成实训报告。 |

【实训报告】

1. 写出对病人进行护理评估的要点。

2. 列出病人目前主要的护理诊断。

3. 制订出病人的护理计划。

【实训评价】

1. 采用教师评价、小组互评与学生自评相结合。

2. 案例讨论中的表现以及完成实践报告等情况。

3. 正确对淋病病人进行护理评估、提出主要的护理诊断、制订护理措施以及团队合作是本次实训评价的重点内容。

（曾　芍）

教 学 大 纲

一、课程性质

外科护理是中等卫生职业教育护理、助产专业一门重要的专业核心课程。本课程的主要内容是外科领域病人的临床护理、预防保健以及促进人群健康所必需的专业基本知识、基本理论和基本技能。本课程的任务是使学生掌握外科常见疾病的病因、临床表现、治疗要点和护理常规,并能熟练地运用护理程序对病人进行整体护理。本课程的先修课程包括解剖学基础、生理学基础、药物学基础、健康评估等课程,同步课程包括护理学基础、内科护理、妇产科护理、儿科护理等课程,后续课程包括护理技术综合实训、急救护理技术等。

二、课程目标

通过本课程的学习,学生能够达到下列要求:

(一)职业素养目标

1. 具有良好的职业道德,重视护理伦理,自觉尊重护理对象的人格,保护护理对象的隐私。

2. 具有良好的法律意识和医疗安全意识,自觉遵守有关医疗卫生的法律法规,依法实施护理任务。

3. 具有良好的人文精神,珍视生命,关爱护理对象,减轻其痛苦,维护健康。

4. 具有较好的护患交流与医护团队合作能力。

5. 尊重护理对象的信仰,理解护理对象人文背景及文化价值观念。

6. 具有从事护理工作的健康体质、健全人格,良好的心理素质和社会适应能力。

(二)专业知识和技能目标

1. 掌握外科常见病的护理评估、护理措施,掌握外科常见急危重症的救护原则和方法,能配合医师对外科急危重症病人进行抢救,具有初步管理手术室和配合常见手术的能力,能运用外科疾病预防保健知识和人际沟通技巧,向个体、家庭及社区提供保健服务,开展健康教育。

2. 熟悉手术室基本工作内容,熟悉外科常见病的处理原则,熟悉外科常见病的护理问题。

3. 了解外科有关疾病的概念。

4. 培养学生的继续学习能力,以获取不断更新的专业新知识、新技术。

5. 熟练掌握外科护理技能操作,能在现代护理观的指导下应用护理程序去认识、思考、计划并实施各种对外科疾病病人的护理工作;并能对病人展开健康教育和卫生保健指导等工作。

三、学时安排

教学内容	学时数		
	理论	实训	合计
一、绪论	1		1
二、外科体液代谢失衡病人的护理	3	2	5
三、外科病人营养代谢支持的护理	2		2
四、外科休克病人的护理	2	2	4
五、麻醉病人的护理	1	1	2
六、围术期护理	2	6	8
七、外科感染病人的护理	2	2	4
八、损伤病人的护理	4	2	6
九、肿瘤病人的护理	2		2
十、颅脑疾病病人的护理	2	2	4
十一、颈部疾病病人的护理	2	2	4
十二、乳房疾病病人的护理	2	4	6
十三、胸部疾病病人的护理	4	2	6
十四、急性化脓性腹膜炎与腹部损伤病人的护理	2	2	4
十五、胃肠疾病病人的护理	8	2	10
十六、肝胆胰疾病病人的护理	4	2	6
十七、外科急腹症病人的护理	2	2	4
十八、周围血管疾病病人的护理	2	2	4
十九、泌尿及男性生殖系统疾病病人的护理	6	2	8
二十、运动系统疾病病人的护理	8	2	10
二十一、皮肤病与性传播疾病病人的护理	3	3	6
机动		2	2
合计	64	44	108

四、课程内容和要求

单元	教学内容	教学要求	教学活动参考	参考学时	
				理论	实训
一、绪论	(一)外科护理的内容与外科护理课程的性质		理论讲授 多媒体演示	1	
	1. 外科护理的内容	了解			
	2. 外科护理课程的性质	了解			
	(二)外科护理的发展	了解			
	(三)外科护士应具备的素质	熟悉			
	(四)外科护理的学习目标和方法				
	1. 明确学习目标	熟悉			
	2. 理解外科护理课程的理念	熟悉			
	3. 注重理论联系实际	熟悉			
	4. 重视综合职业能力的培养	熟悉			
二、外科体液代谢失衡病人的护理	(一)体液的正常代谢		理论讲授 多媒体演示 角色扮演 情景教学 案例教学	3	
	1. 体液组成及分布	熟悉			
	2. 体液平衡及调节	熟悉			
	(二)水、电解质代谢失衡病人的护理				
	1. 水、钠代谢失衡病人的护理	掌握			
	2. 钾代谢失衡病人的护理	掌握			
	*3. 其他电解质代谢失衡	了解			
	(三)酸碱代谢失衡病人的护理				
	1. 代谢性酸中毒	熟悉			
	2. 代谢性碱中毒	熟悉			
	3. 呼吸性酸中毒	了解			
	4. 呼吸性碱中毒	了解			
	实训一　外科体液代谢失衡病人的护理	学会	临床见习 案例分析 技能实践		2
三、外科病人营养代谢支持的护理	(一)概述		理论讲授 多媒体演示 情景教学 案例教学	2	
	1. 外科病人的代谢特点	了解			
	2. 外科病人的营养需求	了解			
	3. 营养支持途径	熟悉			
	(二)营养代谢支持的护理	掌握			

续表

单元	教学内容	教学要求	教学活动参考	参考学时	
				理论	实训
四、外科休克病人的护理	（1）病理生理 （2）护理评估 （3）常见护理诊断/问题 （4）护理措施	熟悉 熟悉 掌握 掌握	理论讲授 多媒体演示 情景教学 案例教学 讨论	2	
	实训二　外科休克病人的护理	熟练掌握	案例分析 技能实践		2
五、麻醉病人的护理	（一）概述 （二）麻醉前护理 （三）麻醉后的监测与护理	了解 掌握 掌握	理论讲授 多媒体演示 情景教学 案例教学	1	
	实训三　麻醉病人的护理	学会	临床见习 案例分析 技能实践		1
六、围术期护理	（一）手术前病人的护理 （二）手术室护理工作 　1. 手术室设施与设备 　2. 手术室管理 　3. 手术室常用手术器械与物品 　4. 病人及手术人员的准备 　5. 手术室护士主要岗位与配合 （三）手术后病人的护理	掌握 熟悉 了解 掌握 熟悉 掌握 掌握	理论讲授 多媒体演示 角色扮演 情景教学 案例教学 讨论 教学录像	2	
	*实训四　手术区皮肤准备 实训五　常用手术器械、物品识别和应用 实训六　手术人员的无菌准备 实训七　常用手术体位的安置、手术区消毒及铺巾、器械台管理和手术配合	熟练掌握 学会 学会 学会	临床见习 技能实践 多媒体演示		6
七、外科感染病人的护理	（一）概述 （二）浅部组织细菌性感染病人的护理 （三）手部急性化脓性感染病人的护理 　1. 甲沟炎和脓性指头炎	了解 熟悉 熟悉	理论讲授 多媒体演示 角色扮演 情景教学 案例教学	2	

续表

单元	教学内容	教学要求	教学活动参考	参考学时	
				理论	实训
七、外科感染病人的护理	2. 急性化脓性腱鞘炎、滑囊炎和手掌深部间隙感染	熟悉			
	(四)全身性外科感染病人的护理	掌握			
	(五)特异性感染病人的护理				
	1. 破伤风	掌握			
	*2. 气性坏疽	了解			
	实训八 外科感染病人的护理	学会	临床见习 案例分析 技能实践 多媒体演示		2
八、损伤病人的护理	(一)概述	了解	理论讲授 多媒体演示 角色扮演 情景教学 案例教学 讨论 教学录像	4	
	(二)创伤病人的护理	掌握			
	(三)烧伤病人的护理	掌握			
	*(四)冻伤病人的护理	熟悉			
	*(五)咬伤病人的护理				
	1. 犬咬伤	了解			
	2. 毒蛇咬伤	掌握			
	实训九 换药术	学会	多媒体演示 教师示教 技能实践 临床见习		2
九、肿瘤病人的护理	(1)病因与病理	了解	理论讲授 多媒体演示 角色扮演 情景教学 案例教学 讨论	2	
	(2)护理评估	掌握			
	(3)常见护理诊断/问题	熟悉			
	(4)护理目标	了解			
	(5)护理措施	掌握			
	(6)护理评价	了解			
	附:常见体表良性肿瘤	了解			
	*实训十 肿瘤病人的护理	学会	多媒体演示 示教 技能实践 临床见习		

单元	教学内容	教学要求	教学活动参考	参考学时	
				理论	实训
十、颅脑疾病病人的护理	(一)颅内压增高病人的护理	掌握	理论讲授 多媒体演示 角色扮演 情景教学 案例教学 讨论	2	
	(二)颅脑损伤病人的护理				
	1. 头皮损伤	熟悉			
	2. 颅骨损伤	熟悉			
	3. 脑损伤	掌握			
	(三)颅内肿瘤病人的护理	了解			
	实训十一　颅脑损伤病人的护理	学会	临床见习 案例分析 技能实践 多媒体演示		2
十一、颈部疾病病人的护理	(一)甲状腺功能亢进外科治疗病人的护理	掌握	理论讲授 多媒体演示 角色扮演 情景教学 案例教学 讨论	2	
	(二)单纯性甲状腺肿病人的护理	掌握			
	*(三)甲状腺肿瘤病人的护理	了解			
	*(四)常见颈部肿块病人的护理	了解			
	实训十二　甲状腺功能亢进外科治疗病人的护理	学会	临床见习 案例分析 技能实践 多媒体演示		2
十二、乳房疾病病人的护理	(一)急性乳腺炎病人的护理	掌握	理论讲授 多媒体演示 角色扮演 情景教学 案例教学 讨论	2	
	(二)乳腺癌病人的护理	掌握			
	(三)乳房良性肿瘤病人的护理				
	1. 乳房纤维腺瘤	熟悉			
	2. 乳管内乳头状瘤	熟悉			
	实训十三　乳房自我检查 实训十四　乳腺癌病人术后功能锻炼	熟练掌握	多媒体演示 示教 技能实践 临床见习		4
十三、胸部疾病病人的护理	(一)胸部损伤病人的护理		理论讲授 多媒体演示 角色扮演 情景教学 案例教学 讨论	4	
	1. 肋骨骨折	熟悉			
	2. 气胸	掌握			
	3. 血胸	熟悉			
	(二)脓胸病人的护理	掌握			

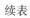

续表

单元	教学内容	教学要求	教学活动参考	参考学时 理论	参考学时 实训
十三、胸部疾病病人的护理	（三）肺癌病人的护理 （四）食管癌病人的护理	掌握 掌握			
	实训十五　胸腔闭式引流病人的护理	学会	临床见习 技能实践 多媒体演示 示教		2
十四、急性化脓性腹膜炎与腹部损伤病人的护理	（一）急性化脓性腹膜炎病人的护理 （二）腹部损伤病人的护理	掌握 掌握	理论讲授 多媒体演示 讨论	2	
	实训十六　胃肠减压病人的护理	熟练掌握	临床见习 技能实践 示教		2
十五、胃肠疾病病人的护理	（一）腹外疝病人的护理 （二）胃十二指肠溃疡外科治疗病人的护理 （三）胃癌病人的护理 （四）急性阑尾炎病人的护理 （五）肠梗阻病人的护理 （六）直肠肛管良性疾病病人的护理 （七）结、直肠癌病人的护理	掌握 掌握 掌握 掌握 掌握 掌握 掌握	理论讲授 多媒体演示 讨论	8	
	实训十七　结肠造口病人的护理	熟练掌握	临床见习 技能实践 多媒体演示 示教		2
十六、肝胆胰疾病病人的护理	（一）门静脉高压症病人的护理 （二）原发性肝癌病人的护理 （三）胆道疾病病人的护理 （四）胰腺癌病人的护理 ＊（五）肝脓肿病人的护理 　1. 细菌性肝脓肿 　2. 阿米巴性肝脓肿	掌握 掌握 掌握 掌握 了解 了解	理论讲授 案例教学 多媒体演示 讨论	4	
	实训十八　T管引流病人的护理	学会	临床见习 技能实践 多媒体演示 案例分析		2

单元	教学内容	教学要求	教学活动参考	参考学时	
				理论	实训
十七、外科急腹症病人的护理	(1)护理评估	掌握	理论讲授 多媒体演示 案例教学	2	
	(2)常见护理诊断/问题	熟悉			
	(3)护理措施	掌握			
	实训十九 腹腔穿刺病人的护理	学会	案例分析 技能实践		2
十八、周围血管疾病病人的护理	(一)原发性下肢静脉曲张病人的护理	掌握	理论讲授 多媒体演示 讨论	2	
	(二)血栓闭塞性脉管炎病人的护理	掌握			
	实训二十 下肢静脉曲张病人的护理	学会	案例分析 技能实践 临床见习		2
十九、泌尿及男性生殖系统疾病病人的护理	(一)常见症状及诊疗操作的护理		理论讲授 多媒体演示 讨论	6	
	1. 常见症状	熟悉			
	2. 诊疗操作的护理	熟悉			
	(二)泌尿系统损伤病人的护理	掌握			
	(三)尿石症病人的护理	掌握			
	(四)良性前列腺增生病人的护理	掌握			
	(五)泌尿系统肿瘤病人的护理	掌握			
	实训二十一 膀胱冲洗病人的护理	熟练掌握	案例分析 技能实践 临床见习 示教 多媒体演示		2
二十、运动系统疾病病人的护理	(一)骨折病人的护理		理论讲授 多媒体演示 情景教学 讨论 案例分析	8	
	1. 概述	掌握			
	2. 常见骨折	熟悉			
	(二)脊柱骨折及脊髓损伤病人的护理				
	1. 脊柱骨折	熟悉			
	2. 脊髓损伤	熟悉			
	(三)关节脱位病人的护理				
	1. 概述	掌握			
	2. 常见关节脱位	熟悉			
	(四)化脓性骨髓炎病人的护理	掌握			

续表

单元	教学内容	教学要求	教学活动参考	参考学时 理论	参考学时 实训
二十、运动系统疾病病人的护理	（五）颈肩痛与腰腿痛病人的护理				
	1. 颈椎病病人的护理	熟悉			
	2. 腰椎间盘突出症病人的护理	熟悉			
	（六）骨肿瘤病人的护理	掌握			
	＊（七）产伤骨折与产瘫患儿的护理	了解			
	实训二十二　骨折病人的固定与搬运	学会	案例分析 技能实践 临床见习 多媒体演示		2
二十一、皮肤病与性传播疾病病人的护理	（一）概述		理论讲授 多媒体演示 情景教学 案例教学 讨论	3	
	1. 皮肤的结构和功能	熟悉			
	2. 皮肤病的病因与分类	了解			
	3. 皮肤病病人的护理	掌握			
	（二）变态反应性皮肤病病人的护理	熟悉			
	（三）感染性皮肤病病人的护理	熟悉			
	（四）其他皮肤病病人的护理	了解			
	（五）常见性传播疾病病人的护理	熟悉			
	实训二十三　皮肤病病人的护理 实训二十四　性传播疾病病人的护理	学会	案例分析 临床见习 多媒体演示		3

注:带"＊"的内容建议为选学或学生课外自学内容,未安排学时

五、大纲说明

（一）适用对象与参考学时

本教学大纲主要供中等卫生职业教育护理、助产专业教学使用,第3学期及第4学期开设,总学时为108学时,其中理论教学64学时,实践教学44学时(含机动2学时),带"＊"内容为选学或教师辅导学生自学内容。学分为6分。

（二）教学要求

1. 本课程对理论部分教学要求分为掌握、熟悉、了解3个层次。掌握:指对基本知识、基本理论有较深刻的认识,并能综合、灵活地运用所学的知识解决实际问题。熟悉:指能够领会概念、原理的基本含义,解释护理现象。了解:指对基本知识、基本理论能有一定的认识,能够记忆所学的知识要点。

2. 本课程重点突出以岗位胜任力为导向的教学理念,在实践技能方面分为熟练掌握和

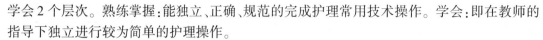

学会2个层次。熟练掌握:能独立、正确、规范的完成护理常用技术操作。学会:即在教师的指导下独立进行较为简单的护理操作。

（三）教学建议

1. 本课程依据护士岗位的工作任务、职业能力要求,强化理论实践一体化,突出"做中学、做中教"的职业教育特色,根据培养目标、教学内容和学生的学习特点以及职业资格考核要求,提倡项目教学、案例教学、任务教学、角色扮演、情景教学等方法,利用校内外实训基地,将学生的自主学习、合作学习和教师引导教学等教学组织形式有机结合。

2. 教学过程中,可通过测验、观察记录、技能考核和理论考试等多种形式对学生的职业素养、专业知识和技能进行综合考评。应体现评价主体的多元化,评价过程的多元化,评价方式的多元化。评价内容不仅关注学生对知识的理解和技能的掌握,更要关注知识在临床实践中运用与解决实践问题的能力水平,重视护士执业素质的形成。

中英文名词对照索引

C

| 肠内营养 | enteral nutrition, EN | 22 |
| 肠外营养 | parenteral nutrition, PN | 22 |

D

代谢性碱中毒	metabolic alkalosis	17
代谢性酸中毒	metabolic acidosis	15
等渗性缺水	isotonic dehydration	7
低钾血症	hypokalemia	11
低渗性缺水	hypotonic dehydration	7

F

反常呼吸运动	paradoxical respiration motion	143
肺癌	lung cancer	152
腹外疝	abdominal external hernia	167

G

高钾血症	hyperkalemia	13
高渗性缺水	hypertonic dehydration	7
格拉斯哥昏迷评分标准	Glasgow coma scale, GCS	111
骨折	fracture	255
关节脱位	dislocation	266

H

呼吸性碱中毒	respiratory alkalosis	18
呼吸性酸中毒	respiratory acidosis	18
化脓性骨髓炎	pyogenic osteomyelitis	269

J

急性腹膜炎	acute peritonitis	158
急性梗阻性化脓性胆管炎	acute obstructive suppurative cholangitis, AOSC	209
急性阑尾炎	acute appendicitis	180
急性脓胸	acute empyema	151

急性乳腺炎	acute mastitis	132
脊髓损伤	spinal cord injury	264
脊柱骨折	fracture of the spine	263
挤压综合征	crush syndrome	82
甲状腺功能亢进	hyperthyroidism	122
间歇性跛行	intermittent claudication	229
肩关节脱位	dislocation of the shoulder joint	268
接触性皮炎	contact dermatitis	288
颈椎病	cervical spondylosis	271

K

髋关节脱位	dislocation of the hip joint	268

L

肋骨骨折	rib fracture	143
颅脑损伤	craniocerebral injury	114
颅内压	intracranial pressure, ICP	109

M

慢性脓胸	chronic empyema	151
门静脉高压症	portal hypertension	201

N

脓胸	empyema	150

P

破伤风	tetanus	77

Q

气性坏疽	gas gangrene	79
气胸	pneumothorax	145
荨麻疹	urticaria	289

R

乳腺癌	mammary cancer	136

S

湿疹	eczema	289
食管癌	esophageal carcinoma	155
损伤	injury	81

W

外科感染	surgical infection	67
围术期	perioperative	41

| 胃癌 | gastric carcinoma | 177 |
| 胃十二指肠溃疡 | gastroduodenal ulcer | 172 |

X

下肢静脉曲张	lower extremity varicose veins	225
胸部损伤	chest trauma or thoracic trauma	142
休克	shock	27
血气胸	hemopneumothorax	147
血栓闭塞性脉管炎	thromboangitis obliterans	229
血胸	hemothorax	147

Y

腰椎间盘突出症	herniation of lumbar intervertebral disk	274
药疹	drug eruption	289
营养支持	nutritional support, NS	20
原发性肝癌	primary liver cancer	205

Z

| 肿瘤 | tumor | 101 |
| 肘关节脱位 | dislocation of the elbow joint | 268 |

参 考 文 献

1. 吕树森. 外科学. 第 3 版. 北京：人民卫生出版社,1997.

2. 党世民. 外科护理学. 北京：人民卫生出版社,1999.

3. 陆以佳. 外科护理学. 第 2 版. 北京：人民卫生出版社,2001.

4. 党世民. 外科护理学. 北京：人民卫生出版社,2004.

5. 曹伟新. 外科护理学. 第 3 版. 北京：人民卫生出版社,2004.

6. 曹伟新,李乐之. 外科护理学. 第 4 版. 北京：人民卫生出版社,2006.

7. 路潜,李建民. 外科护理学. 北京：北京大学出版,2006.

8. 吴在德,吴肇汉. 外科学. 第 7 版. 北京：人民卫生出版社,2007.

9. 严鹏霄,王玉升. 外科护理. 第 2 版. 北京：人民卫生出版社,2008.

10. 谭进. 外科护理. 北京：人民卫生出版社,2008.

11. 陈孝平,汪建平. 外科学. 第 8 版. 北京：人民卫生出版社,2010.

12. 党世民. 外科护理学. 第 2 版. 北京：人民卫生出版社,2011.

13. 徐淑秀,谢晖. 护理学操作技术图谱. 北京：人民卫生出版社,2011.

14. 李晓玲,白阳静. 外科护理技术. 北京：人民卫生出版社,2011.

15. 李乐之,路潜. 外科护理学. 第 5 版. 北京：人民卫生出版社,2012.

16. 赵爱萍. 手术室护理. 北京：人民卫生出版社,2012.

17. 张信江. 皮肤性病学. 第 6 版. 北京：人民卫生出版社,2012.

18. 熊云新,叶国英. 外科护理学. 第 3 版. 北京：人民卫生出版社,2014.

19. 王玉升. 外科护理学(护考新课堂). 北京：人民卫生出版社,2014.